Emergências e Urgências
em
Otorrinolaringologia
e
Cirurgia de Cabeça e Pescoço

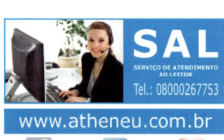

Emergências e Urgências em Otorrinolaringologia e Cirurgia de Cabeça e Pescoço

EDITORES

Prof. Dr. Márcio Abrahão

Prof. Dr. Luciano Rodrigues Neves

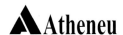

EDITORA ATHENEU

São Paulo	*Rua Jesuíno Pascoal, 30* *Tel.: (11) 2858-8750* *Fax: (11) 2858-8766* *E-mail: atheneu@atheneu.com.br*
Rio de Janeiro	*Rua Bambina, 74* *Tel.: (21) 3094-1295* *Fax: (21) 3094-1284* *E-mail: atheneu@atheneu.com.br*
Belo Horizonte	*Rua Domingos Vieira, 319, conj. 1.104*

PRODUÇÃO EDITORIAL: Fernando Palermo

CAPA: Equipe Atheneu

Dados Internacionais de Catalogação na Publicação (CIP)
(Câmara Brasileira do Livro, SP, Brasil)

A139e
   Abrahão, Márcio
   Emergências e urgências em otorrinolaringologia e cirurgia de
cabeça e pescoço / Márcio Abrahão, Luciano Rodrigues Neves. - 1.
ed. - Rio de Janeiro : Atheneu, 2017.
   : il. ; 25 cm.

   Inclui bibliografia
   ISBN 978-85-388-0755-1

   1. Otorrinolaringologia. 2. Cabeça - Cirurgia. 3. Pescoço - Cirurgia. 4. Emergências médicas. I. Neves, Luciano Rodrigues. II. Título.

16-37054

               CDD: 617.51
               CDU: 616.21

13/10/2016   17/10/2016

ABRAHÃO, M.; NEVES, L. R.

Emergências e Urgências em Otorrinolaringologia e Cirurgia de Cabeça e Pescoço

©Direitos reservados à Editora ATHENEU — São Paulo, Rio de Janeiro, Belo Horizonte, 2017

Editores

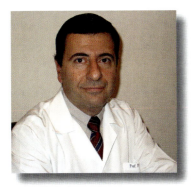

Prof. Dr. Márcio Abrahão

Professor Livre-Docente e Chefe do Departamento de Otorrinolaringologia e Cirurgia de Cabeça e Pescoço da Universidade Federal de São Paulo (UNIFESP)

Otorrinolaringologista e Cirurgião de Cabeça e Pescoço do Hospital Israelita Albert Einstein

Presidente eleito da Associação Brasileira de Otorrinolaringologia e Cirurgia Cérvico-Facial (ABORL-CCF) Gestão 2018.

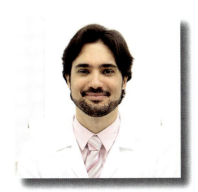

Prof. Dr. Luciano Rodrigues Neves

Presidente da Academia Brasileira de Laringologia e Voz (ABLV) Gestão 2016-17.

Professor Afiliado do Departamento de Otorrinolaringologia e Cirurgia de Cabeça e Pescoço da Universidade Federal de São Paulo (UNIFESP)

Professor de Otorrinolaringologia da Universidade Nove de Julho (UNINOVE)

Coordenador do Pronto-Socorro de Otorrinolaringologia e Cirurgia de Cabeça e Pescoço da Universidade Federal de São Paulo (UNIFESP)

Coordenador do Programa de Educação Continuada do Departamento de Otorrinolaringologia e Cirurgia de Cabeça e Pescoço da Universidade Federal de São Paulo (UNIFESP)

Coordenadores de Seção

Seção I – Otorrinolaringologia Pediátrica

Reginaldo Fujita

Professor Adjunto do Departamento de Otorrinolaringologia e Cirurgia de Cabeça e Pescoço. Chefe da Disciplina de Otorrinolaringologia Pediátrica.

Shirley Shizue Nagata Pignatari

Professora Adjunta da Disciplina de Otorrinolaringologia Pediátrica do Departamento de Otorrinolaringologia e Cirurgia de Cabeça e Pescoço da Universidade Federal de São Paulo, UNIFESP.

Seção II – Otologia

José Ricardo Gurgel Testa

Professor Adjunto do Departamento de Otorrinolaringologia e Cirurgia de Cabeça e Pescoço da Universidade Federal de São Paulo, UNIFESP. Chefe da Disciplina de Otologia e Otoneurologia da UNIFESP.

Norma de Oliveira Penido

Doutorado em Medicina e Pós-Doutorado pelo Programa de Pós-Graduação em Medicina (Otorrinolaringologia) na Universidade Federal de São Paulo – Escola Paulista de Medicina, UNIFESP-EPM. Professora Adjunta do Departamento de Otorrinolaringologia e Cirurgia de Cabeça e Pescoço e Coordenadora de Pós-Graduação Stricto-Sensu em Medicina (Otorrinolaringologia) da UNIFESP-EPM.

Seção III – Otoneurologia

Fernando Freitas Ganança

Professor Adjunto, Chefe do Ambulatório de Otoneurologia e Vice-Chefe do Departamento de Otorrinolaringologia e Cirurgia de Cabeça e Pescoço da Universidade Federal de São Paulo, UNIFESP.

Ektor Tsuneo Onishi

Professor Afiliado do Departamento de Otorrinolaringologia e Cirurgia de Cabeça e Pescoço da Universidade Federal de São Paulo – Escola Paulista de Medicina, UNIFESP-EPM. Doutor em Ciências pela UNIFESP-EPM. Responsável pelo Ambulatório de Zumbido da Disciplina de Otologia e Otoneurologia da UNIFESP-EPM.

Seção IV – Rinologia

Luis Carlos Gregório

Professor Adjunto do Departamento de Otorrinolaringologia e Cirurgia de Cabeça e Pescoço da Universidade Federal de São Paulo - Escola Paulista de Medicina, UNIFESP-EPM

Eduardo Macoto Kosugi

Médico Otorrinolaringologista. Mestre e Doutor em Ciências pela Universidade Federal de São Paulo – Escola Paulista de Medicina, UNIFESP-EPM. Coordenador da Especialização (Fellowship) em Rinologia da UNIFESP-EPM. Professor Adjunto do Setor de Rinologia, Departamento de Otorrinolaringologia e Cirurgia de Cabeça e Pescoço da UNIFESP-EPM.

Seção V – Laringologia

Noemi Grigoletto de Biase

Médica Otorrinolaringologista. Professora Adjunto e Livre-Docente do Departamento de Otorrinolaringologia e Cirurgia de Cabeça e Pescoço da Universidade Federal de São Paulo – Escola Paulista de Medicina, UNIFESP-EPM. Professora Associada do Departamento de Fundamentos da Fonoaudiologia e Fisioterapia da Pontifícia Universidade Católica de São Paulo, PUC-SP.

Leonardo Haddad

Professor Doutor do Departamento de Otorrinolaringologista e Cirurgia de Cabeça e Pescoço da Universidade Federal de São Paulo – Escola Paulista de Medicina, UNIFESP-EPM.

Seção VI – Cirurgia de Cabeça e Pescoço

Onivaldo Cervantes

Professor Livre-Docente do Departamento do Otorrinolaringologia e Cirurgia de Cabeça e Pescoço da Universidade Federal de São Paulo – Escola Paulista de Medicina, UNIFESP-EPM.

Rodrigo Oliveira Santos

Especialista em Cirurgia de Cabeça e Pescoço pela Sociedade Brasileira de Cirurgia de Cabeça e Pescoço, SBCCP. Mestre em Ciências pela Universidade Federal de São Paulo – Escola Paulista de Medicina, UNIFESP-EPM. Doutor em Ciências pela UNIFESP-EPM. Docente do Departamento de Otorrinolaringologia e Cirurgia de Cabeça e Pescoço pela UNIFESP-EPM.

Seção VII – Odontologia

Denise Caluta Abranches

Graduação pela Faculdade de Odontologia da Universidade Paulista, UNIP. Especialista em Endodontia pela UNIP. Mestre em Ciências Odontológicas – Área de Concentração Endodontia pela UNIP. Doutora em Ciências da Saúde pela Universidade Federal de São Paulo, UNIFESP. Pós-Doutorado pela UNIFESP.

Luciano L. Dib

Cirurgião Dentista pela Universidade de São Paulo, USP – Ribeirão Preto. Especialista em Estomatologia e Cirurgia Bucomaxilofacial. Mestre em Patologia Bucal da Faculdade de Odontologia da Universidade de São Paulo, FOUSP. Doutor em Clínica Integrada da FOUSP. Professor Titular de Estomatologia da Faculdade de Odontologia pela Universidade Paulista, UNIP. Professor do Programa de Pós-Graduação em Odontologia da UNIP. Coordenador do Centro de Prevenção e Diagnóstico de Câncer Bucal da UNIP. Coordenador do Centro de Reabilitação Bucomaxilofacial da Disciplina de Cirurgia de Cabeça e Pescoço da Universidade Federal de São Paulo, UNIFESP.

Colaboradores

Alessandra Stanquini Lopes

Otorrinolaringologista pela Universidade Federal de São Paulo – Escola Paulista de Medicina, UNIFESP-EPM. Fellowship *em Rinologia Estético-Funcional pela UNIFESP-EPM.*

André Souza de Albuquerque Maranhão

Mestre Otorrinolaringologista pela Universidade Federal de São Paulo – Escola Paulista de Medicina, UNIFESP-EPM.

Andrei Borin

Doutor em Medicina pela Universidade Federal de São Paulo – Escola Paulista de Medicina, UNIFESP-EPM. Médico Otorrinolaringologista da Disciplina de Otorrinolaringologia Pediátrica da UNIFESP-EPM. Professor Afiliado do Departamento de Otorrinolaringologia e Cirurgia de Cabeça e Pescoço da UNIFESP-EPM.

Barbara Greggio

Especialista em Otorrinolaringologia e Cirurgia de Cabeça e Pescoço.

Bruno Barros

Mestre Otorrinolaringologista pela Universidade Federal de São Paulo – Escola Paulista de Medicina, UNIFESP-EPM.

Bruno de Rezende Pinna

Mestre em Ciências pela Universidade Federal de São Paulo – Escola Paulista de Medicina, UNIFESP-EPM.

Bruno Leôncio de Moraes Beraldo

Médico Pneumologista e Broncoscopista. Pós-graduando da Disciplina de Pneumologia pela Universidade Federal de São Paulo, UNIFESP.

Bruno Rossini

Mestre e Especialista em Otologia pela Universidade Federal de São Paulo, UNIFESP.

Camila Atallah Pontes Pacheco

Otorrinolaringologista. Pós-graduanda do Departamento de Medicina de Urgência pela Universidade Federal de São Paulo – Escola Paulista de Medicina, UNIFESP-EPM.

Carlos Eduardo C. de Abreu

Mestre Otorrinolaringologista pela Universidade Federal de São Paulo – Escola Paulista de Medicina, UNIFESP-EPM.

Cleonice Hitomi Watashi Hirata

Médica Otorrinolaringologista. Mestre em Otorrinolaringologia e Doutora em Medicina pela Universidade Federal de São Paulo – UNIFESP. Coordenadora do Setor de Estomatologia do Departamento de Otorrinolaringologia e Cirurgia de Cabeça e Pescoço da UNIFESP.

Cristiana Vanderlei de Melo Lins

Otorrinolaringologista. Fellow em Laringologia e Voz pela Universidade Federal de São Paulo – Escola Paulista de Medicina, UNIFESP-EPM. Mestrado pelo Departamento de Otorrinolaringologia e Cirurgia de Cabeça e Pescoço da UNIFESP-EPM.

Daniel Paganini Inoue

Médico Otorrinolaringologista. Mestre pelo Programa de Medicina Otorrinolaringologia da Universidade Federal de São Paulo – Escola Paulista de Medicina, UNIFESP-EPM.

Daniele de Lima Soares

Especialista em Otorrinolaringologia pelo Cema – Hospital Especializado e pela Associação Brasileira de Otorrinolaringologia e Cirurgia Cérvico-facial – ABORL-CCF. Especialista em Otorrinolaringologia Pediátrica pela Universidade Federal de São Paulo – Escola Paulista de Medicina, UNIFESP-EPM.

Danilo Anunciatto Sguillar

Médico Otorrinolaringologista com Área de Atuação em Medicina do Sono. Mestre Otorrinolaringologista pela Universidade Federal de São Paulo – Escola Paulista de Medicina, UNIFESP-EPM. Membro do Departamento de Medicina do Sono da Associação Brasileira de Otorrinolaringologia e Cirurgia Cérvico-facial – ABORL-CCF. Médico Assistente do Setor de Otorrinolaringologia do Hospital Beneficência Portuguesa de São Paulo.

Eduardo C. Kalil

Cirurgião Dentista. Especialista em Cirurgia e Traumatologia Bucomaxilofacial. Mestre em Implantodontia. Bolsista do Programa de Deformidades Maxilofaciais da Universidade Federal de São Paulo, UNIFESP.

Élcio Roldan Hirai

Otorrinolaringologista pela Universidade Federal de São Paulo – Escola Paulista de Medicina, UNIFESP-EPM. Otorrinolaringologista pela Associação Brasileira de Otorrinolaringologia e Cirurgia Cérvico-facial – ABORL-CCF.

Evandro Maccarini Manoel

Médico Otorrinolaringologista e Especialista em Otoneurologia pela Universidade Federal de São Paulo – Escola Paulista de Medicina, UNIFESP-EPM.

Fabio Brodskyn

Especialista em Otorrinolaringologia pela Associação Brasileira de Otorrinolaringologia – ABORL. Especialista em Cirurgia de Cabeça e Pescoço pela Sociedade Brasileira Cirurgia Cabeça e Pescoço, SBCCP. Mestre em Ciências pela Universidade Federal de São Paulo – Escola Paulista de Medicina, UNIFESP-EPM. Médico Assistente da Disciplina de Cirurgia de Cabeça e Pescoço, Departamento de Otorrinolaringologia e Cirurgia de Cabeça e Pescoço da UNIFESP-EPM.

Fábio de Azevedo Caparroz

Otorrinolaringologista pela Universidade Federal de São Paulo – Escola Paulista de Medicina, UNIFESP-EPM. Otorrinolaringologista pela Associação Brasileira de Otorrinolaringologia e Cirurgia Cérvico-facial, ABORL-CCF. Fellowship em Rinologia – Cirurgia Endoscópica do Nariz e Seios Paranasais pela UNIFESP-EPM. Certificação em Medicina do Sono pela Associação Médica Brasileira, AMB. Doutorando do Departamento de Otorrinolaringologia e Cirurgia de Cabeça e Pescoço da UNIFESP-EPM.

Felipe Costa Neiva

Médico Otorrinolaringologista pela Universidade Federal de São Paulo, UNIFESP. Mestre em Otorrinolaringologia, Pós-graduando (Doutorado) do Departamento de Otorrinolaringologia e Cirurgia de Cabeça e Pescoço da Universidade Federal de São Paulo – Escola Paulista de Medicina, UNIFESP-EPM.

Fernanda Louise Martinho Haddad

Professora Afiliada do Departamento de Otorrinolaringologia e Cirurgia de Cabeça e Pescoço da Universidade Federal de São Paulo, UNIFESP.

Fernando Danelon Leonhardt

Mestre e Doutor em Otorrinolaringologia e Cirurgia de Cabeça e Pescoço pela Universidade Federal de São Paulo – Escola Paulista de Medicina, UNIFESP-EPM. Assistente do Departamento de Otorrinolaringologia e Cirurgia de Cabeça e Pescoço da UNIFESP-EPM.

Fernando Kaoru Yonamine

Especialista em Otorrinolaringologia pela Universidade Federal de São Paulo – Escola Paulista de Medicina, UNIFESP-EPM. Mestre em Ciências pela UNIFESP-EPM. Preceptor-Chefe dos Residentes e Especializandos do Departamento de Otorrinolaringologia e Cirurgia de Cabeça e Pescoço da UNIFESP-EPM.

Fernando Walder

Doutor em Cirurgia de Cabeça e Pescoço.

Francisco Bazilio Nogueira Neto

Especialista em Otorrinolaringologia pela Universidade Federal de São Paulo – Escola Paulista de Medicina, UNIFESP-EPM. Mestrando do Departamento de Otorrinolaringologia e Cirurgia de Cabeça e Pescoço da UNIFESP-EPM.

Francisco Iure Sampaio Lira

Otorrinolaringologista pela Universidade Federal de São Paulo – Escola Paulista de Medicina, UNIFESP-EPM. Fellowship em Otologia pela UNIFESP-EPM. Mestrando em Otologia pela pela UNIFESP-EPM.

Giulianno Molina de Melo

Graduação na Faculdade de Medicina da Pontifícia Universidade Católica de Campinas, PUC – Campinas. Residência Médica de Cirurgia de Cabeça e Pescoço na Universidade de Campinas – UNICAMP. Mestre em Oncologia pela Faculdade de Medicina da Universidade de São Paulo FMUSP. Doutor em Medicina pela Universidade Federal de São Paulo, UNIFESP. Fellow no Memorial Sloan Kettering Cancer Center – New York, EUA.

Giuliano Bongiovanni

Especialista em Otorrinolaringologia e Fellowship *em Rinologia pela Universidade Federal de São Paulo, UNIFESP. Pós-Graduando do Departamento de Otorrinolaringologia e Cirurgia de Cabeça e Pescoço da UNIFESP.*

Grazzia Guglielmino

Médica Otorrinolaringologista. Especialista em Laringologia e Voz e Mestre em Ciências. Otorrinolaringologia pela Universidade Federal de São Paulo – Escola Paulista de Medicina, UNIFESP-EPM.

Gustavo Polacow Korn

Mestre e Doutor pelo Departamento de Otorrinolaringologia e Cirurgia de Cabeça e Pescoço da Universidade Federal de São Paulo, UNIFESP. Professor Afiliado do Setor de Laringe e Voz do Departamento de Otorrinolaringologia e Cirurgia de Cabeça e Pescoço da UNIFESP. Chefe do Ambulatório de Voz Profissional da UNIFESP. Vice-Presidente da Academia Brasileira de Laringologia e Voz, ABLV (gestão 2015-2017).

José Arruda Mendes Neto

Graduação em medicina pela Universidade Federal de São Paulo – Escola Paulista de Medicina, UNIFESP-EPM. Residência Médica em Otorrinolaringologia pela UNIFESP-EPM. Especialização em Rinologia pela UNIFESP-EPM. Mestre em Ciências da Saúde pela Disciplina de Otorrinolaringologia pela UNIFESP-EPM. Doutorando em Ciências da Saúde pela Disciplina de Otorrinolaringologia pela UNIFESP/EPM.

José Caporrino Neto

Doutor em Cirurgia de Cabeça e Pescoço e Otorrinolaringologia pela Universidade Federal de São Paulo – Escola Paulista de Medicina, UNIFESP-EPM.

José Eduardo Pedroso

Mestre e Doutor pela Universidade Federal de São Paulo, UNIFESP. Coordenador do Ambulatório de Laringe e Voz do Departamento de Otorrinolaringologia e Cirurgia de Cabeça e Pescoço da UNIFESP.

Juliana Antoniolli Duarte

Mestre em Otorrinolaringologia pela Universidade Federal de São Paulo, UNIFESP. Especialização em Otoneurologia pela UNIFESP.

Juliana Caminha Simões

Médica pela Universidade Federal do Ceará, UFC. Otorrinolaringologista pela Universidade Federal de São Paulo, UNIFESP. Título de Especialista pela Sociedade Brasileira de Otorrinolaringologia e Cirurgia Cérvico-Facial, SBOR-CCF. Fellowship *em Rinologia Funcional pela UNIFESP.*

Juliana Maria Anton

Médica, Cirurgia Geral e Subcirurgia de Cabeca e Pescoço. Titular da Sociedade Brasileira Cirurgia Cabeça e Pescoço, SBCCP.

Karen de Carvalho Lopes

Médica Otorrinolaringologista. Especialização em Otoneurologia pela Universidade Federal de São Paulo – Escola Paulista de Medicina, UNIFESP-EPM. Mestrado e Doutorado em Medicina (Otorrinolaringologia) pela UNIFESP-EPM.

Karina Cavalcanti Sumi

Médica Otorrinolaringologista pela Universidade Federal de São Paulo – Escola Paulista de Medicina, UNIFESP-EPM. Fellow em Otoneurologia pelo Departamento de Otorrinolaringologia pela UNIFESP-EPM. Mestranda em Otoneurologia pelo Departamento de Otorrinolaringologia pela UNIFESP-EPM.

Laila Carolina da Silva

Especialista em Otorrinolaringologia pela Universidade Federal de São Paulo, UNIFESP. Ex-Fellow de Otologia do Departamento de Otorrinolaringologia e Cirurgia de Cabeça e Pescoço pela Universidade Federal de São Paulo – Escola Paulista de Medicina, UNIFESP-EPM.

Leandro de Borborema Garcia

Mestre em Otorrinolaringologia pela Universidade Federal de São Paulo – Escola Paulista de Medicina, UNIFESP-EPM.

Leonardo Balsalobre

Disciplina de Otorrinolaringologia Pediátrica do Departamento Otorrinolaringologia pela Universidade Federal de São Paulo – Escola Paulista de Medicina, UNIFESP-EPM. Mestrado em Ciências da Saúde pela UNIFESP. Doutorando do Departamento de Otorrinolaringologia da UNIFESP.

Leonardo Bomediano Sousa Garcia

Graduação, Especialização e Mestrado em Otorrinolaringologia na Universidade Federal de São Paulo, UNIFESP. Membro Titular da Academia Brasileira de Plástica da Face. Orientador do Ambulatório de Rinosseptoplastia da UNIFESP.

Ligia Oliveira Gonçalves Morganti

Otorrinolaringologista. Mestre em Otorrinolaringologia pela Universidade Federal de São Paulo, UNIFESP. Especialista em Otoneurologia pela UNIFESP. Especialista em Medicina do Sono pela Associação Médica Brasileira – AMB.

Luis Gustavo Tramontin

Cirurgião Dentista. Especialista em Cirurgia e Traumatologia Bucomaxilofacial pela Associação Brasileira de Odontologia, ABO – Osasco. Membro do Projeto de Reabilitação: Prótese Bucomaxilofacial na Disciplina de Cabeça e Pescoço da Universidade Federal de São Paulo, UNIFESP.

Luiz Cesar Nakao Iha

Mestre e Doutor em Otorrinolaringologista pela Universidade Federal de São Paulo – Escola Paulista de Medicina, UNIFESP-EPM.

Luiz Hirotoshi Ota

Responsável pelo Serviço de Broncoscopia e Professor Adjunto da Cirurgia Torácica, do Departamento de Cirurgia da Universidade Federal de São Paulo – Escola Paulista de Medicina, UNIFESP-EPM.

Marcel das Neves Palumbo

Especialista em Otorrinolaringologia pela Associação Brasileira de Otorrinolaringologia, ABORL. Especialista em Cirurgia de Cabeça e Pescoço pela Sociedade Brasileira Cirurgia Cabeça e Pescoço, SBCCP. Mestre em Ciências pela Universidade Federal de São Paulo – Escola Paulista de Medicina, UNIFESP-EPM. Médico Assistente da Disciplina de Cirurgia de Cabeça e Pescoço, Departamento de Otorrinolaringologia e Cirurgia de Cabeça e Pescoço da UNIFESP-EPM

Marcello Rosano

Especialista em Cirurgia de Cabeça e Pescoço pela Sociedade Brasileira Cirurgia Cabeça e Pescoço, SBCCP. Médico Assistente da Disciplina de Cirurgia de Cabeça e Pescoço, Departamento de Otorrinolaringologia e Cirurgia de Cabeça e Pescoço pela Universidade Federal de São Paulo – Escola Paulista de Medicina, UNIFESP-EPM.

Marcia Regina Ramalho da Silva Bardauil

Graduada pela Faculdade de Odontologia da Universidade de São Paulo, USP, Especialista em Endodontia pela Universidade Paulista, UNIP. Mestre em Ciências Odontológicas, Área de Concentração Endodontia pela UNIP. Doutora em Ciências Odontológicas, Área de Concentração Endodontia pela Faculdade de Odontologia da USP. Professora de Graduação em Endodontia na Universidade Nove de Julho – UNINOVE. Professora Coordenadora do Curso de Especialização de Endodontia da UNIP. Professora Orientadora do Curso de Especialização Saúde da Familia da Universidade Federal de São Paulo, UNIFESP. Revisora de Periódicos – Photomedicine and Laser Surgery *e* Oral Surgery, Oral Medicine, Oral Pathology and Oral Radiology.

Márcio Cavalcante Salmito

Mestrando em Medicina (Otorrinolaringologia) pela Universidade Federal de São Paulo, UNIFESP. Fellowship em Otoneurologia pela UNIFESP. Residência Médica em Otorrinolaringologia pelo Hospital do Servidor Público Municipal, HSPM-SP. Médico pela Universidade Federal do Ceará, UFC.

Marcos Luiz Antunes

Mestre e Doutor em Otorrinolaringologia pela Universidade Federal de São Paulo – Escola Paulista de Medicina, UNIFESP-EPM. Professor Adjunto do Departamento de Otorrinolaringologia pela UNIFESP-EPM.

Maria Angela Martins Mimura

Cirurgiã Dentista pela Faculdade de Odontologia da Universidade de São Paulo, USP. Mestre em Odontologia, Subárea em Diagnóstico Bucal pela Faculdade de Odontologia da USP. Especialista em Estomatologia pelo Conselho Regional de São Paulo. Doutora em Ciências pela pela Universidade Federal de São Paulo, UNIFESP, junto ao Departamento de Otorrinolaringologia e Cirurgia de Cabeça e Pescoço.

Maria Luisa Pedalino Pinheiro

Cirurgiã de Cabeça e Pescoço e Otorrinolaringologia pela Universidade Federal de São Paulo, UNIFESP.

Marilia Yuri Maeda

Especialista em Otorrinolaringologia e em Otorrinolaringologia pediátrica pela Universidade Federal de São Paulo, UNIFESP. Mestranda do Departamento de Otorrinolaringologia e Cirurgia de Cabeça e Pescoço da UNIFESP

Mário Farinazzo de Oliveira

Especialista em Cirurgia Plástica pela Universidade Federal de São Paulo, UNIFESP. Membro da Sociedade Brasileira de Cirurgia Plástica, SBCP. Médico do Pronto-socorro do Hospital São Paulo da UNIFESP, Disciplina de Cirurgia Plástica.

Mário Sérgio Lei Munhoz

Professor-Associado e Livre-Docente da Disciplina de Otoneurologia – Otologia da Universidade Federal de São Paulo – Escola Paulista de Medicina, UNIFESP-EPM.

Max Domingues Pereira

Especialista em Cirurgia Plástica pela Universidade Federal de São Paulo, UNIFESP. Mestre e Doutor pela UNIFESP. Membro Titular da Sociedade Brasileira de Cirurgia Plástica, SBCP, e Associação Brasileira de Cirurgia Craniomaxilofacial, ABCCMF. Membro Efetivo da Sociedade Internacional de Cirurgia Craniofacial, ABCCMF. Coordenador do Setor de Cirurgia Craniomaxilofacial da Disciplina de Cirurgia Plástica da UNIFESP; Coordenador do Pronto-Socorro do Hospital São Paulo da UNIFESP, Área Cirurgia Plástica-Trauma de Face.

Murilo Catafesta das Neves

Especialista em Cirurgia de Cabeça e Pescoço pela Sociedade Brasileira de Cirurgia de Cabeça e Pescoço, SBCCP. Médico Assistente da Disciplina de Cirurgia de Cabeça e Pescoço, Departamento de Otorrinolaringologia e Cirurgia de Cabeça e Pescoço da Universidade Federal de São Paulo – Escola Paulista de Medicina, UNIFESP-EPM.

Oswaldo Laércio Mendonça Cruz

Professor Afiliado do Departamento de Otorrinolaringologia e Cirurgia de Cabeça e Pescoço da Universidade Federal de São Paulo – Escola Paulista de Medicina, UNIFESP-EPM. Responsável pelo Centro do Deficiente Auditivo da Disciplina de Otologia e Otoneurologia da UNIFESP-EPM.

Paula Demétrio de Souza França

Médica Assistente da Disciplina de Cirurgia de Cabeça e Pescoço da Universidade Federal de São Paulo – Escola Paulista de Medicina, UNIFESP-EPM.

Paulo Saraceni Neto

Graduado em Medicina pela Universidade Federal de Mato Grosso do Sul, UFMS – Campo Grande, MS. Mestre em Medicina (Otorrinolaringologia) e Especialização Lato-Senso *em Rinologia pela Universidade Federal de São Paulo – Escola Paulista de Medicina, UNIFESP-EPM. MBA Executivo em Gestão de Saúde pela Fundação Getulio Vargas, FGV. Preceptor Voluntário do Setor de Rinologia do Departamento de Otorrinolaringologia e Cirurgia de Cabeça e Pescoço da UNIFESP.*

Pedro Wey Barbosa de Oliveira

Especialista em Otorrinolaringologia pela Universidade Federal de São Paulo – Escola Paulista de Medicina, UNIFESP-EPM e Sociedade Brasileira de Otorrinolaringologia e Cirurgia Cérvico-Facial, SBOR-CCF. Fellowship em Rinologia pela UNIFESP-EPM Mestrado em Medicina pela UNIFESP-EPM. Pós-Graduando do Departamento de Otorrinolaringologia da UNIFESP-EPM.

Priscila Valéria Caus Brandão

Médica Otorrinolaringologista. Fellowship em Otoneurologia pela Universidade Federal de São Paulo, UNIFESP.

Priscila Martins Maldonado

Graduada em Medicina pela Universidade Federal do Mato Grosso do Sul, UFMS. Residência Médica em Otorrinolaringologia pela Universidade Federal de São Paulo, UNIFESP. Fellowship em Otologia pela UNIFESP.

Rafael de Paula e Silva Felici de Souza

Graduação em Medicina e Residência em Otorrinolaringologia na Faculdade de Medicina de São José do Rio Preto, FAMERP. Fellowship em Rinologia e Cirurgia de Base do Crânio na Universidade Federal de São Paulo – Escola Paulista de Medicina, UNIFESP-EPM.

Raquel Garcia Stamm

Otorrinolaringologista do Centro de Otorrino de São Paulo – Complexo Hospitalar Professor Edmundo Vasconcelos. Membro da Associação Brasileira de Otorrinolaringologia, ABORL. Pós-graduação em Estética Facial pelo Instituto Brasileiro de Pós-Graduação. Residência Médica em Otorrinolaringologia pela Universidade Federal de São Paulo – Escola Paulista de Medicina, UNIFESP-EPM.

Roberto Massao Takimoto

Médico Assistente da Disciplina de Cirurgia de Cabeça e Pescoço da Universidade Federal de São Paulo – Escola Paulista de Medicina, UNIFESP-EPM. Mestrado e Doutorado pelo Programa de Pós-graduação em Medicina (Otorrinolaringologia) pela UNIFESP-EPM.

Rodrigo Cesar Silva

Médico Otorrinolaringologista pela Associação Médica Brasileira (AMB) e da Associação Brasileira de Otorrinolaringologia e Cirurgia Cérvico-Facial – ABORL-CCF. Fellowship em Otoneurologia pela Universidade Federal de São Paulo – Escola Paulista de Medicina, UNIFESP-EPM. Médico Voluntário da Disciplina de Otologia e Otoneurologia do Departamento de Otorrinolaringologia e Cirurgia de Cabeça e Pescoço da UNIFESP-EPM.

Rodrigo de Paula Santos

Mestre e Doutor em Otorrinolaringologista pela Universidade Federal de São Paulo, UNIFESP. Chefe de Clinica do Setor de Rinologia e Cirurgia Endoscópica de Base de Crânio. Fellow em Rinologia pela Universidade de Graz, Áustria.

Rodrigo de Paiva Tangerina

Médico Otorrinolaringologista e Especialista em Medicina do Sono. Mestre em Ciências pela Universidade Federal de São Paulo – Escola Paulista de Medicina, UNIFESP-EPM.

Sergio Eduardo Migliorini

Mestre em Odontologia. Especialista em Cirurgia e Traumatologia Bucomaxilofacial. Professor Coordenador do Curso de Especialização de Cirurgia e Traumatologia Bucomaxilofacial da Associação Brasileira de Odontologia, Seccional Osasco. Cirurgião Bucomaxilofacial da Divisão de Reconstrução e Prótese Bucomaxilofacial da Disciplina de Cabeça e Pescoço da Universidade Federal de São Paulo, UNIFESP.

Shirley Shizue Nagata Pignatari

Disciplina de Otorrinolaringologia Pediátrica do Departamento de Otorrinolaringologista da Universidade Federal de São Paulo, UNIFESP. Professora Adjunto do Departamento de Otorrinolaringologia da UNIFESP.

Suemy Cioffi Izu Milanese

Mestrado em Medicina pela Universidade Federal de São Paulo – Escola Paulista de Medicina, UNIFESP-EPM. Fellowship *em Rinologia Estético-Funcional pela UNIFESP. Residência Médica em Otorrinolaringologia pela UNIFESP. Medicina pela UNIFESP.*

Sung Woo Park

Mestre em Ciências da Saúde e Orientador dos Residentes no Ambulatório de Laringe e Voz do Departamento de Otorrinolaringologia e da Cirurgia Cabeça e Pescoço CCP da Universidade Federal de São Paulo – Escola Paulista de Medicina, UNIFESP-EPM.

Thais Knoll

Médica Otorrinolaringologista pela Associação Brasileira de Otorrinolaringologia e Cirurgia Cérvico-Facial – ABORL-CCF e Mestre em Otorrinolaringologia pela Universidade Federal de São Paulo, UNIFESP.

Thiago Villela Bolzan

Residência Médica em Otorrinolaringologia e Fellowship *em Rinologia pela Universidade Federal de São Paulo – Escola Paulista de Medicina, UNIFESP-EPM.*

Vinicius Magalhães Suguri

Otorrinolaringologia. Mestre e Doutor em Medicina pela Universidade Federal de São Paulo, UNIFESP.

Vitor Guo Chen

Médico Assistente da Disciplina de Otorrinolaringologia Pediátrica da Universidade Federal de São Paulo – Escola Paulista de Medicina, UNIFESP-EPM. Mestrado pelo Departamento de Otorrinolaringologia e Cirurgia de Cabeça e Pescoço da Escola Paulista de Medicina pela UNIFESP-EPM.

Wellington Yugo Yamaoka

Mestre em Ciências pela Universidade Federal de São Paulo, UNIFESP.

Dedicatória

"A querida Anelise, companheira de todas as horas,
parceira na construção de uma vida feliz;
Aos queridos filhos Rodrigo, Augusto e Marcelo, luzes
da nossa vida, razões da nossa existência;
Aos meus pais Abilio e Nazira, cujos esforços,
vencendo todas as adversidades, tornaram possível minha
formação e deram apoio a todas as fases de minha vida;
Aos meus pacientes, meu maior patrimônio, toda
minha consideração e carinho."

Prof. Dr. Márcio Abrahão

"A esposa, Karen, por me dar amor, carinho,
compreensão e um lar;
As minhas filhas, Luiza e Aurora, pela honra, prazer e
desafios diários de ser pai;
A minha mãe, Inês, e ao meu pai, Sérgio (*in memoriam*)
que me proporcionaram uma vida cheia de desafios e
Aos meus irmãos, Christiano, Cassiano e Juliano,
por me inspirarem a perseguir os sonhos e torná-los
realidade."

Prof. Dr. Luciano Rodrigues Neves

Agradecimentos

Aos colaboradores deste livro, pela dedicação, empenho e compartilhamento do saber de modo altruísta e fraterno;

Ao Departamento de Otorrinolaringologia e Cirurgia de Cabeça e Pescoço da Universidade Federal de São Paulo (UNIFESP), berço formador e expoente internacional da Otorrinolaringologia e da Cirurgia de Cabeça e Pescoço;

Ao IOCP (Instituto de Otorrinolaringologia e Cirurgia de Cabeça e Pescoço) e especialmente aos seus fundadores, pelo apoio acadêmico, logístico e científico para a confecção desta obra e

A Editora Atheneu, pelo apoio inestimável para que esse livro se tornasse exitoso.

Apresentação

Este livro se destina a um grande número de profissionais de saúde. A Medicina é hoje uma atividade multiprofissional e os diversos grupos participantes encontrarão uma rica fonte de informação e conhecimento compilados de modo sistematizado e somados à experiência dos autores.

Seu público são os estudantes, graduados, especialistas e professores. A Otorrinolaringologia e a Cirurgia de Cabeça e Pescoço abrangem uma enorme diversidade de cenários. Os mais simples e prevalentes na população receberão a atenção dos iniciantes, lembrando que a atualização frenética dos conhecimentos nos torna eternos iniciantes. Temas mais complexos e que envolvem recursos mais sofisticados estão destinados aos mais experientes, mas a rápida incorporação de conhecimentos e experiência tem transformado jovens profissionais em profissionais experientes num tempo muito curto.

De maneira geral trivilegia os generalistas e especialistas. As duas especialidades reunidas perfazem um volume tão grande de assistência em saúde que um generalista não pode prescindir dos conhecimentos que serão objeto de sua atenção em até 20% ou 30% do seu tempo de trabalho. Grandes especialistas poderão encontrar nesta publicação várias alternativas para se cumprir boas práticas consagradas e as melhores evidências do que deve ser feito nos limites do conhecimento científico atual.

Finalmente, é também especialmente dedicado a quem gosta de emergência e urgências. É nessa frente de batalha que conhecimento e experiência fazem total diferença em benefício dos pacientes e da comunidade. A Otorrinolaringologia e a Cirurgia de Cabeça e Pescoço reúnem condições simples e de resolução rápida: tudo é óbvio se você sabe a resposta certa. Elas também nos confronta e desafia quando nossos conhecimentos e experiências são testados diante de casos graves e potencialmente letais. É sempre bom ter a certeza de estar praticando a melhor assistência em saúde: a melhor escolha pode não ser intuitiva ou aquela que preferimos por hábito e comodidade.

A leitura é obrigatória, sem ela o nosso estudo não será completo.

Nelson Akamine
Médico Emergencista e Intensivista.
Diretor de Tecnologia de Informação do Hospital São Paulo
– Hospital Universitário da Universidade Federal de São Paulo – UNIFESP
Professor Afiliado do Departamento de Medicina da UNIFESP

Sumário

SEÇÃO I – OTORRINOLARINGOLOGIA PEDIÁTRICA

Coordenadores: Reginaldo Fujita e Shirley Shizue Nagata Pignatari

1 Otites em Crianças, *3*
Daniele de Lima Soares
Andrei Borin

2 Rinossinusites em Crianças, *15*
Raquel Garcia Stamm
Leonardo Balsalobre
Shirley Shizue Nagata Pignatari

3 Faringotonsilites em Crianças, *25*
Shirley Shizue Nagata Pignatari
Marilia Yuri Maeda

4 Abscesso Perironsilar, *37*
Fábio de Azevedo Caparroz
Danilo Anunciatto Sguillar
Fernanda Louise Martinho Haddad

5 Estomatites, *47*
Maria Angela Martins Mimura
Cleonice Hitomi Watashi Hirata
Denise Caluta Abranches

6 Corpos Estranhos em Crianças. Como Proceder?, *69*
Vitor Guo Chen
Reginaldo Fujita

7 Corpo Estranho em Vias Aéreas, *75*
Luiz Hirotoshi Ota
Bruno Leôncio de Moraes Beraldo

8 Corpo Estranho em Esôfago, *89*
Luiz Hirotoshi Ota
Bruno Leôncio de Moraes Beraldo

SEÇÃO II – OTOLOGIA

Coordenadores: José Ricardo Gurgel Testa e Norma de Oliveira Penido

9 Otalgia, *99*
Francisco Iure Sampaio Lira
Felipe Costa Neiva

10 Corpo Estranho em Ouvidos, *105*
Luiz Cesar Nakao Iha
Francisco Bazilio Nogueira Neto

11 Otites Agudas, *113*
Leandro de Borborema Garcia
Priscila Martins Maldonado

12 Otite Externa Necrotizante, *123*
Andrei Borin
Daniele de Lima Soares

13 Complicações das Otites Médias, *131*
Fernando Kaoru Yonamine
Oswaldo Laércio Mendonça Cruz

14 Surdez Súbita – Perda Auditiva Neurossensorial Súbita, *145*
Norma de Oliveira Penido
André Souza de Albuquerque Maranhão
Daniel Paganini Inoue

15 Trauma Acústico Agudo, *155*
Laila Carolina da Silva
Bruno Rossini

16 Paralisia Facial Periférica Idiopática, *161*
Marcos Luiz Antunes
Carlos Eduardo C. de Abreu

17 Paralisia Facial Periférica Traumática, *173*
José Ricardo Gurgel Testa
Thais Knoll

18 Ototoxicidade, *185*
Luiz Cesar Nakao Iha
Francisco Bazilio Nogueira Neto

SEÇÃO III – OTONEUROLOGIA

Coordenadores: Fernando Freitas Ganança e Ektor Tsuneo Onishi

19 Avaliação Vestibular, *195*
Márcio Cavalcante Salmito
Fernando Freitas Ganança

20 Como Diferenciar Quadros Vestibulares Periféricos de Centrais, *205*
Juliana Antoniolli Duarte
Fernando Freitas Ganança

21 Migrânea Vestibular, *217*
Ligia Oliveira Gonçalves Morganti
Fernando Freitas Ganança

22 Hidropisia Endolinfática, *225*
Karina Cavalcanti Sumi
Mário Sérgio Lei Munhoz

23 Neurite Vestibular, *233*
Evandro Maccarini Manoel
Fernando Freitas Ganança

24 Vertigem Posicional Paroxística Benigna, *243*
Priscila Valéria Caus Brandão
Fernando Freitas Ganança

25 Outros Quadros Clínicos Vestibulares, *255*
Rodrigo Cesar Silva
Fernando Freitas Ganança

26 Tratamento Otoneurológico, *263*
Karen de Carvalho Lopes
Fernando Freitas Ganança

27 Zumbido, *271*
Ektor Tsuneo Onishi
Fernando Kaoru Yonamine

SEÇÃO IV – RINOLOGIA

Coordenadores: Luis Carlos Gregório e Eduardo Macoto Kosugi

28 Resfriado Comum , *275*
Wellington Yugo Yamaoka
Juliana Caminha Simões
Rafael de Paula e Silva Felici de Souza

29 Rinite Alégica e Não Alérgica, *283*
Giuliano Bongiovanni
Suemy Cioffi Izu Milanese

30 Rinossinusite Aguda, *293*
José Arruda Mendes Neto
Luciano Lobato Gregório

31 Rinossinusite em UTI , *305*
Rodrigo de Paiva Tangerina
Tatiana de Aguiar Vidigal
Renato Stefanini

32 Rinoliquorreia, *315*
Rodrigo de Paula Santos
Élcio Roldan Hirai
Camila Atallah Pontes Pacheco

33 Complicações das Rinossinusites, *325*
Eduardo Macoto Kosugi
Vitor Guo Chen

34 Epistaxe, *339*
Paulo Saraceni Neto
Thiago Villela Bolzan
Eduardo Macoto Kosugi

35 Trauma Nasal, *353*
Vinicius Magalhães Suguri
Pedro Wey Barbosa de Oliveira

36 Corpo Estranho Nasal, *361*
Leonardo Bomediano Sousa Garcia
Alessandra Stanquini Lopes

SEÇÃO V – LARINGOLOGIA

Coordenadores: Noemi Grigoletto de Biase e Leonardo Haddad

37 Disfonia Aguda , *373*
Gustavo Polacow Korn
Noemi Grigoletto de Biase

38 Disfagia Aguda , *381*
Sung Woo Park
Leonardo Haddad

39 Laringites Agudas, *387*
Maria Luisa Pedalino Pinheiro
José Caporrino Neto

40 Paralisia de Pregas Vocais, *395*
Grazzia Guglielmino
Noemi Grigoletto de Biase

41 Trauma Laríngeo, *403*
Bruno de Rezende Pinna
José Eduardo Pedroso

42 Corpo Estranho em Faringe e Laringe, *411*
Cristiana Vanderlei de Melo Lins
Leonardo Haddad

SEÇÃO VI – CIRURGIA DE CABEÇA E PESCOÇO

Coordenadores: Onivaldo Cervantes e Rodrigo Oliveira Santos

43 Via Aérea Cirúrgica, *417*
Paula Demétrio de Souza França
Roberto Massao Takimoto
Onivaldo Cervantes

44 Nódulo Cervical, *435*
Murilo Catafesta das Neves
Marcello Rosano
Rodrigo Oliveira Santos

45 Sialoadenites, *445*
Giulianno Molina de Melo
Onivaldo Cervantes
Juliana Maria Anton

46 Tireoidites, *461*
Fabio Brodskyn
Fernando Danelon Leonhardt
Rodrigo Oliveira Santos

47 Abscesso Cervical, *469*
Marcel das Neves Palumbo
Leonardo Haddad
Rodrigo Oliveira Santos

48 Trauma Facial, *479*
Max Domingues Pereira
Mário Farinazzo de Oliveira

49 Trauma Cervical, *499*
Onivaldo Cervantes
Fernando Walder
Barbara Greggio

SEÇÃO VII – ODONTOLOGIA

Coordenadores: Denise C. Abranches e Luciano L. Dib

50 Dor Odontogênica, *507*
Marcia Regina Ramalho da Silva Bardauil
Denise Caluta Abranches

51 Disfunção da Articulação Temporomandibular, *523*
Sergio Eduardo Migliorini
Luciano L. Dib

52 Traumas Dentoalveolares, *537*
Eduardo C. Kalil
Luciano L. Dib

53 Fístulas Oroantrais, *545*
Marcia Regina Ramalho da Silva Bardauil
Denise Caluta Abranches

54 Acidentes e Complicações em Cirurgias Odontologicas, *551*
Luciano L. Dib
Luis Gustavo Tramontin

Índice Remissivo, *575*

SEÇÃO I
Otorrinolaringologia Pediátrica

COORDENADORES

Reginaldo Fujita

•

Shirley Shizue Nagata Pignatari

Otites em Crianças 1

Daniele de Lima Soares
Andrei Borin

Nota ao Leitor

Este capítulo, por orientação editorial da obra, deve ser considerado pelo leitor como complementar aos conceitos abordados nos capítulos Otites Agudas e Complicações das Otites Médias. Abordaremos aqui as particularidades no atendimento de pronto-socorro da população pediátrica com otite.

Introdução

A criança que é levada ao pronto-socorro com otite, em geral, apresenta uma ou mais das seguintes queixas: otalgia, otorreia, disacusia, febre e/ou comprometimento do estado geral. A otite na criança pode ser didaticamente classificada em: externa aguda (OEA), média aguda (OMA), média recorrente (OMR), média com efusão (OME) e média crônica (OMC). Em geral, a sintomatologia de dor ocasionada pela OMA predomina sobre as demais otites e, por isso, em muitos levantamentos, é a principal causa de atendimentos pediátricos neste perfil de assistência médica.

A OMA tambem pode ser referida como a principal indicação para o uso de antibióticos em crianças. Entretanto, em decorrência da prescrição indiscriminada desta classe de medicamentos, que muitas vezes são dispensáveis no tratamento desta doença, observa-se um risco de indução de resistência bacteriana em germes comunitários. Assim, é importante que haja um diagnóstico preciso e uma prescrição criteriosa, evitando o seu uso desnecessário.

A grande maioria das otites apresenta um curso benigno e baixo potencial de complicações. Mas, eventualmente, elas podem apresentar complicações infecciosas com elevada morbimortalidade. Além disso, em alguns casos, existe um risco potencial também para sequela auditiva permanente. O colega que avalia a criança com otite no pronto-socorro deve estar atento para reconhecer estes eventos e abordá-los corretamente.

Estes fatos em conjunto contribuem para que as otites sejam, ao mesmo tempo, um problema importante individual pelo impacto na criança e em sua família, como também uma questão de saúde pública, pelo elevado custo decorrente da demanda de assistência médica e do potencial para indução de resistência bacteriana.

Alguns conceitos iniciais

Uma rápida revisão de conceitos sobre otites, já pormenorizados em capítulo específico desta obra (Otites Agudas), faz-se interessante:

1. OEA: é o processo inflamatório-infeccioso da pele do meato acústico externo (MAE), eventualmente acometendo também as cartilagens da orelha externa (terço lateral do MAE e pavilhão) e face lateral da membrana timpânica (MT); em geral autolimitada e de etiologia bacteriana.

2. OMA: é um processo inflamatório-infeccioso do mucoperiósteo que reveste a orelha média, de caráter agudo; em geral autolimitada, pode ter etiologia viral (maioria) ou bacteriana.

   2.1. OMR: caracteriza-se por recidivas frequentes de episódios de OMA; em geral é considerada quando há a ocorrência de três episódios de OMA em 6 meses, ou quatro ou mais episódios nos últimos 12 meses.

   2.2. OME: considerada uma fase intermediária entre OMA e OMC, é caracterizada pela persistente presença de transudato na orelha média, em geral por período maior que 3 meses; pode estar ligada à ocorrência de OMR, e até a evolução para OMC.

3. OMC: é um processo inflamatório-infeccioso crônico do mucoperiósteo que reveste a orelha média, com alterações irreversíveis da MT (perfuração), ossículos e/ou da mucosa respiratória; pode apresentar comportamento supurativo (com otorreia) ou não supurativo (sem otorreia) representando diferentes estágios inflamatórios, que muitas vezes se alternam em um mesmo paciente.

Importância epidemiológica na criança

A OMA é uma doença de grande incidência durante a infância. Estima-se que aproximadamente 90% das crianças apresentem ao menos um episódio de OMA antes de completarem 5 anos e que 40% delas apresentem três ou mais episódios ao longo dos primeiros 3 anos de vida. Até os 3 anos de idade, três em cada quatro crianças terão apresentado pelo menos um episódio de OMA e uma em cada cinco crianças com 2 anos de idade poderá apresentar OMR.

Observam-se dois picos de incidência de OMA em crianças, um entre 6 e 24 meses de idade e outro entre 4 e 7 anos. O primeiro pico parece ser relacionado às características intrínsecas do lactente, incluindo-se aí sua imaturidade imunológica e questões anatomofisiológicas próprias da tuba auditiva nessa faixa etária. O segundo pico corresponde à exposição maior da criança a infecções de vias aéreas superiores (IVAS) precedentes aos quadros de OMA, mormente quando inicia seu "contato social" com outras crianças em creches e escolas.

Quanto ao gênero, o masculino tem maior incidência de OMA. Quanto à sazonalidade, a incidência de OMA é maior no inverno, devido ao fato de ser em geral precedida de IVAS, que é mais comum nessa época. Já para a OEA, a sazonalidade é maior no verão, quando a frequência de entrada de água no MAE (banhos de piscina e mar) é maior.

Entre os fatores de risco mais importantes para OMA temos: a frequência em creches e berçários, a suscetibilidade genética e o tabagismo domiciliar. Outros fatores de risco a serem considerados incluem a idade precoce do aparecimento do primeiro quadro de OMA, gênero masculino, aleitamento materno insuficiente, uso de chupetas, alguns grupos étnicos específicos (aborígenes, australianos, nativos americanos, esquimós), poluição ambiental e doenças predisponentes do hospedeiro (fissura palatina, disfunção da tuba auditiva, deficiência de imunoglobulinas, doenças granulomatosas crônicas etc).

Aspectos de etiopatogenia na criança

Alguns aspectos diferenciam a população pediátrica na etiopatogenia das otites em relação à população adulta.

Anatomicamente, a tuba da criança é mais curta e horizontalizada em relação aos adultos, características que facilitam a migração de secreção e microrganismos presentes na rinofaringe em direção à orelha média. Em crianças com OME e OMR, a peculiaridade anatômica ou as alterações fisiológicas da tuba auditiva também parecem ser os fatores mais importantes.

A patogênese da OMA na criança parece apresentar comumente o mesmo padrão de desenvolvimento: o paciente tem um antecedente de inflamação da via respiratória alta (seja alérgica ou infecciosa) que resulta em congestão com edema da mucosa do trato respiratório, incluindo nasofaringe (adenoide), tuba auditiva (na sua porção mais estreita, o istmo) e orelha média. A efusão produzida dentro da orelha média não encontra saída e aí se acumula. Patógenos microbianos (bactérias e vírus) podem permanecer neste microambiente e proliferar na efusão.

A microbiologia envolvida na etiopatogenia da OMA é múltipla, envolvendo tanto agentes virais quanto bacterianos. Entre os vírus, destacam-se: vírus sincicial respiratório, adenovírus, influenza e parainfluenza. Em geral a IVAS predispõe o desenvolvimento da OMA, sendo a etiologia viral mais prevalente em relação à bacteriana. As bactérias parecem suceder na maioria das vezes os vírus, em semelhança ao que ocorre também no caso das rinossinusites.

Na OMA bacteriana, os germes mais encontrados são: o *S. pneumoniae* (pneumococo), *H. influenzae* (não tipável) e *M. catarrhalis*. O pneumococo é o principal responsável pela etiologia das OMA bacterianas na maior parte do mundo, com cerca de 30% dos casos. Em segundo lugar encontra-se o *H. influenzae* não tipável, usualmente betalactamase positivo, com cerca de 25% dos casos. Para este germe, sua incidência é também maior na faixa etária abaixo dos 5 anos de idade. Já a *M. catarrhalis* é responsável por aproximadamente 12% dos casos. O *Streptococcus pyogenes* beta-hemolítico do grupo A conta com uma porcentagem bem menor, ao redor de 2%. Em muitos estudos microbiológicos de crianças com OMA, nenhum crescimento foi reportado em cerca de 30% dos casos.

Os biofilmes têm adquirido destaque recente na etiofisiopatologia da otite média. Biofilmes são cooperativas complexas de microrganismos que contêm uma comunidade plural, envolta por matriz extracelular e organização espacial específica, favorecendo a adaptação e a sobrevivência desta comunidade a nuances e alterações microambientais. Assim, tornam-se refratárias aos mecanismos de defesa do hospedeiro e mesmo à antibioticoterapia. A presença de biofilmes nas OMR, OME e OMC em crianças poderia explicar a persistência da doença. Estes mesmos biofilmes podem também estar presentes na adenoide no grupo etário infantil, facilitando a ocorrência e a recidiva das otites médias.

Diferenciando as otites

As crianças levadas ao pronto-socorro com otites têm, em geral, a principal queixa (ou suspeita familiar) de otalgia. Outras queixas pertinentes serão: otorreia, disacusia e otorragia. O comprometimento do estado geral será bastante variável, sendo maior na etiologia bacteriana em relação à viral e também maior nos casos agudos em relação aos crônicos. História e exame físico (sobretudo otoscopia) adequados serão em geral suficientes para a diferenciação entre as otites. Apresentaremos a seguir as principais características de cada situação específica na Tabela 1.1.

Algumas situações merecem ainda um destaque específico.

- A *miringite bolhosa* é uma OEA caracterizada pela inflamação, provavelmente de etiologia infecciosa viral da superfície lateral da MT, expressando-se por bolhas muitas vezes hemáticas, com otalgia moderada e eventual otorragia (esta última decorrente da rotura destas bolhas).
- A *OMA supurada* caracteriza-se pela ocorrência de otorreia após evento álgico paroxístico, com melhora espontânea da dor e do estado geral; corresponde à perfuração da MT pelo acúmulo de exsudato na orelha média (Figura 1.1).
- A *OMC agudizada* caracteriza-se pela ocorrência ou piora da otorreia, eventualmente após a penetração de água no MAE; eventualmente a exacerbação do quadro pode ser intensa e comportar-se clinicamente como uma OMA, com dor e comprometimento do estado geral.

◀ Tabela 1.1. Características clínicas para diferenciação das otites

	Epidemiologia	História	Otoscopia
OEA	mais comum no verão; antecedente de exposição à água frequente	otalgia leve a moderada; alguns dias de história; raro comprometimento sistêmico; comum sensação de plenitude aural e hipoacusia	edema e hiperemia de MAE; eventual celulite e condrite; secreção exsudativa
OMA Viral	mais comum no inverno; antecedente de IVAS há poucos dias	quadro agudo e progressivo de otalgia leve a moderada durante curso de IVAS; comprometimento sistêmico compatível com quadro viral	opacidade e/ou hiperemia leve de MT; eventual nível de líquido translúcido (transudato) em OM
OMA Bacteriana	mais comum no inverno; IVAS há alguns dias e até mesmo em fase de resolução	quadro agudo e bem marcado de otalgia moderada a severa; comprometimento sistêmico compatível com quadro bacteriano, com febre alta e toxemia	hiperemia e abaulamento importante de MT; eventual nível de líquido espesso (exsudato) em OM
OME	mais comum em atópicos e respiradores orais	quadro de hipoacusia; sem acometimento do estado geral	opacidade de MT e/ou nível líquido em OM
OMC	mais comum em adolescentes; eventual surgimento e/ou piora da otorreia com penetração de água no MAE	quadro crônico de otorreia de repetição; sem acometimento do estado geral	perfuração de MT; eventual otorreia

As crianças ainda são suscetíveis a apresentarem no decurso da infecção alguns sintomas sistêmicos inespecíficos como: prostração, inapetência, dificuldade para dormir, tontura, dificuldade na amamentação ou na deglutição (em especial, líquidos), choro persistente e irritabilidade. Nos lactentes podemos encontrar ainda: letargia, anorexia, vômitos e diarreia.

O diagnóstico preciso e acurado no início do quadro é de fundamental importância. Bom otoscópio, espéculo com tamanho adequado ao diâmetro do MAE, limpeza e remoção de cerume e possibilidade de uma otoscopia pneumática fazem

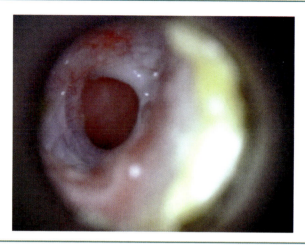

◀ **Figura 1.1** – Otoscopia de OMA supurada: membrana timpânica com perfuração central e presença de secreção em CAE proveniente da orelha média. *(Os autores agradecem ao Prof. Dr. José Ricardo Gurgel Testa da UNIFESP que cedeu esta imagem.)*

parte desse contexto. Uma simples hiperemia da MT, quando a criança estiver chorando ou com febre, pode levar a um erro de diagnóstico, se valorizada. Essa alteração de coloração da MT, causada pela agitação da criança, em geral é bilateral, tende a ceder quando a criança se acalma e recebe medicação antitérmica.

Complicações de otites em crianças

As crianças com otites estão expostas às mesmas complicações intra e extracranianas que os adultos, tema abordado com propriedade em capítulo específico desta obra (Complicações das Otites Médias).

Na população pediátrica, a OMA representa o principal gerador de complicações, sobrepujando em muito a OMC, situação inversa à da população adulta. Isto porque a OMA é muito mais frequente que a OMC nesta faixa etária. Porém, a OMC, sobretudo a de comportamento supurativo, quando presente nas crianças, oferece um potencial de risco para complicação muito maior que a OMA, se comparada com a população adulta.

Após o advento dos antibióticos e programas de vacinação universais houve uma mudança importante na evolução natural das otites médias, que anteriormente evoluíam espontaneamente para perfuração na MT ou proporcionavam complicações. Entre as complicações extracranianas na população pediátrica destaca-se a mastoidite aguda, que na era pré-antibiótica tinha incidência bastante elevada, atingindo atualmente apenas 0,02% a 0,04%. Já a meningite continua sendo uma das complicações intracranianas mais frequentes da otite média nesta faixa etária.

Tratamento

A abordagem da **OEA** em crianças, em geral, obedece às mesmas premissas já definidas para a população adulta em capítulo específico desta obra (Otites Agudas). A escolha inicial recai sobre a antibioticoterapia tópica efetiva para *P. aeruginosa*, seu principal agente etiológico também nesta faixa etária. Destacamos que não existem maiores dúvidas sob a segurança para o uso de antibióticos classicamente "temerários" em crianças (como a ciprofloxacina e os aminoglicosídeos) sob esta apresentação. Por outro lado, nesta faixa etária, destaca-se a dificuldade de realização da *toilet* do MAE, por não cooperação da criança.

A orientação para proteção contra a entrada de água no MAE durante o tratamento da OEA nos parece medida fundamental. Isto pode ser obtido suspendendo a frequência da criança na piscina e no mar, e também com a oclusão da entrada do MAE com algodão embebido em óleo (mineral ou vegetal) durante o banho.

O uso de antibiótico sistêmico na miringite bolhosa permanece controverso. Entre os defensores, acredita-se que evitaria a infecção bacteriana secundária do transudato de orelha média, frequentemente encontrado nesta doença, mas isto permanece questionável.

A grande maioria das **OMA** tem curso benigno e autolimitado, pois em grande parte são de etiologia viral e não bacteriana, o que permite seguramente o uso mais racional de antibióticos sistêmicos que o observado atualmente, mantendo o paciente apenas em esquema de analgesia. Diversas associações médicas propuseram *guidelines* para isto, genericamente conhecidos como *watchful waiting*, onde a observação inicial do paciente mantido apenas com analgesia se comprovou de igual eficácia em relação ao uso inicial e indiscriminado de antibióticos, incluindo aí a ocorrência populacional de complicações.

Segundo o mais conhecido deles, o da Academia Americana de Pediatria, os critérios para a decisão de observar ou iniciar os antibióticos logo na primeira avaliação são: idade da criança, certeza diagnóstica e intensidade dos sintomas (Tabela 1.2).

◀ Tabela 1.2. Critérios para tratamento da OMA com antibioticoterapia sistêmica, segundo a Academia Americana de Pediatria.

Idade	Certeza do diagnóstico*	Incerteza do diagnóstico**
< 6 meses	tratar	tratar
6 meses a 2 anos	tratar	grave: tratar não grave: observar
> 2 anos	grave: tratar não grave: observar	observar

* Certeza do diagnóstico: otalgia de instalação rápida, sinais inflamatórios agudos de orelha média e efusão retrotimpânica/ abaulamento da membrana.

**Incerteza diagnóstica: ausência de um desses sintomas

A observação clínica e uma simples analgesia podem ser optadas nos casos de crianças acima de 2 anos com diagnóstico duvidoso de OMA ou com diagnóstico de certeza, mas com otalgia leve e febre baixa. Esta criança deverá ser reavaliada entre 24 e 48 horas, julgando-se novamente sua apresentação clínica e otoscopia para decisão acerca da adoção de antibiótico sistêmico.

Em qualquer outra situação, o tratamento com antimicrobianos deve ser iniciado de imediato, destacando-se que abaixo dos 6 meses de idade mesmo nos casos de diagnóstico duvidoso de OMA, a adoção de antibiótico sistêmico deve ser imediata.

Deve-se atentar ainda para a eventual bilateralidade da OMA bacteriana. Em estudo com metanálise conduzido na Holanda, demonstrou-se que em crianças com menos de 2 anos de idade e OMA bilateral, a história natural da otite média piorou. Portanto, hoje se admite que a bilateralidade demonstra um fator de gravidade na OMA.

Quando se optar pelo uso de antibióticos, nossa recomendação (avalizada em grande parte também nas determinações da Academia Americana de Pediatria) como primeira escolha é amoxicilina na dose habitual (50 mg/kg/dia), dividida em duas a três tomadas/dia, por um período de 10 a 14 dias. Se a criança já tiver histórico de OMA pregressa e/ou tratamento com antibiótico nos últimos 30 dias e/ou má resposta ao tratamento inicial após 48 a 72 horas, optamos por amoxicilina em altas doses (70 a 90 mg/kg/dia, em duas a três tomadas ao dia) ou amoxicilina e clavulanato (45 + 6,4 mg/kg/dia, em duas a três tomadas ao dia) ou axetil-cefuroxima (30 mg/kg/dia, em duas tomadas ao dia) (Figura 1.2).

Caso haja alergia à penicilina e/ou cefalosporinas, recomendamos o uso de sulfametoxazol associado ao trimetoprim ou de um macrolídeo, como a azitromicina e a claritromicina. Em caso de fracasso, a clindamicina deverá ser considerada. Se a criança não consegue ingerir medicação, pode-se utilizar a ceftriaxona intramuscular em dose única diária de 3 a 5 dias, que também é uma droga para a terceira escolha, se evidenciada falha.

A timpanocentese (ou miringotomia) poderá ser indicada se não houver evolução satisfatória com o uso de antibióticos, com otalgia muito intensa ou quadro de toxemia. Este procedimento alivia a dor do paciente e também pode possibilitar o isolamento do microrganismo causador. Além disso, em casos de complicações (intra e extracranianas) nessa faixa etária, defendemos que ela deve ser realizada rotineiramente, com exceção de casos em que já tenha ocorrido a supuração espontânea. Acreditamos que esta seja uma medida importante nestes casos, não só para tentar o isolamento do germe causador, mas também para "diminuir" a pressão do exsudato infeccioso da orelha média que "alimenta" a complicação.

O uso de corticoterapia sistêmica permanece controverso na OMA. Pessoalmente, defendemos sua adoção rotineira em casos de complicações pela grande morbidade demonstrada nesses casos, sobretudo do ponto de vista neurológico e auditivo.

As vacinas, contra vírus e bactérias proporcionam uma possibilidade de tratamento preventivo das OMAs. Também contribuem potencialmente para uma diminuição do desenvolvimento de microrganismos antibióticos resistentes.

PRIMEIRA ESCOLHA
OMA NÃO COMPLICADA E SEM USO RECORRENTE DE ANTIBIÓTICO
-AMOXICILINA (50 MG/KG/DIA) -ALÉRGICOS A PENICILINA: MACROLÍDEOS OU SULFAMETOXAZOL + TRIMETOPRIM

SEGUNDA ESCOLHA
OMA GRAVE OU RECORRENTE OU FALHA TERAPÊUTICA APÓS 72H OU USO DE ANTIBIÓTICOS NOS ÚLTIMOS 30 DIAS
- AMOXICILINA (70-90 MG/KG/DIA) - AMOXICILINA + ÁCIDO CLAVULÂNICO (45MG+6,4 MG/KG/DIA) - CEFALOSPORINA DE SEGUNDA OU TERCEIRA GERAÇÃO VO: AXETILCEFUROXIMA (30MG/KG/DIA), CEFACLOR, CEFPROZIL OU CEFPODOXIMA

TERCEIRA ESCOLHA – FALHA TERAPÊUTICA
ENCAMINHAMENTO AO OTORRINOLARINGOLOGISTA: - MIRINGOTOMIA COM CULTURA DE SECREÇÃO - CEFTRIAXONA IM OU EV - CLINDAMICINA VO - VANCOMICINA IM

◀ Figura 1.2. Esquema de antibioticoterapia em casos de OMA.

São preconizadas no tratamento da **OMR** algumas medidas que merecem destaque: evitar exposição à fumaça do cigarro, reduzir o número de crianças em creches e berçários mantidas em mesmo ambiente, uso da vacina conjugada contra o pneumococo e contra o vírus da *Influenza*. Já a profilaxia antimicrobiana com antibióticos (por exemplo, com o uso de amoxicilina uma vez ao dia por um período de semanas a meses) ainda não é consenso na literatura. Se esta medida pode, aparentemente, ter alguma eficácia, há por outro lado o risco considerável de promover resistência bacteriana, devendo por isso ser individualizada.

Quando as recorrências excedem à tolerância dos pais, o recurso da cirurgia de colocação de tubos de ventilação é usualmente efetivo, enquanto os tubos permanecem alocados. A associação de adenoidectomia muitas vezes é interessante, pois o tecido adenoidiano pode ser fator de obstrução do óstio da tuba auditiva e servir como abrigo para bactérias predisponentes à OMA. A eficácia dessa cirurgia associada ao tubo de ventilação é comprovada.

Para a **OME**, a única medida com eficácia clínica comprovada é a colocação de tubos de ventilação, obedecendo para isto critérios que fogem do escopo dessa obra. Outras medidas, como o uso de corticoide e/ou antibiótico sistêmico, permanecem controversas nessa situação. A condução destes casos deverá ser feita em ambulatório otorrinolaringológico.

Casos de **OMC** têm sua resolução definitiva na cirurgia e também deverá ser conduzida em ambulatório otorrinolaringológico. Casos de OMC que procurem o pronto-socorro com otorreia, mas sem alteração de estado geral, podem receber gotas tópicas de ciprofloxacina e orientação para proteção contra a entrada de água no MAE, em semelhança ao adotado para a OEA. Em casos de agudização com otalgia e repercussão sistêmica, a adoção de antibioticoterapia sistêmica visando cobertura de flora mista (por cerca de 10 a 14 dias no total) e até mesmo corticoterapia (limitada a um curto período de alguns dias), parece-nos pertinente.

A Figura 1.3 apresenta um algoritimo de racionalização para o atendimento inicial em pronto-socorro de crianças com suspeita de otite.

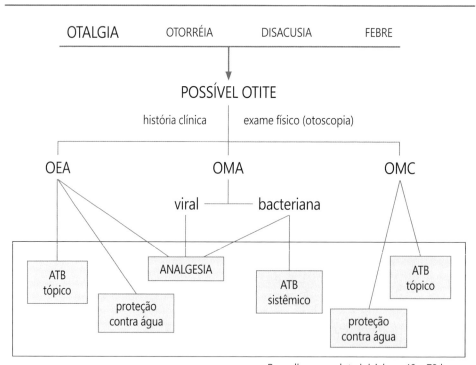

◀ **Figura 1.3** – Algoritmo para racionalização do atendimento inicial de crianças com suspeita de otite em pronto-socorro.

Abaixo, o Quadro 1.1 apresenta os sinais de alerta para as otites em crianças:

◀ Quadro 1.1. Sinais de alerta

SINAIS DE ALERTA
• DIFERENCIAR corretamente os tipos de otites no atendimento inicial baseado em história e exame físico, é fundamental para o correto atendimento da criança com otite;
• OMA em abaixo de 6 meses de idade e/ou bilateral deve ser considerada de pior prognóstico e abordada inicialmente com antibioticoterapia sistêmica;
• Uso RACIONAL de antibióticos sistêmicos em OMA é factível na maioria dos casos, mas deve-se REAVALIAR o paciente em 48 a 72 horas da terapia inicial em relação a sua melhora clínica
• CONSIDERAR possível ocorrência de complicação infecciosa precoce, na ausência de resposta adequada a terapia e manutenção de queda do estado geral; a presença de sinais evidentes de comprometimento neurológico (como comprometimento de nervos cranianos, rigidez de nuca, torpor) e abaulamentos retro auricular e/ou cervical tende a ser tardia.

Bibliografia consultada

1. American Academy of Pediatrics. Diagnosis and Management of Acute Otitis Media. Pediatrics. 2004;113(5):1451-65.

2. Cheong KH, Hussain SS. Management of recurrent acute otitis media in children: systematic review of the effect of different interventions on otitis media recurrence, recurrence frequency and total recurrence time. J Laryngol Otol. 2012;126(9):874-85.

3. Iha LCN, Testa JRG. Otite Média Aguda. In: Ganança FF, Pontes P. Otorrinolaringologia e Cirurgia de Cabeça e Pescoço. São Paulo: Manole; 2011. p. 265-79.

4. Leibovitz E, Broides A, Greenberg D, Newman N. Current management of pediatric acute otitis media. Expert Rev Anti Infect Ther. 2010;8(2):151-61.

5. Rosenfeld R, Neto LB. Otite Média- Atualização. In: Sih T. IX Manual da IAPO de Otorrinopediatria. São Paulo: Vida e Consciência; 2011. p. 192-205.

6. Rovers, MM. O "peso" da otite média. In: Sih TM, Chinski A, Eavey, R et al. VII Manual da IAPO de Otorrinopediatria. São Paulo: Vida e consciência; 2008. p. 183-5.

7. Sih TM. Condutas nas otites médias agudas e de repetição. In: Di Francesco RC, Bento RF. Otorrinolaringologia na infância. 2ª ed. São Paulo: Editora Manole; 2012. p. 31- 41.

8. Sih TM. Otites Médias Agudas e Recorrente. In: Neto SC et al. Tratado de Otorrinolaringologia. Vol. 2. São Paulo: Roca; 2011. p. 70-83.

9. Toll EC, Nunez DA. Diagnosis and treatment of acute otitis media: review. J Laryngol Otol. 2012;126(10):976-83.

10. Wallace IF, Berkman ND, Lohr KN, Harrison MF, Kimple AJ, Steiner MJ. Surgical treatments for otitis media with effusion: a systematic review. Pediatrics. 2014;133(2):296-311.

Rinossinusites em Crianças

2

Raquel Garcia Stamm
Leonardo Balsalobre
Shirley Pignatari

Introdução

A rinossinusite da infância (RSI) é uma condição relativamente comum na prática otorrinolaringológica, embora quase sempre autolimitada; em algumas situações pode apresentar evolução rápida para quadros graves, necessitando intervenção terapêutica rápida e vigorosa. Estima-se que crianças menores de 5 anos possam apresentar de 2 a 7 episódios de infecções de vias aéreas superiores (IVAS) ao ano. Esses números tornam-se ainda maiores se considerarmos as crianças que frequentam escolas e creches, podendo chegar até 14 episódios ao ano. Dados americanos estimam que 5% a 13% das infecções de vias respiratórias altas na criança podem progredir para rinossinusite aguda, e uma parte delas evoluir para a cronicidade.

Definição e quadro clínico

A rinossinusite na infância (RSI), assim como no adulto, consiste na inflamação da mucosa do nariz e dos seios paranasais.

Os sinais e sintomas mais frequentes incluem obstrução/congestão nasal, rinorreia anterior ou posterior, tosse, dor ou pressão facial. Secreção mucopurulenta e edema no nível do meato médio podem estar presentes.

A RSI é classificada em aguda e crônica, de acordo com o tempo de duração dos sintomas:

- Aguda (RSAI): duração menor que 12 semanas com completa resolução do quadro clínico;
- Crônica (RSCI): duração maior que 12 semanas sem a completa resolução dos sintomas.

Raramente a RSCI é motivo de assistência emergencial, exceto quando associada a complicações. Por essa razão, apenas a RSAI será abordada nesse manual de urgências e emergências.

A RSAI é caracterizada pelo surgimento súbito dos sintomas, incluindo com frequência obstrução/congestão nasal, mudança na coloração da secreção nasal, tosse (diurna e noturna) e febre.

Grande parte das vezes trata-se de uma RSAI viral (resfriado comum) que em geral persiste por um período não superior a 7/10 dias. Não é incomum na vigência dos quadros virais uma piora dos sintomas ao redor do quinto dia de início ou mesmo a persistência dos sintomas após 10 dias, com melhora no período de até 3 meses. Esses quadros são denominados RSA pós-virais. Uma pequena parcela evoluirá para um quadro bacteriano. Quadro 2.1.

◀ Quadro 2.1. Sinais sugestivos de RSAI bacteriana

Sinais sugestivos de RSAI bacteriana:

- febre maior que 38 graus Celsius
- mudança nas características da secreção nasal (com predomínio unilateral) e secreção purulenta na cavidade nasal
- piora do estado geral
- valores elevados da Proteína C reativa

Diagnóstico

O diagnóstico de RSAI pode não ser fácil, uma vez que os sintomas são semelhantes a outras doenças da infância como resfriado comum, gripe e rinite alérgica. Além disso, um completo exame físico assim como uma boa anamnese podem ser trabalhosos na população pediátrica.

Diagnóstico diferencial

Os diagnósticos diferenciais mais comuns incluem:
- adenoidite aguda;
- rinite alérgica;
- resfriado comum;
- corpo estranho nasal;
- atresia de coana unilateral.

Exame físico

Na suspeita de RSAI, o exame físico otorrinolaringológico na criança deve ser iniciado pela rinoscopia anterior para a visualização das conchas nasais, caracterização da mucosa nasal e presença ou não de secreção. A rinoscopia anterior pode ser realizada com uma luz frontal e um espéculo nasal pediátrico, com o uso de um otoscópio ou até mesmo com a visualização direta pela elevação manual da ponta nasal.

A endoscopia nasal é altamente recomendada para crianças que tolerem o exame. Ela permitirá a visualização de meatos médios, tonsila faríngea e nasofaringe. Lubrificação do endoscópio com xilocaína em gel e utilização de vasoconstritores nasais podem facilitar bastante o procedimento. Devem, entretanto, ser sempre utilizados com parcimônia na população pediátrica, pela possibilidade de efeitos tóxicos e colaterais indesejados. A oroscopia pode revelar secreção nasal posterior, hipertrofia tonsilar e hiperemia da parede posterior da faringe.

◀ Exames complementares

A cultura das secreções habitualmente não é necessária nos casos de RSAI não complicadas. A cultura pode ser útil em pacientes que não responderem bem ao tratamento convencional com antibioticoterapia no período mediato de 48 à 72 horas, em pacientes imunocomprometidos, na presença de complicações e em crianças toxemiadas.

Apesar da coleta de secreção intrassinusal ser considerada o padrão-ouro para culturas, trata-se de um procedimento invasivo e difícil de ser realizado em crianças ambulatoriamente. Quando necessário, a coleta no meato médio com visualização endoscópica pode ser uma opção

◀ Exames de imagem

Já é bem estabelecido que radiografias simples não trazem contribuição significante no diagnóstico de RSI, e, portanto, não devem ser solicitadas.

Se houver necessidade de exames de imagem, o exame de escolha é a tomografia computadorizada (TC).

A TC deve ser reservada para pacientes com sintomas persistentes após 10 dias de tratamento apropriado e para pacientes com suspeitas de complicações, especialmente orbitárias e intracranianas. Estudos recentes demonstraram que a TC pode aumentar em até três vezes a chance de câncer no cérebro e leucemia.

A ressonância nuclear magnética (RNM) deve ser realizada na suspeita de complicações de seios paranasais envolvendo cérebro e órbita

Bacteriologia

Os agentes etiológicos mais frequentes na RSA bacteriana em crianças são o *S. pneumoniae, H. influenza, M. catarrhalis, S. pyogenes* e anaeróbios.

Tratamento clínico

Antibioticoterapia

Vale lembrar que a maioria dos episódios de RSAI são autolimitados e resolvem-se espontaneamente. Resultados de metanálise sugerem que a taxa de resolução e melhora da RSA entre 7 e 15 dias é discretamente maior quando antibióticos são utilizados. Assim, para a maioria dos casos de RSAI não complicada, o tratamento somente com sintomáticos pode ser suficiente. A antibioticoterapia deve ser reservada para crianças que apresentam quadros mais graves ou moléstias concomitantes que poderiam ser exacerbadas com a RSA, por exemplo, asma e bronquite crônica (Figura 2.1).

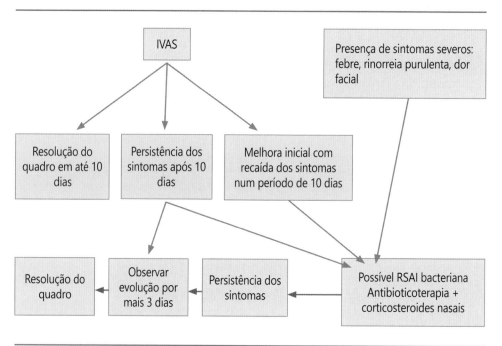

◀ Figura 2.1 – Esquema de tratamento da RSAI.

De forma geral, quando há indicação de antibioticoterapia, a amoxicilina (40 mg/kg/dia ou 80 mg/kg/dia) é uma boa escolha para casos não complicados. Outras opções de antibióticos incluem a amoxicilina + clavulanato e cefalosporinas, que promovem boa cobertura para organismos típicos, especialmente aqueles produtores de betalactamase.

Na presença de sensibilidade a algum desses antibióticos, opções alternativas seriam sulfametoxazol/trimetropin, azitromicina ou claritromicina. A clindamicina pode ser usada na suspeita de microrganismos anaeróbios, apesar de não oferecer proteção contra microrganismos gram-negativos.

De forma semelhante às recomendações para OMA, também na RSAI existe a opção de uma dose única de ceftriaxona 50 mg/kg, EV ou IM, que pode ser utilizada para crianças incapazes de tolerar medicação oral. Se há melhora clínica em 24 horas, o tratamento é completado com antibiótico oral.

As quinolonas, como o levofloxacino, têm uso muito restrito na faixa etária infantil, podendo ser justificado em casos de resistência a pneumococo e *H. Influen-*

zae, quando outro antibiótico mais seguro não puder ser utilizado ou na suspeita de infecção por *Pseudomonas aeruginosa*.

Com relação à duração do tratamento, recomendações baseadas em observações clínicas têm variado muito, sugerindo de 10 a 28 dias de tratamento. Uma opção tem sido manter a terapia por 7 dias após a resolução dos sintomas.

Corticosteroides nasais

O uso de corticosteroides nasais por 3 semanas associado ao uso de antibiótico parece aliviar sintomas como tosse e secreção retronasal, quando comparado com o uso de antibióticos isoladamente. Existe também alguma evidência com base em um único estudo que em pacientes maiores de 12 anos, a dose dobrada de corticosteroide intranasal (200 mcg, duas vezes ao dia) isoladamente, pode ser mais efetiva no controle da RSA que o tratamento com antibióticos.

Terapia adjuvante

De acordo com revisões sistemáticas da literatura, não há evidência da eficácia do uso de descongestionantes orais ou tópicos, bem como irrigação salina e anti-histamínicos em crianças com RSA.

Complicações

As complicações das rinossinusites (RS) podem ser decorrentes de infecções agudas ou crônicas e são mais frequentes na população infantil. Elas podem ser dos tipos orbitária ou intracraniana. Complicações ósseas são extremamente raras na criança. Alguns sinais de alerta podem auxiliar a identificar essas complicações (Quadro 2.2).

Fisiopatologia

A proximidade dos seios paranasais com a órbita e o cérebro permite uma disseminação da infecção por via direta. A extensão para a órbita pode ocorrer em casos de lâmina papirácea deiscente, pelo forame neurovascular ou por tromboflebite da veia oftálmica. A disseminação hematogênica é a principal causa de complicações intracranianas, apesar da disseminação direta também ser possível pela proximidade dos seios frontal, etmoidal e esfenoidal com o parênquima cerebral. Assim, o processo infeccioso pode atingir veias diploicas do crânio e seios etmoidais, e se instalar nas meninges adjacentes.

Na faixa etária infantil, observa-se que as complicações orbitárias decorrentes de quadros agudos são as mais frequentes podendo levar à cegueira, complicações intracranianas e até mesmo à morte.

Os microrganismos responsáveis pelas complicações são, em geral, os mesmos encontrados na rinossinusite (RS). O uso difundido da vacina heptavalente pneumocócica conjugada (PVC7) parece ter contribuído para a redução da presença de *S. pneumoniae* em complicações de RS, com subsequente aumento das infecções por *S. aureus*, e aparecimento da cepa MRSA associada às infecções orbitais.

Seção I – Otorrinolaringologia Pediátrica

◀ Quadro 2.2. Como identificar uma complicação? Sinais de alerta:

- piora do estado geral
- febre maior que 39 graus Celsius
- hemograma com leucocitose/neutrofilia
- PCR elevada
- presença de sinais e sintomas específicos:
- celulite periorbitária ou orbitária; edema ou eritema das pálpebras; diminuição da mobilidade do globo ocular; dor à movimentação dos olhos; diminuição da acuidade visual; exoftalmia; lacrimejamento abundante; diplopia; oftalmoplegia; fotofobia
- cefaleia; perda da consciência ou confusão mental; alterações comportamentais; náuseas, vômitos; rigidez de nuca; paralisia do terceiro, sexto ou sétimo nervo craniano

Como proceder frente a uma complicação?

Na suspeita de complicação, a avaliação deve ser multidisciplinar, incluindo otorrinolaringologistas, neurologistas e oftalmologistas. A TC e a RM são fundamentais.

Na suspeita de complicação orbitária ou óssea, a TC é o exame ideal, podendo ser associada à RM em casos de dificuldade diagnóstica ou quando houver extensão extrassinusal. Em complicações intracranianas, a RM é o exame de escolha.

Tratamento das complicações

Uma vez identificada a complicação, o tratamento é imperativo.

Complicações orbitárias

Celulites órbito-palpebral ou periorbitária devem ser tratadas clinicamente em ambiente hospitalar e antibioticoterapia endovenosa (clindamicina ou amoxicilina + clavulanato de potássio ou ceftriaxone).

Historicamente, a presença de abscessos subperiosteal ou intraconal tinha indicação de drenagem cirúrgica seguida de terapia endovenosa (EV). Entretanto, estudos recentes têm demonstrado que antibioticoterapia empírica EV (clindamicina e ceftriaxone), acompanhada ou não de corticoterapia, é curativo em muitos casos (Figura 2.2). De acordo com a literatura atual, os critérios para o tratamento clínico seriam: crianças com visão, pupila e retina normais, sem oftalmoplegia, pressão intraocular menor que 20 mmHg; proptose menor que 5 mm e abscesso de tamanho de 4 mm ou menos. A intervenção cirúrgica (para drenagem da secreção e descompressão orbitária) é recomendada para as seguintes condições: piora da acuidade visual, abscessos não mediais, piora clínica e falha de melhora em 48 h do tratamento antimicrobiano.

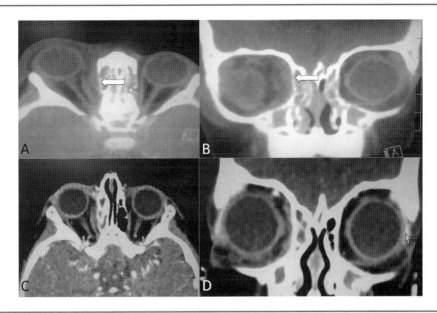

◀ **Figura 2.2** – TC de seios paranasais em cortes axiais e coronais. A e B: abscesso subperiosteal de órbita direita em criança de 3 anos de idade com quadro de rinossinusite aguda. C e D: controle após 72 h de antibioticoterapia mostrando regressão importante do abscesso.

Complicações intracranianas

Incluem meningite (mais comum), trombose de seio cavernoso e abscessos subdurais, epidurais e intraparenquimatosos. A incidência destas complicações está entre 3% e 10% e acometem principalmente crianças entre 10 e 15 anos de idade.

Dor de cabeça e dor nos olhos são os sintomas mais frequentemente relatados. Avaliação neurológica imediata e de imagem deve ser obtida na presença de qualquer suspeita, uma vez que abscessos intracranianos podem ser precedidos por um período pouco sintomático.

Antibioticoterapia para complicações intracranianas é apropriada no contexto de meningite e de trombose do seio cavernoso, mas qualquer evidência de abscesso na RM é uma indicação de avaliação neurocirúrgica para possível craniotomia em combinação com a cirurgia endoscópica (Figura 2.3).

Em geral, as complicações orbitárias e intracranianas têm bom prognóstico a longo prazo, embora a morbidade aumente nos casos de hospitalização prolongada. É importante ter em mente as principais faixas etárias destas complicações ao avaliar crianças com rinossinusite. O diagnóstico precoce e a intervenção adequada podem limitar o tratamento à antibioticoterapia endovenosa, evitando a necessidade de tratamentos mais agressivos.

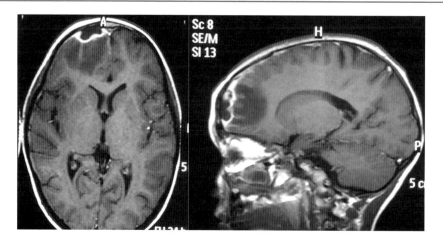

◀ **Figura 2.3** – RM de crânio mostrando abscesso intracraniano frontal em criança de 8 anos de idade como complicação de rinossinusite aguda.

Bibliografia consultada

1. Fokkens W, Lund V, Mullol J et al. European position paper on rhinosinusitis and nasal polyps. Rhinol Suppl. 2012;50:48-54.
2. Nocom C, Baroody F. Acute Rhinosinusitis in Children. Curr Allergy Astha Rep. 2014;14:443:1-8.
3. Barlan IB, Erkan E, Bakir M et al. Intranasal budesonide spray as an adjunct to oral antibiotic therapy for acute sinusitis in children. Ann Allergy Asthma Immunol. 1997;78:598-601.
4. Fox JP, Hall CE, Cooney MK, Luce RE, Kronmal RA. The Seattle virus watch. II. Objectives, study population and its observation, data processing and summary of illnesses. Am J Epidemiol. 1972 Oct;96(4):270-85.
5. Revai K, Dobbs LA, Nair S, Patel JA, Grady JJ, Chonmaitree T. Incidence of acute otitis media and sinusitis complicating upper respiratory tract infection: the effect of age. Pediatrics. 2007 Jun;119(6):e1408-12.
6. Chow AW, Benninger MS, Brook I et al. IDSA 2012 Clinical Practice Guideline. Clin Infect Dis. 2012;54:e72-e112
7. Wald ER. Beginning antibiotics for acute rhinosinusitis and choosing the right treatment. Clin Rev Allergy Immunol [Review]. 2006;30(3):143-51.
8. Wald ER, Applegate KE, Bordley C et al. American Academy of Pediatrics. Clinical practice guideline for the diagnosis and management of acute bacterial sinusitis in children aged 1 to 18 years. Pediatrics. 2013;132(1). Available at: www.pediatrics. org/cgi/content/full/132/
9. Marseglia GL, Pagella F, Klersy C, Barberi S, Licari A, Ciprandi G. The 10-day mark is a good way to diagnose not only acute rhinosinusitis but also adenoiditis, as confirmed by endoscopy. Int J Pediatr Otorhinolaryngol. 2007 Apr;71(4):581-3.
10. Shaikh N, Wald ER, Pi M. Decongestants, antihistamines and nasal irrigation for acute sinusitis in children. Cochrane Database Syst Rev (Online). 2010;(12):CD007909.
11. Brown CL, Graham SM, Griffin MC et al. Pediatric medical subperiosteal orbital abscess: medical management where possible. Am J Rhinol. 2004;18:321-7.

12. Oxford LE, McClay J. Medical and surgical management of subperiosteal orbital abscess secondary to acute sinusitis in children. Int J Pediatr Otorhinolaryngol. 2006;70:1853-61.

13. Coenraad S, Buwalda J. Surgical or medical management of subperiosteal orbital abscess in children: a critical appraisal of the literature. Rhinol. 2009;47:18-23.

14. Piatt Jr JH. Intracranial suppuration complicating sinusitis among children: an epidemiological and clinical study. J Neurosurg Pediatr. 2011;7:567-74.

Faringotonsilites em Crianças

3

Shirley Shizue Nagata Pignatari
Marilia Yuri Maeda

Introdução

A faringotonsilite aguda é uma doença extremamente frequente na população pediátrica, mas poucas vezes representa uma emergência médica.

As amígdalas ou tonsilas palatinas fazem parte de um conjunto de estruturas linfoides, estrategicamente localizadas no nível da faringe, denominado anel linfático de Waldeyer. Este anel é constituído por tonsilas palatinas, tonsila faríngea, tecido linfático peritubário, tonsila lingual e pela granulação parafaríngea. As tonsilas palatinas, localizadas no nível da orofaringe, no trajeto dos sistemas respiratório e digestivo, têm a função de coletar informação antigênica, além de atuar como órgão linfoide periférico. São frequentemente sede de processos inflamatórios, particularmente as infecções de vias aéreas superiores. Embora a faringotonsilite infecciosa bacteriana não seja comum em crianças menores de 1 ano de idade, ela pode ocorrer também nessa faixa etária e sua incidência tende a aumentar progressivamente após os 2 anos. A frequência destes eventos tende a ser maior na fase pré-escolar e escolar e também quando há associação de processos alérgicos. De uma forma geral, as faringotonsilites apresentam maior incidência em épocas ou meses frios, sendo que nas crianças menores a etiologia mais frequente é a viral.

Microbiologia

Uma ampla variedade de microrganismos pode causar inflamação das estruturas que compõem o anel linfático de Waldeyer: bactérias aeróbicas e anaeróbicas, vírus, micoplasma, toxoplasma e fungos.

A maioria das faringotonsilites agudas têm origem viral (75%). Os vírus, além da faringe, podem envolver várias regiões do trato respiratório, promovendo manifestações como as do resfriado comum e da gripe. Rinovírus e coronavírus são os principais agentes virais envolvidos nas faringotonsilites, mas geralmente causam apenas sintomas leves. Os vários subtipos do vírus *Influenza* também podem causar faringotonsilites com sintomas mais intensos. A herpangina tem sido associada a vários enterovírus, incluindo o *Coxsackie* dos grupos A e B. A síndrome mão-pé--boca – em que, além do comprometimento da orofaringe, ocorrem vesículas em mãos e pés – tem sido associada ao *Coxsackie* do grupo A sorotipo 16. Uma das manifestações da infecção pelos vírus do sarampo (*Paramyxovirus*) e da varicela é a faringotonsilite. As manchas de Koplik, enantema patognomônico, surgem na região da mucosa jugal no nível do primeiro molar na fase prodrômica do sarampo.

Outros vírus, como Epstein-Barr, citomegalovírus, adenovírus e o herpes simples, apesar de causarem manifestações específicas, também podem ocasionar faringotonsilite e, em algumas circunstâncias, confundir o diagnóstico clínico com a faringotonsilite estreptocócica. Recentemente, mais uma causa viral de faringotonsilite foi reconhecida, o vírus da imunodeficiência humana (HIV); a faringotonsilite ocorre em alguns pacientes durante a infecção primária.

Bactérias são responsáveis por cerca de 5% a 30% dos episódios de faringotonsilites e produzem sintomas parecidos aos causados pelos vírus.

O SBHGA é o agente bacteriano mais frequente das faringotonsilites agudas. Cerca de 15% a 20% das crianças são colonizadas por essa bactéria. É um importante agente, não só pela sua frequência, mas também pelo fato de que é o responsável por duas sérias complicações não supurativas: a febre reumática e a glomerulonefrite. A maior incidência da faringotonsilite estreptocócica ocorre em crianças de 5 a 15 anos de idade, e responde por 15% a 20% dos casos nessa faixa etária. Sua incidência diminui entre as crianças abaixo dos 3 anos e nos adultos.

Além do SBHGA, a orofaringe de indivíduos saudáveis assintomáticos pode estar colonizada por outras bactérias patogênicas como *Haemophilus influenzae, Streptococcus pneumoniae, Moraxella catarrhalis, Staphylococcus aureus* e *Arcanobacterium haemolyticum*, que têm sido isoladas tanto na superfície quanto no córion das tonsilas, e não patogênicas, como o *Streptococcus viridans*, sugerindo uma função protetora competindo pelo mesmo sítio.

A *Arcanobacterium hemolyticum* raramente ocasiona faringotonsilite aguda, tem predileção por adolescentes e adultos jovens e é reconhecidamente a bactéria que mais mimetiza a infecção pelo SBHGA, podendo, em alguns casos, causar *rash* escarlatiniforme. Outras bactérias causadoras de doenças específicas também podem causar faringotonsilite aguda no curso de sua evolução. Entre elas, incluem-se: *Neisseria gonorrheae, Corynebacterium diphtheriae, Yersinia enterocolitica, Yersinia pestis, Treponema pallidum, Mycobacterium tuberculosis* e *Francisella tularensis*.

A literatura recente tem enfatizado o aspecto polimicrobiano das tonsilites recorrentes e os trabalhos de investigação, mesmo em nosso meio, têm demonstrado que as bactérias que predominam nos pacientes com quadro de tonsilites de repetição são o *H. influenza*, o *S. aureus* e o SBHGA.

Algumas das hipóteses sobre a patogênese das infecções recorrentes estão relacionadas com a flora microbiana. Acredita-se, por exemplo, que a presença de microrganismos produtores de β-lactamase possa impedir a ação das penicilinas sobre as bactérias habitualmente sensíveis, como é o caso do SBHGA. Além disso, talvez a combinação de aeróbios e anaeróbios provoque aumento da virulência, impedindo a erradicação da infecção. Finalmente, é possível que ocorra imunodepressão local das tonsilas, secundária à estimulação antigênica bacteriana constante, facilitando novas infecções

Manifestações clínicas

As faringotonsilites agudas, tanto as virais quanto as bacterianas, apresentam sinais e sintomas gerais que incluem odinofagia, febre alta, calafrios, comprometimento do estado geral, astenia, mialgia, cefaleia, artralgia, otalgia reflexa e aumento de linfonodos cervicais. Entretanto, podem se apresentar sob variadas formas clínicas.

- *Eritematosas:* nas tonsilites eritematosas, observa-se hiperemia difusa e aspecto congesto de toda a mucosa faríngea, principalmente das tonsilas palatinas. Pode ou não estar presente exsudato esbranquiçado, sendo, em geral de etiologia viral (*Influenza, Adenovirus, Parainfluenza*). A duração é curta (de 3 a 7 dias) e evolui sem complicações na maioria dos casos. Clinicamente, no entanto, não é possível distinguir o exsudato viral do bacteriano. Doenças exantemáticas podem se desenvolver com esse quadro de faringotonsilite aguda. O sarampo, cujo agente etiológico é o *Paramyxovirus*, além da hiperemia, apresenta um fino pontilhado branco-amarelado de 1 a 2 milímetros de diâmetro na mucosa jugal (manchas de Koplik), antecedendo o aparecimento do exantema. A escarlatina é uma infecção causada pelo SBHGA produtora de toxina eritrogênica, podendo causar vasculite sistêmica. A faringotonsilite pode variar de uma forma eritematosa para uma forma agressiva, ulceronecrótica. O aspecto da língua "em framboesa" auxilia no diagnóstico e, geralmente, surge 24 horas antes do exantema escarlatiniforme.
- *Eritematopultáceas:* apresentam um exsudato esbranquiçado ou purulento, localizado nas criptas e na superfície das tonsilas palatinas (Figura 3.1). Os agentes etiológicos mais frequentemente isolados são: SBHGA, *H. influenzae, S. aureus* e *M. catarrhalis*. A mononucleose, causada pelo vírus Epstein-Barr, pode manifestar-se de várias formas (eritematosa, eritematopultácea e até mesmo pseudomembranosa). Às vezes também há a ocorrência de estomatite e enantema no palato, acompanhados de adenomegalia cervical e hepatoesplenomegalia. As tonsilas palatinas, em geral, encontram-se extremamente hipertróficas, ocasionando obstrução significativa das vias aéreas superiores – em alguns casos, com a necessidade de traqueostomia. Seu diagnóstico é baseado no quadro clínico (não responde à antibioticoterapia) e na sorologia específica para o vírus Epstein-Barr – teste de Paul-Bunnell ou o Teste, de aglutinação.

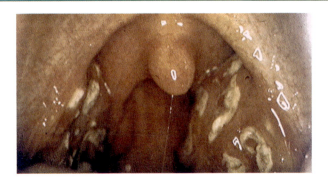

◀ **Figura 3.1** – Faringotonsilite eritematopultácea estreptocócica.

- *Pseudomembranosas:* caracterizam-se pela formação de placas mais ou menos aderentes às tonsilas, que frequentemente invadem o palato mole e a úvula (Figura 3.2). Os principais diagnósticos diferenciais são difteria e infecção estreptocócica. A difteria (causada pelo *Corynebacterium diphteriae*) é rara nos dias de hoje (graças à vacinação). Seu início é insidioso, apresentando mal-estar geral, inapetência, astenia e febre. Ocasiona, ainda, a formação de pseudomembranas brancas brilhantes que recobrem inteiramente as tonsilas palatinas, atingindo também os pilares, o palato mole e a úvula. As pseudomembranas são bastante aderidas à mucosa, causando sangramentos em tentativas de remoção; são acompanhadas de linfadenite cervical (aparência de pescoço taurino); as endotoxinas produzidas pelo bacilo podem acarretar miocardite, insuficiência renal aguda, paralisia dos membros inferiores, do palato mole e/ou dos músculos respiratórios.

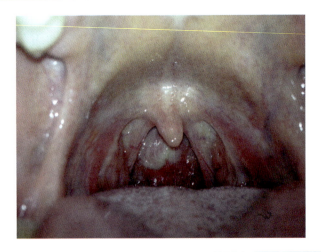

◀ **Figura 3.2** – Faringotonsilite pseudomembranosa bilateral.

- *Ulcerosas:* as tonsilites agudas ulcerosas subdividem-se, de acordo com a profundidade da úlcera, em: superficiais (quando ocorre erupção vesiculosa) ou profundas (há necrose do tecido).
    - *Superficiais:* dentro dessa categoria estão a faringotonsilite herpética (causada pelo vírus *Herpes hominis* tipo I) e a herpangina (vírus *Coxsackie* A). As úlceras são semelhantes, podendo inicialmente surgir do mesmo modo que a forma eritematosa (início abrupto e aspecto congesto de toda a mucosa faríngea), acometendo crianças na faixa etária de 1 a 5 anos. A primoinfecção herpética é a virose mais comum que atinge a boca e se caracteriza pela formação de vesículas dolorosas que se rompem, dando lugar a ulcerações superficiais semelhantes a aftas na gengiva, nas mucosas labial e oral, na língua e na orofaringe (também pode acometer a epiderme e a região perinasal, evoluindo ou não para a forma recidivante). A duração é de 7 a 10 dias e o tratamento é sintomático. Na herpangina, as vesículas se rompem, deixando ulcerações, principalmente no palato mole, na úvula e nos pilares amigdalianos; quando é causada pelo vírus *Coxsackie* 16 (doença mão-pé-boca), é comum o aparecimento de lesões pápulo-vesiculosas nas mãos e nos pés, associadas com lesões orais e faringotonsilares. A febre tifoide, causada pela *Salmonella typhi*, também se caracteriza por ulceração superficial; em 20% dos casos há uma úlcera única no pilar anterior, com formato oval.
    - *Profundas*: destacam-se as anginas de Plaut-Vicent e os quadros associados a hemopatias (neutropenias, leucemias agudas, síndromes imunoproliferativas e agranulocitose), além de tuberculose e sífilis. Angina de Plaut-Vincent é causada pela associação fusoespirilar entre bacilos e espiroquetas saprófitas da cavidade oral. O paciente geralmente apresenta febre baixa, intensa odinofagia, halitose fétida significativa e amigdalite ulceronecrótica com adenopatia ipsilateral à lesão (Figura 3.3)

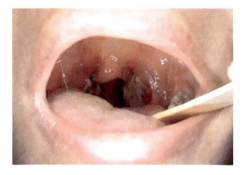
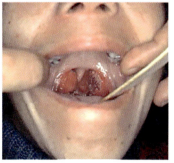

◀ **Figura 3.3** – Faringotonsilite ulcerosa profunda (angina de Plaut-Vincent).

Diagnóstico

Embora a maioria dos quadros de faringotonsilites agudas seja autolimitada, existem razões importantes para estabelecer ou excluir o diagnóstico de certeza. Quando os sinais clínicos e epidemiológicos sugerem a presença de faringotonsilite gonocócica ou diftérica, por exemplo, o diagnóstico deve ser realizado por técnicas microbiológicas distintas e a terapêutica específica deve ser instituída precocemente. Portanto, a grande questão ainda está na diferenciação entre o agente causador da faringotonsilite. O SBHGA é responsável de 15% a 30% das faringotonsilites agudas nas crianças e de 5% a 10% dos casos em adultos. Entretanto, esse risco é maior em adultos que mantêm contato próximo com crianças.

A cultura da secreção da orofaringe é considerada o padrão-ouro para a identificação da presença do SBHGA na confirmação do diagnóstico clínico de faringotonsilite estreptocócica. Se realizada corretamente, a cultura tem sensibilidade de 90% a 95% na detecção do SBHGA. O material deve ser coletado da superfície de ambas as tonsilas, sendo que outras regiões da orofaringe e da boca não devem ser tocadas, nem antes nem depois da coleta de secreção das tonsilas. Devem-se levar em conta os riscos da interpretação inadequada (flora normal *versus* flora patogênica *versus* colonização por bactérias patogênicas em portador são) e o custo do exame.

A cultura é recomendada nas crianças, cujo teste rápido para a detecção do SBHGA foi negativo, mas apresentam características clínicas fortemente sugestivas de infecção pela bactéria. Ela pode ser indicada também nos casos de tonsilites que não evoluem satisfatoriamente com o tratamento clínico em pacientes imunocomprometidos, nas secreções de abscessos faringotonsilares ou quando há interesse na pesquisa de portadores de *Neisseria meningitidis* e *Haemophilus influenzae* para vigilância epidemiológica de meningite.

Os testes rápidos foram desenvolvidos com o intuito de diminuir o tempo de espera para a confirmação ou não da presença do SBHGA, embora mais caros que a cultura (Figura 3.4). A vantagem da detecção mais rápida consiste em evitar a disseminação da bactéria e diminuir a morbidade da doença. A maioria dos testes disponíveis tem especificidade de 95%, mas sua sensibilidade está em torno de 80% a 90%. Não é recomendado fazer o teste rápido nos casos em que a suspeita da etiologia é viral (tosse, rinorreieia, ulceras orais) nem em menores de 3 anos, devido à baixa incidência de *Streptococcus* nessa faixa etária e ao baixo risco de desenvolvimento de febre reumática, salvo em exceções como quando um irmão mais velho está com SBHGA. Embora seja muito utilizado nos países desenvolvidos como teste de triagem em pacientes com faringotonsilites agudas, sua maior limitação no Brasil é o alto custo.

Em nosso meio, o diagnóstico tem baseado no quadro clínico e nas características clínicas e epidemiológicas sugestivas de infecção viral ou bacteriana, lembrando sempre que não é a forma mais recomendada para o diagnóstico de certeza da presença do SBHGA, mas suficiente para reconhecer os pacientes com alta probabilidade de apresentarem a faringotonsilite estreptocócica. As Figuras 3.5 e 3.6 apresentam um fluxograma de possível diagnóstico etiológico de acordo com o quadro clínico e as opções de tratamento medicamentoso.

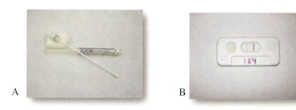

◀ **Figura 3.4** – A – *Swab* coletor de material de orofaringe. B – Teste rápido (imunoensaio) mostrando positividade para detecção de estreptococo beta-hemolítico do grupo A.

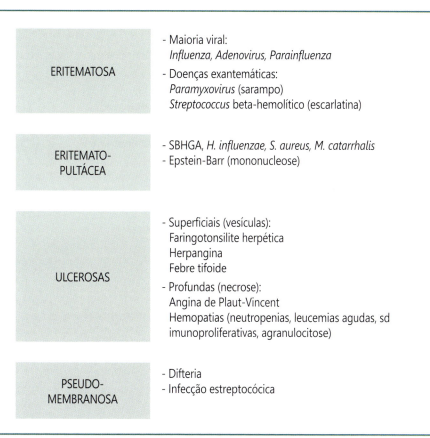

◀ **Figura 3.5** – Suspeita da etiologia de acordo com o exame físico.

Seção I – Otorrinolaringologia Pediátrica

CLÍNICO

Utilidade dos exames subsidiários:

TESTE RÁPIDO

- Boa especificidade
- Evita a disseminação da bactéria
- Diminui a morbidade da doença

CULTURA

- Boa sensibilidade
- Teste rápido negativo, com quadro clínico fortemente sugestivo de infecção pela bactéria
- Tonsilites que não evoluem satisfatoriamente com o tratamento clínico (investigar imunidade)
- Pacientes imunocomprometidos
- Secreções de abscessos faringotonsilares
- Para vigilância epidemiológica de meningite, na suspeita de *Neisseria meningitidis* e *Haemophilus influenzae*

Tratamento:

PENICILINA 50.000U/kg IM
dose única
OU
AMOXACILINA 25 mg/kg/dia
divididos em 2 ou 3 tomadas

- Alérgicos à penicilina que não experimentaram reação de hipersensibilidade imediata aos antibióticos beta-lactâmicos: cefalosporinas de primeira geração (ex: cefadroxila 25 mg/kg/dia divididos em duas tomadas por 10 dias)
- Alérgico às penicilinas com hiperesensilidade aos beta-lactâmicos: Claritromicina (7,5 mg/kg divídos em duas tomadas) ou Azitromicina (10 mg/kg 1 × dia)
- Faringotonsilites de repetição, com falha terapêutica após a utilização de penicilinas: drogas penicilinase resistentes: cefalosporinas de segunda geração cefuroxima (10 mg/kg, de 12/12 h) ou amoxicilina/clavulanato (25/3,6 mg/kg/dia divididos em duas tomadas)
- Crianças com vômitos e intolerância a antibióticos por via oral: cefalosporinas de terceira geração (ceftriaxone 40 mg/kg/dia)

◀ **Figura 3.6 – Diagnóstico de faringotonsite estreptocócica.**

Tratamento

O tratamento clínico das faringotonsilites agudas nos quadros virais é realizado de acordo com a sintomatologia: analgésicos, antipiréticos, hidratação, anestésicos tópicos (antes da alimentação) e gargarejos com anti-sépticos devem ser ministrados de acordo com a intensidade do quadro. Na suspeita de infecção bacteriana, o tratamento com antimicrobianos é empírico, direcionado para o SBHGA, o principal patógeno.

Estudos mostram que vários antibióticos podem ser utilizados com índice de sucesso semelhante. A penicilina, que permanece como droga de escolha para o tratamento da faringotonsilite estreptocócica, provou ao longo dos anos que é eficaz, segura, possui bom espectro de ação com baixos índices de resistência e, principalmente, tem baixo custo. É utilizada na dose de 50.000 U/kg intramuscular em dose única. Amoxacilina também pode ser utilizada na dose de 25 mg/kg/dia por 10 dias.

As cefalosporinas de primeira geração (cefadroxila 25 mg/kg/dia divididos em duas tomadas por 10 dias) podem ser utilizadas nos pacientes alérgicos à penicilina que não experimentaram reação de hipersensibilidade imediata aos antibióticos betalactâmicos. A claritromicina (7,5 mg/kg divididos em duas tomadas por 5 dias) e a azitromicina (10 mg/kg 1 × dia por 3 dias) podem ser utilizadas nos pacientes alérgicos à penicilina com hipersensibilidade aos betalactâmicos.

Nas faringotonsilites agudas com abscesso periamigdaliano, além do tratamento antimicrobiano, pode ser necessário realizar punção aspirativa com agulha de grosso calibre e/ou drenagem cirúrgica do abscesso. Nas faringotonsilites de repetição com falha terapêutica após a utilização de penicilinas, o tratamento deve ser realizado com drogas penicilinase resistentes, entre as quais cefalosporinas de segunda geração como cefuroxima (10 mg/kg, de 12/12 h) ou amoxicilina/clavulanato por 10 dias. As cefalosporinas de terceira geração são eventualmente utilizadas por via intramuscular, em crianças com vômitos e intolerância a antibióticos por via oral.

Complicações

As complicações mais frequentes das faringotonsilites são as supurativas, caracterizadas pela formação de abscessos. Os sinais de alerta podem ser observados no Quadro 3.1.

◀ Quadro 3.1. Sinais de alerta para complicações de faringotonsilites:

- Piora da dor de garganta e/ou odinofagia ao redor do quarto dia do início dos sintomas, com ou sem tratamento antibiótico
- Presença de trismo e ou torcicolo
- Abaulamento do palato mole /deslocamento da úvula na progressão de uma faringotonsilite
- Abaulamento agudo para ou retrofaríngeos

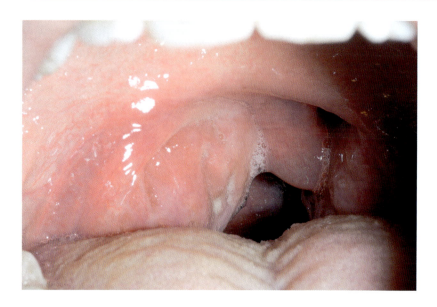

◀ **Figura 3.7** – Abscesso peritonsilar a direita, abaulando o palato mole e deslocando a úvula contralateralmente.

- *Abscesso peritonsilar:* ocorre abaulamento e deslocamento da tonsila palatina para a linha média, com a úvula rebatida para o lado da tonsila sem abscesso (Figura 3.7). O tratamento consiste em punção e/ou drenagem do abscesso, antibioticoterapia semelhante àquela empregada nos quadros de tonsilite bacteriana, corticoterapia oral e analgésicos/antitérmicos; em casos de maior toxemia, o paciente deve ser hospitalizado, iniciando-se antibioticoterapia endovenosa, preferencialmente com cefalosporinas de terceira geração.
- *Abscesso laterofaríngeo:* pouco comum, apresenta-se como um abaulamento da parede lateral da faringe, disfagia unilateral intensa, endurecimento e empastamento do pescoço, simulando torcicolo e trismo. O tratamento consiste em drenagem cirúrgica por via externa e antibioticoterapia.
- *Abscesso retrofaríngeo:* o abscesso se desenvolve ao longo dos linfonodos retrofaríngeos na altura da coluna vertebral cervical, causando disfagia e dispneia. Com a migração da infecção para regiões mais inferiores, ocorre um abaulamento da parede posterior da faringe, que pode propagar-se aos planos inferiores até o mediastino. O tratamento consiste em antibióticos associados à drenagem cirúrgica intraoral da coleção purulenta.

Referências

1. Costa FN, Santos O, Weckx LLM, Pignatari SSN. Estudo microbiológico do core e superfície das tonsilas palatinas em crianças portadoras de faringotonsilites de repetição e hipertrofia adenoamigdaliana. Rev Bras Otorrinolaringol. 2003;69(2):181-4.

2. Figueiredo CR, Pignatari SSN, Valera FPC, Avelino MAG. Rinossinusites e faringotonsilites em crianças. Pediatria Moderna. 2001;37:647-59.

3. Shulman,Bisno AL, Cleqq HW et al. Clinical Practice Guideline for the Diagnosis and Management of Group A Streptococcal Pharyngitis. Infectious Diseases Society of America Clinical Infectious Diseases. Clin Infect Dis. 2012;10:1093/cid/cis629.

4. Weckx LLM, Dualibi APFF, Teixeira MS. Amigdalites na infância. In: Borges DR, Rothschild HA (ed). Atualização Terapêutica. 21ª ed. São Paulo: Artes Médicas; 2003.

Abscesso Peritonsilar 4

Fábio de Azevedo Caparroz
Danilo Anunciatto Sguillar
Fernanda Louise Martinho Haddad

Introdução

O abscesso peritonsilar ou periamigdaliano é definido como uma coleção de pus localizada entre a cápsula fibrosa da tonsila palatina e a fáscia do músculo constritor superior da faringe. É considerado classicamente uma complicação supurativa da amigdalite aguda, mas outro mecanismo fisiopatogênico também foi proposto, a obstrução das glândulas de Weber (glândulas salivares menores) supratonsilares. O tratamento inadequado pode levar a complicações com risco de morte – obstrução da via aérea, ruptura do abscesso e aspiração de pus, necrose séptica e extensão da infecção para os espaços profundos do pescoço, podendo evoluir com mediastinite.

Incidência e prevalência

O abscesso peritonsilar é considerado a infecção mais prevalente nos espaços profundos do pescoço em adultos, atingindo uma incidência de 30 casos por 100.000 habitantes/ano nos Estados Unidos e 13 casos por 100.000 habitantes/ano no Reino Unido. Em estudo realizado no pronto-socorro de serviço terciário de referência da Escola Paulista de Medicina/UNIFESP de março a outubro de 2013, foram encontrados 41 pacientes com esse diagnóstico de um total de 10.527 atendimentos no período (0,39%). No Brasil, ainda há poucos dados a respeito da real incidência e prevalência da doença.

É mais comum em adultos jovens e adolescentes entre 15 e 40 anos de idade, sendo raro em crianças. A maioria dos estudos mostra maior prevalência do gênero masculino, no entanto proporção semelhante entre homens e mulheres também já foi descrita em outros estudos. Em um recente estudo realizado no Reino Unido entre 2009 e 2010, observou-se aumento de 18% na incidência do abscesso peritonsilar em relação aos últimos 10 anos. Esse aumento foi atribuído à redução do número de cirurgias de tonsilectomias realizadas nesse país, além da redução da prescrição de antibióticos na atenção básica local.

Não há consenso na literaturasobre a existência de uma variação sazonal na incidência do abscesso peritonsilar. A incidência de abscesso peritonsilar bilateral foi estimada entre 4 e 4,9%.

Fatores de risco

Foi demonstrado que o hábito de fumar está associado a um aumento do risco de abscesso peritonsilar. Além disso, a história prévia de tonsilites de repetição também foi associada como fator de risco, estando presente ...em 12% (referentes ao fumo) e 37,4% (referentes às tonsilites) dos pacientes com abscesso. Esses pacientes também demonstram mais frequentemente o uso de antibiótico prévio (Quadro 4.1).

Infecções virais, como a mononucleose infecciosa, podem coexistir com o abscesso peritonsilar, sendo sua incidência bastante variável. Na Inglaterra, a mononucleose foi identificada em 4% dos pacientes com abscesso peritonsilar. Em algumas séries de caso de menor casuística, esse número chega a 20%.

Quadro 4.1 – Fatores relacionados com o abscesso peritonsilar
Idade (15-40 anos)
Sexo masculino
Doença periodontal
Tabagismo
Déficit imunológico
Uso prévio de antibiótico
Tonsilites de repetição

Microbiologia

A microbiologia do abscesso peritonsilar pode apresentar pequenas variações, de acordo com o perfil e as características locais da população e dos microrganismos. Na literatura, há um consenso de que a maioria dos abscessos são infecções polimicrobianas, sendo os principais patógenos o *Streptococcus pyogenes, Fusobacterium necrophorum* e as bactérias do grupo *Streptococcus milleri. O Streptococcus pyogenes* tem sido relatado na literatura como a principal bactéria envolvida no abscesso peritonsilar, com taxas variando entre 20 e 45%.

No estudo realizado no serviço de pronto-socorro de referência da Escola Paulista de Medicina/Unifesp, os agentes etiológicos mais encontrados foram o

Streptococcus beta-hemolítico (e entre eles, o mais frequente foi o *Streptococcus pyogenes*), seguido pelo *Streptococcus viridans*.

Quadro clínico

O paciente frequentemente se apresenta com odinofagia, disfagia – muitas vezes exibindo queixa unilateral –, podendo apresentar otalgia reflexa, sialorreia por dificuldade de deglutição e linfadenopatia reacional com dor à palpação cervical. Pode ou não haver história de odinofagia e uso de antibiótico prévio. Ao exame físico, observa-se um paciente com quadro de toxemia, fácies de dor, assimetria de palato mole, abaulamento do pilar anterior amigdaliano do lado comprometido e úvula deslocada para o lado contralateral. Nos casos de coleções maiores e extensão do processo infeccioso para o espaço mastigatório, observa-se acentuação do trismo (Quadro 4.2).

Em crianças menores de 12 anos, nas quais a incidência é rara, a apresentação mais comum é a febre. A odinofagia pode não ser reportada ou não chamar a atenção na avaliação inicial. Abaulamento cervical também pode estar presente, uma vez que a infecção pode se espalhar mais facilmente do espaço periamigdaliano para os espaços profundos do pescoço. Nas crianças maiores de 12 anos o quadro clínico assemelha-se ao do adulto.

Quadro 4.2 – Sinais de alerta - História clínica e exame físico
História aguda de odinofagia e/ou disfagia associados
Sialorreia por dificuldade de deglutição
Toxemia, fácies de dor
Abaulamento do pilar amigdaliano anterior ao exame físico e deslocamento de úvula para lado contralateral
Trismo
Abaulamento cervical - atentar para diagnóstico diferencial

Fisiopatogenia

Com relação à patogênese do abscesso peritonsilar, duas hipóteses são atualmente vigentes. A primeira, mais conhecida no meio médico e presente na maioria dos livros-texto, é a teoria de que o abscesso peritonsilar consiste em complicação supurativa da tonsilite aguda. Alguns autores demonstram que 79% dos pacientes com abscesso afirmam ter apresentado episódio prévio de dor de garganta. Entretanto, estudos conflitantes com esse dado em outras populações mostram que até 68% dos pacientes com abscesso peritonsilar não apresentam histórico de faringoamigdalite ou dor de garganta prévio. Além disso, a bacteriologia de cada uma das condições difere muito entre si e não há relação entre o pico de incidência das doenças – o abscesso peritonsilar costuma se distribuir entre os 15-40 anos na população, enquanto a tonsilite aguda apresenta pico de incidência entre os 5-15 anos. Portanto, esses dados sugerem, que não há evidências atuais que corroborem a hipótese de o abscesso ser unicamente uma complicação da amigdalite aguda.

A segunda hipótese consiste no bloqueio das glândulas salivares menores supratonsilares presentes na região do palato mole, conhecidas como glândulas de Weber. Chen e cols., ao estudarem as tonsilas palatinas extraídas de pacientes com diagnóstico de abscesso periamigdaliano, verificaram que elas não estavam comprometidas histologicamente, mas havia inflamação e focos de fibrose nas glândulas de Weber adjacentes. Alguns autores sugeriram que a infecção localizada dessas glândulas associada à higiene oral precária, poderia aumentar as chances de bloqueio dos ductos glandulares com consequente formação do abscesso. Além disso, sabe-se que a glândula expele IgA. Dessa forma, o bloqueio levaria a uma menor produção dessa imunoglobulina, com decorrente predisposição ao crescimento e à invasão de patógenos. Outros autores também sugeriram que a redução na produção do fluxo salivar poderia ser fator contribuidor na gênese do abscesso, mas esses achados não foram replicados posteriormente.

Powell e cols. hipotetizaram, recentemente, que há dois subtipos distintos de abscesso peritonsilar em relação às suas apresentações clínicas, bacteriologia e evolução. O primeiro tipo ocorreria em pacientes sem faringotonsilites de repetição e que apresentaria na cultura da secreção coletada somente um tipo de bactéria, mais frequentemente o *S. pyogenes*. O segundo tipo, por sua vez, estaria associado à história de faringotonsilites de repetição e apresentaria na cultura um crescimento polimicrobiano, usualmente contendo bactérias anaeróbias. Esse último seria compatível com as apresentações clínicas mais severas, decorrente de um desbalanço crônico na microflora oral, frequentemente pelo uso prévio de antibióticos (Figura 4.1).

Diagnóstico

O diagnóstico de abscesso peritonsilar é clínico, como já exposto anteriormente, podendo ser confirmado com a tomografia computadorizada (TC) com contraste endovenoso. É o método de imagem de escolha na confirmação diagnóstica e avaliação do tamanho e da extensão do abscesso peritonsilar, apresentando sensibilidade de 100% e especificidade de 75%. Preconiza-se o uso do contraste endovenoso para diferenciação entre celulite e abscesso – o realce periférico é encontrado nos casos de abscesso.

Além disso, tornam-se mais claras as relações anatômicas com o espaço parafaríngeo com a artéria carótida interna, veia jugular interna e com outros espaços cervicais. Em muitos países e sistemas de saúde em que se consideram os custos e a relação custo/benefício dos exames complementares, como no Reino Unido, a TC é utilizada somente nos casos de dúvida diagnóstica ou nos casos em que há suspeita de que o processo infeccioso esteja se estendendo além do espaço peritonsilar. Em nosso serviço, consideramos importante a realização da tomografia sempre que possível e disponível, para avaliar a extensão do processo infeccioso,

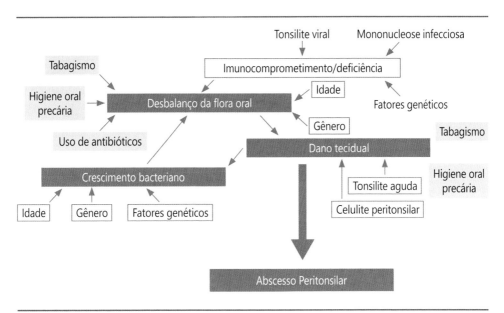

◀ **Figura 4.1** – Fisiopatogenia do abscesso peritonsilar.

auxiliar no planejamento terapêutico (que pode variar dependendo do tamanho e da extensão do abscesso) e no diagnóstico diferencial – com o abscesso intratonsilar, por exemplo.

A ressonância magnética (RM), assim como a tomografia computadorizada (TC), pode contribuir com informações sobre as relações anatômicas com maior sensibilidade para partes moles e com a vantagem de utilizar contrastes à base de gadolínio, que são mais seguros e dificilmente causam reação alérgica. Sua desvantagem é ser um exame com maior custo, que demanda maior tempo de realização e com menor disponibilidade em unidades de pronto-atendimento.

Segundo revisões recentes, os exames gerais que devem ser solicitados são hemograma completo, proteína C-reativa (PCR) e, na suspeita de desidratação, ureia e eletrólitos. Em nosso serviço solicitamos também a creatinina e VHS (velocidade de hemossedimentação).

A cultura da secreção purulenta coletada por punção não é recomendada de rotina, pelo seu custo e pelo fato de raramente modificar o tratamento, sendo indicada para pacientes com risco de microrganismos resistentes, como aqueles com infecções persistentes, diabetes descompensada ou imunocomprometidos.

O ultrassom (US) tem sido estudado nos últimos anos como método alternativo de imagem de secção transversal do abscesso peritonsilar, ajudando na diferenciação entre celulite e abscesso, muitas vezes indistinguíveis clinicamente. O US intraoral é bastante sensível no diagnóstico de abscesso peritonsilar, mostrando valores em torno de 95% em muitos estudos. A sua especificidade varia entre 78 e 100%. O US transcutâneo, realizado com o transdutor no pescoço, pode ser indicado em pacientes com trismo, nos quais o US intraoral é de difícil realização, mostrando nesse caso uma especificidade superior à do último – com valores aproximados de

92 a 93% em alguns estudos. Essa maior especificidade pode ser atribuída ao fato de que nos casos de pacientes com trismo acentuado, a coleção purulenta costuma ser maior. No entanto, o US transcutâneo necessita ser cuidadosamente avaliado, pois apresenta tendência a subestimar o volume da coleção. Em recente revisão realizada sobre o US intraoral, concluiu-se que esse exame pode diagnosticar o abscesso peritonsilar com acurácia na sala de emergência, levando a um maior sucesso na punção aspirativa quando comparado à técnica tradicional de punção.

Diagnóstico diferencial

Evidências recentes apontam que se deve considerar a mononucleose infecciosa como diagnóstico diferencial ou doença concomitante nos casos de abscesso peritonsilar. Para tanto, o anticorpo IgM para o EBV (vírus Epstein-Barr) deve ser realizado como teste preferencial.

É importante também mencionar o abscesso intratonsilar como diagnóstico diferencial. É considerado condição rara, no entanto, subdiagnosticada. Recente revisão de literatura mostrou pouco mais de dez casos relatados. Trabalhos recentes, entretanto, demonstram que em muitos casos com quadro clínico presumível de abscesso peritonsilar, o diagnóstico após a TC foi de abscesso intratonsilar. Os sinais e sintomas podem ser semelhantes aos do abscesso peritonsilar, no entanto, com punção aspirativa do espaço peritonsilar negativa. Contudo, a clínica também pode assemelhar-se à da tonsilite aguda, com pouco abaulamento do pilar amigdaliano anterior ao exame físico. Nesses casos, o diagnóstico é confirmado com a tomografia computadorizada com contraste endovenoso.

Revisões mais recentes demonstram que a antibioticoterpia endovenosa pode ser suficiente nesses casos, sobretudo em crianças. Em adultos ainda há poucos trabalhos abordando especificamente o tratamento. Nesses casos, a abordagem pode incluir a punção da própria loja amigdaliana ou drenagem tradicional, com ou sem tonsilectomia associada, além da antibioticoterapia.

Outro diagnóstico diferencial, também raro mas importante, é com a neoplasia tonsilar. A prevalência de neoplasia não suspeita identificada em casos de abscesso periagmidaliano é de 0,3%. As evidências mais recentes, apesar de ainda escassas, vêm corroborando a hipótese de que o abscesso peritonsilar pode ser considerado um fator de risco para neoplasia tonsilar em pacientes adultos. Dessa forma, é aconselhável sempre enviar o material para anatomopatológico quando realizada a tonsilectomia. No entanto, estudos prospectivos e randomizados, com maiores séries, ainda precisam ser realizados para confirmar esses achados.

Além disso, deve ser incluído no diagnóstico diferencial o abscesso parafaríngeo, que muitas vezes pode ser concomitante ao abscesso peritonsilar (em até 53% dos casos, segundo algumas séries).

Por último, devemos mencionar no diagnóstico diferencial condições que cursam com abaulamento do pilar amigdaliano e que podem simular essa alteração ao exame físico, como os tumores do lobo profundo da parótida e pseudoaneurismas com dilatação da carótida em nível da fossa tonsilar (pós-trauma por ferimento de arma de fogo, por exemplo). Nesses casos, uma história clínica mais detalhada, além da TC, pode auxiliar no diagnóstico e no manejo correto.

Tratamento

Uma vez estabelecido o diagnóstico de abscesso peritonsilar, as condutas são bastante variáveis entre diferentes serviços e diferentes países. A conduta mais tradicionalmente difundida e presente na maior parte dos livros-texto é o preceito de que todo abscesso diagnosticado deve ser drenado, visto que o antibiótico sistêmico não atinge de forma eficaz a coleção purulenta.

Em nossa revisão de literatura, encontramos poucos trabalhos que falem a favor do tratamento conservador (somente com antibioticoterapia sem punção e/ou drenagem) para o abscesso peritonsilar, nenhum deles correlacionando o tamanho do abscesso com o sucesso do tratamento clínico. Dessa forma, preconizamos, assim como as evidências atuais sugerem, o tratamento com a punção e/ou drenagem, além da antibioticoterapia, para o abscesso peritonsilar (Figura 4.2).

Punção

A punção aspirativa realizada com agulha de grosso calibre foi descrita pela primeira vez por King, em 1961. É uma técnica simples que pode ser realizada em ambulatório, com o paciente em posição sentada sob anestesia tópica (*spray* ou botão anestésico). A drenagem é realizada frequentemente no terço superior do pilar amigdaliano anterior, com a agulha paralela ao corpo da mandíbula. A crítica que se faz a esse procedimento é o fato de que a punção pode remover o pus apenas de um compartimento do abscesso, principalmente se esse for multilobulado. A falha na punção com recidiva da doença dentro de 24 a 48 horas ocorre em torno de 10%. Muitos trabalhos na literatura mostram bons resultados (tratamento completo) somente com a punção associada a antibioticoterapia no tratamento do abscesso peritonsilar.

Incisão

A incisão é uma técnica que utiliza lâmina de bisturi, geralmente número 11 ou 12 e, eventualmente, material de divulsão, como pinça Kelly curva no terço superior do pilar amigdaliano anterior. Pode ser realizada em ambulatório, na dependência da colaboração do paciente ou sob sedação em centro cirúrgico. Apesar de parecer mais resolutivo, este procedimento pode gerar dor no pós-operatório imediato e apresentar taxa de recidiva semelhante à da punção (em torno de 10% dentro das primeiras 24 a 48 horas).

Antibioticoterapia

O uso do antibiótico frequentemente está recomendado para complementação terapêutica após punção ou incisão do abscesso peritonsilar por 10 dias. A escolha dos antibióticos está relacionada à necessidade de amplo espectro de cobertura, já que a flora é polimicrobiana (aeróbios gram-positivos, gram-negativos e anaeróbios).

A maioria dos trabalhos concorda na associação de penicilina, celalosporinas de segunda ou terceira geração com clindamicina ou metronidazol. Em dois estudos, em que um total de 172 pacientes foi analisado, obteve-se eficácia ao redor de 99% com a associação de penicilina e metronidazol. Há controvérsia em relação à internação para o uso de antibioticoterapia endovenosa. A principal indicação é para pacientes com dificuldade de aceitação da dieta via oral. Na medida em que o paciente melhora da dor e passa a se alimentar e ingerir líquidos por via oral, a complementação dos antibióticos pode ser realizada em domicílio.

Corticoterapia

Dois estudos duplo-cegos placebo-controlados foram realizados para demonstrar a eficácia da corticoterapia endovenosa em associação com antibioticoterapia ou drenagem cirúrgica. Uma única dose de metilprednisolona (Solu-Medrol®) foi suficiente para melhorar a dor e a deglutição de 70% dos pacientes nas primeiras 12 horas, e reduzindo o tempo de internação.

Em outro estudo mais recente que incluiu 182 pacientes, 10 mg de dexametasona endovenosa combinada com antibioticoterapia endovenosa e drenagem cirúrgica resultaram em menor dor nas primeiras 24 horas em relação ao grupo placebo (somente antibioticoterapia e drenagem).

Analgesia e hidratação

A dor é bastante evidente em casos de abscesso peritonsilar e analgésicos por via endovenosa podem ser empregados para alívio transitório até que seja realizado o tratamento definitivo. Também são utilizados soros de reposição volêmica nos pacientes com dificuldade de ingestão de alimentos e líquidos por via oral, ou naqueles pacientes com algum sinal de desidratação.

Tonsilectomia "a quente"

A tonsilectomia durante o período de infecção, também denominada de tonsilectomia "a quente", é controversa na literatura. Os pacientes podem ser de difícil intubação e o risco anestésico aumenta, pois a coexistência do abscesso com a mononucleose infecciosa pode causar alterações hepáticas e, portanto, de metabolização das drogas anestésicas no intraoperatório.

No entanto, a cirurgia pode localizar toda a extensão do abscesso e garantir a remoção completa dessa complicação, além do fato do paciente ser submetido a um único procedimento cirúrgico, o que diminui o tempo de hospitalização e os custos de uma nova internação.

Tonsilectomia

Se o paciente não foi submetido à tonsilectomia "a quente", a tonsilectomia convencional pode ser indicada logo após a resolução do abscesso peritonsilar, uma vez que a taxa de recidiva varia de 9 a 22% dos casos na literatura. A maioria dos estudos encontrou uma associação positiva entre extensão da infecção para além do espaço peritonsilar e história prévia de tonsilites de repetição com a recorrência. Outra preocupação é a de que um novo abscesso poderia dissecar espaços cervicais mais profundos, colocando em risco a vida do paciente.

Em revisão recente não houve diferença estatisticamente significante entre a tonsilectomia "a quente" e a tonsilectomia convencional após a resolução do processo infeccioso em relação ao tempo de hospitalização, perda sanguínea, tempo de cirurgia e complicações pós-operatórias em crianças (pacientes menores de 18 anos) com abscesso peritonsilar. Em relação aos adultos, ainda há poucos trabalhos com boa metodologia nesse sentido. A maior parte desses estudos mostra um tempo de recuperação total maior em pacientes que não foram submetidos à drenagem cirúrgica precoce, com ou sem tonsilectomia associada.

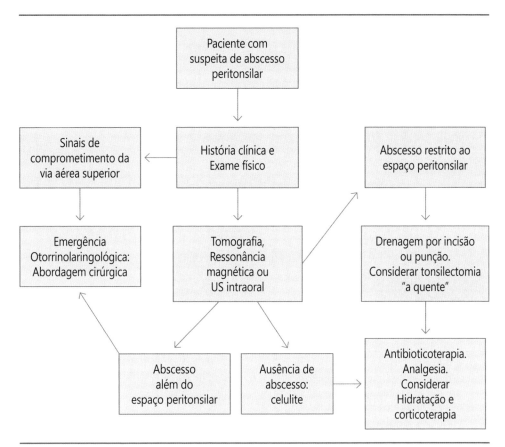

◀ Figura 4.2 – Fluxograma de diagnóstico e tratamento do abscesso peritonsilar.

Bibliografia consultada

1. Chau JK, Seikaly HR, Harris JR, Villa-Roel C, Brick C, Rowe BH. Corticosteroids in peritonsillar abscess treatment: a blinded placebo-controlled clinical trial. Laryngoscope. 2014;124(1):97-103.
2. Chung JH, Lee YC, Shin SY, Eun YG. Risk factors for recurrence of peritonsillar abscess. J Laryngol Otol. 2014;128(12):1084-8.
3. Fagan JJ, Wormald PJ. Quinsy tonsillectomy or interval tonsillectomy – a prospective randomised trial. S Afr Med J. 1994;84:689-90.

4. Farmer SE, Khatwa MA, Zeitoun HM. Peritonsillar abscess after tonsillectomy: a review of the literature. Ann R Coll Surg Engl. 2011;93(5):353-5.
5. Filho BCA, Sakae FA, Sennes LU, Imamura R, Menezes M. Intraoral and transcutaneous cervical ultrasound in the differential diagnosis of peritonsillar cellulitis and
6. abscesses. Braz J Otorhinolaryngol. 2006;72(3):377-81.
7. Hsiao HJ, Huang YC, Hsia SH, Wu CT, Lin JJ. Clinical features of peritonsillar abscess in children. Pediatr Neonatol. 2012;53(6):366-70.
8. Kieff DA, Bhattacharyya N, Siegel NS et al. Selection of antibiotics after incision and drainage of peritonsillar abscesses. Otolaryngol Head Neck Surg. 1999;120:57-61.
9. King JT. Aspiration treatment of peritonsillar abscess. J Med Assoc Ga. 1961;50:18-9.
10. Klug TE, Fischer AS, Antonsen C, Rusan M, Eskildsen H, Ovesen T. Parapharyngeal abscess is frequently associated with concomitant peritonsillar abscess. Eur Arch Otorhinolaryngol. 2014;271(6):1701-7.
11. Kordeluk S, Novack L, Puterman M, Kraus M, Joshua BZ. Relation between peritonsillar infection and acute tonsillitis: myth or reality? Otolaryngol Head Neck Surg. 2011;145(6):940-5.
12. Lamkin RH, Portt J. An outpatient medical treatment protocol for peritonsillar abscess. Ear Nose Throat J. 2006;85:658-60.
13. Lira FIS, Noh HJ, Neves LR. Clinical aspects of peritonsillar abscess. Braz J Otorhinolaryngol. No prelo 2015.
14. Maharaj D, Rajah V, Hemsley S. Management of peritonsillar abscess. J Laryngol. Otol. 1991;105:743-5.
15. Mazur E, Czerwiⓧska E, Korona-Głowniak I, Grochowalska A, Kozioł-Montewka M. Epidemiology, clinical history and microbiology of peritonsillar abscess. Eur J Clin Microbiol Infect Dis. 2014 Oct 17. [Epub ahead of print]
16. Ozbek C, Aygenc E, Tuna EU et al. Use of steroids in the treatment of peritonsillar abscess. J Laryngol Otol. 2004;118:439-42.
17. Powell EL, Powell J, Samuel JR, Wilson JA. A review of the pathogenesis of adult peritonsillar abscess: time for a re-evaluation. J Antimicrob Chemother. 2013;68(9):1941-50.
18. Powell J, Wilson JA. An evidence-based review of peritonsillar abscess. Clin Otolaryngol. 2012;37(2):136-45.
19. Raut VV, Yung MW. Peritonsillar abscess: the rationale for interval tonsillectomy. Ear Nose Throat J. 2000;79:206-9.
20. Repanos C, Mukherjee P, Alwahab Y. Role of microbiological studies in management of peritonsillar abscess. J Laryngol Otol. 2009;123:877-9.
21. Rokkjaer MS, Klug TE. Tonsillar malignancy in adult patients with peritonsillar abscess: retrospective study of 275 patients and review of the literature. Eur Arch Otorhinolaryngol. 2014 Jul 8. [Epub ahead of print]
22. Schraff S, McGinn JD, Derkay CS. Peritonsillar abscess in children: a 10-year review of diagnosis and management. Int J Pediatr Otorhinolaryngol. 2001;57:213-18.
23. Simon LM, Matijasec JW, Perry AP, Kakade A, Walvekar RR, Kluka EA. Pediatric peritonsillar abscess: Quinsy ie versus interval tonsillectomy. Int J Pediatr Otorhinolaryngol. 2013;77(8):1355-8.
24. Stringer SP, Schaefer SD, Close LG. A randomized trial for outpatient management of peritonsillar abscess. Arch Otolaryngol Head Neck Surg. 1988;114:296-8.
25. Tachibana T, Orita Y, Abe-Fujisawa I, Ogawara Y, Matsuyama Y, Shimizu A et al. Prognostic factors and effects of early surgical drainage in patients with peritonsillar abscess. J Infect Chemother. 2014;20(11):722-5.
26. Tagliareni JM, Clarkson EI. Tonsillitis, peritonsillar and lateral pharyngeal abscesses. Oral Maxillofac Surg Clin North Am. 2012;24(2):197-204.
27. Wang AS, Stater BJ, Kacker A. Intratonsillar abscess: 3 case reports and a review of the literature. Int J Pediatr Otorhinolaryngol. 2013;77(4):605-7.

Estomatites 5

Maria Angela Martins Mimura
Cleonice Hitomi Watashi Hirata
Denise Caluta Abranches

Introdução

As estomatites representam um termo amplo: "alterações inflamatórias da mucosa oral" que podem ter uma série de prováveis etiologias, dificultando o diagnóstico pelo simples exame visual da lesão. Para entendermos melhor estas lesões, precisamos correlacionar a história com o exame físico e as etiologias que podem estar envolvidas (Figura 5.1).

Estomatites virais

Os herpesvírus são vírus DNA e caracterizam-se por serem: contraídos nos primeiros anos de vida; transmitidos por saliva; caracterizados por latência e reativados por imunossupressão. Neste grupo estão incluídos: herpes simples tipo 1 (HSV-1), herpes simples tipo-2 (HSV-2), vírus varicela zoster (VZV), vírus Epstein-Barr (EBV), citomegalovírus (CMV), herpesvírus humano tipo 6 (HHV-6), herpesvírus humano tipo 7 (HHV-7), herpesvírus humano tipo 8 (HHV-8).

Herpes simples

O vírus herpes simples ou HSV é o responsável pelas infecções virais que ocorrem mais frequentemente na cavidade oral e nos tecidos periorais. Aproximadamente de 30 a 40% dos pacientes expostos ao HSV desenvolvem infecções recorrentes. O HSV é contraído pela saliva ou outros fluidos corporais infectados, após um período de incubação de 4 a 7 dias.

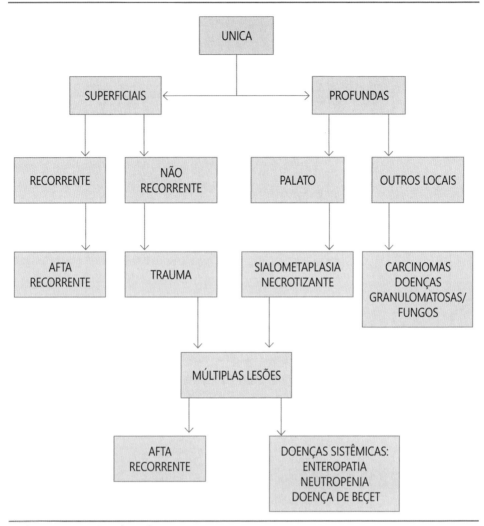

Figura 5.1. Lesões ulceradas.

Infecção primária: gengivoestomatite herpética

A primeira exposição ao HSV-1 causando a infecção primária apresenta dois picos de incidência, o primeiro durante a infância entre 6 meses e 5 anos de idade e o segundo em torno dos 20 anos de idade. A infecção pode ocorrer de forma subclínica ou ser caracterizada por múltiplas vesículas com 1-2 mm que se rompem resultando em úlceras doloridas envoltas por halo eritematoso, localizadas em gengiva inserida, mucosa alveolar, língua, lábios e palato. Edema, sangramento e vermelhidão em gengiva marginal e inserida também são observados nesse quadro.

Os sintomas principais são febre, linfoadenomegalia, dificuldade na alimentação e deglutição, acompanhada de dor. A **primoinfecção herpética** (Figura 5.2) pode ocorrer também em adultos, com os mesmos sinais e sintomas. O diagnóstico é clínico e o tratamento é paliativo e sintomático, já que a doença é autolimitante, com tempo de reparação estimado de 10 a 14 dias sem deixar cicatriz.

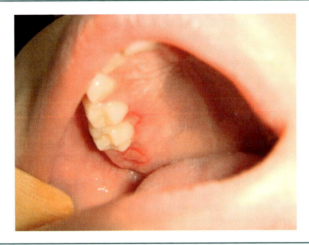

◀ **Figura 5.2** – Estomatite herpética.

Infecção recorrente

As infecções recorrentes podem ocorrer tanto na forma extraoral quanto intraoral, representando apenas uma reativação do vírus que ficou latente no **gânglio trigeminal** e não uma reinfecção. Após a resolução da infecção primária oral, o HSV migra através dos nervos sensitivos até o gânglio trigeminal, onde permanece em latência. A reativação pode ocorrer por diversos mecanismos e fatores, tais como estresse, trauma cirúrgico, menstruação e alterações hormonais, hipertermia, radiação ultravioleta e drogas como corticoides.

◀ Sinais e sintomas prodrômicos

Queimação, prurido, edema e dor na região onde posteriormente (24-48 horas) aparecerão as vesículas.

- *Extraoral:* múltiplas vesículas que podem coalescer ou não na região perioral ou no vermelhão dos lábios. As vesículas se rompem resultando em erosão e crosta.
- *Intraoral:* lesões intraorais são raras, caracterizando-se por múltiplas úlceras com aproximadamente 2 a 3 mm em palato e gengiva inserida (apenas mucosas queratinizadas), unilateralmente. Tempo de reparação inferior a 10 dias.

◀ Diagnóstico clínico

O diagnóstico diferencial é feito com herpangina, doença de pés, mão e boca, herpes zoster (Figura 5.3) e ulceração aftosa recorrente.

◀ Tratamento

Sintomático (analgésicos, antipiréticos).
- Aciclovir pomada.
  - Penciclovir 1% creme aplicado a cada 2 horas por 4 dias.
  - Aciclovir sistêmico: 200 mg 5 × ao dia, fase prodrômica; 400 mg 2 × ao dia.
- **Valaciclovir** 500 mg 4 × ao dia.

Varicela zoster

A infecção primária pelo vírus varicela zoster (VZV) é conhecida por catapora ou varicela, e a recorrência deste vírus acontece clinicamente após a reativação do mesmo (latente no gânglio espinhal dorsal), com o envolvimento da distribuição do nervo sensitivo afetado. A recorrência acontece principalmente em pacientes idosos ou imunocomprometidos.

◀ Infecção recorrente

A reativação do VZV resulta em erupção vesicular. Apresenta quadro com dor prodrômica do nervo afetado (dermátomo) e, em seguida, ocorrem erupções vesiculares de forma unilateral. A dor ocorre antes, durante e após as erupções. As lesões orais apresentam-se clinicamente por vesículas branco-opacas, cujo tamanho pode variar entre 1 e 4 mm, que acabam por se romper formando úlceras superficiais.

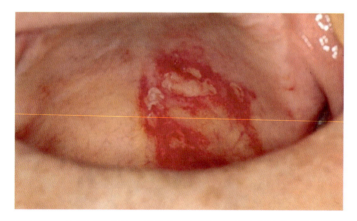

◀ Figura 5.3 – Estomatite por herpes zoster.

◀ Diagnóstico

O diagnóstico é clínico e as lesões devem ser diferenciadas, principalmente, das lesões pelo HSV.

◀ Tratamento

Analgésicos tópicos durante a fase ulcerativa. O uso de aciclovir (em altas doses), valaciclovir e famciclovir pode ajudar no controle da dor e promover a reparação, prevenindo a nevralgia pós-herpética.

Herpangina

Doença causada pelo vírus Coxsackie A (tipos A1-6, A8, A10) observada em crianças com idade inferior a 4 anos é sazonal e mais comum durante o verão. Sua transmissão ocorre por saliva e, ocasionalmente, por fezes infectadas. Clinicamente, caracteriza-se por febre alta, acima de 38ºC, mal-estar, coriza, mialgia, dor de garganta e disfagia.

As lesões orais apresentam-se por múltiplas pequenas vesículas em palato mole e orofaringe. As vesículas rompem-se formando úlceras dolorosas, cuja reparação ocorre em 4 dias, sem deixar cicatrizes. O diagnóstico diferencial é feito com outras lesões virais. O diagnóstico é feito clinicamente, baseado na história clínica. O tratamento é sintomático.

Doença de pés, mãos e boca

Doença causada por pelo vírus Coxsackie (geralmente A16), com período de incubação de 2 a 6 dias. Quadro clínico é de erupções cutâneas e lesões orais, dor de garganta, disfagia e febre, algumas vezes acompanhadas por tosse, alterações gastrointestinais, mialgia e cefaleia.

◀ Características clínicas

Úlceras secundárias ao rompimento de vesículas, recobertas por pseudomembrana amarelada e circundada por halo eritematoso, afetando palato, mucosa labial e jugal, sem gengivite. As erupções cutâneas caracterizam-se por pápulas vermelhas que evoluem para vesículas superficiais, localizadas principalmente nas palmas das mãos e plantas dos pés.

O diagnóstico é feito clinicamente, e em alguns casos são realizados testes sorológicos. O tratamento é sintomático por ser doença de curso rápido e autolimitado.

Estomatites traumáticas (Figura 5.4)

A mucosa bucal pode apresentar lesões resultantes de traumas crônicos e agudos. Os traumas podem ter origem mecânica, como os causados durante a mastigação, escovação, induzidos por próteses mal adaptadas e factícios. Podemos ter ainda traumas resultantes de queimaduras elétricas, térmicas e químicas.

◀ Quadro clínico

Úlceras superficiais, únicas, envoltas por eritema e membrana removível amarelada. Bordas brancas e hiperceratose podem ser observadas também em alguns casos. Alguns pacientes são os causadores das lesões factícias ou autoinduzidas, o que muitas vezes pode dificultar o diagnóstico das lesões.

As lesões causadas por má adaptação das próteses móveis podem variar de úlceras a eritema, algumas vezes acompanhados por petéquias hemorrágicas localizadas nas áreas das bordas prótese total ou prótese parcial removível superior.

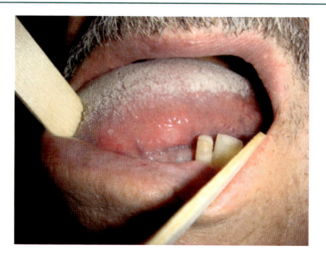

◀ **Figura 5.4** – Estomatite traumática.

Estomatite alérgica de contato (estomatite venenata)

A estomatite de contato pode ser aguda ou crônica, com predominância no sexo feminino. Os agentes causais da estomatite alérgica são inúmeros, já que a cavidade oral está exposta a grande variedade de antígenos. A canela e o amálgama são dois dos principais fatores causais de alergia.

◀ Forma aguda

Pode variar de leve área avermelhada a grande eritema (com ou sem edema). Erosão e eventuais úlceras também podem ser observadas. O sintoma mais característico é ardência, podendo ocorrer prurido e formigamento.

◀ Forma crônica

Aspecto eritematoso a esbranquiçado, com erosão e descamação. O diagnóstico é clínico e o tratamento, sintomático, com a remoção dos alérgenos.

Estomatite nicotínica

A estomatite nicotínica (Figura 5.5) é lesão específica relacionada ao fumo (cigarro, cachimbo ou charuto), principalmente na forma invertida, prática comum em alguns países asiáticos. Caracteriza-se por eação hiperceratótica ao calor gerado pelo fumo do tabaco, e não como resposta aos carcinógenos da fumaça.

◀ Características clínicas

Pontos avermelhados no palato, que posteriormente vão se tornando branco-acinzentados. Podem apresentar-se ainda por múltiplas pápulas brancas no palato, com pontos avermelhados centrais que correspondem à saída dos ductos das glândulas salivares menores.

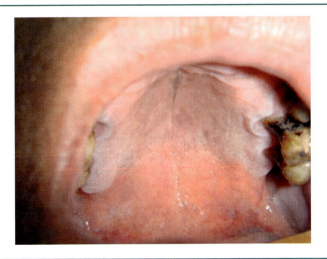

◀ **Figura 5.5** – Estomatite nicotínica.

◀ **Diagnóstico**

É feito clinicamente, relacionado ao hábito de fumar.

A estomatite nicotínica é reversível, desde que o fator causal seja removido.

Estomatites induzidas por drogas/medicamentos

Alguns medicamentos podem induzir úlceras, produzindo uma queimadura local ou outro processo traumático local.

◀ **Medicamentos**

Alendronato, drogas citotóxicas, AINEs, nicorandil, propiltiouracil.

Candidíase ou monilíase oral

A *Candida albicans* existe como saprófita da cavidade bucal, porém, em determinadas condições (antibioticoterapia, corticoterapia, hipossialia, lactentes, anciões debilitados, diabéticos, desnutridos, imunodeprimidos, radioterapia, próteses dentárias e aumento da umidade da comissura labial) pode se transformar em infecção oportunista.

Dados clínicos

As formas clínicas mais frequentes são:
- pseudomembranosa: placas brancas facilmente destacáveis com uma espátula, deixando um fundo eritematoso não sangrante;
- atrófica ou erosiva: eritema de mucosa, principalmente do palato duro em pacientes que fazem uso de próteses dentárias;

- queilite angular: hiperemia discretamente descamativa e erosiva da comissura labial, frequentemente observada nos pacientes desdentados.

Diagnóstico

O diagnóstico é clínico. Exame micológico direto.

Tratamento

Alcalinizantes do meio, fungicidas como a nistatina (micostatin), miconazol gel (Daktarin). Nos casos mais graves ou de falha terapêutica, pode-se empregar: fluconazol por via oral.

Eritema multiforme (EM)

O EM ou polimorfo é doença inflamatória aguda e frequentemente recorrente.

Muitos fatores são implicados na etiologia do EM, como agentes infecciosos, drogas, agentes físicos, radioterapia, menstruação, gestação e neoplasias. As drogas mais envolvidas são sulfas, penicilina, pirazolonas, fenilbutazona, fenotiazina, meprobamato, etc. Em 50% dos pacientes não se encontra causa evidente da erupção. O mecanismo imunológico implica na formação de imunocomplexos e subsequente deposição na microvasculatura cutaneomucosa de C3 e IgM.

Dados clínicos

Clinicamente, o EM pode se apresentar como:
- simples ou papular;
- vesicobolhoso;
- bolhoso grave (síndrome de Stevens-Johnson).

As lesões mucosas podem ocorrer em até 70% dos casos, sendo mais frequentes nos lábios e na mucosa oral. Os lábios apresentam edema intenso. A mucosa oral, tipicamente na região anterior da cavidade oral, apresenta enantema que evolui com exulceração e crostas hemorrágicas que sangram ao simples exame físico e são muito dolorosas. As lesões cutâneas características são "lesões em alvo ou íris", eritematoedematosas com vesícula central (Figura 5.6).

O EM pode ser fatal na forma grave de Stevens-Johnson, com importante comprometimento hidroeletrolítico, hidroeletrolítico e o desencadeamento de alterações oftalmológicas, renais, cardíacas e até encefálicas.

Diagnóstico

No diagnóstico laboratorial verifica-se aumento do VHS e leucocitose.

Na histopatologia observa-se infiltrado perivascular mononuclear, com ou sem eosinófilos. Há edema papilar intenso, que determina a lesão bolhosa. Nas formas graves (Stevens-Johnson), o edema produz a formação de bolhas intraepiteliais, podendo levar à necrose eosinofílica dos queratinócitos. Deve-se investigar sempre a presença de bacilos álcool-ácido-resistentes.

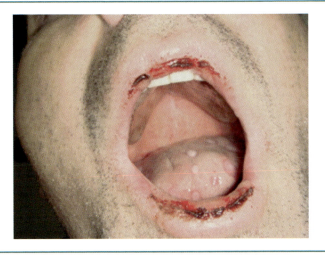

◀ **Figura 5.6** – Eritema multiforme.

Imunofluorescência direta deve ser solicitada quando houver necessidade para diferenciar de outras doenças bolhosas. Observam-se depósitos de IgM e C3 eventualmente na parede dos vasos dérmicos superiores.

Tratamento

Suspender toda a droga suspeita. Não se devem usar drogas com potencial sensibilizante.
- Tópico: sintomáticos, com higienização e anestésicos.
- Sistêmico: predinisona de 30 a 60 mg ao dia, até o controle do quadro e a redução gradual da dose (controverso).

Se o EM for recorrente com suspeita da etiologia herpética, associam-se 400 mg de aciclovir duas vezes ao dia, por 6 meses. Se não houver resposta pode ser introduzido valaciclovir ou fanciclovir.

Prognóstico

Nos casos de Stevens-Johnson, o paciente deve ser tratado na unidade de terapia intensiva, devido à gravidade do quadro. O uso de corticoide oral é ainda controverso. Alguns atribuem o retardo na recuperação do paciente e assinalam efeitos colaterais significativos relativos ao uso dos corticoides orais.

Mucosite oral

A estomatite por quimioterapia, assim como por radioterapia, recebe o nome de mucosite oral. Ocorre por diversos fatores que agem concomitantemente, como a injúria direta sobre as células da camada basal do epitélio em replicação, pelos agentes citotóxicos da quimioterapia ou a presença de infecção secundária por diminuição da imunidade local. A mucosite oral afeta quase a totalidade dos pacientes submetidos a quimioterapia, variando seu quadro clínico desde leve até intenso. Felizmente, o quadro clínico da mucosite por quimioterapia é transitório.

Dados clínicos

A principal característica da mucosite é a presença de extensas áreas ulceradas na mucosa oral e a dor. O paciente fica impossibilitado de se alimentar e realizar a higiene bucal, dada a severidade do quadro álgico. Como se trata de paciente imunossuprimido, frequentemente são encontradas infecções fúngicas, virais ou bacterianas secundárias.

Tratamento

A principal preocupação nos quadros de mucosite deve ser a manutenção da higiene oral, bem como a supressão da dor.

Prognóstico

Está diretamente relacionado ao prognóstico da doença de base.

Alterações hematológicas

As enfermidades do sangue, na maioria das vezes, cursam com diversas manifestações na mucosa oral como consequência da diminuição numérica ou da deficiência funcional das células sanguíneas: infiltrações neoplásicas, complicações terapêuticas tais como quimioterapia, radioterapia e transplante de medula óssea; coagulopatias e outras.

Anemia

◀ Dados clínicos

A mucosa oral encontra-se pálida devido à diminuição da concentração de hemoglobina no sangue e consequente vasoconstrição em áreas superficiais.

Pode haver estomatite angular com ulcerações ou fissuras nos cantos da boca e glossite atrófica (língua careca) decorrente da perda mais intensa das papilas nas bordas e na ponta. Os sintomas são ardência na língua e, às vezes, perda do paladar.

Na anemia aplástica, pelo fato de ocorrer pancitopenia, a mucosa oral pode apresentar manifestações decorrentes da diminuição das outras células sanguíneas, incluindo hemorragia gengival, petéquias ou equimoses na mucosa oral, e ulcerações associadas a infecções, assim como hiperplasia gengival.

◀ Diagnóstico

Exames: hemograma para anemia ferropriva/anemia megalobástica.

◀ Tratamento

A causa da anemia deve ser identificada e tratada, se possível.

Deficiência plaquetária

A deficiência plaquetária pode ser devida à diminuição quantitativa das plaquetas no sangue periférico a menos de 100.000/mm^3 (trombocitopenia) ou devida a distúrbios funcionais das mesmas. Em ambas ocorre comprometimento da hemostasia por dificuldade na formação do coágulo.

A trombocitopenia pode ser em razão da redução da produção, do aumento da destruição periférica por mecanismos imunológicos ou não imunológicos e sequestração no baço. Dentre os distúrbios qualitativos da função das plaquetas existem os hereditários e os adquiridos.

◀ Dados clínicos

Devido aos eventos traumáticos frequentes na boca são usuais a presença de petéquias, equimoses, hematomas ou mesmo hemorragias, principalmente na gengiva. Tanto a diminuição numérica quanto a deficiência funcional das plaquetas causam manifestações similares na mucosa oral.

◀ Diagnóstico

O diagnóstico baseia-se em critérios clínicos e exames laboratoriais. Plaquetopenia no sangue periférico, autoanticorpos, estudos por imagem e exame histopatológico, indicados de acordo com a suspeita da doença.

◀ Tratamento

Tratar a doença de base.

◀ Prognóstico

O prognóstico está relacionado com a doença de base.

Neutropenia

Diminuição do número de neutrófilos no sangue periférico em níveis inferiores a 1.500/mm^3. Ocorre por diminuição seletiva da produção ou por aumento da destruição dos neutrófilos. Em muitas doenças, a neutropenia é parte de uma pancitopenia, tal como na leucemia, na anemia aplástica e na depressão medular por radiações ou fármacos.

O início precoce na infância geralmente configura doença congênita; quando mais tarde, pode representar uma forma adquirida como a infiltração da medula óssea por neoplasias malignas, a leucemia, ou por doenças metabólicas.

A neutropenia é associada a uma maior suscetibilidade às infecções bacterianas. A infecção da mucosa oral pode ser a primeira manifestação do distúrbio, sendo frequentemente encontrada na agranulocitose e na neutropenia cíclica.

Agranulocitose

Caracteriza-se pela ausência de granulócitos, particularmente neutrófilos. Ocorre como resultado da diminuição da produção ou do aumento da destruição ou uso dessas células. Pode ser um transtorno idiopático, congênito ou induzido por drogas, como agentes quimioterápicos.

◀ Dados clínicos

As manifestações orais são ulcerações necrosantes da mucosa da língua e do palato, suscetibilidade das gengivas a infecções, lembrando o padrão da gengivite ulcerativa necrosante aguda (GUNA). Essas manifestações costumam se associar a sinais e sintomas de infecções bacterianas sistêmicas.

◀ Diagnóstico

- Hemograma.
- Histopatológico da biópsia de uma úlcera oral revela uma resposta inflamatória pobre e microrganismos em abundância, tanto na superfície quanto no interior do tecido.

◀ Tratamento

Quando causada por droga, essa deve ser suspensa de imediato, voltando a contagem à normalidade, dentro de 10 a 14 dias. Manutenção de boa higiene oral e uso de antissépticos, como a clorexidina. As infecções ativas devem ser tratadas com antibióticos apropriados. Nos casos decorrentes de terapêutica antineoplásica pode ser empregado o fator estimulador de colônias de granulócitos (FECG), ou o fator estimulador de colônias granulócitos-macrófagos (FECGM) pode ser útil.

Neutropenia cíclica

Neutropenia periódica ou cíclica é uma condição rara, geralmente com início na infância, na qual o número de neutrófilos na circulação diminui com intervalos regulares de cerca de 21 dias.

◀ Dados clínicos

Os sintomas clínicos surgem 3 dias antes do aparecimento da neutropenia no sangue periférico. Os neutrófilos, a seguir, diminuem muito em número ou mesmo desaparecem. As manifestações orais são gengivite marginal e úlceras em qualquer local da mucosa oral, que se curam em 1 a 2 semanas.

Pode ser acompanhado de febre e infecções de orofaringe e cutâneas recorrentes. Os linfonodos regionais podem estar aumentados de tamanho. Pode ocorrer perda do osso periodontal, com retração gengival e mobilidade dentária.

◀ Diagnóstico

A contagem de neutrófilos deve ser realizada sequencialmente, duas a três vezes por semana, por 8 semanas, para tentar detectar sua diminuição. Essa costuma persistir de 3 a 6 dias, com concomitante aumento dos monócitos. No geral, os níveis de neutrófilos são frequentemente menores que o normal.

◀ Tratamento

O tratamento é de suporte e das complicações.

◀ Prognóstico

Está relacionado com a evolução da doença de base.

Estomatites autoimunes

Pênfigos

O termo "pênfigo" refere-se a um grupo de doenças com comprometimento cutâneo e/ou mucoso, que têm como característica comum a presença de bolhas intraepidérmicas produzidas por acantólise.

As formas clínicas que acometem as mucosas são o pênfigo vulgar (PV), paraneoplásico e induzido por drogas.

Pênfigo vulgar (PV)

A etiologia do PV é desconhecida. No PV, a acantólise ocorre por mecanismos autoimunes, demonstrados pela presença de autoanticorpos tipo IgG dirigidos contra a desmogleína 3 das camadas suprabasais dos epitélios escamosos.

◀ Dados clínicos

A pele e/ou qualquer membrana mucosa podem ser afetadas. A cavidade oral é a mais frequentemente afetada com lesões dolorosas ulceradas em qualquer local da cavidade oral, sendo raramente observadas lesões bolhosas íntegras pois são frágeis, rompendo e sangrando com facilidade simplesmente ao se examiná-las.

Mucosa jugal, palato duro e gengivas são mais frequentemente afetados devido ao atrito maior nesses locais. Gengivite marginal é a manifestação clínica característica do início da fase de remissão, que é a presença de erosão linear acompanhando toda a gengiva marginal (contorno dos dentes) (Figura 5.7).

◀ Diagnóstico

A característica histopatológica do PV é a presença de clivagem suprabasal com acantólise. O raspado das lesões mostra células acantolíticas.

A imunofluorescência direta é realizada por meio de biópsia do tecido perilesional e demonstra a presença de IgG e C3 nos espaços intercelulares do epitélio. A imunofluorescência indireta é realizada no soro do paciente e, dependendo do substrato utilizado para o exame, mais de 75% demonstram também IgG e C3 circulante contra a superfície epitelial.

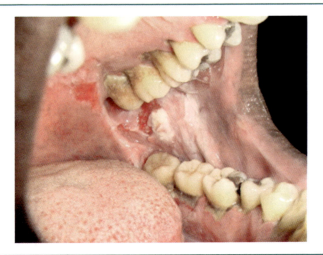

◀ **Figura 5.7** – Pênfigo vulgar.

◀ Tratamento

- Sistêmico:
  - corticoide – prednisona: iniciar com 1 a 2 mg/kg ao dia de acordo com a gravidade do quadro e diminuir gradualmente a dose de acordo com o controle da doença;
  - sulfona – dapsona: introduzir após algumas semanas de tratamento com corticoide na dose de 100 mg ao dia com controles hematológicos periódicos; mantê-la por tempo ilimitado, ao mesmo tempo que o corticoide é retirado;
  - imunossupressores – azatioprina ou ciclofosfamida na dose 1 a 2 mg ao dia, associada ou não a corticoterapia sistêmica. A ciclosporina tem sido usada mais associada, como poupadora de corticoide. Essas drogas exigem controle de funções hematológicas, hepáticas e renais.

◀ Prognóstico

Quando diagnosticados precocemente e tratados adequadamente, é bom, porém o tratamento é por tempo indeterminado.

Penfigoide cicatricial

O termo "penfigoide" abrange um grupo de doenças bolhosas com clivagem subepidérmicas autoimunes e anticorpos circulantes IgG e C3 ao nível da membrana basal. Caracteriza-se pela produção de autoanticorpos contra antígenos da membrana basal.

◀ Dados clínicos

Predileção entre as mulheres (2:1), acima dos 40 anos. As mucosas oral e ocular são as mais acometidas. A boca está envolvida em 85% dos casos, apresentando-se como gengivite descamativa, lesões vesicobolhosas que se formam e se rompem deixando erosões. Geralmente, a borda dos lábios é poupada, diferente do pênfigo vulgar. Entre 20 e 40% também ocorrem lesões cutâneas pruriginosas com formação de vesículas e bolhas que se rompem, formando exulcerações e crostas que se curam com ou sem cicatrizes.

◀ Diagnóstico

Histopatologico: apresenta bolha subepidérmica não acantolítica com discreto processo inflamatório.

Imunofluorescencia direta dos tecidos lesional, perilesional e normal mostra depósitos lineares de IgG e C3 e raramente de IGA.

◀ Tratamento

Ciclosporina solução em bochechos. O uso de tacrolimus tópico também tem sido experimentado com bons resultados.

Infiltrações intralesionais podem ser feitas nas lesões orais e em outras mucosas com acetonida de triancinolona na diluição de 5 a 10 mg/mL, repetida a cada 2 ou 4 semanas.

◀ Sistêmico

- Dapsona: 75 a 200 mg ao dia.
- Corticoides: prednisona de 0,75 a 1 mg/kg ao dia.
- Imunossupressores.

◀ Prognóstico

O prognóstico é bom.

Lúpus eritematoso (LE)

O LE é doença autoimune do tecido conjuntivo que se caracteriza por um grande espectro de manifestações, podendo ser dividido nas formas: a) puramente cutânea; b) sistêmica; c) associada a enfermidades do colágeno e d) induzida por drogas.

LE sistêmico

Doença multissistêmica de origem desconhecida. As mulheres são mais acometidas que os homens (80%), na quarta década de vida.

◀ Dados clínicos

Doença sistêmica com 80% de manifestação cutânea com eritema malar em "asa de borboleta", lesões maculopapulosas difusas, bolhas, lesões discoides, alopecia, fotossensibilidade, vasculites, telangiectasias nas polpas digitais e periungueais, paniculite, fenômeno de Raynaud e livedo reticular. As lesões orais podem se apresentar como eritema, edema ou ulcerações nos lábios, ou cavidade oral e petéquias palatinas.

◀ Diagnóstico
- Histopatologia: espessamento da membrana basal, depósitos de material fibrinoide e mucina e infiltrado inflamatório crônico.
- Imunofluorescência: a lesão é positiva em 90% para IgG, IgM e C na junção dermoepidérmica (banda lúpica); na pele sã e exposta, positiva em 80%; e na pele sã coberta, positiva em 50% (33% inativos).

Líquen plano (LP)

O LP é doença inflamatória cutânea que pode afetar as mucosas. O termo "liquenoide" é usado tanto para aspectos clínicos quanto histológicos. O LP da mucosa oral tem início mais tarde, em média na sexta década, e predileção por mulheres (2:1).

A etiologia é desconhecida, sendo considerada origem viral, neurológica, alérgica, psicogênica, drogas ou autoimune. Pode estar associado a várias enfermidades como sífilis, herpes simples, aids, amebíase, hepatite C, colite ulcerativa, diabetes, neoplasias e doenças imunes.

No grupo das reações liquenoides ou LP-*like*, as reações cutâneas são idênticas ou semelhantes às do LP. Podem ocorrer por ingestão, contato (materiais de restauração dentária, níquel e ouro) e drogas (betabloqueadores, antimaláricos, diuréticos tiazídicos, furosemida, espironolactona e penicilamina). A reação enxerto *versus* hospedeiro pode se apresentar como lesões orais liquenoides (Figura 5.8).

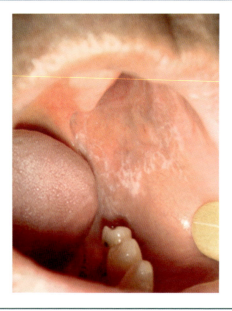

◀ **Figura 5.8** – Líquen plano.

Dados clínicos

As lesões podem estar localizadas na língua, nos lábios e na mucosa jugal. As formas clínicas na mucosa oral são: reticular, placa-*like*, atrófico, papular, ulcero-erosivo e bolhoso. A forma mais comum é o aspecto não erosivo, geralmente assintomático, com aspecto arboriforme ou rendilhado, de coloração branca, geralmente na mucosa jugal. A forma erosiva é mais grave, pode atingir grande área da cavidade oral, dificultando a alimentação e pode haver associação com infecções secundárias por cândida em até 25% dos pacientes, e de CEC oral em até 1% deles.

Diagnóstico

O diagnóstico é clínico.

O exame histopatológico mostra hiperqueratose e atrofia epitelial alternadas, acantose em "dentes de serra", degeneração hidrópica da camada basal, infiltrado linfocitário em faixa na derme papilar, corpos coloides (queratinócitos degenerados). Geralmente não é possível diferenciar entre o LP e a erupção liquenoide.

Tratamento

A forma não erosiva geralmente é assintomática e não necessita de tratamento. Os tipos erosivo e atrófico podem requerer tratamento sistêmico.

◀ Tópico

- Corticoides.
- Infiltração intralesional: injeção submucosa de acetato de metilprednisolona (40 mg/mL) 0,5 a 1,0 mL em dose única pode cicatrizar o LP erosivo em 7 dias.

◀ Sistêmico

- Prednisona é usada para controlar rapidamente a doença quando em sua forma mais grave, na dose de 40 mg ao dia, reduzida gradualmente.
- Dapsona na dose de 50 a 150 mg ao dia é uma alternativa terapêutica.

Afta recorrente

A ulceração aftosa recorrente (UAR) é doença inflamatória bucal crônica de distribuição mundial, cuja prevalência varia entre 5 a 66%, com média de 30% e continua representando problema clínico sem solução satisfatória.

Etiologia e patogênese

Apesar da etiopatogenia da UAR ainda ser desconhecida, ela é considerada doença multifatorial, onde componentes genéticos, microbiológicos e imunológicos concorrem simultaneamente ou sequencialmente para o surgimento e a evolução das lesões ulcerativas.

Alguns fatores são apontados como modificadores ou desencadeantes das UAR, entre os mais estudados estão as alterações hormonais, estresse, traumatismos locais e nutricionais (deficiências de vitamina B_{12}, ácido fólico e ferro).

Várias condições de expressão sistêmica apresentam UAR ou lesões aftoides em sua manifestação, devendo ser consideradas no diagnóstico diferencial das ulcerações bucais recorrentes, tais como síndrome de Behçet, doença de Crohn, neutropenia cíclica, imunodeficiências secundárias, entre elas a aids e doença de Reiter.

Aspectos clínicos

Três formas clássicas: a *minor* (80% de todos os casos); a *major* (lesões maiores que 1 cm de diametro, mais profundas e dorolosas) e a herpetiforme (2 a 3 mm) que podem coalescer formando úlceras maiores e irregulares, acometendo cerca de 5% dos pacientes, e durar de 7 a 30 dias.

Diagnóstico

Independentemente do tipo, as lesões se apresentam como úlceras inespecíficas bucais que se reparam espontaneamente e recorrem em períodos variáveis de tempo.

O diagnóstico de UAR é realizado através da história e manifestações clínicas da doença. Não existem exames laboratoriais para confirmação da doença. Histologicamente, a UAR é representada por ulceração da mucosa bucal recoberta por exsudato fibrinopurulento e infiltrado inflamatório crônico inespecífico confinado à lâmina própria (Figura 5.9).

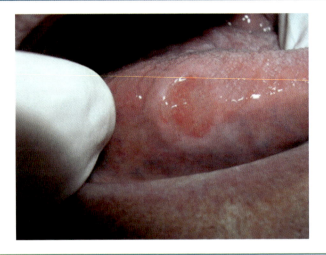

◀ **Figura 5.9** – Afta recorrente.

Diagnóstico diferencial

O diagnóstico diferencial pode ser realizado com outras condições locais e/ou sistêmicas, tais como úlceras traumáticas, infecções herpéticas, síndrome de Behçet, síndrome PFAPA e neutropenia cíclica.

A síndrome de Behçet se apresenta como úlceras bucais e genitais, cujo tamanho normalmente se apresenta maior em relação às úlceras da UAR. Além das úlceras, os pacientes podem apresentar também comprometimento cutâneo, caracterizado-se por lesões maculopapulares ou eritema nodoso; lesões oculares (uveíte posterior) e uma grande variedade de outros sinais e sintomas nos sistemas gastrointestinal, neurológico, renal, reumatológico e hematológico.

A síndrome PFAPA, por sua vez, caracteriza-se por febre periódica, lesões ulceradas semelhantes às da UAR, faringite e adenite cervical. As crianças são mais afetadas e é uma doença autolimitante e não recorrente, o que a diferencia da UAR.

Terapêutica

A terapêutica da UAR tem normalmente quatro objetivos: controle da úlcera (promoção da cicatrização e redução da duração); controle da dor (redução da morbidade e melhora na função); controle nutricional (assegurar adequada alimentação) e controle da doença (prevenir a recorrência e a redução na frequência).

Medicação tópica: corticoides tópicos, sendo os de maior eficácia o fluocinonide, a triancinolona acetonida e o propionato de clobetasol. A dexametasona elixir (0,5 mg em 5 mL), usada como bochecho ou enxaguatório bucal.

Medicação sistêmica: anti-inflamatória e imunomoduladora. As mais utilizadas são oscorticoides, a colchicina, a dapsona e a talidomida. Os corticoides são a principal droga sistêmica no controle das UAR, sendo utilizados numa dosagem que varia entre 20 e 40 mg diários num total de 4 semanas, onde ainda não há necessidade de remoção gradual do mesmo, devido à possível supressão da adrenal.

Conclusão

As estomatites representam um quadro de inflamações da mucosa oral que pode ter diversas etiologias e exame clínico. A história clínica e a observação da evolução do quadro são importantes para o diagnóstico correto.

Bibliografia Consultada

1. Arduino PG, Porter SR. Herpes simplex virus type 1 infection: overview on relevant clinico-pathological features. J Oral Pathol Med.2008;37(2):107-21.

2. Birek C. Herpesvirus-Induced diseases: oral manifestations and current treatment options. J Calif Dent Assoc. 2000;28(12):911-21.

3. Boras VV & Savage NW. Recurrent aphthous ulcerative disease: presentation and management. Aust Dent J. 2007;52(1):10-5.

4. Borra RC, Andrade PM, Silva ID et al. The Th1 /Th2 immune-type response of the recurrent aphthous ulceration analyzed by cDNA microarray. J Oral Pathol Med. 2004;Mar;33(3):140-6.

5. Buno IJ, Huff, JC, Weston, WL. Elevated levels of interferon gamma, tumor necrosis factor alpha, interleukins 2, 4 and 5, but not interleukin 10, are present in recurrent aphthous stomatitis. Arch Dermatol. 1998;827-831.

6. Casiglia JM. Recurrent aphthous stomatitis: Etiology, diagnosis, and treatment. Gen Dent. 2002;50:157-66.

7. Gilbert SC. Supressive therapy versus episodic therapy with oral valacyclovir for recurrent herpes labialis: efficacy and tolerability in an open-label, crossover study. J Drugs Dermatol. 2007;6(4):400-5.

8. Jurge S, Kuffer R, Scully C, Porter SR. Mucosal disease series: Number VI- Recurrent aphthous stomatitis. Oral diseases. 2006;12:1-21.

9. Lewkowicz N, Lewkowicz P, Banasik M, Kurnatowska A, Tchorzweski H. Predominance of Type 1 cytokines and decreased number of CD4(+)CD25(+high) T regulatory cells in peripheral blood of patients with recurrent aphthous ulcerations. Immunol Lett. 2005;Jun;15;99(1):57-62.

10. Marcucci G et al. Fundamentos de Odontologia – Estomatologia. Rio de Janeiro: Editora Guanabara-Koogan; 2005.

11. McKinney RV. Hand, foot, and mouth disease: a viral disease of importance to dentists. J Am Dent Assoc. 1975;91(1):122-7.

12. Mimura MAM, Hirota SK, Sugaya NN et al. Systemic treatment in severe cases of recurrent aphthous stomatitis: an open trial. Clinics. 2009;64(3):193-8.

13. Muñoz-Corcuera M, Esparza-Gómez G, González-Moles MA, Bascones-Martínez A . Oral ulcers: clinical aspects. A tool for dermatologists. Part I. Acute ulcers. Clin Exp Dermatol. 2009;34(3):289-94.

14. Natah SS, Konttinen YT, Enattah NS et al. Recurrent aphthous ulcers today: a review of the growing knowledge. Int J Oral Maxillofac Surg. 2004;33(3):221-34.

15. Neville BW, Allen CM, Douglas DD et al. Patologia Oral e maxilofacial. 2ª ed. Rio de Janeiro: Editora Guanabara-Koogan; 2004.

16. Pedersen A, Hougen HP, Kenrad B. T-lymphocyte subsets in oral mucosa of patients with recurrent aphthous ulceration. J Oral Pathol Med. 1992;21:176-80.

17. Regezi JA, Sciubba JJ. Patologia Bucal. 3ª ed. Rio de Janeiro: Editora Guanabara-Koogan; 2000.

18. Savage NW, Seymour GJ. Specific lymphocytotoxic destruction of autologous epithelial cell targets in recurrent aphthous stomatitis. Aust Dent J. 1994;39(2):98-104.

19. Sciubba JJ. Oral mucosal diseases in the office setting-part I. Aphthous stomatits and herpes simplex infections. Gen Dent. 2007;55(4):347-54.

20. Scully C, Porter SR. Oral mucosal disease: Recurrent aphthous stomatis.Br J Oral Maxillofac Surg. 2007;46(3):198-206.

21. Scully C, Gorsky M, Lozada F. The diagnosis and management of recurrent aphthous stomatitis, a consensus approach. J Am Dent Assoc. 2003;24:200-7.

22. Scully C. Medicina Oral e Maxilofacial. 2ª ed. São Paulo: Editora Elsevier; 2009.

23. Ship JA, Chavez EM, Doerr PA et al. Recurrent aphthous stomatitis. Quintessence Int. 2000;31:95-112.

24. Siegel MA. Diagnosis and management of recurrent herpes simplex infections. J Am Dent Assoc. 2002;133(9):1245-9.

25. Silverman S, Eversole LR, Truelove EL. Fundamentos da Medicina oral.Rio de Janero: Editora Guanabara-Koogan; 2004.

26. Stenman G, Heyden G. Premonitory stages of recurrent aphthous stomatitis. I. Histological and enzyme histochemical investigations. J Oral Pathol. 1980;9(3):155-62.

27. Sun A, Wang JT, Chia JS, Chiang CP. Levamisole can modulate the serum tumor necrosis factor-⊠ level in patients with recurrent aphthous ulcerations. J Oral Pathol Med. 2006;35(2):111-6.

28. Vincent SD, Lilly GE. Clinical, historic, and therapeutic features of aphthous stomatitis. Oral Surg Oral Med Oral Pathol. 1992;74:79-86.

29. Woo SK, Sonis ST. Recurrent aphthous ulcers: A review of diagnosis and treatment. J Am Dent Assoc. 1996;127:1202-13.

Corpos Estranhos em Crianças: Como Proceder?

6

Vitor Guo Chen
Reginaldo Fujita

Conceito

Corpo estranho (CE) é a presença de qualquer material animado ou inanimado que, naturalmente, não faça parte das estruturas do organismo em suas condições normais. Na otorrinolaringologia, os corpos estranhos podem estar localizados em nariz (fossas nasais, coana, rinofaringe), ouvido (meato acústico externo e orelha média) ou garganta (faringe, laringe e traqueia).

Neste capítulo daremos ênfase ao diagnóstico e às condutas na população pediátrica, com atenção às suas particularidades e cuidados especiais. Este tema será abordado novamente em capítulos específicos para cada localização do corpo estranho.

Garganta (faringe, laringe e traqueia)

Em crianças, a presença de corpos estranhos nesta região anatômica caracteriza uma emergência médica que demanda medidas para a proteção da via aérea. Dependendo da localização, do tempo e do tipo de corpo estranho, a criança evoluirá com diferentes sintomas. A aspiração de corpo estranho é uma afecção com alta morbidade e mortalidade, especialmente em crianças menores de 3 anos de idade.

Epidemiologia

O pico de incidência ocorre em crianças que começaram a andar (1-3 anos de idade) e está associado a algumas particularidades como a dentição incompleta (ausência dos molares e pré-molares, que acarreta um preparo inadequado do bolo alimentar), imaturidade na coordenação da deglutição e a tendência de estarem distraídos enquanto se alimentam ou mesmo andando e correndo com os alimentos. Com a maior deambulação dessas crianças, a supervisão dos pais torna-se prejudicada, aumentando o risco de aspiração de corpos estranhos.

Em crianças mais novas este risco ocorre, principalmente, quando uma criança mais velha oferta alimento ou qualquer outro material para a menor ingerir. Já em crianças mais velhas (pré-escolares e escolares) é mais frequente a aspiração de objetos inanimados como tampas de canetas, tarraxas de brincos, agulhas, moedas, baterias, etc.

Quadro clínico

Os sintomas são variáveis, de acordo com a localização, característica, tempo e tamanho do corpo estranho. Podem ter início súbito, com a presença de desconforto respiratório importante – tosse, engasgos, sibilância, estridor e, por vezes, até cianose. Porém, a criança também pode apresentar-se com apenas alguns sintomas inespecíficos como tosse e discreta sibilância ou até mesmo assintomática nas primeiras semanas. Nestes casos, deve-se atentar para a história do paciente, questionando-se os pais sobre engasgos sucedidos de episódios de tosse prévios à instalação destes sintomas.

O exame físico também pode ser inespecífico com diferentes achados. A ausculta pulmonar pode estar normal ou com a presença de murmúrios respiratórios diminuídos, com ou sem sibilos. Portanto, o exame físico normal não exclui o diagnóstico de aspiração de corpo estranho.

Diagnóstico

O diagnóstico deve ser elaborado através de um alto índice de suspeição, uma história cínica detalhada e um exame físico minucioso. A radiografia de tórax nas incidências posteroanterior e lateral é de extrema importância e trará informações importantes, principalmente se o material aspirado for radiopaco.

Porém, como a maioria dos materiais aspirados são orgânicos, dificilmente são visualizados nestas radiografias. Em caso de obstruções mais baixas (traquéia e brônquios), a radiografia em decúbito lateral pode ser utilizada para investigar estes tipos de obstruções.

Tratamento

De acordo com a *Pediatric Basic Life Support* de 2009, da *American Heart Association*, há duas condutas a serem tomadas de acordo com o quadro clínico. Se a criança está com um quadro leve a moderado de obstrução, ou seja, consegue falar e tossir, nenhuma ação imediata deve ser adotada. Caso a criança apresente um quadro de obstrução severo, com ausência de emissão sonora, deve ser submetida a compressões subdiafragmáticas (manobra de Heimlich). Para menores de 1 ano, a manobra de Heimlich é realizada através de cinco ciclos de tapas nas costas e cinco compressões torácicas até que o objeto seja expelido. Compressões abdominais nestas crianças são contraindicadas, pelo risco de lesão hepática. As manobras devem ser realizadas até que o corpo estranho seja expelido ou quando a criança se apresenta não responsiva.

Caso o médico esteja em um local sem assistência ou recursos materiais, deve-se iniciar as manobras de ressuscitação cardiopulmonar (RCP). Estando em hospital especializado com centro cirúrgico preparado para estes tipos de casos, pode-se realizar uma cricotireoidostomia com uma agulha rosa (40 x 12), enquanto se encaminha o paciente para o centro cirúrgico. A avaliação das vias aéreas deve então ser realizada através da microlaringoscopia ou broncoscopia (Figura 6.1).

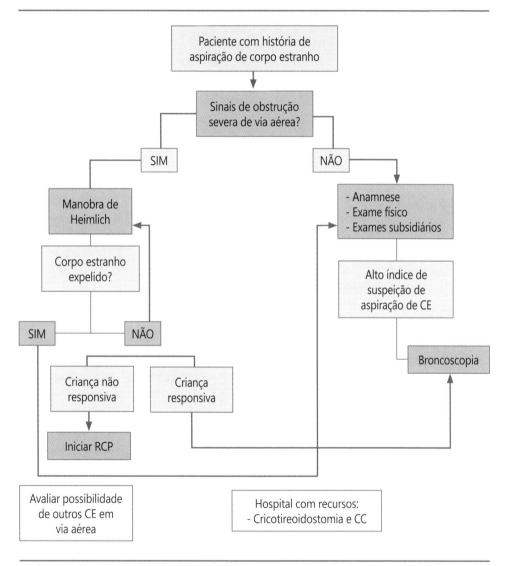

◀ **Figura 6.1** – Fluxograma do paciente com história de aspiração de corpo estranho.

Ouvido (meato acústico externo e orelha média)

O meato acústico externo é um canal formado por uma porção cartilaginosa e outra óssea. Manipulações na porção óssea podem ser extremamente dolorosas, por conta de seu revestimento mais fino (periósteo e pele). Na região onde ocorre a junção entre as duas porções há um estreitamento da luz e, consequentemente, maior risco para que os corpos estranhos (CE) fiquem presos. Tentativas malsucedidas de remoção nesta região podem levá-lo a ficar impactado ou mover-se próximo à membrana timpânica.

O ouvido é o local mais frequente onde são encontrados corpos estranhos na criança.

Epidemiologia

Diversos estudos apontam que mais de 75% dos CE de ouvido são em crianças menores de 8 anos. Objetos inanimados são os mais frequentemente encontrados em crianças menores de 10 anos, por exemplo, missangas, tarraxas, pedaços de borracha, espumas, etc.

Quadro clínico

Pacientes com CE no ouvido podem ter sintomas que variam desde dores intensas, que podem se confundir com quadros infecciosos; sensação de ouvido cheio (plenitude aural) ou mesmo perdas auditivas (hipoacusia). Em muitos casos, o paciente se encontra assintomático, sendo o diagnóstico do corpo estranho incidental.

Diagnóstico

A história clínica associada ao exame físico (otoscopia) é suficiente para o seu diagnóstico. Por vezes, quando há suspeita de perfuração da membrana timpânica com queda do CE para a orelha média, é necessária a realização de tomografia computadoriza dos ossos temporais sem contraste.

Tratamento

Existem diversas técnicas de remoção de CE em ouvido, estas serão discutidas em capítulo específico.

Em casos de pacientes não colaborativos ou com suspeita de CE em orelha média se faz necessária a remoção do corpo estranho em centro cirúrgico sob sedação.

Nariz (fossas nasais, coana, rinofaringe)

O nariz é constituído por duas fossas nasais separadas pelo septo nasal, sendo subdividido em três passagens (meatos) pelas conchas nasais (inferior, média e superior). Corpos estranhos de nariz tendem a se localizar no meato inferior, abaixo da concha inferior e na região mais anterior, próxima ao início da concha média.

Epidemiologia

A grande maioria dos casos de CE no nariz ocorre em crianças menores de 8 anos de idade. Corpos estranhos inanimados são os mais frequentes, sendo eles peças de plástico de brinquedos, botões, espumas, papel, comida e baterias. Devemos salientar em especial as baterias ou pilhas pequenas, pelo seu risco de lesão química à mucosa nasal.

Quadro clínico

O sintoma mais importante deste quadro é a secreção nasal (rinorreia) mucopurulenta unilateral.

Diagnóstico

O diagnóstico é realizado através de história clínica, exame físico (rinoscopia anterior) e exame complementar (nasofibrolaringoscopia, radiografia de seios paranasais), se necessário.

A radiografia de seios paranasais irá acrescentar informações importantes caso o material seja radiopaco. Já o exame através da nasofibrolaringoscopia deve ser realizado quando, ao exame da rinoscopia anterior, for possível visualizar a passagem aérea livre até a coana sem a detecção do CE, ou quando, após a remoção de um corpo estranho, houver suspeita de múltiplos CE.

Tratamento

Existem diversas técnicas de remoção de CE no nariz e estas serão discutidas em capítulo específico.

Em casos de pacientes não colaborativos ou com história de CE por bateria (devido à lesão química nos tecidos adjacentes), é necessária a remoção do corpo estranho em centro cirúrgico sob sedação ou anestesia geral, a depender da duração do procedimento.

Bibliografia consultada

1. American Heart Association 2010 American Heart Association (AHA) guidelines for cardiopulmonary resuscitation (CPR) and emergency cardiovascular care (ECC) of pediatric and neonatal patients: pediatric basic life support. Circulation. 2010;122 (Suppl 3):s862-s875.
2. Andrade JSC, Albuquerque AMS, Matos RC, Godofredo VR, Penido NO. Profile of otorhinolaryngology emergency unit care in a high complexity public hospital. Braz J Otorhinolaryngol. Jun 2013; 79(3):312–6.
3. Borin A. Corpo estranho de orelha. Rotinas em Otorrinolaringologia. Porto Alegre: Artmed; 2015.
4. Greggio B, Itamoto CH, Kosugi EM. Corpos Estranhos. São Paulo: Roca; 2009.
5. Heim SW, Maugham KL. Foreign Bodies in the Ear, Nose, and Throat. Am Fam Physician. Oct 2007;76(8):1185-9.
6. Kalan A, Tariq M. Foreign bodies in the nasal cavities: a comprehensive review of the aetiology, diagnostic pointers, and therapeutic measures. Postgrad Med J. 2000;76:484-7.

7. Mangussi-Gomes J, Andrade JSC, Matos RC, Kosugi EM, Penido NO. ENT foreign bodies: profile of the cases seen at a tertiary hospital emergency care unit. Braz J Otorhinolaryngol. Dec 2013;79(6):699-703.

8. Zur KB, Litman RS. Pediatric airway foreign body retrieval: surgical and anesthetic perspectives. Pediatr Anesth. Jul 2009; 19(Suppl 1):109-17.

Corpo Estranho em Vias Aéreas

7

Luiz Hirotoshi Ota
Bruno Leôncio de Moraes Beraldo

Introdução

Nos Estados Unidos, cerca de 300 crianças morrem anualmente em decorrência da aspiração de corpo estranho (ACE).

Se, por definição, corpo estranho (CE) em vias aéreas é todo material estranho às vias aéreas que penetra a laringe, isto é, ultrapassa a glote

Praticamente, todos nós experimentamos uma ACE em algum dia de nossas vidas. Quem na vida não se engasgou com saliva ou alimentos, seguido de tosse em algum momento de sua existência?

Claro está que a endoscopia de vias aéreas inferiores (ou, posteriormente denominada broncoscopia), criada por Gustav Killian, foi fruto da necessidade e do insucesso na retirada de CE apenas via traqueostomia, como até então era praticado na Alemanha. Pelo traqueostoma, às cegas, pinças eram introduzidas na traqueia e, pelo tato, tinha-se sucesso ou não na retirada do CE. Nessa época, na Alemanha, a realização da traqueostomia só era permitida aos cirurgiões. Ter visibilidade do ato da retirada do CE era fundamental e essa foi, talvez, a maior importância dessa nova área da Medicina. O invento obedecia ao postulado científico de Koch, que considera científico o experimento que for reprodutível. Em outras palavras, o sucesso de um procedimento não dependia apenas de sorte circunstancial ou de virtuoses no manejo de tais instrumentos.

Histórico

Em 1897, o otorrinolaringologista Gustav Killian realizou a primeira broncoscopia *in vivo*, justamente para retirar um CE do brônquio direito. De método para retirar CE a broncoscopia evoluiu tanto que levou Sackner a declarar, em 1975, "provavelmente nenhuma outra técnica diagnóstica ou terapêutica revolucionou tanto a prática em pneumologia em tão pouco tempo".

Antes mesmo de Killian, alguns nomes devem ser lembrados, por se constituírem em verdadeiros alicerces de sua criação.

Leuret, 1743, na França, desenvolveu um espéculo para a retirada de pólipos das fossas nasais e da faringe.

Bozini, em 1807, Frankfurt, Alemanha, publicou "The light Condutor, or a Description of a Simple Apparatus for the Illumination of Internal Cavities and Spaces in the Human Body", e logo foi alcunhado de exercer charlatanice por propor o uso de tubos metálicos para permitir a iluminação das entranhas.

Green, em 1828, nos Estados Unidos, notou que a laringe poderia tolerar a presença de CE.

Green, em 1847, New York, intubava a laringe e a traqueia com sonda de borracha para injetar nitrato de prata nas vias aéreas com uma seringa. Isto lhe custou uma acusação de efetuar ato que consistia em "uma impossibilidade anatômica e uma injustificada inovação na prática médica", tendo que se desligar da sociedade médica de New York.

O espanhol Manuel Garcia, professor de canto, em 1854, realizou a primeira laringoscopia indireta, com pequeno espelho ligado a uma haste.

O'Dwyer, em 1885, aperfeiçoou um tubo para dilatar estenoses laríngeas secundárias à difteria e também fez referências às sérias complicações decorrentes dos CE em vias aéreas e chegou a construir finos tubos para a retirada de corpos estranhos.

Kirstein, em 1895, examinou a laringe diretamente com um tubo de O'Dwyer, e também confirmou o pioneirismo de Rosenheim, de que a traqueia também tolerava um tubo rígido, tal qual o esôfago (proeza dos engolidores de espadas), mas chegou a advertir contrariamente, devido ao perigo de avançar à traqueia distal.

Rosenheim criou também endoscópios rígidos para a laringe e, em conjunto com Mikulicz, o esofagoscópio rígido.

De procedimento improvisado, com o seu aperfeiçoamento e globalização na esteira de retirada de CE de vias aéreas, a broncoscopia se estendeu às diversas áreas de atuação diagnóstica e terapêutica, como é nos dias atuais, incorporando novas tecnologias instrumentais, acessórios e associação com outras áreas do conhecimento humano (radiologia, *laser*, crioterapia, radioterapia, cromoscopia, microscopia, autofluorescência, ultrassom etc.).

Epidemiologia

O CE de vias aéreas pode ocorrer em qualquer idade, mas tanto a criança (até os 3 anos) quanto o idoso estão mais sujeitos, assim como também pessoas com alteração do estado de consciência (neuropatas, psicopatas, etílicos e convulsivos), profissionais que têm hábito de manter na boca utensílios e objetos (alfaiate, costureiro, sapateiro, marceneiro), pacientes durante tratamento dentário, constituindo grupos com risco aumentado ou de possuírem fator predisponente à aspiração de CE, como nas síndromes disfágicas. Também portadores de doenças congênitas, às vezes de difícil diagnóstico, como fissura laríngea, e atresias de esôfago com fístula traqueoesofágica.

Há, certamente, grande influência cultural e educacional na origem da aspiração de CE. Certas culturas chegam a considerar virtuoso o trabalhador que "come rápido", como se isso significasse respeito e dedicação a quem lhe emprega. Já se viu em programas infantis de televisão demonstrações de atores e palhaços abocanhando amendoins e grãos arremessados ao ar, o que se constitui em verdadeira afronta à boa educação, ainda mais por se tratar de programas televisivos destinados ao público infantil. Outro traço de má educação é a excessiva conversação durante uma refeição, por ser fator indutor/predisponente de má mastigação e deglutição apressada. Tosse e/ou espirro, choro, movimentos respiratórios amplos e desinibidos durante uma refeição, comorbidades (disfagias de variadas causas como diabetes, esôfago chagásico, megaesôfago, infecções esofágicas como na monilíase, divertículos esofágicos, senilidade, neoplasias da orofaringe, laringe, traqueia, esôfago, estômago e pulmão, esofagites com graus variáveis de cicatrizes, aneis e membranas, síndrome de Plummer-Vinson ou Patterson-Kelly, doença do refluxo gastroesofágico, hérnias diafragmáticas, úlceras medicamentosas e pépticas, uso inadequado de medicamentos, especialmente anti-inflamatórios não hormonais, tetraciclinas, eritromicinas, profiláticos de osteoporose/osteopenia, como os alendronatos), maus hábitos como refeições copiosas próximo à hora de se repousar, podem desempenhar considerável importância na ACE. Observe-se que todas essas causas digestórias guardam relação primária ou secundária com o mau esvaziamento do trato digestivo alto.

A exposição de crianças pequenas a sementes de melancia, de oleaginosas, amendoim em especial, objetos e peças de brinquedos, tampinhas de canetas esferográficas constituem a maioria das ACE. Crianças, inocentemente, levam à boca tais objetos, verdadeiras armadilhas para a ocorrência de ACE. Porque nessa idade a boca é importante meio de se relacionar com o meio (a idade em que se inicia a dentição), instintivamente a criança "morde" objetos ao seu alcance.

Fabricantes de balinhas, sementes, oleaginosas (amendoim, em especial), objetos e brinquedos que serão utilizados por crianças, deveriam preocupar-se com a responsabilidade civil de seus produtos, pois oferecem riscos à saúde e à vida, algo que, no entanto, não invalida a responsabilidade dos pais e educadores dessas crianças.

Há relato de retirada de CE (vértebra de peixe) de vias aéreas de criança com 1 mês de vida, alimento colocado à boca do recém-nascido por carinho do irmão de 2 anos.

Crianças com morte súbita em berçários têm sido notícia de jornais, e uma das causas mais comum é a asfixia que se segue à aspiração de vômitos/regurgitação.

Dessa forma, poder-se-ia afirmar que a aspiração de CE ocorre, na maioria das vezes, por erro cultural, pedagógico e educacional praticado por educadores, fabricantes e comerciantes, produto da ignorância e irresponsabilidade de quem, por dever, deveria zelar para não vitimar os menos protegidos ou os mais vulneráveis. Na concessão de licença para fabricar, importar, vender, comercializar objetos e alimentos, e na formação dos educadores está a solução da maioria das causas de aspiração de CE.

Quadro clínico e radiológico

O quadro clínico é muito variável, desde a morte súbita até o paciente assintomático, por depender de muitas variáveis, destacando-se os atributos físicos, químicos, biológicos do CE, da idade do paciente, do tempo de ocorrência da aspiração, e do local onde e como se instalou o CE.

O CE de vias aéreas pode ser classificado em orgânico e inorgânico, pode ser radiopaco ou não, pode causar morte súbita ao obstruir a laringe ou a traqueia, órgãos ímpares, ou pode obstruir parcial ou totalmente o lúmen brônquico, com mecanismo valvar (privilegia a entrada do ar e dificulta a saída do ar), pode manifestar mínimos sintomas no início e depois se silenciar (acalmia) ou só muito tempo depois, e também pode ser um achado fortuito durante exames. A anamnese dirigida costuma evidenciar algum momento em que houve engasgo com objetos ou alimentos, seguido de tosse. Pesquisar o sufocamento súbito e cujo momento inicial não foi testemunhado é uma das mais importantes informações para que se faça uma precoce suspeita de aspiração de CE.

Em Taiwan, num estudo retrospectivo, em 59% de 53 crianças com aspiração de CE, os próprios pais suspeitaram corretamente, e os sintomas predominantes foram: tosse súbita (72%), dispneia (64%) e chiado (60%).

Também é importante lembrar o oposto, como no paciente que já tem tosse há algum tempo e a ACE ocorreu durante uma tosse enquanto tinha alimento na boca e, na inspiração que antecede a tosse, ocorreu a aspiração, mas, neste caso, em geral, há uma referência à mudança do tipo de tosse, com estabelecimento de nexo causal. No entanto, cabe ao médico desconfiar e pesquisar a existência de ACE também nos pacientes com a cronologia "invertida, em que a tosse ocorreu desde antes da aspiração do CE".

Além da tosse, periódica ou não, persistente ou não, frequente ou não, seca ou produtiva, purulenta ou não, hemóptica ou não, na dependência de tamanho, forma, localização e tempo de ocorrência; a ACE pode causar direta ou indiretamente dispneia, dor torácica, febre, halitose, toxemia, arritmia cardíaca, septicemia, pneumonia de repetição, insuficiência respiratória aguda ou crônica, escoliose, cifose, síndrome de Cushing e comprometimento no crescimento e no desenvolvimento, dependendo da idade do paciente e da data do diagnóstico e do tratamento adequados. Com qual quadro clínico o vitimado pela ACE vai se abrir depende, enfim, da perspicácia e da sorte dos informantes, e do *expertise* do profissional de saúde. A mensagem é uma, a hipótese de ACE deve estar sempre presente em qualquer manifestação clínica em que a via aérea possa estar envolvida, posto que é fato comum a ausência de história voluntária, até mesmo na anamnese dirigida.

Diz-se que são sete os principais sintomas em pneumologia: dispneia, tosse, chiado, febre, hemoptise, dor torácica e alteração da voz. O CE em vias aéreas pode se manifestar com qualquer ou quaisquer desses sete sinais/sintomas, ou sem eles, como achados de exames em que o encontro do CE se torna agradável surpresa, pois a suspeita era uma doença mais grave como uma neoplasia. Ainda assim, essa surpresa "agradável" não descarta a frustração íntima do investigador que não suspeitou de ACE, principalmente quando o retardo diagnóstico acarretou danos irreversíveis ao doente.

O achado de CE radiopaco à radiografia de tórax é patognomônico (Figura 7.1), porém tem uma sensibilidade baixa, de 2 a 19% de acordo com a literatura.

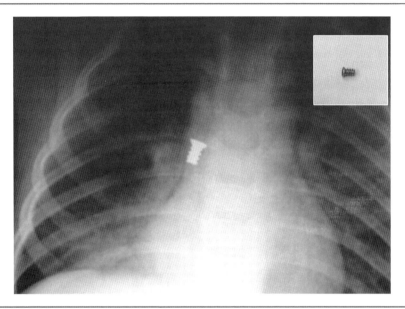

◀ **Figura 7.1** – Corpo estranho radiopaco (cortesia da Dra. Iunis Suzuki).

- **Tamanho do CE**: Quando o CE não é radiopaco e obstrui totalmente um brônquio, provocará atelectasia, cabendo diagnóstico diferencial com broncopneumonia/pneumonia, em geral. Se a obstrução é parcial, o CE pode ter movimento dentro da árvore brônquica, com alterações radiográficas migratórias que podem acompanhar a movimentação do CE. Se o CE for grande, pode se entalar na laringe ou na traqueia, causando asfixia intensa, determinante de conduta imediata ou morte. Se o CE tem dimensão suficiente para penetrar a laringe, pode vir a se enroscar na traqueia, ou em um brônquio central ou periférico, causando atelectasia da área (obstrução total) ou pode ter mecanismo valvar (Figura 7.2), privilegiando a entrada do ar e dificultando a saída do ar, levando à hiperinsuflação desse território e, no extremo, à ruptura do pulmão com pneumotórax hipertensivo e morte, se não tratado em tempo e de forma adequada (CE com mecanismo valvar). Se houver tempo hábil, as radiografias podem corroborar o diagnóstico. Os CE não radiopacos poderão deixar sinais indicativos, tais como hipertransparências (enfisema localizado), ou o oposto, atelectasias, ambas com ou sem deslocamento do mediastino – quando o CE provoca atelectasia, o mediastino desloca-se para o lado doente e causa hiperinsuflação, o mediastino se desloca para o lado são.

É bom lembrar que CE não radiopaco com mecanismo valvar, a radiografia em apneia inspiratória pode ser absolutamente normal, incaracterística de qualquer doença, sendo muito importante e determinante a radiografia do tórax na incidência em PA obtida durante apneia expiratória, na qual poderá ser observada a dificuldade de saída do ar no lado doente, causando enfisema/hipertransparência do território bloqueado, com cúpula frênica homônima rebaixada (devido à hiperinsuflação resultante do represamento aéreo). Nas crianças menores, em que é difícil obter radiografias em apneias inspiratória e expiratória, temos recomendado várias radiografias sequenciais durante o choro, provocado ou não, objetivando obter, randomicamente, a radiografia em inspiração e em expiração.

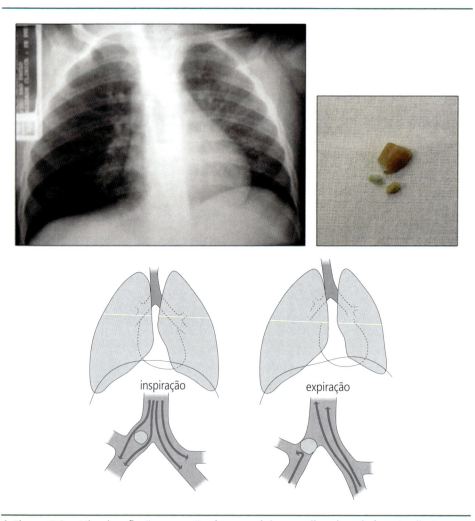

◀ **Figura 7.2** – Hiperinsuflação por grão de amendoim, arrolhando o brônquio direito com mecanismo valvar, como demonstrado em ilustração. Prakash & Cortese (modificado de Prakash UBS. Bronchoscopy. New York: Raven Press; 1994. Chapter 18, p. 255).

- **Forma do CE**: Dependendo da forma podem ocorrer ferimentos das vias aéreas, principalmente os CE pontiagudos e cortantes. O CE arredondado tende a dificultar a retirada, quando arrolha um brônquio, dificulta a passagem de instrumentos endoscópicos e também sua apreensão, principalmente grãos que se embebem na umidade da mucosa brônquica e aumentam de volume, ocluindo totalmente a luz brônquica, como ocorre com grãos de feijão cru e amendoim.
- **Natureza do CE:** O CE orgânico costuma causar alterações inflamatórias mais exuberantes, pela irritação química que determina nas suas adjacências. É conhecida a bronquite araquídica causada pelo ácido araquidônico, presente no grão de amendoim, uma das mais frequentes aspirações alimentares. Entretanto, também as aspirações de produtos orgânicos como consequentes à doença do refluxo gastresofágico podem causar alterações pulmonares periféricas de forma lenta, gradual e progressiva, com quadro clínico "brando" que dificulta ou retarda o seu diagnóstico.

Entretanto, CE inorgânicos também podem causar irritação, por meio de processo oxidativo (metais), granulomas de CE ou por formações de úlceras (caso de baterias elétricas que, na umidade das mucosas têm o circuito fechado, com descarga elétrica e queimaduras locais ou, o que é pior, pela liberação de compostos tóxicos e irritantes à mucosa local). As baterias, em especial, pela sua forma discoide com um lado plano e outro convexo, sem borda saliente como uma moeda, de superfície lisa, com as alterações inflamatórias adjacentes, friabilidade tissular e hemorragia, têm apreensão difícil com qualquer instrumento, sendo, em nossa experiência, um dos mais temidos CE pelos efeitos mórbidos e de difícil resolução.

Estudos demonstram que a maioria dos corpos estranhos aspirados não são radiopacos e, mais frequentemente, de origem alimentar. Em crianças menores de 3 anos, 80% dos corpos estranhos nas vias aéreas são alimentos, em especial amendoim, sementes de frutas como melancia, girassol, ou outros não radiopacos. Na maioria dos casos de CE radiopacos (Figura 7.3) há objetos os mais variados, como tampa de caneta, bijuterias e outros objetos inorgânicos.

Em adultos, o tipo mais comum também é o alimento aspirado, sendo ossos de galinha ou peixe, responsáveis por aproximadamente 50% dos CE aspirados, seguidos por plantas, sementes, pregos, grampos, agulhas, tachinha, fragmentos de dentes ou o próprio dente, e efeitos iatrogênicos (tais como partes de dentaduras, cânulas traqueais e limas de dentistas).

Nunca é demais frisar que os sinais radiológicos descritos acima nem sempre são consistentes, e em radiografias de tórax normais podem ser encontrados em média em 25% (16 a 34%) das crianças com ACE.

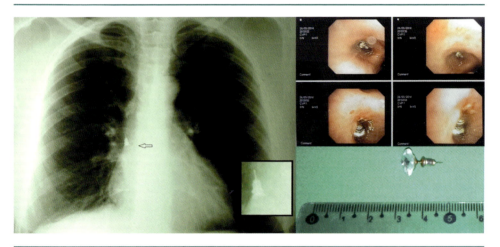

◀ **Figura 7.3** – Corpo estranho radiopaco retirado de adulto – ACE por paciente asmática, com o hábito de guardar o brinco dentro do inalador pressurizado. Detalhe em destaque.

Diagnóstico

O diagnóstico presuntivo é tão ou mais importante que o diagnóstico final. O médico experiente dificilmente deixa de fazer essa suspeição, que poderá ser confirmada com radiografias do tórax (incidências posteroanterior, em inspiração e expiração, e em perfil), tomografia computadorizada do tórax e broncoscopia. A radiografia de tórax é importante instrumento, na medida em que é popular, barata e "existe em qualquer lugar", mas deve ser bem-feita e bem interpretada.

A sensibilidade diagnóstica da radiografia de tórax varia entre 60 e 90% na literatura, embora seja rotina na ACE, tem pouco valor para estabelecer o diagnóstico diferencial entre a ACE e a infecção do trato respiratório, já que a maioria dos CE aspirados não é radiopaca.

Uma alternativa à avaliação broncoscópica em pacientes com suspeita de ACE é a realização de tomografia computadorizada de tórax (TCT). Seu uso tem sido reforçado com a introdução de tomografia computadorizada *multislice* com reconstrução em três dimensões e broncoscopia virtual.

A TCT, ocasionalmente demonstra opacidades não percebidas na radiografia simples, principalmente, naqueles pacientes que se apresentam muito tempo após a ACE, já sofrendo de múltiplas complicações, como broncopatias e bronquiectasias; também é útil na programação e na estratégia do tratamento, bem como no seguimento após a retirada do CE como forma de avaliação de possíveis sequelas pulmonares. O diagnóstico diferencial inclui obstruções traqueobronquiais causadas por compressão extrínseca das vias aéreas (por exemplo, linfonodomegalias, tumores, cardiomegalia) ou obstruções intraluminais (como tumores, granulomas, como da tuberculose, secreções e tampões de muco como em pneumonia bacteriana, fibrose cística, asma, abscesso pulmonar e laringotraqueobronquite aguda).

Elevação da contagem de leucócitos acima de 10.000/mm^3 foi demonstrado como estatisticamente significante por Heyer e cols., tida como resposta mais rápida à bronquite induzida pela ACE, e/ou inflamação pulmonar pós-estenótica, ao passo que a elevação da PCR se segue após horas.

Localização comum

Na literatura, encontramos maior incidência de alojamento de CE no brônquio principal direito (35,3 a 58%), seguido pelo brônquio principal esquerdo (24,2 a 36%) e traqueia (6 a 6,6%), porém alguns autores apontam comprometimento mais frequente à esquerda.

Em < 1% dos casos, o CE se encontra em região subglótica, podendo os sintomas ser atribuídos a outras causas.

Tratamento

A broncoscopia tem finalidade diagnóstica e terapêutica.

Na literatura médica especializada há um consenso de que a broncoscopia rígida é o método de eleição na retirada do CE de vias aéreas, principalmente se grande, em traqueia e brônquios principais, locais que oferecem dificuldades de apreensão com instrumentos delicados como os da fibroscopia.

Entretanto, como tática, primeiro se realiza a broncoscopia flexível (Figura 7.4) para um inventário e, dependendo do achado endoscópico, define-se a associação ou não de broncoscopia rígida, além da escolha do arsenal a ser empregado.

A retirada de CE de vias aéreas pode resultar em ato simples e rápido, mas pode ser até fatal, dependendo de variáveis imponderáveis. Além do oportunismo, *expertise* e sorte na retirada de CE, um CE "difícil" implica o concurso de vários recursos humanos e materiais, e constitui-se em bom exemplo de ação multidisciplinar e sinergia, envolvendo enfermagem, anestesiologista, radiologista, radioscopia e auxiliares familiarizados com este tipo de procedimento. Dentre os recursos materiais, o ideal é que se execute em uma sala cirúrgica, com acesso fácil a todos os instrumentos e materiais cirúrgicos para executar até uma toracotomia, sondas de intubação, bloqueadores brônquicos, dois aspiradores (um exclusivo para o endoscopista, e outro exclusivo para o anestesiologista), pinças especialmente desenhadas para uma ampla gama de CE, alças de polipectomia, *baskets*, cateter de Fogarty, broncoscópios rígidos e flexíveis, cânulas de traqueostomia, laringoscópios (comuns e de suspensão), fontes de luz para fibroscópio e tubo rígido independentes. O trabalho sinérgico e harmônico desse grupo, sem improvisações, fiel a critérios muito bem estabelecidos e treinados, traz bons resultados mesmo nos "CE difíceis".

As ressecções pulmonares ou de vias aéreas e as broncotomias são restritas às complicações decorrentes das lesões provocadas pelo CE, em geral quando muito antigos. Na ocorrência de pneumotórax, hipertensivo ou não, é quase imprescindível a drenagem pleural antecedendo a broncoscopia.

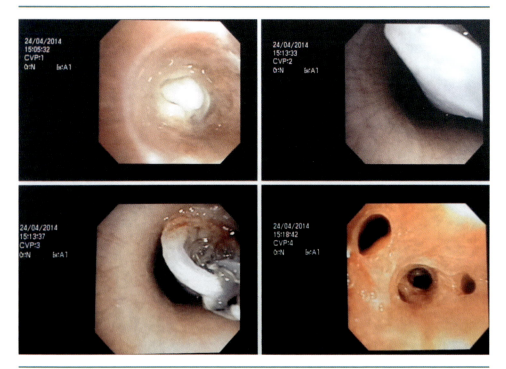

◀ **Figura 7.4** – Corpo estranho (tampa de caneta) aspirado por criança, impactado em brônquio intermédio, levando à pneumonia, sendo retirado com o uso de broncoscopia flexível e uso de pinça dente de rato. Observa-se na última imagem brônquios novamente pérvios, depois de retirada do CE e toalete brônquica.

Complicações

Durante e após a retirada de CE, as complicações mais comuns são laringite, laringoespasmo, broncoespasmo, atelectasia, pneumonia, febre, rotura de via aérea (pneumotórax, pneumomediastino), hemoptise e hipoxemia/dessaturação.

Quando se usa broncofibroscópios, frequentemente o CE tem dimensões que não o deixam passar na luz do tubo orotraqueal. Neste caso, pode-se sacar em monobloco a cânula de intubação, depois de esvaziado o seu *cuff*, e o endoscópio com a pinça segurando o CE. Para evitar esse problema, recomenda-se a utilização de máscara laríngea, cuja porção tubular é bem mais calibrosa e permite melhor ventilação do paciente, e maior facilidade no manejo dos instrumentos.

Complicações mais frequentes guardam, geralmente, associação com os casos de diagnóstico tardio, cursando com: pneumonia; bronquiectasias; atelectasia permanente; necessidade de ressecções pulmonares ou de parte do pulmão; parada cardiorrespiratória; sequela neurológica secundária à asfixia; e, por fim, morte.

Conclusão

Nem sempre se pode contar com o testemunho de pacientes relacionados à ACE.

É necessário enfatizar a importância de se realizarem campanhas educacionais na mídia (televisão, rádio, jornais, entrevistas em programas com médicos e educadores para a comunidade pediátrica), como ocorrido em Israel (1982 a 1983), que reduziram em 35% a ocorrência de ACE.

Desconfiar sempre de ACE em queixas, mesmo as mais vagas, e alterações nos exames de imagem (radiografia, TCT).

A anamnese bem conduzida e dirigida pode elevar o grau de suspeição de ACE. Suspeita de ACE significa aprofundar na propedêutica armada, pois um diagnóstico postergado pode ser fatal.

Do ponto de vista preventivo, há que se esmerar na educação, não só das vítimas em potencial para a ACE, mas, principalmente, criar motivação para educar educadores, pais – cuidadores dos mais suscetíveis –, e fabricantes e vendedores de objetos e alimentos (desde sua concepção até sua distribuição), sempre tendo em mente despertar para o risco potencial a que exporão os usuários com seus produtos.

Agradecimentos

À Dra. Iunis Suzuki, pela cessão de imagem.

Ao Dr. Caio Augusto Sterse da Mata, pela formatação de algumas das imagens.

Bibliografia consultada

1. Martinot A, Closset M, Marquette CH et al. Indications for flexible versus rigid bronchoscopy in children with suspected foreign-body aspiration. Am J Respir Crit Care Med. 1997;155(5):1676-9.

2. Adaletli I, Kurugoglu S, Ulus S et al. Utilization of low-dose multidetector CT and virtual bronchoscopy in children with suspected foreign body aspiration. Pediatr Radiol. 2007; 37:33-40.

3. Tokar B,Ozkan R,Ilhan H. Tracheobronchial foreign bodies in children: importance of accurate history and plain chest radiography in delayed presentation. Clin Radiol. 2004;59(7):609-15.

3. Baharloo F, Veyckemans F, Francis C, Biettlot MP, Rodenstein DO. Tracheobronchial foreign bodies: presentation and management in children and adults. Chest. 1999;115:1357-62.

4. Barrios JE, Gutierrez C, Lluna J et al. Bronchial foreign body: Should bronchoscopy be performed in all patients with choking crisis. Pediatr Surg Int. 1997;12:118-20.

5. Chiba EK, Jacomelli M. Broncoscopia Rígida na Retirada de Corpos Estranhos de Vias Aéreas. In: Pedreira Jr WL, Jacomelli M. Broncoscopia Diagnóstica e Terapêutica. São Paulo: Atheneu; 2005.

6. Chiu CY, Wong KS, Lai SH, Hsia SH, Wu CT. Factors Predicting Early Diagnosis of Foreign Body Aspiration in Children. Pediat Emerg Care. 2005;21(3):161-4.

7. Corrêa EP, Figueiredo VR, Jacomelli M. A Utilização da Broncoscopia Flexível na Retirada de Corpos Estranhos de Vias Aéreas. In: Pedreira Jr WL, Jacomelli M. Broncoscopia Diagnóstica e Terapêutica. São Paulo: Atheneu; 2005.

8. Deskin R, Young G, Hoffman R. Management of pediatric aspirated foreign bodies. Laryngoscope. 1997;107:540-3.

9. Edell ES, Sanderson DR. History of Bronchoscopy. In: Prakash UBS (ed). Bronchoscopy. New York: Raven Press Ltd.; 1994.

10. Emir H, Tekant G, Besik C et al. Bronchoscopic removal of tracheobronchial foreign bodies: value of patient history and timing. Pediatr Surg Int. 2001;17(2-3):85-7.

11. Griffiths DM, Freeman NV. Expiratory chest X Ray examination in the diagnosis of inhaled foreign bodies. Br Med J. 1984 Apr 7;288:1074-5.

11. Haliloglu M, Ciftci AO, Oto A et al. CT virtual bronchoscopy in the evaluation of children with suspected foreign body aspiration. Eur J Radiol. 2003;48:188-92.

12. Heyer CM, Bollmeier ME, Rossler L, Nuesslein TG, Stephan V, Bauer TT et al. Evaluation of clinical, radiologic, and laboratory prebronchoscopy findings in children with suspected foreign body aspiration. J Pediat Surg. 2006;41:1882-8.

13. Killian G. Meeting of the Society of Physicians of Freiburg Dec 17, 1897. Munch Med Wochenschr. 1989;45:378.

14. Kocaoglu M, Bulakbasi N, Soylu K et al. Thin-section axial multidetector computed tomography and multiplanar reformatted imaging of children with suspected foreign-body aspiration: is virtual bronchoscopy overemphasized? Acta Radiol. 2006;47:746-51.

15. Kosucu P, Ahmetoglu A, Koramaz I et al. Low-dose MDCT and virtual bronchoscopy in pediatric patients with foreign body aspiration. AJR Am J Roentgenol. 2004;183:1771-7.

16. Lin L, Lv L, Wang Y, Zha X, Tang F, Liu X. The clinical features of foreign body aspiration into the lower airway in geriatric patients. Clin Interv Aging. 2014:9:1613-8.

17. Merangolo S, Monnetti C, Meneghini L et al. Eight years' experience with foreign-body aspiration in children: What is really important for timely diagnosis? J Pediatr Surg. 1999;34:1229-31.

18. Ota LH, Susuki I. Corpo estranho de vias aéreas. Pneumologia Paulista. 2009;22,6:66-70.

19. Pasaoglu I, Dogan R, Demircin M et al. Bronchoscopic removal of foreign bodies in children: retrospective analysis of 822 cases. Thorac Cardiovasc Surg. 1991;39(2):95-8.

20. Righini CA, Morel N, Karkas A et al. What is the diagnostic value of flexible bronchoscopy in the initial investigation of children with suspected foreign body aspiration? Int J Pediat Otorhinolaryngol. 2007;71,1383-90.

21. Sackner MA. Bronchofiberscopy. Am Ver Resp Dis. 1975;3:62-88.

22. Sadan N, Raz A, Wolach B. Impact of Community Educational Programmes on Foreign Body Aspiration in Israel. Eur J Pediatr. 1995;154:859-62.

23. Sersar SI, Rizk WH, Bilal M et al. Inhaled Foreign Bodies: Presentation, Management and Value of History and Plain Chest Radiography in Delayed Presentation. Otolaryngol Head Neck Surg. 2006;134,92-9.

24. Svedstörm E, Puhakka H, Kero P. How accurate is chest radiography in the diagnosis of tracheobronchial foreign bodies in children? Pediatr Radiol. 1989;19:520-2.

25. Tan HK, Brown K, McGill T et al. Airway foreign bodies (FB): a 10-year review. Int J Pediatr Otorhinolaryngol. 2000;56(2):91-9.

26. Zerella JT, Dimler M, McGill LC et al. Foreign body aspiration in children: value of radiography and complications of bronchoscopy. J Pediatr Surg. 1998;33(11):1651-4.

Corpo Estranho em Esôfago

8

Luiz Hirotoshi Ota
Bruno Leôncio de Moraes Beraldo

Introdução

O corpo estranho em esôfago (CEE) e a impacção de bolo alimentar no esôfago são ocorrência comum nos serviços de pronto atendimento, com significante morbidade e mortalidade. Nos Estados Unidos, a ocorrência de CEE relatada em 2007 foi de 127.000/ano. Dados que junto com a impacção de bolo alimentar representam 4% das endoscopias de emergência.

Dentre todos os corpos estranhos do trato digestório, o local mais frequentemente afetado é o esôfago (50-75%), em consequência de sua anatomia e fisiologia.

O esôfago é órgão ímpar, tem parede muito fina, não apresenta serosa protetora na sua quase totalidade e apresenta estreitamentos fisiológicos na altura dos esfíncteres superior e inferior (na região do hiato esofágico e cárdia), pelas compressões do arco aórtico e do brônquio esquerdo.

Anormalidades anatômicas e funcionais do esôfago podem potencializar a ocorrência de CEE como também aumentar o risco de complicações.

É numerosa a lista de possíveis disfunções locais e estenoses, como a esofagite de causas variadas com ou sem cicatrizes pépticas, comorbidades como diabetes melito, monilíase do trato digestivo alto, a acalasia da cárdia, aneis (de Schatzki e de Templeton, da síndrome de Schatzki-Gary) e membranas esofágicas (síndrome de Plummer-Vinson ou Patterson-Kelly), doença do refluxo gastroesofágico com ou sem hérnia hiatal, válvulas antirrefluxo (como a de Nissen), malformações e outras, como divertículos (de Zenker, de tração, epifrênico), compressão extrínseca por aneurisma de aorta, tumores de mediastino, síndrome de Sjögren, esclerodermia. Há também condições patológicas que favorecem a ocorrência de CEE: todas as causas de mau esvaziamento gástrico (disfunção do marca-passo gástrico, neoplasias, úlceras, cicatrizes gástricas e duodenais, disfunções biliares, diabetes melito (esofagopatia, gastroparesia diabética), esofagopatia senil, esofagite eosinofílica, colelitíase, discinesia biliar, colecistocoledocolitíase.

A anatomia e a vizinhança de estruturas muito nobres e vitais exigem que a retirada do CEE seja a mais precoce possível, principalmente com objetos que aumentam o risco de complicações graves (cortantes, baterias de lítio ou similares, por exemplo), e se o CEE se alojar no terço proximal do esôfago (onde o risco de complicações do CEE é 25% maior em presença de evidências clínicas de obstrução completa, como a sialorreia e incapacidade de deglutir a própria saliva). Nessas eventualidades, fica dispensado o tempo de jejum para o procedimento.

Sabe-se que qualquer CEE pode dobrar o risco de complicações em 24 h e aumentar em sete vezes, em 72 h.

Epidemiologia

Há na literatura muita controvérsia se o CEE ocorre mais em adultos ou em crianças, algo que pode depender de os serviços serem mais procurados por crianças e outros por adultos. Infelizmente, em nosso país, não há dados estatísticos ainda hoje a esse respeito.

Nos Estados Unidos, 75% dos CCE ocorrem em crianças com menos de 5 anos de idade. Moedas, botões, peças plásticas, baterias, pequenos ossos e espinhos são os mais frequentes CEE, e 10% dessas crianças são reincidentes.

A ingestão de baterias por crianças tornou-se mais frequentes nos últimos anos, devido ao aumento da acessibilidade aos brinquedos e dispositivos eletrônicos.

No Hospital das Clínicas de São Paulo, no intervalo de 3 anos (1995-7), 518 entre 774 (67%) pacientes atendidos no pronto-socorro eram adultos e 256 (33%) crianças.

Em crianças, a presença de condições facilitadoras ou indutoras para a ocorrência de CEE (p. ex., doenças de esôfago pré-existentes) ocorre em mais de 80% dos casos, incluindo aí 53% de casos de esofagite eosinofílica.

Afortunadamente, apenas de 10 a 20% dos pacientes com CEE requerem a retirada endoscópica.

Entre os adultos, a ocorrência de CEE é acidental em 95% dos casos. Elas incluem ossos de animais, palitos dentários e as impacções de bolos alimentares, sendo que em 2/3 dos casos são pedaços de carne (no Ocidente, "síndrome da casa de carnes") ou espinhos e ossos de peixe (entre asiáticos). Também em adultos, moeda é um dos objetos mais comuns CEE.

Pacientes com vida agitada, maus hábitos alimentares, mastigação inadequada, má saúde dentária ou em tratamento dentário, uso de próteses dentárias, problemas psiquiátricos, etilismo, portadores de epilepsia e portadores de doenças esofágicas prévias, concorrem para a maior ocorrência de CEE em mais de 30% das vezes. Observa-se também o aumento da incidência de casos em que traficantes e "mulas" transportam drogas ilícitas em pequenos sacos plásticos deglutidos, para serem recuperados do estômago ao alcançarem o destino.

História clínica

A história típica em um pronto atendimento é muito variável, indo desde a quase ausência de queixas (em até 50% das vezes, principalmente se for criança muito pequena, apresenta-se como distúrbio mental pregresso) até um quadro bastante sugestivo, com relato de agitação, desconforto, disfagia, odinofagia, sialorreia, vômito, chiado e angústia respiratória (crianças que ainda não se comunicam verbalmente, e pacientes psicopatas ou com retardo mental). A disfagia seguida de odinofagia e sialorreia com laivos de sangue são sintomas que exigem condutas em caráter de urgência/emergência, porque podem significar perfuração ou laceração da parede do esôfago. A perfuração pode se seguir de quadro infeccioso, com enfisema subcutâneo, edema/celulite cervical, pneumomediastino e mediastinite, com ou sem abscesso e empiema pleural.

Em adultos e idosos, a distração, o estado de consciência, comorbidades, o efeito colateral de medicamentos (uso inadequado ou descuidado de cortisonas, cálcio oral, inibidores da reabsorção óssea etc), diabetes melito, falha no mecanismo de deglutição e acidentes provocados ou facilitados por mau estado dentário, próteses dentárias inadequadas, mastigação insuficiente, são as causas mais comuns de CEE. As dentaduras subtraem a sensibilidade do palato, e palitos e ossos, juntamente com alimentos como carnes, podem ser deglutidos inadvertidamente.

Adultos, na idade produtiva, também são suscetíveis aos mesmos motivos dos idosos, mas principalmente relacionados à esofagite eosinofílica, esofagite cicatricial, com anel de Schatzki (síndrome de Schatzki-Gary), estenoses pépticas em graus variados, e distais (esofagite por refluxo).

Diagnóstico

O diagnóstico se inicia com a suspeita clínica de CEE frente a fatos testemunhados, ou quando são relatadas disfagia, odinofagia, sialorreia, principalmente.

O emergencista deve sempre se lembrar da possibilidade de CEE e de aspiração de corpo estranho pelas vias aéreas (ACE), principalmente quando ocorrerem manifestações agudas como as referidas. Quando houver um arrefecimento dos sintomas (pode ser apenas um período de acalmia, e este momento, pouco sintomático ou assintomático, se torna traiçoeiro), não se deve fazer baixar o ímpeto da investigação; ao contrário, deve-se aumentar a suspeita clínica de CEE e/ou ACE, pois, ocasionalmente, o profissional se depara com essas condições, meses, anos ou décadas após a ocorrência de ingestão/aspiração do corpo estranho.

Antes de qualquer ato, é preciso garantir a integridade respiratória, pois um corpo estranho entalado no seio piriforme, na hipofaringe, num divertículo de Zenker, pode causar dispneia e indicar até a necessidade de intubação orotraqueal.

Na anamnese, obtida rápida e objetivamente, é mandatório procurar se informar a respeito da possível natureza do corpo estranho: se material orgânico ou inorgânico, se metálico, se pontiagudo ou com arestas, se objetos que podem provocar corrosão (baterias alcalinas, por exemplo).

Se as condições clínicas permitirem, deve-se sempre obter radiografias em incidências posteroanterior e perfil do pescoço, tórax e abdome. Do abdome solicitam-se também radiografias com o paciente em posição ortostática e deitado. Dependendo do tipo de corpo estranho, se não radiopaco e do estado clínico do paciente, pode ser necessária a avaliação por tomografia computadorizada das partes interessadas. Se houver suspeita clínica de complicações como perfuração do esôfago, deve-se buscar enfaticamente a presença de enfisemas mediastinal, cervical, subfrênico, subcutâneo, derrame pleural e outros sinais relacionados. Em pacientes mentalmente incapazes, a busca por mais de um corpo estranho é importante.

É consenso geral que contrastes baritados não devem ser empregados, pois podem dificultar a retirada endoscópica do corpo estranho, levando também à aspiração do mesmo (em caso de obstrução do lúmen esofágico, vômitos e/ou regurgitação), sendo também contraindicados se houver perfuração esofágica.

Se nenhum dos métodos empregados for suficiente para o diagnóstico, a endoscopia digestiva alta deve ser indicada sempre que houver a suspeita de CEE, pois pequenas espinhas de peixe podem causar falhas diagnósticas a esses métodos.

A tentativa de diagnóstico o mais preciso e completo quanto ao local, à natureza do corpo estranho e às complicações é importante porque vai determinar a escolha do tratamento e os equipamentos e acessórios necessários.

Tratamento

Antes de se iniciar o tratamento, a boa norma indica que se deve obter o consentimento pós-informado, com ênfase na explicação ao paciente ou seu responsável legal a respeito dos aspectos de risco envolvido, além de explicações do local, natureza e forma do CEE. Em pacientes dementes ou inimputáveis, "mulas" e presidiários, pode ocorrer um desafio ético, na medida em que se terá que se expor o diagnóstico antes do procedimento para evitar futuros questionamentos se houver complicações graves e fatais.

É de suma importância a integração do serviço de endoscopista com o serviço de anestesiologia e seus equipamentos (acesso a máscara laríngea, material de intubação completo, sistemas de monitoração cardiorrespiratória) e com o departamento de diagnóstico por imagem (sala híbrida ou, no mínimo, sala dotada de radioscopia).

No ambiente em que se realizará o tratamento, na emergência, é fundamental a harmonia, o silêncio, a sinergia, a sincronia e o pró-ativismo, sem alardes (só o líder, ou apenas um fala, em cada momento), sem improvisações, e com acesso fácil aos instrumentos e acessórios previamente escolhidos, bem definidos e combinados com a equipe. O aspirador de secreções do endoscopista é de seu uso exclusivo, assim como o do anestesiologista o é, indicando, portanto, a necessidade de pelo menos dois aspiradores adequadamente funcionantes, lembrando que o endoscopista e o anestesiologista "disputam o mesmo espaço".

Jamais o endoscopista e o anestesiologista devem ficar a sós com o paciente; é muito importante que haja sempre alguém habilitado e habituado a lidar com esta emergência na sala do procedimento, pronto para ser acionado se necessário.

Para o perfeito funcionamento, é preciso, além de toda a infraestrutura, treinamento em equipe para a devida capacitação. Infelizmente, em nosso meio, o que predomina é a ausência de equipe assim treinada, e tudo depende do virtuosismo e da capacidade criativa da equipe.

Para a sedação e a anestesia, a regra geral é a sedação consciente e a anestesia tópica com lidocaína, com o paciente em decúbito lateral esquerdo, como se estivesse numa endoscopia digestiva alta rotineira.

Em crianças muito novas, pacientes com baixa tolerância ou pouco colaborativos: a multiplicidade de CEE, a informação prévia de falha na retirada do corpo estranho, ou quando está indicado o uso de endoscópio rígido, é preferível a anestesia geral, com intubação orotraqueal, tomando-se todo o cuidado para evitar a aspiração de vômitos ou de material refluído do estômago, pois frequentemente o paciente não está em jejum pleno.

Na maioria das vezes, o tratamento endoscópico é o suficiente. Um bom serviço de endoscopia deve estar preparado com acessórios como pinças dente de rato, pinça boca de jacaré, pinça com ponta de borracha, pinças robustas de retirar/remover próteses, pinça tridente, *basket* de Dormia, pinça com alça (semelhante à de polipectomia), pinça com laço e cesto, *overtube*, clipes endoscópicos, jogo de *stents* esofágicos. Há serviços dotados de aparelho crioterápico para a retirada do corpo estranho. Cada instrumento desses tem melhor desempenho para cada tipo de corpo estranho e para cada situação. O *overtube* serve para encapar as partes mais expostas de corpos estranhos cortantes ou perfurantes.

Na impacção de bolo alimentar, dependendo do tamanho e do volume, prefere-se empurrar o bolo alimentar ao estômago, se for possível, já que pode oferecer maior risco de ser aspirado pela via aérea durante o curto tempo de retirada do alimento na orofaringe ou hipofaringe.

Corpos estranhos de consistência dura, se muito pequenos, costumam avançar intestino abaixo sem maiores complicações, mas há corpos estranhos cortantes, pontiagudos ou mesmo de plástico duro, que podem causar perfuração no estômago (principalmente na região pilórica), no arco duodenal, na válvula ileocecal e, ocasionalmente, no divertículo de Meckel.

Mesmo com o sucesso na retirada do corpo estranho por via endoscópica, o endoscopista deve reintroduzir o endoscópio e executar primorosa revisão endoscópica na busca de eventual complicação de seu ato, e também na busca de outro(s) corpo(s) estranho(s).

O tratamento é cirúrgico se houver perfuração do esôfago, principalmente se for de longa data, na dependência da natureza do corpo estranho (baterias causam necrose e fístulas, por exemplo), estados patológicos preexistentes do esôfago ou de outras comorbidades, e da existência de mediastinite.

Raros casos complicados com perfurações pequenas e recentes do esôfago, sem mediastinite ou contaminação mediastinal, sem pneumotórax, sem febre, dentro de estreitos limites, puderam receber tratamento conservador, com o uso de clipes endoscópicos, colocação de *stents* recobertos, jejum, antibioticoterapia profilática, medidas gerais de suporte e acompanhamento tomográfico.

Complicações

Podem ocorrer devido à isquemia da mucosa, secundário à impactação esofágica prolongada, ou por iatrogenia, durante ou após a remoção ou retirada do CE. No entanto, é importante salientar que as complicações mais graves ocorrem, principalmente, antes do tratamento médico, e complicações relacionadas à endoscopia são raras.

Complicações graves, como perfurações, obstruções, infecções, hemorragia massiva, fístula, migração do corpo estranho para fora do trato digestivo, são raras (entre 1 e 5%), sendo a perfuração do esôfago a mais frequente e temida.

Com relação às baterias, estas passam facilmente através do trato gastrointestinal superior e são eliminadas nas fezes em poucos dias. Em crianças pequenas, as baterias com 20 mm ou mais de diâmetro, podem impactar-se no esôfago e causar danos locais, devido à dissolução dos componentes ativos dentro do trato digestivo superior, o que se associa a uma forte reação exotérmica no tecido, causando graves lesões de mucosa que se assemelham à queimadura de pele. Complicações raras, excepcionalmente, incluem perfuração esofágica ou aórtica, fístula traqueo-esofágica, fístula traqueoesofágica com choque hemorrágico fatal, devido à erosão de vasos tireoidianos inferiores, sangramento esofágico grave, paralisia de prega vocal bilateral e intoxicação por metal pesado (lítio e mercúrio); porém, em 97% dos casos, o tamanho da bateria é inferior a 15 mm. Estudo prospectivo evidenciou em casuística de 105 pacientes, 38% de complicações gerais, sendo 9% durante a retirada endoscópica, e destes, 1% com perfuração.

Há que se ter cuidados quando da retirada de saquinhos com drogas ilícitas, evitando-se o uso de pinças com dente, pois pode levar ao vazamento do conteúdo e consequente intoxicação aguda do paciente.

A mortalidade é baixa, como demonstrado em estudo, com apenas uma fatalidade em 2.206 crianças examinadas, e cinco complicações graves em 127.000 pacientes adultos, porém sem mortalidade.

Conclusão

Na maioria das séries, o sucesso na retirada de CEE gira em torno de 95%.
Apenas 1/3 dos corpos estranhos deglutidos há menos de 6 horas são encontrados. Corpos estranhos, que não oferecem perigo de perfurações ou de complicações, mas que avançaram além do ângulo de Treitz, devem ser acompanhados, quer por radiografia, quer por tamisação fecal.

Corpos estranhos considerados "perigosos" (como cortantes, pontiagudos, longos, baterias), e que ultrapassaram o ângulo de Treitz, devem ser acompanhados mais amiúde para se constatar a progressão do corpo estranho dentro do lúmen intestinal, devendo ser considerada a sua retirada via endoscópica (enteroscopia) ou cirúrgica, caso a progressão seja interrompida, pois, às vezes o corpo estranho pode se alojar em um divertículo. O paciente deve ser avisado quanto à eventual aparição de sinais e sintomas de perfuração intestinal (dor súbita, febre e íleo abdominal).

Mosca e cols. relataram falha na retirada de corpos estranhos do esôfago em 1 e 2%, respectivamente, em série de crianças e de adultos.

Deve-se fazer menção também à forma de apresentação de certos medicamentos, principalmente aqueles que, potencialmente, provocam lesões na mucosa do esôfago se à sua parede se aderem. Não por acaso, muitos medicamentos como alendronatos são ingeridos com bastante líquido, e o paciente orientado a se manter sentado ou em pé, por longo tempo, por mais de 1 hora, para não permitir a aderência do medicamento na parede esofágica.

A empresa farmacêutica poderia modificar a forma de comprimidos discoides, os mais afeitos a se reterem no esôfago, para formas ovoides e de superfície lisa, ou encapsulados, como existem em alguns países. Mesmo assim, ainda haverá os casos de medicamentos que podem "voltar" ao esôfago, se existir refluxo gastroesofágico.

É muito importante a revisão endoscópica seguida à retirada do corpo estranho, mesmo que aparentemente tenha sido ilesa. Não por acaso, muitos autores mantêm o paciente internado e por observação em 24 h, com as devidas recomendações de observância domiciliar, mesmo após a alta hospitalar. Especiais observações devem ser feitas na prevenção de efeitos lesivos tardios, como em queimadura/corrosão por componentes alcalinos das baterias.

Bibliografia consultada

1. Bronstein AC, Spyker DA, Cantilena Jr LR et al. 2007 Annual Report of the American Association of Poison Control Centers' National Poison Data System (NPDS): 25th Annual Report. Clin Toxicol (Philadelphia, PA). 2008;46:927-1057.

2. Mosca S, Manes G, Martino R et al. Endoscopic management of foreign bodies in the upper gastrointestinal tract: report on a series of 414 adult patients. Endoscopy. 2001;33:692-6.

3. Tokar B, Cevik AA, Ilhan H. Ingested gastrointestinal foreign bodies: predisposing factors for complications in children having surgical or endoscopic removal. Pediat Surg Int. 2007;23:135-9.

4. Ikenberry SO, Jue TL, Anderson MA et al. Management of ingested foreign bodies and food impactions. Gastrointest Endosc. 2011;73:1085-91.

5. Michaud L, Bellaiche M, Olives JP. Ingestion of foreign bodies in children. Recommendations of the French-Speaking Group of Pediatric Hepatology, Gastroenterology and Nutrition. Arch Pediat. 2009;16:54-61.

6. Marom T, Goldfarb A, Russo E, Roth Y. Battery ingestion in children. Int J Pediat Otorhinolaryngol. 2010;74:849-54.

7. Chaves DM, Ishioka S, D'Antonio S. Corpos Estranhos de Esôfago. In: Sakai P, Ishioka S, Maluf Filho P (eds). Tratado de Endoscopia Digestiva Diagnóstica e Terapêutica. Rio de Janeiro: Atheneu; 2001.

8. Diniz LO, Towbin AJ. Causes of esophageal food bolus impaction in the pediatric population. Dig Dis Sci. 2012;57:690-3.

9. Eisen GM, Baron TH, Dominitz JA et al. Guideline for the management of ingested foreign bodies. Gastrointest Endosc. 2002;55:802-6.

10. Zhang S, Cui Y, Gong X et al. Endoscopic management of foreign bodies in the upper gastrointestinal tract in South China: a retrospective study of 561 cases. Dig Dis Sci. 2010;55:1305-12.

11. Arana A, Hauser B, Hachimi-Idrissi S et al. Management of ingested foreign bodies in childhood and review of the literature. Eur J Pediatr. 2001;160:468-72.

12. Spitz L. Management of ingested foreign bodies in childhood. Br Med J. 1971;4:469-72.

13. Suita S, Ohgami H, Nagasaki A et al. Management of pediatric patients who have swallowed foreign objects. Am Surg. 1989;55:585-90.

14. MacManus J. Perforations in the intestine by ingested foreign bodies. Am J Surg. 1941;53:393.

15. Karaman A, Karaman I, Erdogan D et al. Perforation of Meckel's diverticulum by a button battery: report of a case. Surgery Today. 2007;37:1115-6.

16. Willis GA, Ho WC. Perforation of Meckel's diverticulum by an alkaline hearing aid battery. Canadian Medical Association Journal. 1982;126:497-8.

17. Yagci G, Cetiner S, Tufan T. Perforation of Meckel's diverticulum by a chicken bone, a rare complication: report of a case. Surg Today. 2004;34:606-8.

18. Lin M, Mohammed H, Lavien G, Brazio P, Lumpkins K, Timmons T. Sacral osteomyelitis: an unusual complication fromforeign body ingestion. Am Surg. 2012;78:497-9.

19. Ozkan Z, KementM, Kargi AB et al. An interesting journey of an ingested needle: a case report and review of the literature on extra-abdominal migration of ingested foreign bodies. J Cardiothor Surg. 2011;6:77.

20. Berggreen PJ, Harrison E, Sanowski RA et al. Techniques and complications of esophageal foreign body extraction in children and adults. Gastrointest Endosc. 1993;39:626–30.

21. Hung CW, Hung SC, Lee CJ et al. Risk factors for complications after a foreign body is retained in the oesophagus. J Emerg Med. 2012;43:423-7.

22. Chaves DM, Ishioka S, Felix VN et al. Removal of a foreign body from the upper gastrointestinal tract with a flexible endoscope: a prospective study. Endoscopy. 2004;36:887-92.

23. Lai AT, Chow TL, Lee DT et al. Risk factors predicting the development of complications after foreign body ingestion. Br J Surg. 2003;90:1531-5.

24. Sung SH, Jeon SW, Son HS et al. Factors predictive of risk for complications in patients with oesophageal foreign bodies. Dig Liver Dis. 2011;43:632-5.

25. Chirica M, Champault A, Dray X et al. Esophageal perforations. J Visc Surg. 2010;147:e117-28.

SEÇÃO II
Otologia

COORDENADORES

José Ricardo Gurgel Testa

•

Norma de Oliveira Penido

Otalgia 9

Francisco Iure Sampaio Lira
Felipe Costa Neiva

Introdução

A otalgia é um sintoma frequente em pronto-socorro, especialmente para pediatras e otorrinolaringologistas, podendo ser ocasionada por grande diversidade de doenças. Sua correta avaliação é fundamental para se estabelecer o diagnóstico e, assim, melhor conduzir pacientes acometidos de tal distúrbio.

A orelha recebe inervação sensitiva dos nervos cranianos V (trigêmeo), VII (facial), IX (glossofaríngeo) e X (vago), além de ramos dos nervos cervicais C2 e C3. Tais nervos apresentam grandes trajetos ao longo da cabeça, pescoço e tórax; justificando a diversidade de doenças que podem cursar com otalgia. A orelha interna não apresenta terminações nervosas para dor e suas doenças costumam cursar com outros sintomas, como plenitude aural e vertigem.

Didaticamente, divide-se a otalgia em primária ou otogênica (quando originada de estruturas da própria orelha) e secundária ou referida (quando proveniente de outras estruturas que não a orelha).

Estima-se que 2/3 das otalgias são primárias, enquanto 1/3 é do tipo referida, com variação entre as faixas etárias. Em crianças, grande parte dos casos de otalgia é do tipo primária, enquanto nos adultos as referidas ganham mais importância.

Este capítulo tem por finalidade auxiliar na propedêutica e no diagnóstico dos pacientes com otalgia. Para detalhes sobre cada patologia, consultar capítulo específico neste manual.

História clínica

A anamnese é de importância crucial na avaliação de pacientes apresentando otalgia. Deve-se avaliar se a dor é uni ou bilateral, tempo de início dos sintomas, fatores de piora (como mastigação), sintomas associados (locais ou sistêmicos) e outros.

De forma prática, a queixa de otalgia com sintomas otológicos associados (como otorreia, plenitude aural, tontura e hipoacusia) sugere otalgia primária. Em casos de associação com sintomas como dor cervical, odinofagia, obstrução nasal, rinorreia, disfonia ou dor de dente, a possibilidade de otalgia secundária fortifica-se. Deve-se salientar que em pacientes adultos que procuram atendimento de urgência com queixa de otalgia, uni ou bilateral, porém sem plenitude aural ou hipoacusia associadas, o diagnóstico de disfunção temporomandibular (DTM) é o mais provável. Otites externas e médias geralmente cursam com queixas auditivas, além da dor.

A característica da dor fornece algumas informações importantes. Pacientes com otalgia por causas infecciosas, comumente, referem dor de forma contínua, que se torna mais intensa com o passar do tempo. Caso a dor seja de caráter intermitente, é maior a probabilidade de corresponder a disfunções temporomandibulares ou dores miofaciais.

A intensidade da dor não necessariamente se correlaciona com a gravidade do quadro. Um quadro de neoplasia, por exemplo, pode se apresentar como otalgia leve, enquanto pacientes com otite média aguda (OMA) ou cáries dentárias podem referir dor de forte intensidade.

Pacientes que referem banhos de piscina ou de mar precedendo o início da otalgia, fato muito mais comum no verão, geralmente apresentam otite externa. Quando um quadro de rinossinusopatia aguda (resfriado comum, gripe, sinusite alérgica ou bacteriana) precede e/ou acompanha a queixa de otalgia, a otite média aguda ou a otalgia referida tornam-se as causas mais prováveis.

Indivíduos portadores de diabetes ou outras doenças imunossupressoras necessitam de avaliação minuciosa quando apresentarem otalgia. Nessas condições, a infecção da orelha externa pode evoluir para otite externa necrosante ou maligna, enfermidade que necessita de intervenção terapêutica precoce e agressiva, muitas vezes com necessidade de internação e antibioticoterapia por longo período, como será discutido em capítulo posterior.

Na otite média crônica, seja ela supurativa ou não, as queixas habituais são hipoacusia e otorreia. A presença de otalgia nesses pacientes merece abordagem criteriosa, a fim de descartarmos uma agudização do processo, por exemplo, a mastoidite aguda e a mastoidite coalescente com abcesso subperiosteal, enfermidades que podem levar a complicações intratemporais (surdez, paralisia facial) e intracranianas (meningite, abcesso cerebral, trombose do seio cavernoso).

Exame físico

Após a realização da anamnese, o exame físico geralmente confirma a hipótese diagnóstica. Para isso, além da otoscopia, deve-se proceder a exame otorrinolaringológico completo.

Na inspeção, é possível se diagnosticar a presença de paralisia facial periférica (PFP), que muitas vezes cursa com otalgia. A associação dessa afecção com lesões vesicobolhosas no pavilhão auricular confirma o diagnóstico de Herpes zoster ótico (síndrome de Ramsay-Hunt).

Pacientes com otite externa aguda referem intensa dor à manipulação do pavilhão auricular e à compressão do *tragus*, além de sensibilidade durante a otoscopia. Ao exame físico, é comum observarmos edema e hiperemia da pele do meato acústico externo (MAE), por vezes com secreção. Nos quadros de condrite e pericondrite, há também dor intensa em região de pavilhão auricular, mas o edema e a hiperemia nessa região costumam facilitar o diagnóstico.

Em casos de OMA, a membrana timpânica encontra-se geralmente abaulada, com hiperemia importante e, por vezes, é possível visualizar líquido retrotimpânico. Nos casos de OMA supurada, há ainda presença de secreção purulenta no MAE. Já a miringite bolhosa se caracteriza pela presença de bolhas na membrana timpânica, podendo apresentar otorreia fluida ou sanguinolenta com seu rompimento.

Quadros de otite externa necrosante (ou maligna) podem muitas vezes se confundir com neoplasias. Ambas se caracterizam por início insidioso da otalgia, sem melhora após tratamento clínico inicial. Porém, na otite externa, geralmente observamos secreção purulenta e edema do CAE, às vezes com tecido de granulação associado. A biópsia incisional pode ser necessária para o diagnóstico diferencial.

Cerume impactado e corpos estranhos, outras possíveis causas de otalgia primária, também podem ser facilmente diagnosticados através da otoscopia.

Nos casos em que a otoscopia é normal, a suspeita de otalgia referida torna-se mais evidente. Procede-se então ao exame otorrinolaringológico completo, incluindo oroscopia, rinoscopia anterior, palpação da região cervical, da musculatura facial e da articulação temporomadibular. Também se pode proceder com a realização de exames endoscópicos como a nasofibrolaringoscopia.

Na oroscopia, avalia-se o estado de conservação dos dentes e gengivas, o aspecto da mucosa orofaríngea e a presença de secreções, tanto em amígdalas quanto em parede posterior de orofaringe. É comum a queixa de otalgia em pacientes com faringite e/ou amigdalite aguda.

À rinoscopia, deve-se investigar a presença de rinites e rinossinusites (secreções, alterações da mucosa), pólipos ou tumores nasais. Pacientes com rinossinusite aguda maxilar podem se queixar de otalgia, mesmo com a otoscopia normal.

À palpação, podemos identificar linfonodomegalias cervicais, tumores da região parotídea e alterações da articulação temporomandibular (ATM). Deve-se palpar a região da ATM e solicitar ao paciente que realize movimento de abertura e fechamento da boca, permitindo a identificação de pontos dolorosos, que geralmente estão associados a disfunção ou lesão dessa articulação, e frequentemente apresentam como único sintoma a otalgia. Pacientes com ausência de dentes, alterações de mordida e oclusão dentária, antecedente de bruxismo e/ou com desgaste dos esmaltes dentários (desgaste oclusal) estão mais suscetíveis a DTM.

A nasofibrolaringoscopia, além de confirmar os achados da rinoscopia, permite a avaliação de todas as partes da faringe e da laringe, em busca de lesões ou alterações que justifiquem a otalgia. Tumores de rinofaringe ou da região de cabeça e pescoço em geral, podem cursar com otalgia, mesmo com otoscopia normal.

Algoritmo

Segue abaixo um algoritmo de como devemos abordar a queixa de otalgia e os principais diagnósticos diferenciais (Figura 9.1).

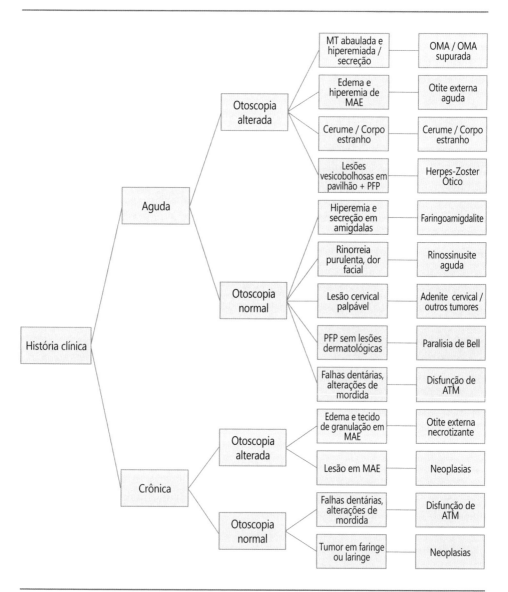

◀ **Figura 9.1.** algoritmo de avaliação e diagnóstico diferencial de otalgia. *MT*: Membrana timpânica; *OMA*: Otite média aguda; *MAE*: Meato acústico externo; *PFP*: Paralisia facial periférica; *ATM*: Articulação temporomandibular.

Considerações finais

Ao avaliarmos os pacientes com otalgia, devemos ter em mente que esse sintoma pode estar presente em diversas afecções e não apenas da orelha externa ou média. Através da anamnese e de exame físico cuidadosos, bem como do conhecimento das principais doenças que podem cursar com otalgia, podemos diagnosticar com segurança a grande maioria dos casos, proporcionando, por consequência, tratamento correto e eficaz.

Bibliografia consultada

1. Conover K. Earache. Emerg Med Clin N Am. 2013;31:413-42.
2. Ely JW, Hansen MR, Clarck EC. Diagnosis of ear pain. Am Fam Physician. 2008;77(5):621-8.
3. Jaber JJ, Leonetti JP, Lawrason AE, Feustel PJ. Cervical spine causes for referred otalgia. Otolaryngol Head Neck Surg. 2008;138:479-85.
4. Majudmar S, Wu K, Bateman ND, Ray J. Diagnosis and management of otalgia in children. Arch Dis Child Educ Pract Ed. 2009;94:33-36.
5. Neilan RE, Rolando OS. Otalgia. Med Clin N Am. 2010;94:961-71.
6. Shah RK, Blevins NH. Otalgia. Otolaryngol Clin N Am. 2003;36:1137-51.
7. Yanagisawa K, Kveton JF. Referred Otalgia. Am J Otolaryngol. 1992;13(6):323-7.

Corpo Estranho em Ouvidos

10

Luiz Cesar Nakao Iha
Francisco Bazilio Nogueira Neto

Conceito

"Corpo estranho" refere-se a qualquer objeto originário de fora do organismo, geralmente alojados em orifícios naturais, em particular, conforme explora o presente capítulo, a orelha.

Estudo em pronto-socorro de otorrinolaringologia de hospital terciário demonstrou que corpo estranho de ouvido foi o sexto diagnóstico mais comum nos atendimentos de urgência. A orelha é o local mais comum de localização de corpos estranhos (64,4%), com predomínio em crianças abaixo de 8 anos de idade.

Etiologia

A etiologia para introdução de corpos estranhos tem sido atribuída à curiosidade e à vontade de se explorarem orifícios por parte das crianças, brincadeiras, introdução acidental ou como forma de aliviar e irritação causada pela presença de doença pré-existente, como otite externa, cerume ou otite media crônica.

Fatores de risco incluem gênero masculino, idade entre 1 e 3 anos ou pertencer a uma família urbana com irmãos e pais com nível de escolaridade menor.

Esses corpos estranhos podem ser divididos, de acordo com sua etiologia, em animados e inanimados (Tabela 10.1).

Dentre os objetos citados, as baterias merecem atenção especial, visto que levam à necrose tecidual devido a extravasamento de eletrólitos, com complicações como perfuração de membrana timpânica e estenose de meato acústico externo, caso não sejam prontamente removidas.

◀ Tabela 10.1 – Tipos de corpos estranhos.

• Animados	• Miíase
	• Outros insetos: baratas, mosquitos, traças, formigas
• Inanimados	• Materiais orgânicos: doces, sementes (ex.: feijão, milho), goma de mascar, pedaços de algodão, folhas.
	• Materiais inorgânicos: pequenos brinquedos, ornamentos (ex.: miçanga), materiais escolares, espumas, pedras, baterias.

Quadro clínico

Geralmente, são assintomáticos ou pouco sintomáticos na população pediátrica, podendo ser achados em consulta de rotina. Nos adultos, dor e sensação de corpo estranho são comuns. Entre os sintomas mais frequentes estão: otalgia, otorreia, otorragia, hipoacusia, sensação de corpo estranho, prurido, zumbido.

Sinais de alerta para possível complicação ou gravidade do quadro são demonstrados abaixo (Tabela10.2).

◀ Tabela 10.2 – Sinais de alerta

Sintomas / Sinais	Diagnóstico Provável	Conduta
• Vertigem, zumbido importante e teste de Weber com melhor audição em orelha contralateral	• Sugestivo de perda auditiva neurossensorial	• Avaliação audiométrica
• Otorragia	• Laceração de meato acústico externo, perfuração de membrana timpânica, lesão de estruturas da orelha média	• Caso suspeita de lesão de orelha média, solicitar tomografia computadorizada de ossos temporais e avaliação audiométrica
• Otorreia e edema de meato acústico externo	• Infecção de orelha externa e/ou média	• Antibioticoterapia oral (cefalexina ou ciprofloxacino) e tópica (gota otológica com ciprofloxacino, neomicina ou polimixina B associado a corticoide) por 7 a 10 dias

Diagnóstico

O diagnóstico é realizado pela otoscopia, em que se constata a presença do corpo estranho. Exames de imagem podem ser úteis em caso de suspeita de lesão de orelha média ou interna.

Tratamento

O tratamento envolve a remoção do corpo estranho, que pode ser realizada por diferentes métodos (Tabela 10.3). Caso o paciente não seja colaborativo, principalmente em faixa etária pediátrica, pode ser necessária sedação, já que a adequada imobilização da criança é necessária para a diminuição do risco de complicações iatrogênicas. Em casos que envolvam perfuração de membrana timpânica, envolvimento de orelha média ou interna, difícil visualização do corpo estranho ou edema de meato acústico externo importante; pode ser necessário o uso de instrumentação cirúrgica com auxílio de microscópio. Nesses casos, geralmente a via de acesso é a transcanal na maioria dos casos, mas, eventualmente, pode-se fazer uso de acesso retroauricular em casos selecionados.

Material adequado e boa iluminação são fundamentais para o sucesso do procedimento (Figura 10.1).

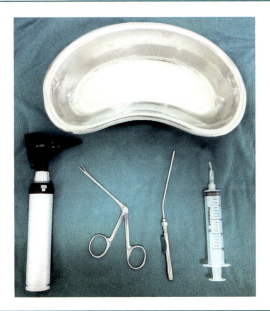

◀ **Figura 10.1** – Instrumental para remoção de corpo estranho.

A técnica depende da experiência do médico, da presença de material adequado e do tipo de corpo estranho. Irrigação não deve ser realizada em caso de corpos estranhos de origem orgânica, pois podem aumentar de volume por osmose (p. ex., feijão) ou em caso de baterias, pois leva ao extravasamento de eletrólitos, conforme mencionado acima. Irrigação também deve ser evitada em casos de suspeita ou constatação de perfuração de membrana timpânica. Corpos estranhos friáveis podem ser removidos mais facilmente com aspiração, em vez de remoção com pinça. No caso dos insetos, se necessário, deve-se proceder à aplicação de substância

◀ **Tabela 10.3** – Técnicas para remoção de corpo estranho de ouvido

Técnica	Material	Posicionamento	Procedimento
• Irrigação • (Figura 10.2)	• Seringa de 20 ml conectada a cateter flexível (ex.: porção plástica de *scalp* ou sonda nasoenteral) • Água ou soro fisiológico morno • Cuba rim	• Paciente sentado com cuba rim sob a orelha afetada para coleta do material irrigado.	• Introduz-se a ponta do cateter em meato acústico externo a distância segura da membrana timpânica e injeção suave do fluido de irrigação até saída do corpo estranho.
• Remoção mecânica • (Figura 10.3)	• Pinça fórceps auricular tipo Hartmann / Jacaré	• Paciente sentado ou decúbito lateral	• Mover lateralmente as lentes do otoscópio, permitindo a introdução da pinça e apreensão do corpo estranho, com remoção do mesmo
• Aspiração • (Figura 10.4)	• Ponta de aspirador • Aspirador a vácuo	• Paciente sentado ou decúbito lateral	• Mover lateralmente as lentes do otoscópio e introduzir ponta de aspirador até contato com o corpo estranho e remoção do mesmo

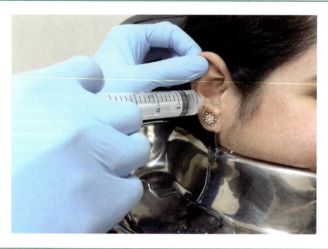

◀ **Figura 10.2** – Exemplo da técnica de irrigação.

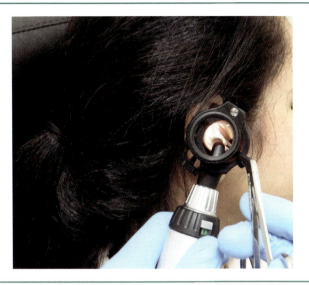

◀ **Figura 10.3** – Exemplo da técnica de remoção mecânica.

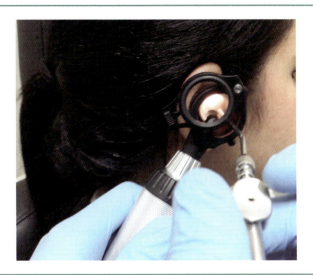

◀ **Figura 10.4** – Exemplo da técnica de aspiração.

para imobilização do mesmo antes da retirada. Entre as mais eficazes para este fim, segundo estudos *in vitro*, estão o etanol e o óleo de imersão para microscopia, embora outras substâncias possam ser utilizadas com essa finalidade, como lidocaína, óleo mineral ou vaselina. Evitar o uso de tais substâncias em casos de perfuração de membrana, pelo risco de surgimento de ototoxicidade. Nos casos de miíase, pode-se fazer uso também de ivermectina 200 mcg/kg, via oral dose única, como tratamento adjuvante ao debridamento.

Após o procedimento de remoção, independentemente da técnica aplicada, é importante a revisão da otoscopia, a fim de detectar se houve completa remoção do corpo estranho e verificar a existência de eventuais perfurações da membrana timpânica ou laceração da pele do meato acústico externo.

Importante interromper o procedimento em caso de sangramento, migração do corpo estranho em direção à membrana timpânica ou orelha média, dor ou edema. Nesses casos, a técnica de remoção deve ser reconsiderada e feita sob instrumentação cirúrgica e sedação, caso necessário.

Acetona pode ser aplicada como forma de auxiliar a remoção de cola ou goma de mascar, com posterior irrigação do meato acústico externo com água destilada.

Complicações

As complicações incluem sangramento, otite externa e perfuração de membrana timpânica. Complicações não iatrogênicas são mais comuns em corpos estranhos animados e de longa permanência, enquanto as iatrogênicas são mais comuns em crianças – sementes, pequenos objetos de plástico, menos de 24 horas entre introdução e remoção, e pouca experiência profissional.

Algumas complicações podem não estar presentes no momento do atendimento inicial, devendo o paciente ser orientado a retornar, caso passe a apresentar algum sintoma como dor ou otorreia. Pacientes com imunossupressão podem apresentar maior risco de complicação infecciosa após a remoção. Granulomas podem se formar em caso de corpo estranho retido.

Organograma

Figura 10.5 – Organograma de atendimento.

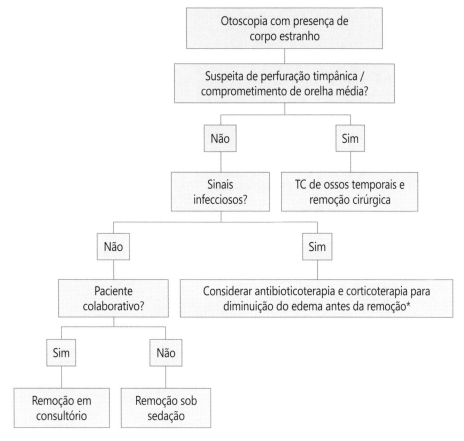

* cefalexina ou ciprofloxacino via oral + gota otológica com antibiótico e corticóide tópico por 7 a 10 dias.

◀ Figura 10.5 – Organograma de atendimento.

Bibliografia consultada

1. Abadir WF, Nakhla V, Chong P. Removal of superglue from the external ear using acetone: case report and literature review. J Laryngol Otol. 1995; Dec;109(12):1219-21.
2. Andrade JSC, Albuquerque AMS, Matos RC, Godofredo VR, Penido NO. Profile of otorhinolaryngology emergency unit care in a high complexity public hospital. Braz J Otorhinolaryngol. 2013 Jun;79(3):312–6.
3. Antonelli PJ, Ahmadi A, Prevatt A. Insecticidal activity of common reagents for insect foreign bodies of the ear. The Laryngoscope. 2001 Jan;111(1):15–20.
4. Borin A. Corpo estranho de orelha. Rotinas em Otorrinolaringologia. Porto Alegre: Artmed; 2015.
5. Chisholm EJ, Barber-Craig H, Farrell R. Chewing gum removal from the ear using acetone. J Laryngol Otol. 2003 Apr;117(4):325.

6. Das SK. Aetiological evaluation of foreign bodies in the ear and nose. J Laryngol Otol. 1984 Oct;98(10):989-91.

7. Dourmishev AL, Dourmishev LA, Schwartz RA. Ivermectin: pharmacology and application in dermatology. Int J Dermatol. 2005 Dec;44(12):981-8.

8. Figueiredo RR, Azevedo AA de, Kós AO de A, Tomita S. Complications of ent foreign bodies: a retrospective study. Braz J Otorhinolaryngol. 2008 Feb;74(1):7-15.

9. Greggio B, Itamoto CH, Kosugi EM. Corpos Estranhos. São Paulo: Roca; 2009.

10. Kwong AO-K, Provataris JM, Kadkade PP, Windle ML, Meyers AD. Ear Foreign Body Removal Procedures. 2014 Aug 28 [cited 2015 Jan 10]; Available from: http://emedicine.medscape.com/article/80507-overview

11. Jahn AF, Hawke M. Foreign body granulomas of the ear. J Otolaryngol. 1976 Jun;5(3):221-6.

12. Leffler S, Cheney P, Tandberg D. Chemical immobilization and killing of intra-aural roaches: an in vitro comparative study. Ann Emerg Med. 1993 Dec;22(12):1795-8.

13. Lin VYW, Daniel SJ, Papsin BC. Button batteries in the ear, nose and upper aerodigestive tract. Int J Pediatr Otorhinolaryngol. 2004 bApr;68(4):473-9.

14. Mangussi-Gomes J, Andrade JSC, Matos RC, Kosugi EM, Penido NO. ENT foreign bodies: profile of the cases seen at a tertiary hospital emergency care unit. Braz J Otorhinolaryngol. 2013 Dec;79(6):699-703.

15. Rybojad B, Niedzielski A, Niedzielska G, Rybojad P. Risk factors for otolaryngological foreign bodies in Eastern Poland. Otolaryngol - Head Neck Surg Off J Am Acad Otolaryngol - Head Neck Surg. 2012 Nov;147(5):889-93.

16. Srinivas Moorthy PN, Srivalli M, Rau GVS, Prasanth C. Study on clinical presentation of ear and nose foreign bodies. Indian J Otolaryngol Head Neck Surg Off Publ Assoc Otolaryngol India. 2012 Mar;64(1):31-5.

Otites Agudas 11

Leandro de Borborema Garcia
Priscila Maldonado

Otite externa

Introdução

A otite externa é uma condição comum em pronto-atendimentos, acometendo tanto adultos quanto crianças. Também conhecida como "otite de nadador", ocorre com maior frequência nos meses mais quentes, quando é comum a atividade aquática.

É definida como uma doença inflamatória difusa do conduto auditivo externo (CAE), que pode se estender para o pavilhão ou para a membrana timpânica (Figura 11.1).

Fisiopatologia

O conduto auditivo externo tem cerca de 2,5 cm de comprimento e trajeto levemente tortuoso. O terço externo cartilaginoso é revestido por uma pele espessa contendo folículos pilosos e glândulas ceruminosas. O cerume promove uma barreira mecânica à lesão do epitélio, reduz o pH e contém lisozimas que inibem o crescimento bacteriano e fúngico.

A sua ocorrência está associada ao trauma local, devido ao uso de cotonetes ou outros objetos como grampos, tampa de caneta, unhas, etc., bem como o contato com água em atividades como natação, recreação em mar, piscina, rios. A remoção frequente do cerume promove a perda da barreira protetora formada pelo mesmo e não raro, as lavagens realizadas em hospitais ou consultórios podem promover a contaminação por bactérias através do material utilizado. De maneira paradoxal, o excesso de cerume impactado promove a retenção hídrica, e também pode predispor à infecção.

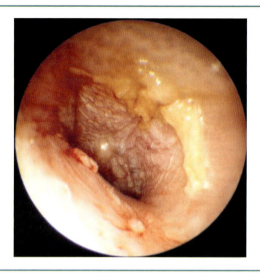

◀ **Figura 11.1** – Otite externa aguda; notar hiperemia e edema da pele do conduto.

Comumente, a OEA é bacteriana em cerca de 90% dos casos, sendo os principais agentes patogênicos a *Pseudomonas aeruginosa* e o *Staphylococcus aureus*, podendo também ser polimicrobiana ou haver coinfecção fúngica.

Quadro clínico

O quadro clínico de uma otite externa pode ser semelhante a outras doenças que tenham em comum o sintoma otalgia. O exame físico nem sempre é típico e é importante o diagnóstico correto para um adequado tratamento, já que a dor é um sintoma debilitante e complicações podem ser advindas de um tratamento errôneo.

O *guideline* da Academia Americana sugere alguns critérios para o seu diagnóstico:
- rápida evolução (em até 48 h) nas últimas 3 semanas;
- sintomas de inflamação do CAE, que incluem:
    - otalgia (frequentemente severa), prurido ou plenitude aural;
    - com ou sem perda condutiva ou dor na mandíbula (ATM);
- sinais de inflamação do CAE, que incluem:
    - sensibilidade do *tragus*, pavilhão ou ambos;
    - ou edema difuso do canal, eritema ou ambos;
    - com ou sem otorreia, linfadenite regional, eritema da membrana timpânica, celulite do pavilhão ou da pele adjacente.

Outras condições que causam otalgia e devem ser diferenciadas no exame físico incluem a furunculose (chamada por alguns autores de otite externa localizada), o herpes zoster ótico (presença de vesículas), corpos estranhos, otite média aguda com supuração, otite externa maligna ou necrotizante, etc.

Tratamento

O tratamento preferencial é tópico, com as gotas otológicas entre 7 e 10 dias. São diversas as medicações encontradas em nosso meio (vide Tabela 11.1). Não há evidências científicas que demonstrem maior efetividade de uma ou outra, porém, em nosso meio damos preferência às quinolonas (ciprofloxacino) por não serem ototóxicas, podendo ser associadas ou não aos corticoide. Os colírios oftalmológicos também podem ser utilizados, sendo preferidos por alguns pela maior tolerância (possível diferença de pH).

Algumas orientações ao paciente sobre o uso da medicação tópica:

- deitar com a orelha afetada para cima e solicitar que alguém aplique (se possível);
- manipular gentilmente o pavilhão auditivo para frente e para trás, a fim de facilitar a penetração da gota;
- manter-se de 3 a 5 minutos com a medicação no ouvido e limpar o excesso da mesma;
- tentar manter o ouvido seco;
- evitar a autolimpeza;
- nos casos de necessidade de curativo local, evitar removê-lo sem orientação.

Os antibióticos orais podem ser associados nos casos complicados com acometimento de outras partes da orelha (como o pavilhão), em diabéticos, imunossuprimidos, história prévia de radioterapia local (estes pacientes têm maior predisposição a complicações, como pericondrite e otite externa maligna, que consiste na osteomielite no osso temporal) ou nos casos em que os tópicos não podem ser utilizados (edema intenso de conduto). Nesse último caso podemos realizar um curativo tópico com merocel, gaze ou algodão embebido em creme/pomada que contenha antibiótico por 12 a 24 horas, inserido parcialmente no conduto para facilitar sua remoção, e reavaliar sempre para verificar sua efetividade.

Importante considerar a associação dos antibióticos (tópico ou oral) a uma boa analgesia, uma vez que a dor pode ser um sintoma incapacitante. Podem ser utilizados os analgésicos mais simples como paracetamol, dipirona ou ibuprofeno, até anti-inflamatórios não hormonais ou opioides nos casos muito intensos.

A limpeza do canal pode trazer mais alívio aos sintomas de disacusia ou plenitude, e mesmo facilitar a efetividade das medicações tópicas. A lavagem pode ser associada nos casos em que não há perfuração timpânica.

Prevenção

Entre as medidas preventivas podemos citar o uso de protetores auriculares durante a natação, evitar a autolimpeza do CAE e o uso de objetos para coçar o mesmo. Não há consenso na literatura quanto ao uso de gotas acidificantes após contato com água (como ácido acético a 2% e o ácido salicílico – duas a três gotas, uma a duas vezes por dia).

Otite externa localizada (Furunculose)

É a infecção de um folículo piloso capilar, encontrado no terço lateral do conduto auditivo.

Tem como clínica a otalgia, sensibilidade de pavilhão ou *tragus*, podendo ocorrer otorreia e abaulamento localizado no conduto, às vezes com lesões pustulares.

O tratamento consiste em compressas mornas, drenagem por incisão e uso de antibióticos que cubram o seu principal agente, *Staphylococcus aureus*.

Otite externa fúngica (otomicose)

Mais comum em países tropicais e ambientes úmidos, em imunocomprometidos ou após o uso de antibióticos tópicos.

Os principais agentes encontrados são *Aspergillus* e *Candida spp*.

Deve ser considerada nos casos em que o sintoma predominante é o prurido. Além da coceira intensa, pode ocorrer dor (principalmente como forma secundária, após uso de antibióticos), edema, otorreia (alguns pacientes referem saída de material de coloração escurecida), plenitude aural e perda de audição.

O exame físico pode demonstrar a presença de hifas (Figura 11.2), material espesso e branco semelhante a algodão (Figura 11.3), edema e descamação do conduto, ou mesmo perfurações da membrana timpânica, uma vez que supurações recorrentes em casos de otite média crônica são predisponentes à contaminação fúngica.

No tratamento da otomicose, a remoção de debris e hifas é fundamental. Além da limpeza, a acidificação do conduto e medicações tópicas contendo antifúngicos

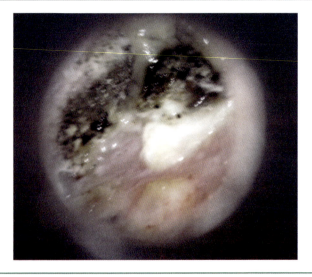

◀ **Figura 11.2** – Hifas enegrecidas do *Aspergillus niger*. (Foto cedida gentilmente por Dr. José Ricardo Testa)

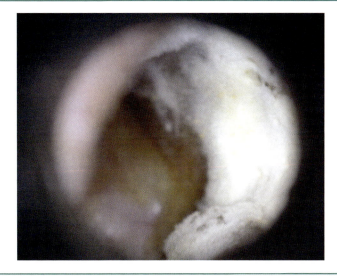

◀ **Figura 11.3** – Hifas brancas com aspecto de algodão. (Foto cedida gentilmente pelo Dr. José Ricardo Testa.)

podem ser utilizadas. Não há em nosso meio preparado otológico para esses casos. Usamos habitualmente loções dermatológicas, como o Fungirox® (contém ciclopirox), porém é importante orientar o paciente que a medicação pode causar dor ou outros sintomas irritativos.

O antifúngico oral em geral não se faz necessário, apenas nos imunocomprometidos ou pacientes com perfurações na membrana timpânica, já que não há segurança no uso de loção dermatológica na mucosa exposta da orelha média e seu contato próximo às janelas oval e redonda, com potencial contaminação da orelha interna.

◀ **Tabela 11.1** – Algumas medicações otológicas disponíveis no Brasil.

Nome comercial	Composição
Otosynalar®	Fluocinolona + Polimixina B + Neomicina + Lidocaína
Otociriax®	Ciprofloxacino + Hidrocortisona
Otosporin®	Hidrocortisona + Neomicina + Polimixina B
Oto-betnovate®	Betametasona + Clorfenesina + Tetracaína
Otoxilodase®	Neomicina + Lidocaína + Hialuronidase
Ciloxan®	Ciprofloxacino
Cipro HC®	Ciprofloxacino + Hidrocortisona
Ouvidonal®	Cloranfenicol + Lidocaína
Lidosporin®	Polimixina B + Lidocaína

Otite média aguda (OMA)

Introdução

A OMA, caracterizada por ser uma inflamação de mucosa que reveste a cavidade timpânica, é uma das infeções mais frequentes em idade pediátrica e um dos principais motivos de prescrição antibiótica nessa faixa etária.

Seu impacto socioeconômico é imenso, constituindo-se ainda hoje em problema de saúde pública de caráter mundial. Estima-se que 75% de todas as crianças com menos de 5 anos tiveram pelo menos uma consulta pediátrica devido a tal diagnóstico.

Epidemiologia

Apesar de todas as faixas etárias serem atingidas pela otite média, a população-alvo com maior risco de adquirir a doença é a infantil. Há um aumento de incidência na faixa etária entre 6 e 36 meses e outro entre 4 e 7 anos.

O primeiro deles pode ser explicado devido às características intrínsecas ao lactente, como a imaturidade do sistema imunológico ou propriedades anatomofisiológicas da tuba auditiva. O segundo pico de prevalência corresponde ao período pré-escolar, onde ocorre maior exposição aos germes causadores de infecções de vias aéreas superiores (IVAS), precedentes usuais da OMA. Assim como as IVAS, é quase duas vezes mais prevalente no inverno.

- Fatores ambientais:
  - frequentar creches e berçários;
  - curta duração do aleitamento materno;
  - exposição à fumaça do cigarro;
  - variação sazonal às infecções respiratórias.
- Fatores do hospedeiro:
  - genético;
  - imunodeficiência;
  - malfomações craniofaciais.

Etiologia

As bactérias mais frequentemente encontradas são os *Streptococcus pneumoniae* (30-35%), seguidos do *Haemophilus influenzae* (20-25%) e da *Moraxella catarrhalis* (10-15%). Outras bactérias menos identificadas são *Staphylococcus aureus* e organismos gram-negativos como *Pseudomonas aeruginosa*. Em neonatos, observa-se também a presença de bactérias entéricas.

Vírus respiratórios também são encontrados nas secreções da orelha média, tais como: vírus sincicial respiratório, influenza, parainfluenza 2, Coxsackie B4 enterovíus.

Quadro clínico

Crianças maiores e adultos, usualmente apresentam otalgia, disacusia e plenitude auricular. Já as crianças menores e os lactentes geralmente apresentam sintomas menos específicos. Podem tornar-se irritadiços, apresentar choro intenso e puxar a orelha comprometida. Febre alta é comumente presente em todas as idades e pode vir associada a sintomas sistêmicos de infecção (anorexia, vômito e diarreia).

Os principais achados na otoscopia são hiperemia, abaulamento e opacificação da membrana timpânica (Figura 11.4). Eventualmente pode ocorrer presença de nível líquido ou perfuração de membrana, com supuração a partir do progresso da infecção (Figura 11.5). Nesse caso, usualmente, a otalgia tende a diminuir.

Cuidado com os sinais e sintomas de alerta para uma OMA complicada:

- cefaleia e febre alta;
- otalgia severa;
- abaulamento retroauricular;
- paralisia do nervo facial;
- letargia;
- sinais neurológico focais;
- dor retro-orbital do lado da orelha acometida;
- vertigem;
- náuseas e vômitos;
- alteração do estado mental.

A miringotomia com remoção e cultura de tecido fluido do ouvido médio é indicada nos casos de mastoidite aguda/subaguda, paralisia facial periférica ou em situações onde haja a suspeita de labirintite infecciosa ou meningite.

Avaliação radiológica com o emprego da tomografia computadorizada, pode ser solicitada, principalmente nos casos com suspeita de complicações.

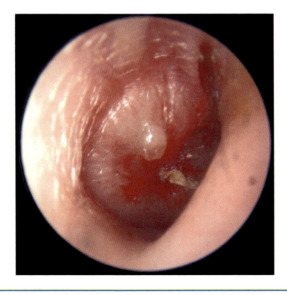

◀ Figura 11.4 – Abaulamento da membrana timpânica; sinal típico de otite média aguda.

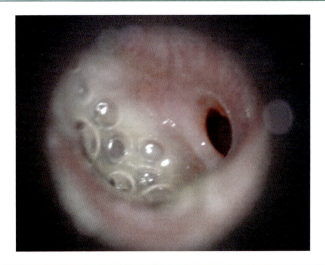

Figura 11.5 – Perfuração da membrana timpânica com secreção purulenta em caso de otite média aguda supurada. (Foto cedida gentilmente pelo Dr. José Ricardo Testa.)

Tratamento

O tratamento tem como princípio o uso de antibióticos que atuem contra as bactérias mais comumente relacioandas a otite média aguda.

Em muito casos, devido à OMA poder ter uma resolução espontânea, pode-se optar por uma conduta expectante, principalmente em crianças entre 2 e 12 anos de idade que não apresentem sinais de severidade (criança prostrada, otalgia persistente por mais de 48 horas, temperatura ≥ 39ºC nas últimas 48 horas ou se não há certeza de realizar *follow-up* após consulta).

Conduta expectante significa observação atenta!

Crianças abaixo de 2 anos são imaturas imunologicamente, sendo mais vulneráveis a complicações, portanto necessitam de tratamento (Tabela 11.2).

Para as crianças com OMA recorrente (definida como três ou mais episódios de OMA em 6 meses ou quatro eventos ao ano) não se recomenda a conduta expectante, preferindo-se o tratamento sempre que houver um episódio de OMA.

Quando os antibióticos forem prescritos, a amoxicilina ainda se mantém como a primeira escolha, reservando os macrolídeos para os casos de alergia aos derivados de penicilina e cefalosporina (Tabela 11.3).

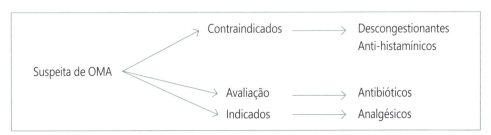

Capítulo 11 – Otites Agudas

◀ Tabela 11.2 – Uso de antibiótico na OMA

Idade	Certeza Diagnóstica	Dúvida
Menor de 6 meses	Antibióticos	Antibióticos
6 meses a 2 anos	Antibióticos	Antibióticos se doença severa. Se não, observar
2 anos ou mais	Antibióticos se doença severa. Se não, observar	Observar

◀ Tabela 11.3 – Antibioticoterapia recomendada nos casos de otite média aguda

	Dose em crianças	Dose em adulto
Primeira escolha		
Amoxacilina	40-50 mg/kg/dia - 3x/dia	500 mg – 3x/dia
Sulfametoxazol/trimetoprim	40 mg/kg/dia - 2x/dia	800 mg – 2x/dia
Azitromicina	10 mg/kg/da - 1x/dia	500 mg – 1x/dia
Segunda escolha		
Amoxacilina/Clavulanato	40-50 mg/kg/dia - 3x/dia	500 mg – 3x/dia
Amoxacilina dose dobrada	70-90 mg/kg/dia - 3x/dia	—
Cefaclor	20-40 mg/kg/dia - 3x/dia	500 mg – 3x/dia
Axetil-cefuroxima	30 mg/kg/dia - 2x/dia	250-500 mg – 3x/dia
Claritromicina	15 mg/kg/dia	500 mg – 2x/dia
Terceira escolha		
Clindamicina	10-30 mg/kg/dia - 3-4x/dia	150-300 mg – 3-4x/dia
Ceftriaxone	50-5 mg/kg/dia - 1x/dia	1-2 g/dia – 1-2x/dia
Levofloxacina	—	500 mg – 1x/dia

Bibliografia consultada

1. Chu CH, Wang MC, Lin LY, Tu TY, Huang CY, Liao WH, et al. High-Dose Amoxicillin with Clavulanate for the Treatment of Acute Otitis Media in Children. Scientific World Journal. 2013;1:6.

2. Collier SA, Hlavsa MC, Piercefield EW, Beach MJ. Antimicrobial and Analgesic Prescribing Patterns for Acute Otitis Externa, 2004-2010. Otolaryngol Head Neck Surg. 2013;148(1):128-34.

3. Costa SS, Cruz OLM, Oliveira JAA. Otorrinolaringologia: Princípios e Fundamentos. 2ª ed. Porto Alegre: Artmed; 2009.

4. Costa SS, Selaimen FA, Bergamaschi JAP, Costa LM. Otite média aguda. RBM. 2010;68(9):253-63.

5. Garas G, Persaud RAP. The modified Merocel® pope ear wick in severe acute otitis externa management. Clin Otolaryngol. 2012;37(1):85-6.

6. Guidi JL, Wetmore RF, Sobol SE. Risk of Otitis Externa Following Manual Cerumen Removal. Ann Otol Rhinol Laryngol. 2014;123(7):482-4.

7. Lalwani A. Current Diagnosis & Treatment Otolaryngology –Head and Neck Surgery. 3rd ed. New York: McGraw Hill Professional; 2011.

8. Lee H, Kim J, Nguyen V. Ear Infections: Otitis Externa and Otitis Media. Prim Care. 2013;40(3):671-86.

9. Lieberthal AS, Carroll AE, Chonmaitree T, Ganiats TG, Hoberman A, Jackson MA et al. The Diagnosis and Management of Acute Otitis Media. Pediatrics. 2013;131:964-99.

10. McWilliams CJ, Smith CH, Goldman RD. Acute otitis externa in children. Can Fam Physician. 2012;58:1222-4.

11. Mösges R, Nematian-Samani M, Hellmich M, Shah-Hosseini K. A meta-analysis of the efficacy of quinolone containing otics in comparison to antibiotic-steroid combination drugs in the local treatment of otitis externa. Current Medical Research & Opinion, 2011;27(10):2053-2060.

12. Nogueira JCR, Diniz MFFM, Lima EO, Lima ZN. Identificação e susceptibilidade antimicrobiana de microrganismos obtidos de otite externa aguda. Rev Bras Otorrinolaringol. 2008;74(4):526-30.

13. Pinto S, Costa J, Vaz Carneiro A, Fernandes R. Antibioticoterapia na otite média aguda da criança. Acta Med Port. 2013;26(6):633-6.

14. Rosenfeld RM, Schwartz SR, Cannon R, Roland PS, Simon GR, Kumar KA et al. Clinical Practice Guideline: Acute Otitis Externa. Otolaryngol Head Neck Surg. 2014;150(1Suppl):S1--S24.

15. Rosenfeld RM, Schwartz SR, Cannon R, Roland PS, Simon GR, Kumar KA et al. Clinical Practice Guideline: Acute Otitis Externa executive summary. Otolaryngol Head Neck Surg. 2014;150(2):161-8.

16. Saunders JE, Raju RP, Boone JL, Hales NW, Berryhill WE. Antibiotic resistance and otomycosis in the draining ear: culture results by diagnosis. Am J Otolaryngol. 2011;32(6):470-6.

17. Schaefer P, Baugh RF. Acute Otitis Externa: An Update. Am Fam Physician. 2012;86(11):1055-61.

18. Shviro-Roseman N, Reuveni H, Gazala E, Leibovitz E. Adherence to acute otitis media treatment guidelines among primary health care providers in Israel. Braz J Infect Dis. 2014;18(4):355-9.

19. Sih T, Chinski A, Eavey R, Godinho R. X Manual de Otorrinolaringologia Pediátrica da IAPO. 10ª ed. São Paulo: Vida e Consciência; 2012.

20. Vennewald I, Klemm E. Otomycosis: Diagnosis and treatment. Clin Dermatol. 2010;28:202-11.

21. Wipperman J. Otitis Externa. Prim Care. 2014;41(1):1-9.

Otite Externa Necrotizante 12

Andrei Borin
Daniele de Lima Soares

Introdução

A otite externa necrosante (OEN) ou maligna, caracteriza-se pela osteomielite do osso temporal decorrente de uma infecção inicial da pele do meato acústico externo (MAE). Descrita inicialmente em 1959 por Meltzer e Kelen (um caso) e consolidada por Chandler em 1968 (13 casos), ela pode ser entendida como "o processo infeccioso de orelha externa, em geral em paciente diabético idoso, com otalgia e otorreia, sem resposta ao tratamento habitual, evoluindo com tecido de granulação em MAE, osteomielite progressiva do temporal, eventual envolvimento de nervos cranianos e até mesmo óbito...". Foi essa evolução agressiva e eventualmente mortal que gerou o termo "maligno" para essa doença e não uma etiopatogenia neoplásica.

Etiofisiopatologia

A ocorrência da OEN, em geral, envolve a somatória de condições anatômicas e fisiológicas que contribuem para a progressão de uma infecção inicial da pele do MAE para o tecido ósseo.

A pele do MAE apresenta um tecido subcutâneo praticamente inexistente, ficando o epitélio queratinizado justaposto ao pericôndrio e periósteo. Essa questão, por si só, define um dos fatores anatômicos facilitadores para a ocorrência da osteomielite temporal, pois a "ausência de tecido subcutâneo" limita a capacidade de resposta imunológica inflamatória da epiderme nessa região frente ao agente infeccioso. Porém, ela não explica a evolução agressiva flagrada na OEN, que difere acentuadamente das otites externas habituais.

O germe mais prevalente na OEN é o mesmo dos casos de otite externa habituais, ou seja, o *P. aeruginosa*. Eventualmente outras bactérias e/ou fungos, como *S. aureus, S. epidermidis, Klebisiella, Aspergillus* podem também podem estar envolvidos nesta infecção. O antecedente de lavagem otológia e/ou trauma da pele do MAE, comuns antecedendo a OEN, explicaria a facilitação do início do quadro infeccioso, mas não sua evolução agressiva.

A OEN pode ocorrer em qualquer faixa etária e até mesmo em paciente previamente hígido. Mas, notavelmente, os seus dois fatores de risco principais são a idade avançada (acima de 65 anos de idade) e o diabetes *mellitus*, presentes em cerca de 80% e 100% dos casos relatados na literatura, respectivamente. Ambas as situações sugerem que fatores de imunocomprometimento do hospedeiro (como vasculopatia, neuropatia, alterações de resposta inflamatória, etc.) sejam decisivos para a evolução da infecção habitual da pele do MAE para a osteomielite temporal. Esta observação é reforçada também pela sua maior ocorrência em outras situações de imunocomprometimento, por exemplo, em supressão pós-transplante, insuficiência renal crônica, HIV/aids, paraneoplásica, etc.

A formação de pólipo inflamatório no MAE (em geral no terço médio e pediculado na parede posteroinferior) corresponde a processo proliferativo deflagrado na área de junção osteocartilagínea. Ele constitui um dos achados mais frequentes e típicos da doença (Figura 12.1A).

A evolução da osteomielite do osso temporal em direção medial e profunda expressa-se clinicamente com o acometimento de nervos cranianos, mais comumente o VII, mas também IX, X, XI, XII, V e VI. De maneira geral, o acometimento de nervos cranianos indica mau prognóstico com aumento das taxas de mortalidade, por representar a expressão clínica desta evolução infecciosa. Talvez a exceção a essa premissa seja o surgimento de paralisia facial em crianças com OEN, pois nesse caso, o principal mecanismo parece ser a extensão da infecção para partes moles da fossa infratemporal (facilitada pelas suturas ósseas do MAE "abertas" nesta faixa etária), não correspondendo necessariamente à evolução da osteomielite. Podem ocorrer ainda complicações extra e intracranianas) e mesmo sepse.

Ainda hoje a OEN pode ser fatal. É citada em literatura uma taxa de mortalidade geral entre 0 e 10%, de até 30% se houver acometimento de nervo craniano, e de até 50% com complicação intracraniana.

Apresentação clínica

A apresentação clínica da OEN que mais chama a atenção é a do paciente idoso e/ou diabético e/ou imunocomprometido que se apresenta com otalgia persistente e otorreia por diversos dias, com diagnóstico de otite externa e má resposta ao tratamento habitual com gotas tópicas de antibiótico. Além disso, a presença de pólipo inflamatório no MAE também constitui sinal de alerta para essa situação.

É justamente nesta fase inicial que devemos realizar a suspeita diagnóstica dessa doença para garantir um tratamento mais efetivo. O diagnóstico frente ao acometimento de nervos cranianos, outras complicações infecciosas (intra e extracranianas) e/ou sepse deve ser considerado tardio e inadequado, pois o prognóstico do paciente será bastante afetado.

Diagnóstico

A ocorrência da OEN deve ser suspeitada precocemente, pois o tratamento tardio e frente a complicações influencia diretamente o prognóstico do paciente. No Quadro 12.1 apresentamos uma proposta (adaptada da literatura) onde a presença de pelo menos um critério maior e de um menor já indicam o diagnóstico de OEN. O diagnóstico é baseado numa história cuidadosamente obtida e no exame físico, com suspeita elevada em pacientes idosos, diabéticos e imunodeficientes.

Laboratorialmente, os exames de maior sensibilidade são as provas inflamatórias (VHS e PCR), cabendo ao hemograma um papel secundário, já que suas alterações de leucocitose tendem a ser tardias.

◀ Quadro 12.1 – Critérios diagnósticos da OEN

MAIORES
• Otalgia há mais de 30 dias
• Otorreia e tecido de granulação (pólipo) no MAE
• Imagem sugestiva (tomografia e/ou ressonância e/ou cintilografia óssea)

MENORES
• Cultura positiva para *P. aeruginosa*
• Diabetes *mellitus* e/ou idoso e/ou imunocomprometimento
• Acometimento de nervo craniano

Pode-se necessitar ou não de exames de imagem para o diagnóstico inicial da OEN. Dentre eles, a tomografia computadorizada é a mais utilizada. Demonstrará, quando positiva, sinais típicos de edema de partes moles do MAE, acompanhados de sinais de osteomielite, como desmineralização e/ou erosão do osso temporal. Mas, por depender justamente de um elevado grau de desmineralização para imagem sugestiva, tende a ser considerada "tardia" no diagnóstico.

O exame de imagem mais precoce é a cintilografia óssea (mais comumente MDP-tecnécio), demonstrando sinal de captação do radiofármaco compatível com osteomielite do osso temporal (Figura 12.1B). A ressonância magnética é útil sobretudo na avaliação de possíveis complicações intra e extracranianas, portanto deve ser considerada para o diagnóstico inicial.

O diagnóstico diferencial da OEM se faz com outras doenças que cursam secundariamente e/ou simulam a osteomielite temporal, como neoplasia do MAE, colesteatoma do MAE (e eventualmente de orelha média), doenças granulomatosas, doença de Paget, displasia fibrosa, etc. Essa diferenciação muitas vezes envolve a realização de exames subsidiários, incluindo o anatomopatológico e e , na mairia das vezes, ocorrerá ocorrerá apenas após o atendimento inicial do paciente.

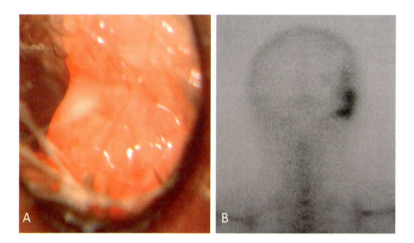

◀ **Figura 12.1** – A – Otomicroscopia esquerda demonstrando pólipo ocupando a porção posteroinferior do MAE em paciente com OEN. B – Exemplo de cintilografia óssea demonstrando captação aumentada em osso temporal esquerdo em paciente com OEN. (Os autores agradecem as imagens gentilmente cedidas pelo Prof. Dr. José Ricardo G Testa).

Tratamento

O tratamento inicial da OEN deve ser primordialmente hospitalar. Apenas um caso bastante inicial, quase uma "otite externa refratária" (e não propriamente uma OEN) pode ser candidato a um tratamento ambulatorial com antibioticoterapias sistêmica e tópica adequadas e desde que o paciente apresente possibilidade de controle clínico de suas comorbidades e faça retornos frequentes ao médico para reavaliação e decisão pela internação, caso necessária.

O tratamento inicial da OEN se pauta em três tópicos: toalete do MAE, antibioticoterapia e controle clínico de comorbidades. A toalete do MAE refere-se à limpeza frequente com aspiração de secreções, cauterização e/ou debridamento do pólipo inflamatório. Inicialmente, deve-se tentar isolar o germe infeccioso, sendo válida a coleta de *swab* desta secreção do MAE, que apesar da baixa especificidade, pode fornecer valiosa informação sobre eventual resistência bacteriana ao antibiótico escolhido empiricamente nesse momento. Eventualmente, um debridamento cirúrgico mais extenso e adequado do pólipo pode ser necessário, sobretudo nos casos de má resposta ao tratamento inicial instituído.

O segundo pilar do tratamento da OEN é a antibioticoterapia com o objetivo de erradicar o germe mais prevalente nesses casos (P. aeroginosa - em itálico) e a opção mais adequada é a utilização de ciprofloxacina sistêmica e tópica. Porém, hoje se observa tendência crescente na literatura em associar-se uma segunda droga inicial, também com ação antipseudomonas (por exemplo, ceftazidima, aztreonam, aminoglicosídeos, etc.), para tentar minimizar o desenvolvimento de resistência e abreviar o tempo de internação do paciente.

O terceiro pilar, tão importante quanto os demais, é o controle clínico do paciente, sobretudo dos níveis glicêmicos.

Deste modo, torna-se claro que o tratamento definitivo desta situação será multidisciplinar, com atuação de diversos especialistas, tais como o otorrinolaringologista, infectologista, endocrinologista, geriatra e etc. O ambiente de terapia intensiva pode ser também requerido, seguindo indicações clinicas para tal. A Figura 12.2 resume uma abordagem racional do paciente com suspeita de OEN em pronto-socorro, desde o diagnóstico até a terapia inicial.

Outras medidas são mais discutíveis, mas podem também ser necessárias e/ou tentadas. O uso de terapia hiperbárica eventualmente pode oferecer vantagens, sobretudo em casos de má resposta. O tratamento com corticoides permanece polêmico, mas em nosso serviço costumamos indicá-lo por tempo limitado em casos de comprometimento de nervos cranianos e/ou complicações intracranianas. Os procedimentos cirúrgicos mais agressivos, incluindo a canaloplastia e a mastoidectomia, vêm perdendo seus defensores ao longo dos anos, por não oferecerem bons resultados.

Hoje, tendemos a limitar a intervenção cirúrgica à ressecção de pólipo refratário e à biópsia diagnóstica para definição etiológica infecciosa e diagnóstico diferencial histológico, como relatado anteriormente. A associação empírica de terapia antifúngica e/ou expansão da cobertura antibiótica pode ser indicada em casos refratários ao tratamento inicial antipseudomonas.

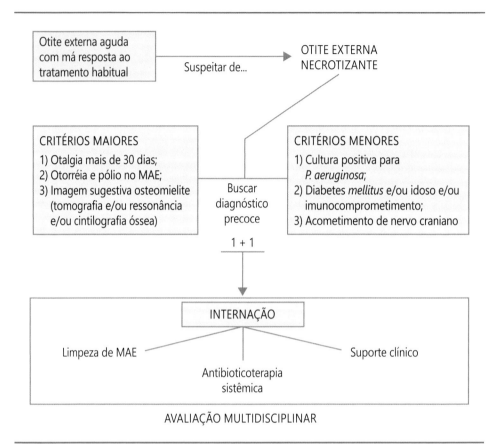

◀ **Figura 12.2** – Proposta de racionalização para abordagem inicial de pacientes com OEN em pronto-socorro.

Cura

Não existe na literatura consenso sobre critério de cura definitiva da OEN, havendo relato de recrudescência da doença até mesmo 1 ano após o seu aparente controle. De maneira geral, é prevista a antibioticoterapia sistêmica prolongada, por cerca de 12 a 24 semanas, mas não necessariamente em ambiente hospitalar. Após a internação inicial, preconiza-se o uso de terapia endovenosa entre 2 e 4 semanas, observando-se um conjunto de fatores para alta hospitalar e terapia ambulatorial: melhora clínica da dor e da otorreia associada a controle glicêmico e de provas laboratoriais inflamatórias (VHS e PCR) e ausência de pólipo inflamatório no MAE.

Obtidos esses critérios, pode-se iniciar a programação de alta hospitalar e manutenção do paciente em terapia de *home care* e/ou de retorno ambulatorial com as diversas especialidades envolvidas, completando-se o uso de antibióticos. A ciprofloxacina via oral constitui importante e estratégica opção nesse momento. Porém, recomendamos que inicie o seu uso por no mínimo 3 dias antes da alta hospitalar, para que se aobserve a eficácia da monoterapia, avaliando-se uma eventual recrudescência clínica, otoscópica e/ou laboratorial da doença.

A recuperação de eventuais nervos cranianos não é, em geral, considerada critério para alta hospitalar, pois tende a ser tardia e, eventualmente, não obtida. Mas o não surgimento de novos déficits desses nervos deve sim ser observado antes da alta.

A tomografia, a ressonância e a cintilografia óssea tendem a não ser consideradas como critérios de alta e controle da doença, pois as alterações demonstradas nesses exames demoram a se normalizar e não demonstram sensibilidade e especificidade para evidenciar infeção em atividade. São mais sensíveis e específicas para avaliar o controle infeccioso às provas inflamatórias laboratoriais (PCR e VHS) e às cintilografias inflamatórias (como a com citrato de gálio e a com leucócitos marcados). Contudo, mesmo essas cintilografias têm sua interpretação controversa. Muitos autores defendem a realização dessas cintilografias a cada 6 a 8 semanas, com manutenção de antibioticoterapia por até 4 semanas após sua normalização. O paciente não deve receber alta ambulatorial antes de completar 1 ano de seguimento.

Sinais de alerta

- Idoso, diabético, imunocomprometido.
- Otalgia e otorreia decorrente de otite externa sem resposta ao tratamento habitual.
- Presença de pólipo inflamatório em MAE.
- Ocorrência de acometimento de nervos cranianos (VII e também V, VI, IX, X, XI e XII).

Bibliografia consultada

1. Hariga I, Mardassi A, Belhaj YF, Ben AM, Zribi S, Ben GO et al. Necrotizing otitis externa: 19 cases report. Eur Arch Otorhinolaryngol. 2010;267(8):1193-8.
2. Hollis S, Evans K. Management of malignant (necrotising) otitis externa. J Laryngol Otol. 2011;125:1212-7.
3. Jacobsen LM, Antonelli PJ. Errors in the diagnosis and management of necrotizing otitis externa. Otolaringol head Neck Surg. 2010;143:506-9.
4. Mahdyoun P, Pulcini C, Gahide I, Raffaelli C, Savoldelli C, Castillo L et al. Necrotizing otitis externa: a systematic review. Otol Neurotol. 2013;34(4):620-9.

Complicações das Otites Médias

13

Fernando Kaoru Yonamine
Oswaldo Laércio Mendonça Cruz

Introdução

A otite média corresponde à inflamação e/ou infecção do revestimento mucoperiosteal da orelha média, podendo ser classificada em aguda ou crônica. Geralmente, nas infecções crônicas ocorrem alterações teciduais irreversíveis, podendo se apresentar de várias formas clínicas e em diferentes estágios de agressão tecidual: otite média crônica silenciosa, otite média crônica não colesteatomatosa e otite média crônica colesteatomatosa. Já nas infecções agudas, essas alterações teciduais são reversíveis, ocorrendo na grande maioria dos casos a recuperação total após tratamento específico.

As complicações das otites podem ocorrer tanto nas formas agudas quanto crônicas, sendo maior a incidência nas formas crônicas, principalmente nos colesteatomas.

Classificação

Pode-se classificar didaticamente as complicações das otites médias em extracranianas (podendo ser restritas ao osso temporal ou afetar estruturas adjacentes) e intracranianas, quando acometem estruturas relacionadas ao sistema nervoso central (Tabela 13.1).

Tabela 13.1 – Classificação das complicações das otites médias

Extracranianas	Intracranianas
• Mastoidite coalescente	• Meningite
• Abscessos	• Abscessos encefálicos
• Paralisia facial periférica	• Empiema
• Fistula labiríntica	• Trombose do seio sigmoide
• Labirintite	• Hidrocefalia otítica
• Petrosite	

Complicações extracranianas

Mastoidite coalescente

A mastoidite coalescente se caracteriza por perda das septações ósseas do osso temporal, especialmente os septos das células mastóideas, formando cavidades maiores nessa região. Essa perda das septações ósseas se dá pelo processo de osteíte e descalcificação provocado pela infecção oriunda da orelha média.

Apesar de classicamente ser descrita como uma complicação da otite média aguda, muitos autores acreditam que isso ocorre apenas nos casos associados ao colesteatoma, e que nas mastoidites descritas nas tomografias dos processos infecciosos/inflamatórios agudos da orelha média raramente apresentam reabsorção do trabeculado ósseo. É um conceito que deveria ser revisto.

◀ Quadro clínico

O quadro clínico típico é a presença de otorreia com duração superior a 14 dias, associado a hiperemia, dor na região retroauricular e abaulamento do meato acústico externo.

◀ Diagnóstico

O diagnóstico é feito através dos sintomas clínicos e exame físico. A tomografia pode ajudar na identificação da perda das septações ósseas do osso temporal.

◀ Tratamento

O tratamento é clínico com o uso de antibióticos por via parenteral, anti-inflamatórios e analgésicos. Nos casos associados a otite média aguda com a membrana timpânica íntegra, deve-se realizar a miringotomia com coleta de material para cultura. A mastoidectomia fica reservada para os casos em que não se obteve resposta com a terapêutica clínica e nas otites médias crônicas.

◀ Abscessos

O abscesso é uma das complicações mais frequentes das otites médias, principalmente a forma aguda. Trata-se, na verdade, de um abscesso subperiosteal que, dependendo da localização, pode receber a denominação de retroauricular, temporozigomático ou de ponta da mastoide (abscesso de Bezold). Nessa forma, pode haver propagação do processo infeccioso para a região cervical e/ou espaço parafaríngeo. A forma mais comum é o abscesso retroauricular, que geralmente ocorre por erosão do córtex da mastoide ou por propagação ao espaço subperiosteal por deiscência ou suturas não fechadas na infância, mecanismos discutidos posteriormente.

◀ Quadro clínico

O abscesso subperiosteal se caracteriza por abaulamento e hiperemia retroauricular com deslocamento anteroinferior do pavilhão auricular. Apresenta, geralmente, febre e sinais de toxemia associados a dor importante no local do abaulamento.

◀ Diagnóstico

A suspeita diagnóstica é feita pela história e o exame físico. Exames laboratoriais podem apresentar leucocitose com aumento de provas inflamatórias como a proteína C-reativa e velocidade de hemossedimentação. A tomografia com contraste mostra a extensão do abscesso e eventuais falhas ósseas.

◀ Tratamento

O tratamento do abscesso é feito através do uso de antibiótico, miringotomia (se membrana timpânica intacta) e drenagem do abscesso. Dependendo do estado geral do paciente, especialmente nas crianças, o antibiótico deve ser ministrado via endovenosa por alguns dias junto e logo após a drenagem, completado por medicação via oral quando da melhora das condições clínicas.

Paralisia facial periférica

A paralisia facial periférica é complicação pouco frequente da otite média, e está mais associada à otite média crônica, atingindo principalmente os adultos, (Figuras 13.1 e 13.2).

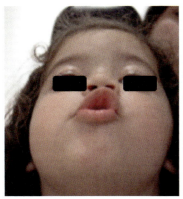
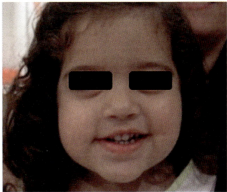

◀ **Figuras 13.1 e 13.2** – Criança com paralisia facial a direita associada à otite média aguda.

◀ Quadro clínico

A paralisia facial decorrente de uma complicação de otite média aparece de forma súbita ou rapidamente progressiva e não costuma ser uma paralisia total. Vem associada a quadros mais exuberantes de otite média aguda e, nos quadros crônicos, geralmente tem associação ao colesteatoma.

◀ Diagnóstico

O diagnóstico da paralisia facial periférica associado à otite média é clínico, podendo-se utilizar a eletroneurografia como forma de avaliar o prognóstico da recuperação do nervo facial. A tomografia computadorizada de ossos temporais pode ser utilizada para avaliar a anatomia do nervo facial, observando-se especialmente eventuais deiscências, tanto nos casos agudos quanto na preparação cirúrgica, nos casos de otite crônica.

◀ Tratamento

Nas otites médias agudas, preconiza-se o uso de antibiótico endovenoso, corticosteroides para diminuir o processo inflamatório e miringotomia. Nas otites médias crônicas colesteatomatosas, além do tratamento clínico imediato indica-se precocemente a intervenção cirúrgica para tratamento do foco primário (remoção do colesteatoma).

A descompressão do nervo facial é assunto controverso e não deve ser indicada como rotina nas infecções ativas. Entretanto, se houver paralisia facial completa (grau VI House-Brackmann) com eletroneurografia indicando prognóstico ruim, pode-se realizar a descompressão durante a mastoidectomia; nos casos de otite crônica, não é aconselhável incisar o epineuro pelo risco de exposição maior à infecção.

Fístula labiríntica

A fístula labiríntica é uma complicação associada à erosão da proteção óssea do labirinto (cápsula ótica) pelo processo inflamatório e/ou infeccioso, proporcionando uma comunicação anormal entre o espaço intralabiríntico, o espaço perilinfático e a orelha média. O principal local de fístula nesses casos costuma ser o canal semicircular lateral e é ocasionado principalmente pela otite média crônica colesteatomatosa.

◀ Quadro clínico

A sintomatologia das fístulas labirínticas é variada. Usualmente, o paciente apresenta perda auditiva tanto condutiva quanto neurossensorial, associada a tontura de origem vestibular (vertigem rotatória). Em alguns casos, quando a matriz do colesteatoma tampona parcial ou totalmente a erosão da cápsula ótica, a tontura pode apresentar características inespecíficas ou o paciente pode ser mesmo assintomático, sendo o diagnóstico realizado apenas quando solicitado estudo de imagem (tomografia).

◀ **Diagnóstico**

Sinais clínicos clássicos da presença de fístula são: a pesquisa do sinal de Hennebert, caracterizado pela presença de nistagmo e/ou tontura à pressão positiva do meato acústico externo, e o fenômeno de Túlio, que é o aparecimento de nistagmo e/ou tontura na presença de som de alta intensidade.

Além da avaliação clínica, é importante realizar a audiometria para observar a presença de perdas auditivas, sua intensidade e tipo (condutiva e/ou neurossensorial). Deve-se realizar também a tomografia computadorizada de ossos temporais, único exame capaz de mostrar a presença da fístula antes do eventual achado transoperatório. É essencial que seja realizada com cortes submilimétricos para a correta observação de erosões ósseas da cápsula ótica. Entretanto, o diagnóstico de certeza é sempre intraoperatório, com a visualização direta da fístula.

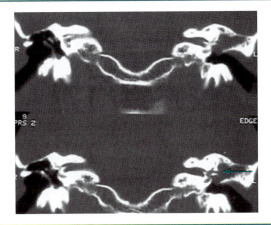

◀ **Figura 13.3** – Tomografia de ossos temporais: corte coronal mostrando fístula em canal semicircular lateral à esquerda (seta).

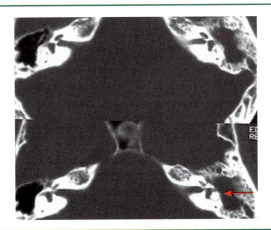

◀ **Figura 13.4** – Tomografia de ossos temporais: corte axial mostrando fístula em canal semicircular lateral à esquerda (seta).

◀ **Tratamento**

O tratamento da fístula labiríntica é cirúrgico, com remoção da doença, usualmente o colesteatoma. O manuseio da fístula deve ser feito com cautela, pois a remoção da matriz do colesteatoma pode ocasionar ou piorar a perda auditiva neurossensorial. Em muitos casos pode-se optar por não remover a matriz para aumentar as chances de preservar a audição. Nos casos em que é necessária a remoção da perimatriz, tentando-se preservar o endósteo labiríntico, deve-se ocluir o local da fístula com fáscia, cera de osso ou "patê" de osso.

Labirintite

A labirintite infecciosa é provocada pela inflamação e/ou infecção do labirinto membranoso, ocorrendo tanto nas otites médias agudas quanto nas crônicas. Pode ser classificada em labirintite serosa ou tóxica, quando ocorre inflamação do labirinto por toxinas bacterianas, e labirintite supurativa otogênica, em que ocorre invasão do labirinto por bactérias, geralmente através da janela redonda.

◀ **Quadro clínico**

O quadro clínico é caracterizado pela presença de perda auditiva neurossensorial, vertigem e zumbido, normalmente em caráter agudo. A intensidade dos sintomas costuma ser maior nos quadros de labirintite supurativa.

◀ **Diagnóstico**

O diagnóstico clínico é feito através da história e do exame físico, e a confirmação pode ser realizada através da ressonância magnética onde, em T1, pode aparecer realce de todo ou de partes do labirinto pelo gadolínio.

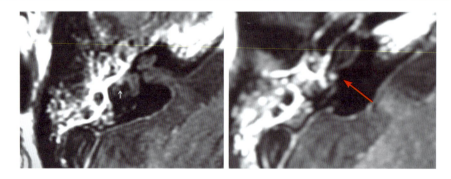

◀ **Figuras 13.5 e 13.6** – Ressonância magnética de orelha interna ponderada em T1 com contraste: paciente com otite média aguda. Observa-se o realce associado ao processo inflamatório da orelha média, na região do canal semicircular lateral (seta branca pequena) e no vestíbulo (seta vermelha).

◀ Tratamento

O tratamento é feito com o uso de antibiótico endovenoso, corticosteroides e antivertiginosos. A miringotomia pode ser realizada nos casos em que a membrana timpânica se encontrar intacta e abaulada.

Petrosite (apicite)

A petrosite ou apicite é a extensão da infecção da orelha média para células ósseas localizadas no ápice petroso. Pode acontecer nos casos de otite média aguda ou crônica.

◀ Quadro clínico

O paciente pode apresentar dor retro-orbitária importante pelo acometimento do V nervo craniano (n. trigêmeo), devido à localização do seu gânglio (Gasser) nesta região. Pode também, classicamente, apresentar diplopia pelo acometimento do VI nervo craniano (n. abducente), que penetra o canal de Dorello junto ao ápice petroso. Esses sintomas, associados à otite média, formam a tríade clássica da síndrome de Gradenigo.

◀ Diagnóstico

O diagnóstico pode ser confirmado através de exames de imagem como a tomografia computadorizada, que evidenciará o envolvimento ósseo do ápice; para a confirmação do acometimento das estruturas neurais, a ressonância magnética pode ser importante.

◀ Tratamento

O tratamento é feito através de antibiótico endovenoso, corticosteroides e drenagem cirúrgica da orelha média e células do ápice petroso, o que pode ser feito através de acessos transmastóideos ou transesfenoidais para a região do ápice.

Complicações intracranianas

Meningite

Trata-se da complicação intracraniana mais comum das otites, afetando principalmente crianças. A incidência de complicações intracranianas é sempre maior nas otites crônicas, especialmente nas otites colesteatomatosas. Entretanto, a meningite é a complicação central mais comum nos casos de otite média aguda. Os principais agentes etiológicos associados à meningite por otite média aguda são: *Streptococcus pneumoniae* e *Haemophilus influenzae*; e na otite média crônica são: *Proteus mirabilis*, *Pseudomonas aeruginosa* e anaeróbios.

◀ Quadro clínico

O quadro clínico é caracterizado por cefaleia de forte intensidade que piora ao esforço, vômitos, febre elevada e sinais de irritação meníngea (rigidez de nuca, sinais de Kernig e Brudzinski). Com a evolução do quadro o paciente pode evoluir para confusão mental, sonolência e coma.

◀ Diagnóstico

O diagnóstico é feito através da coleta e análise do líquido cefalorraquidiano. Deve-se realizar antes uma tomografia de crânio para afastar lesões expansivas, que podem levar à herniação amigdaliana no momento da punção liquórica.

◀ Tratamento

O tratamento é baseado na antibioticoterapia endovenosa, podendo ser associada à miringotomia. Nos casos crônicos, a timpanomastoidectomia deverá ser realizada assim que o paciente apresentar condições clínicas para o procedimento, visando ao tratamento efetivo da causa da complicação.

Abscesso encefálico

É a segunda afecção intracraniana mais frequente, geralmente em adultos, e como complicação de otite média crônica. É mais frequente no lobo temporal seguido pelo cerebelo, pela relação anatômica que mantém com o osso temporal, podendo ser secundário à disseminação hematogênica pós-tromboflebite. Apesar da importante evolução no tratamento clínico e cirúrgico nos últimos anos, essas complicações apresentam ainda elevada morbimortalidade.

◀ Quadro clínico

Os sintomas apresentados pelo paciente dependem do tempo da evolução e da localização do abscesso. No primeiro estágio, chamado encefalite inicial, o paciente apresenta calafrios, febre, náuseas e vômitos, cefaleia, leve rigidez de nuca, irritabilidade e apatia. Após esse quadro, o paciente pode entrar na fase latente, demorando dias, semanas ou meses, e apresentar sintomas leves de irritabilidade, febre, apatia ou até mesmo ausência de sintomas. A última fase é chamada de abscesso expansivo, e compreende a formação e expansão do abscesso. Nessa fase manifestam-se os sintomas relacionados ao aumento da pressão intracraniana como cefaleia contínua, vômitos em jato, paralisia da musculatura ocular, papiledema e sintomas focais como afasia, alucinações visuais, alteração de campo visual, quando localizado no lobo temporal, ou cefaleia occipital, ataxia, nistagmo espontâneo e disdiadococcinesia, se localizado no cerebelo.

◀ Diagnóstico

O diagnóstico é realizado através da tomografia computadorizada com contraste e/ou ressonância magnética. A coleta do líquido cefalorraquidiano pode ser realizada se há suspeita de meningite associada já que, dependendo da fase de formação do abscesso, esse exame pode se apresentar normal.

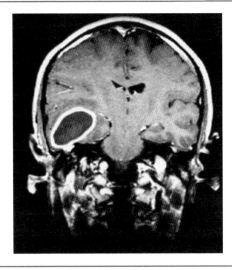

◀ **Figura 13.7** – Ressonância magnética de encéfalo, corte coronal ponderado em T1 com contraste: presença de abscesso cerebral.

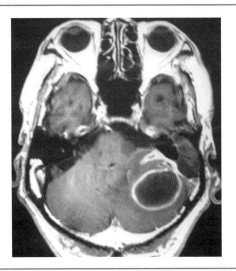

◀ **Figura 13.8** – Ressonância magnética de encéfalo, corte axial ponderado em T1 com contraste: presença de abscesso cerebelar.

◀ Tratamento

O tratamento do abscesso é realizado através da drenagem cirúrgica por craniotomia, trepanação ou através da própria mastoidectomia, dependendo da localização. Se o fator causal for otite média crônica colesteatomatosa, deve-se realizar o tratamento cirúrgico, para remoção do colesteatoma infectado e causa da complicação. O uso de antibiótico endovenoso também é preconizado.

Empiema

◀ Extradural

Geralmente ocorre pela destruição óssea da mastoidite coalescente ou erosão óssea na otite média crônica colesteatomatosa, com expansão do processo infeccioso e/ou inflamatório para o espaço epidural, com formação de coleção purulenta entre a dura-máter e o crânio.

◀ Subdural

Mecanismo semelhante ao empiema extradural, mas aqui ocorre uma invasão do espaço subdural com acúmulo de secreção purulenta entre a dura-máter e a aracnoide, podendo alcançar grandes proporções se não tratado rapidamente. Trata-se de emergência neurológica.

◀ Quadro clínico

No empiema extradural, o paciente pode apresentar quadro frusto, se tiver pequenas proporções ou manifestar cefaleia e febre alta nos quadros mais exuberantes. Muitas vezes o diagnóstico é feito através de exame de imagem solicitado por outro motivo. No empiema subdural, os sintomas são caracterizados por cefaleia, febre, toxemia, alteração de consciência, convulsão, paralisia de nervos cranianos e sinais de hipertensão intracraniana.

◀ Diagnóstico

É feito através da tomografia computadorizada de ossos temporais com contraste. No empiema extradural, geralmente se observa uma imagem bi-convexa na região da fossa posterior ou média. No empiema subdural, observa-se uma imagem em crescente. A complementação do estudo com a ressonância magnética pode permitir melhor avaliação das lesões neurológicas.

◀ Tratamento

O tratamento consiste no uso de antibiótico endovenoso associado à drenagem cirúrgica. No empiema subdural essa drenagem deve ser realizada assim que for diagnosticado.

É importante realizar o tratamento do foco da infecção, especialmente nos casos de otite média crônica colesteatomatosa, devendo-se realizar a mastoidectomia para erradicação do foco primário assim que possível.

Trombose do seio sigmoide

Geralmente ocorre por disseminação infecciosa por contiguidade ou através das veias emissárias da mastoide em direção ao seio sigmoide.

◀ Quadro clínico

Não existem sintomas clínicos específicos dessa complicação. O paciente pode apresentar desde cefaleia discreta associada à otite nos casos brandos, usualmente com febre associada. Quadros mais exuberantes podem causar dor mais intensa, edema retroauricular ou sinais de hipertensão intracraniana (cefaleia, vômitos, paralisa do nervo abducente e papiledema) quando a extensão da trombose for suficiente para comprometer o retorno venoso encefálico.

◀ Diagnóstico

Para o correto diagnóstico, os exames de imagem são fundamentais. Na tomografia com contraste podem-se observar sinais de destruição óssea próxima ao seio sigmoide, associados ao sinal do "triângulo vazio", que consiste na falta de realce no interior do seio sigmoide pelo contraste. A ressonância magnética é o exame mais sensível para identificar a obstrução do vaso e delimitar a extensão da

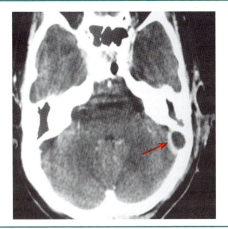

◀ **Figura 13.9** – Tomografia computadorizada com contraste mostrando sinal do "triângulo vazio" à esquerda (seta).

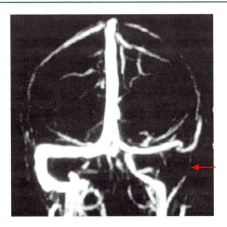

◀ **Figura 13.10** – Angiorressonância mostrando ausência de fluxo em região do seio sigmoide à esquerda (seta).

lesão; no entanto, para realizar a confirmação diagnóstica é necessário realizar a angiorresonância ou arteriografia, que vai mostrar ausência de fluxo sanguíneo na região do seio sigmoide.

◀ Tratamento

O tratamento consiste no uso de antibiótico de largo espectro e por tempo prolongado. Nos casos associados à otite média crônica é essencial a realização de mastoidectomia para erradicação do processo infeccioso.

A abordagem do trombo permanece controversa na literatura, mas cada vez mais se opta por conduta conservadora, evitando-se procedimentos invasivos como trombectomia ou ligadura do seio e da veia jugular.

A terapia anticoagulante também gera controvérsia na literatura. Muitos autores vêm demonstrando a diminuição de fenômenos tromboembólicos apenas com o tratamento clínico e a abordagem do foco primário da infecção, não se justificando o uso de anticoagulantes devido aos seus efeitos adversos. A formação do trombo é secundária à flebite. Assim, o controle da infecção é a parte essencial do tratamento.

Hidrocefalia otítica

É caracterizada pela elevação da pressão intracraniana secundária à otite média aguda ou crônica com fisiopatologia ainda desconhecida. Mantém o tamanho dos ventrículos normais, sendo considerada uma forma de pseudotumor cerebral.

◀ Quadro clínico

O paciente apresenta cefaleia, alterações visuais, vômitos, letargia, papiledema e confusão mental.

◀ Diagnóstico

O diagnóstico é feito através da punção liquórica, onde se observa elevação da pressão intracraniana com celularidade normal. A punção deve ser feita com cautela pelo risco de herniação transtentorial.

◀ Tratamento

É voltado para diminuir a pressão intracraniana, através do uso de manitol, diuréticos, corticosteroides e, em alguns casos, punção lombar.

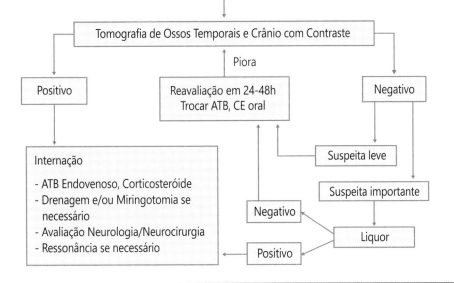

◀ **Figura 13.11** – Fluxograma: conduta na suspeita de complicação por otite média.

Bibliografia consultada

1. Ghosh PS, Ghosh D, Goldfarb J, Sabella C. Lateral sinus thrombosis associated with mastoidits and otitis media in children: A retrospective chart review and review of the literature. J Child Neurol. 2011;26(8):1000-4.

2. Gouveia MCL, Caldas Neto S. Complicações das otites médias. In: Tratado de Otorrinolaringologia e cirurgia cérvico facial. 2ª ed. São Paulo: Roca; 2011. p. 141-54.

3. Kluwe LHS, Costa SS, Cruz OLM. Complicações das otites médias. In: Otologia Clínica e Cirúrgica. São Paulo: Revinter; 2000. p. 217-24.

4. Penido NO. Complicações das otites médias. In: Manual de Otorrinolaringologia e Cirurgia de Cabeça e Pescoço. São Paulo: Manole; p. 307-27.

5. Penido NO, Borin A, Iha LCN, Suguri VM, Onishi ET, Fukuda Y et al. Otolaryngol Head Neck Surg. 2005;132:37-42.

6. Wanna GB, Dharamsi LM, Moss JR, Bennett ML, Thompson RC, Haynes DS. Otol Neurotol.2009;31:111-7.

Surdez Súbita – Perda Auditiva Neurossensorial Súbita 14

Norma de Oliveira Penido
André Souza de Albuquerque Maranhão
Daniel Paganini Inoue

Introdução

A perda auditiva de instalação súbita é sintoma até hoje desafiador, que muitas vezes se apresenta de forma assustadora, sendo necessário avaliação e conduta médica otorrinolaringológica emergencial.

Como a queixa da perda de audição é muito inespecífica, será fundamental logo de início distinguir a perda auditiva neurossensorial da perda auditiva condutiva no momento de sua apresentação, visando a melhorar a precisão diagnóstica, facilitar a pronta intervenção, reduzir testes e procedimentos desnecessários, e melhorar a audição e os resultados de reabilitação para pacientes afetados.

Definição

Surdez súbita ou perda auditiva neurossensorial súbita (PANS) – termo que será adotado no presente capítulo, é definida como:

- Perda auditiva neurossensorial de pelo menos 30 dB em três frequências contíguas, ocorrendo em até 3 dias, e podendo acometer uma ou ambas orelhas.
- Definem-se como **perda auditiva neurossensorial** súbita idiopática (PANSI) os casos de PANS em que não se identifica a etiologia após adequada investigação.

Epidemiologia

Estima-se incidência de 5 a 20 casos por 100 mil pessoas por ano. No entanto, acreditamos que essa incidência possa ser muito maior, pois essa queixa não é muito valorizada pelos profissionais da saúde, e que existem pacientes que melhoram espontaneamente e não procuram atendimento médico.

Não há preponderância de acometimento em relação a gênero e lateralidade. A idade média de aparecimento da PANS varia de 40 a 54 anos, podendo ocorrer em qualquer faixa etária, sendo incomum em crianças e idosos. O acometimento bilateral é raro, sendo reportado em 1 a 2% dos casos.

Fisiopatogenia

A PANS deve ser compreendida como um sintoma e não como uma entidade nosológica que pode estar presente em diversas doenças, apresentando, portanto, variadas etiologias (Tabela 14.1). Contudo, a despeito de investigação etiológica adequada, aproximadamente 90% dos casos de PANS permanecem idiopáticos.

Existem diversas teorias na tentativa de explicar a possível fisiopatogênese da PANSI, quatro delas são as mais aceitas:

- **infecção viral:** relatos de pacientes frequentemente apontam um episódio recente de infecção de vias aéreas superiores (IVAS) ou outro tipo de infecção viral. Já foram demonstradas taxas de soroconversão para a família do herpesvírus significativamente maiores em pacientes com PANSI. Estudos histopatológicos *post mortem* de ossos temporais de pacientes acometidos por PANSI encontraram lesões no órgão de Corti consistentes com lesão viral, tais como: perda de células ciliadas e de células de suporte, atrofia da *stria vascularis* e da membrana tectória;
- **ruptura espontânea das membranas labirínticas:** sabe-se que a orelha interna apresenta compartimentos bem definidos, delimitados por delicadas membranas que não permitem a mistura da endolinfa com a perilinfa, garantindo dessa forma a homeostase coclear. Pequenas rupturas nessas membranas podem resultar na mistura dos fluidos intracocleares, comprometendo o potencial endococlear, culminando com PANS. As membranas localizadas nas janelas oval e redonda também podem sofrer rupturas com extravasamento de perilinfa para a orelha média, criando um ambiente de hidropisia endolinfática relativa ou favorecendo a ruptura das membranas labirínticas;
- **autoimunidade:** perda auditiva neurossensorial progressiva ou rapidamente progressiva, uni ou bilateral é sugestiva de processo autoimune como substrato fisiopatológico. Permanece não esclarecido se tal mecanismo poderia causar PANS, porém há evidências bem estabelecidas de atividade imunológica intralabiríntica. A ocorrência de PANS em doenças como lúpus eritematoso sistêmico, granulomatose de Wegener e artrite reumatoide corrobora a teoria do insulto autoimune;
- **oclusão vascular:** os fatos de a orelha interna ser suprida unicamente pela artéria labiríntica e a apresentação abrupta da PANS endossam a possibilidade de uma oclusão vascular como etiologia. O neuroepitélio coclear é extremamente sensível a alterações do fluxo sanguíneo, portanto, eventos como vasoespasmo arterial, trombose ou êmbolos poderiam resultar em PANS.

◀ Quadro 14.1 – Causas identificáveis de PANS

Causas de perda auditiva neurossensorial súbita	
Categoria	**Etiologia**
Infecciosa	**Bacteriana** • Meningite • Labirintite • Sífilis **Viral** • Citomegalovirus • Rubéola • Caxumba
Inflamatória	• Lúpus eritematoso sistêmico (LES) • Síndrome de Cogan • Granulomatose de Wegener
Vascular	• Tromboembolismo • Anemia falciforme • Macroglobulinemia • Hemorragia labiríntica • Infarto cerebelar em território da AICA • Tratamento com inibidores da fosfodiesterase-5 (Sildenafil)
Neoplasias	• Tumores do ângulo ponto-cerebelar (Schwannoma vestibular e meningiomas) • Metástases do meato acústico interno • Carcinomatose meníngea • Neurosarcoidose
Drogas	• Aminoglicosídeos • AAS • Cocaína
Neurológicas	• Esclerose múltipla • Isquemia pontina focal • Hipertensão intracraniana
Trauma	• Acústico • Fraturas do osso temporal • Fístula perilinfática

Quadro clínico

A suspeição diagnóstica deve ser prontamente suscitada, uma vez que a história clínica é bastante característica. Tipicamente, o paciente desperta pela manhã com **diminuição da acuidade auditiva** ou sensação de pressão (**plenitude aural**) em uma das orelhas. Percepção de **zumbido** na orelha acometida é frequentemente relatada, podendo ser às vezes o único sintoma perceptível, e **vertigem** associada, sendo descrita em até 40% dos casos.

Diagnóstico

Para confirmação do diagnóstico se faz necessário o exame de **audiometria tonal**, que deve ser solicitado de imediato.

É importante a mensuração da discriminação vocal por meio da **logoaudiometria**, pois um índice percentual de reconhecimento de fala (IPRF) abaixo do esperado para os limiares tonais pode sugerir lesão retrococlear, além de o IPRF ser um importante parâmetro na determinação do prognóstico e na avaliação da resposta terapêutica.

Exame físico completo é fundamental, principalmente com o intuito de identificar uma etiologia para PANS. O exame otoscópico tipicamente é normal. Deve-se pesquisar atentamente a presença de retrações ou perfurações da membrana timpânica, efusões ou tumorações na orelha média e lesões na orelha externa.

Testes com diapasão devem ser sistematicamente executados. Seus resultados fornecem subsídios para o diagnóstico diferencial entre perdas condutivas e neurossensoriais. Pesquisa de nistagmo espontâneo e semiespontâneo deve ser sempre realizada, bem como a pesquisa completa dos demais pares cranianos e dos sinais neurológicos focais.

A história clínica tem papel fundamental para a descoberta da etiologia das perdas auditivas súbitas. A anamnese irá triar quais exames deverão ser solicitados com o intuito do esclarecimento diagnóstico. No entanto, alguns exames laboratoriais são rotineiramente solicitados para avaliação global (Quadro 14.1), assim como uma ressonância magnética contrastada da orelha interna (Figura 14.1), e não uma tomografia computadorizada devido à possível presença de tumores na região do ângulo ponto-cerebelar. A Figura 14.2 apresenta algoritmo para a investigação da PANS.

Tratamento

Direciona-se o tratamento de acordo com a etiologia da PANS, no entanto, a causa só é elucidada em torno de 10% dos casos. Consequentemente, o tratamento é empírico na grande maioria das vezes e os corticosteroides são a droga de escolha para o tratamento. Diversas drogas já foram utilizadas para o tratamento da PANSI, como os vasodilatadores (papaverina, carbogênio), hemorreológicos (pentoxifilina, piracetam), antivirais (aciclovir) e diuréticos. No entanto, há carência

◀ **Quadro 14.2** – Exames laboratoriais solicitados em casos de PANS

- Hemograma
- Glicemia de jejum
- VHS
- Proteína C-reativa
- Colesterol total e frações
- Triglicerídeos
- TSH
- T4 livre
- VDRL
- FTA-Abs

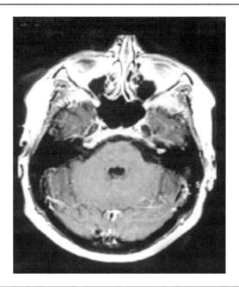

◀ **Figura 14.1** – Ressonância magnética em corte axial, aquisição em T1 com contraste demonstrando schwannoma vestibular intracanalicular.

de evidências consistentes que indiquem o seu uso, por isso não são atualmente recomendadas.

Deve-se esclarecer ao paciente que, embora em até 65% dos casos de PANSI ocorra alguma melhora da audição sem nenhum tipo de tratamento, a instituição precoce (em até 2 semanas) de corticosteroides está relacionada com melhores taxas de recuperação auditiva. A decisão de iniciar o tratamento é feita em conjunto com o paciente, levando-se em consideração as comorbidades, os riscos do tratamento e os anseios do paciente.

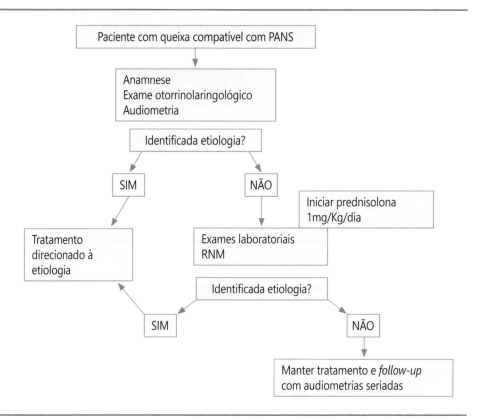

◀ **Figura 14.2** – Algoritmo de atendimento de paciente com PANS.

Utiliza-se a prednisona ou prednisolona na dose de 1 mg/kg/dia (dose máxima de 60 mg/dia) na imensa maioria dos casos, e realizam-se audiometrias semanais avaliando-se a resposta terapêutica, conforme o esquema da Figura 14.3. Em pacientes diabéticos, hipertensos e nefropatas utilizamos o deflazacort – 1,2 mg/kg/dia – ou a corticoterapia transtimpânica, e dependendo do caso opta-se pela internação hospitalar para um controle clínico mais estrito.

Reserva-se o tratamento cirúrgico para os casos específicos em que há suspeita de fístula perilinfática com anamnese sugestiva, testes para fístula positivos e exames de imagem compatíveis, sendo esta possibilidade etiológica e terapêutica extremamente rara. O intuito da cirurgia é identificar e reparar o local onde há o extravasamento perilinfático, sendo os nichos das janelas oval e redonda os locais mais propensos.

Prognóstico

O estabelecimento do prognóstico em casos de PANS com etiologia definida é direcionado de acordo com o tipo e o estágio da doença em questão. Determinar o prognóstico nos casos idiopáticos ainda é um desafio. Estudos demostram nesses pacientes uma taxa de recuperação auditiva espontânea variando de 32 a 65%.

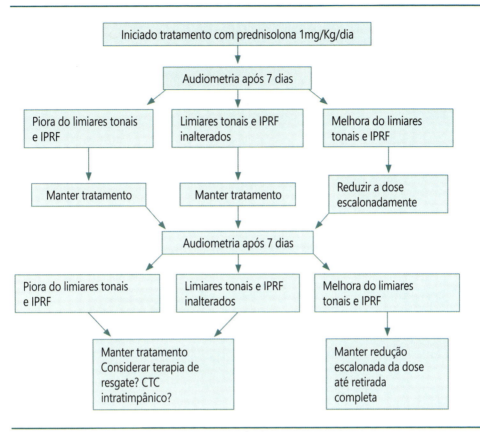

◀ **Figura 14.3** – Fluxograma da resposta terapêutica.

Apesar da falta de etiologia, algumas generalizações podem ser feitas nesses casos, no que tange ao prognóstico da recuperação auditiva (Quadro 14.3).

Em nossa casuística, após tratamento medicamentoso (corticosteroide) instituído obtivemos recuperação auditiva significativa em 75% das perdas auditivas

◀ **Quadro 14.3** – Fatores prognósticos da PANSI

Mau Prognóstico	Bom Prognóstico
• Perdas severas a profundas	• Perdas leves a moderadas
• Perdas com configuração descendente (predominante em agudos)	• Perdas com configuração ascendente (predominante em graves)
• Baixo IPRF	• Início da recuperação auditiva em até 2 semanas
• Extremos de idade	
• Presença de vertigem	
• Presença de comorbidades	
• Demora no início do tratamento (> 10dias)	

de grau leve, 50% quando moderada, 24,3% quando severa e apenas 11,5% quando profunda. Foi considerada uma melhora significativa quando os parâmetros audiométricos voltaram à normalidade ou passaram para uma perda auditiva de grau leve. Houve uma melhora completa em 23,5% dos pacientes quando a perda inicial foi moderada, 16,2% quando severa e 5,8% quando profunda. Isto demonstra que quanto maior é a perda auditiva, pior é o prognóstico (Figura 14.4).

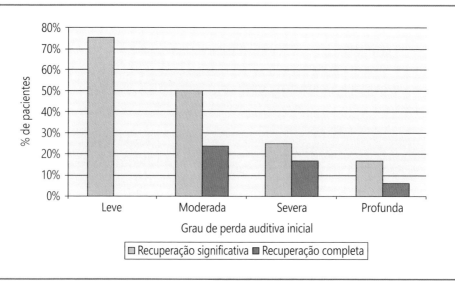

◀ **Figura 14.4** – Distribuição do percentual de recuperação auditiva por diferentes graus de perda auditiva inicial.

Considerando que, por definição, a perda auditiva neurossensorial súbita atinge pelo menos três frequências consecutivas, e que as frequências graves são as de 250 e 500 Hz, as médias 1 e 2 kHz e as agudas de 3, 4, 6 e 8 kHz, configuramos quatro grupos de acometimento de frequências, os quais são graves e médias; médias e agudas; graves, médias e agudas, e somente agudas. Obtivemos uma melhora significativa em 50% dos pacientes que tiveram perda auditiva súbita nas frequências graves e médias, 44,4% quando médias e agudas, 25% em graves, médias e agudas, e nenhuma recuperação significativa quando foram atingidas exclusivamente frequências agudas. Isto mostra que as frequências agudas possuem pior prognóstico de recuperação auditiva, assim como quando existe um acometimento mais amplo da cóclea, quando todas as frequências são atingidas (Figura 14.5).

Resumo de dados relevantes

Distinguir perda neurossensorial de condutiva. Confirmar o diagnóstico de perda auditiva neurossensorial súbita se a audiometria demonstrar perda de 30 dB

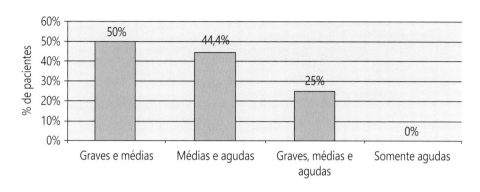

◀ **Figura 14.5** – Distribuição do percentual de recuperação auditiva significativa pelos grupos de frequências acometidas.

em três frequências contíguas; sem outros achados clínicos. Pesquisar etiologias específicas de perdas súbitas bilaterais, casos recorrentes ou com achados neurológicos focais. Solicitar ressonância magnética para afastar doença retrococlear. Orientar sobre a evolução natural da surdez súbita e dos benefícios e riscos de cada tipo de intervenção. Aconselhamento da possibilidade de recuperação auditiva parcial e dos diversos tipos de tecnologias para a reabilitação da audição. Oferecer corticoide como terapia inicial. Oferecer terapia transtimpânica como resgate. Acompanhamento por pelo menos 6 meses.

Bibliografia consultada

1. Byl FM Jr. Sudden hearing loss: eight years experience and suggested prognostic table. Laryngoscope. 1984;94:647-61.
2. Conlin AE, Parnes LS. Treatment of sudden sensorineural hearing loss: a Meta-analysis. Arch Otolaryngol Head Neck Surg. 2007;133:582-6.
3. Inoue DP, Bogaz EA, Barros F, Penido NO. Comparação entre critérios de recuperação auditiva na perda neurossensorial súbita. Braz J Otorhinolaryngol. 2012;78:42-8.
4. Mattox DE, Simmons FB. Natural history of sudden sensorineural hearing loss. Ann Otol Rhinol Laryngol. 1977;86:463-80.
5. Penido NO, Cruz OL, Zanoni A, Inoue DP. Classification and hearing evolution of patients with sudden sensorineural hearing loss. Braz J Med Biol Res. 2009;42(8):712-6.
6. Penido N O, Ramos HV, Barros FA, Cruz OL, Toledo RN. Clinical, etiological and progression factors of hearing in sudden deafness. Braz J Otorhinolaryngol. 2005 Sep-Oct;71(5):633-8.
7. Stachler RJ, Chandrasekhar SS, Archer SM, Rosenfeld RM, Schwartz SR, Barrs DM et al. Clinical Practice Guideline: Sudden Hearing Loss. Otolaryngol Head and Neck Surg. 2012;146:S1.
8. Wilson WR, Byl FM, Laird N. The efficacy of steroids in the treatment of idiopathic sudden hearing loss. A double blind clinical study. Arch Otolaryngol. 1980;106:772-6.

Trauma Acústico Agudo 15

Laila Carolina da Silva
Bruno Rossini

Introdução

Nos dias de hoje, o ruído apresenta-se como um dos agentes mais nocivos à saúde e qualidade de vida da população de áreas urbanas, que está vulnerável a danos ao aparelho auditivo tanto em atividades de trabalho como de lazer. O trauma acústico (TA) é causa frequente de perda auditiva, e pode manifestar-se de forma aguda, imediatamente após exposição a ruídos intensos, ou crônica, exposição prolongada e repetitiva a níveis elevados de pressão sonora. A seguir trataremos da forma aguda do TA.

Definição

Lesão da orelha interna imediata causada por um ou múltiplos ruídos com duração de menos de 1 segundo e intensidade igual ou maior a 120 dB. O TA leva à perda auditiva de grau variável, temporária ou definitiva e é ocasionado por grande quantidade de energia sonora transmitida para a orelha interna através da janela oval, resultando em processo inflamatório ou até rompimento mecânico das estruturas sensoriais da orelha interna.

O principal mecanismo de proteção da orelha interna é a contração do músculo estapédio pelo reflexo do acústico, porém quando ocorre exposição a cliques muito curtos e de alta intensidade, esse não é deflagrado a tempo de impedir os danos ao aparelho auditivo.

Causas

Os sons mais associados ao TA são os de curta duração, alta frequência e alta intensidade. O grau da perda depende do sítio e da extensão da lesão na orelha interna. Pode ocorrer comprometimento de células ciliadas externas e internas, além de edema de terminações auditivas nervosas e perda transitória da elasticidade da membrana basilar. Esse grau de comprometimento normalmente leva a perda auditiva transitória com duração de horas a poucos dias. Lesões mais graves, que acometam fibras do nervo coclear, levam a ruptura estrutural do órgão de Corti e do ducto coclear. Essas injúrias, invariavelmente, resultam em perda auditiva permanente.

A população militar é classicamente referida como suscetível ao TA, devido à prática de treinamento de tiros. Outras atividades frequentemente relacionadas ao TA são exposição a sons de fogos de artifícios e rojões, além do manuseio de arma de fogo para caça e tiro esportivo. Quando ocorre exposição a uma explosão, além do TA pode ocorrer também o barotrauma, pelo deslocamento de ar envolvido.

Exposição prolongada a ruídos de alta intensidade também pode levar ao TA como ocorre, por exemplo, após um concerto ou uma noite em uma danceteria. Nesses casos, normalmente observamos uma resolução autolimitada dos sintomas.

Doenças sistêmicas associadas (hipertensão arterial sistêmica, diabetes e dislipidemia) e determinados hábitos de vida, como o tabagismo, também podem tornar o indivíduo mais vulnerável ao TA devido ao prejuízo circulatório ao sistema coclear que tais condições implicam.

Quadro clínico

O sintoma principal é a hipoacusia uni ou bilateral após a exposição a um ruído intenso e de curta duração. O zumbido contínuo é frequentemente relatado pelo paciente, sobretudo logo após a exposição sonora. Esse sintoma tende a ser intermitente com a evolução do quadro. Plenitude aural e otalgia também podem ser referidas.

A exposição a uma explosão com associação de TA e barotrauma, pode ocasionar tanto lesões da orelha média quanto ruptura da membrana timpânica e cadeia ossicular, como fístula labiríntica. A vertigem, além de hipoacusia e zumbido, é o sintoma mais frequente nessa situação. A associação de TA e barotrauma implica em pior prognóstico.

Diagnóstico

É baseado na história de exposição a ruído intenso seguida de hipoacusia e zumbido imediatos. Normalmente não encontramos alterações no exame físico otorrinolaringológico. Hemotímpano e perfuração da membrana timpânica estão relacionados ao TA mais barotrauma.

A avaliação audiométrica tem fundamental importância para constatação de perda auditiva pós-traumática. A perda auditiva neurossensorial é a apresentação mais frequente, sendo de grau variável e predominante nas frequências agudas (mais de 75%). Também é comum apresentar entalhe com centro entre 4 e 6 kHz. O exame realizado em fase inicial pós-TA pode ser comprometido pela presença de zumbido intenso, pois o paciente pode confundi-lo com os estímulos sonoros do exame. Pode ocorrer também, em menor frequência, perda auditiva mista. A timpanometria e outros testes que envolvam pressão sonora devem ser evitados nessa fase inicial.

Exame de otoemissões acústicas evocadas evidencia o comprometimento de células ciliadas externas.

A avaliação ambulatorial do perfil metabólico do paciente é importante para constatação de condições que implicam no prognóstico da lesão. Recomenda-se coleta de hemograma, função renal e hepática, glicemia e colesterolemia.

Tratamento

O objetivo imediato do tratamento é garantir meios para perfusão das estruturas da orelha interna e bloquear a agressão inflamatória que desencadeia degeneração e sofrimento celular da orelha interna. A precocidade de instituição de tais medidas em lesões leves e moderadas implica no bom prognóstico do TA.

O uso de anti-inflamatórios hormonais é a medida mais utilizada para tratamento do TA. Preferencialmente, opta-se pelo uso de metilprednisolona por via endovenosa (15 mg/kg/dia) com titulação regressiva, baseando-se nos exames audiométricos e na sintomatologia. Porém, em nosso meio, alguns autores advogam o uso da prednisona por via oral em dose plena (1 mg/kg/dia) inicialmente, com redução de dosagem conforme melhora/estabilização do quadro.

Medidas que contribuam para a perfusão do sistema auditivo periférico também podem ser usadas, como a administração de vasodilatadores (piracetam e óxido nítrico) e homorreológicos (pentoxifilina).

Terapia com oxigenação hiperbárica é opção terapêutica para o TA, porém observamos resultados contraditórios na literatura. O seu uso é recomendado sobretudo em casos de surdez grave, e quando não há melhora da audição entre o 5º e o 7º dia de tratamento. É recomendável realização de audiometria após a quinta sessão. Se houver boa resposta e tolerância do paciente à terapia, podem ser realizadas até 15 sessões.

Nos casos de barotrauma associado, com suspeita de fístula labiríntica, devemos considerar a necessidade de abordagem cirúrgica com a realização de timpanotomia exploradora e fechamento dessa lesão.

Prognóstico

Está relacionado ao grau e às características da perda auditiva. Perda severa e profunda com padrão de curva audiométrica plana implica em pior prognóstico. A presença de tontura aponta para um comprometimento mais grave da orelha interna e, consequentemente, está relacionada a menor recuperação auditiva.

Mesmo nos casos de instituição precoce do tratamento, até o 3º dia, observa-se boa evolução entre 50 e 80% dos casos.

Prevenção

Medidas de proteção individual para a população potencialmente exposta a traumas acústicos são a melhor forma de prevenção de injúrias ao sistema auditivo periférico.

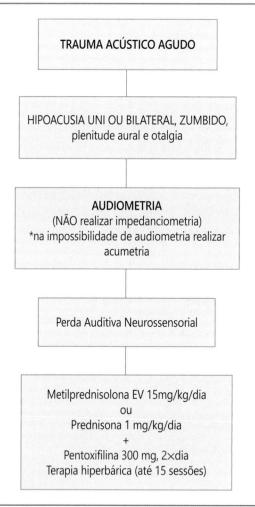

◀ Figura 15.1 – Fluxograma.

Bibliografia consultada

1. Agrawal SK. Occupational hearing loss. In: Lalwani AK. Current diagnosis & treatment in otolaryngology head & neck surgery. 2ª ed. Nova York: McGraw-Hill; 2007. p. 132-43.
2. Bogaz EA, Inoue DP, Onishi ET. Perda auditiva induzida por ruído e trauma acústico. In: Ganança FF, Pontes P, (org). Manual de Otorrinolaringologia e Cirurgia de Cabeça e Pescoço. Barueri: Manole; 2011. p. 343-54.

3. Canlon B, Meltser I, Johansson P et al. Glucocorticoid receptors modulate auditory sensitivity to acoustic trauma. Hear Res. Apr.2007; 226(1-2):61-9.

4. Miyao M, Firestein GS, Keithley EM. Acoustic trauma augments the cochlear imune response to antigen. Laryngoscope. 2008;118:1801-8.

5. Oliveira JAA. Trauma sonoro agudo (Trauma Acústico). In: Caldas Neto SS, Mello Júnior JF, Garcia Martins RH, Costa SS, (org). Tratado de Otorrinolaringologia, vol II: otologia e otoneurologia. São Paulo: Roca; 2011. p. 278-301.

6. Psillas G, Pavlidis P, Karvelis I, Kekes G, Vital V, Constantinidis J. Potencial efficacy of early treatment of acute acoustic trauma with steroids and piracetam after gunshot noise. Eur Arch Otorhinolaryngol. 2008;265(12):1465-9.

7. Sendowski I, Raffin F, Brailloon-Cross A. Therapeutic efficacy of magnesium after acoustic trauma caused by gunshot noise in guinea pig. Acta Otoryngol. 2006;126(2):122-9.

Paralisia Facial Periférica Idiopática 16

Marcos Luiz Antunes
Carlos Eduardo C. de Abreu

Introdução

O nervo facial, VII par craniano, emerge do tronco encefálico e percorre um longo e tortuoso trajeto, atravessando a cisterna do ângulo ponto-cerebelar e o osso temporal, dentro do canal de Falópio, de onde emite vários ramos até sua emergência pelo forame estilomastóideo.

Nesse trajeto, está sujeito a injúrias relacionadas a patologias inerentes a cada região por onde passa. Seja por compressão de processos expansivos, por contiguidade a processos infecciosos/inflamatórios da orelha média ou por impossibilidade de ter sua irrigação mantida quando o próprio nervo sofre algum processo inflamatório, visto que seu canal ósseo não permite a distensão pelo edema comprimindo a vascularização do nervo, levando à perda de sua função.

Assim, torna-se importante o conhecimento da anatomia desse nervo e sua função para determinarmos, após uma avaliação clínica, o topodiagnóstico e, principalmente, se estamos diante de uma paralisia periférica ou central.

O nervo facial é um nervo misto, responsável pela inervação da mímica facial e pelo reflexo estapediano (motor), gustação dos 2/3 anteriores da língua (sensitivo), produção da saliva e lágrima (secretor) e possui também fibras que auxiliam na sensibilidade tátil e dolorosa do pavilhão auricular.

As fibras neurais responsáveis pela mímica facial dos 2/3 inferiores da face recebem quase que exclusivamente fibras originárias do córtex contralateral (cruzando antes dos núcleos do facial, no sulco bulbopontino), e as fibras responsáveis pela mímica do terço superior da face recebem fibras tanto ipsi quanto contralaterais. Apenas com essa informação, ao avaliarmos a face do paciente já conseguimos distinguir se estamos diante de um doente com paralisia periférica ou central, pois nos casos periféricos há comprometimento de todos os territórios da hemiface, e nos centrais há preservação da mímica do terço superior da face.

Na avaliação do paciente com paralisia facial periférica (PFP), a anamnese e o exame físico nos trazem muitas informações a respeito do diagnóstico etiológico.

O tempo de instalação do quadro, se súbito, fala mais a favor de causas infecciosas ou idiopáticas. Já quadros de instalação progressiva falam mais a favor de causas tumorais. Se acompanhada de hipoacusia, otalgia, formigamentos na face, otorreia, déficits de outros pares cranianos ou após traumatismos, também aponta uma causa específica e, nesse sentido, deve ser investigada.

O exame físico aqui assume papel importantíssimo, pois pode evidenciar alguma alteração que aponte para um diagnóstico específico, e também ajudar no topodiagnóstico, que será explicado adiante.

O exame otorrinolaringológico é de extrema importância para avaliarmos a presença, o tipo de paralisia (central ou periférica), o grau da paralisia e outros achados que podem sugerir outras causas de paralisia não idiopáticas, tais como infecciosas, traumáticas ou tumorais. A otoscopia permite avaliar a presença de infecções em orelha média, já que boa parte do nervo facial percorre essa região anatômica. A palpação da glândula parótida pode evidenciar a presença de um tumor desta glândula quando a mesma está abaulada do lado da paralisia, suspeitando-se de uma neoplasia e não de uma paralisia idiopática. O exame neurológico é importante para se descartar doenças neurológicas sistêmicas, como por exemplo a polirradiculoneurite (S. Guillain-Barré) ou evidenciar paralisia em outros pares cranianos relacionados com o trajeto do nervo facial.

Entre as causas de paralisia facial periférica podemos citar várias, tais como as idiopáticas, traumáticas, infecciosas, tumorais, congênitas, neurológicas, imunomediadas, entre outras menos frequentes. A idiopática e a traumática representam as duas mais frequentes, sendo que a idiopática corresponde até 60 a 70% das causas em adultos e de 40 a 50% das causas em crianças.

Paralisia de Bell

A paralisia facial periférica idiopática é também conhecida por paralisia de Bell (descrita por um médico inglês, Sir Charles Bell, no século 19). Apesar de ser a causa mais frequente, devemos descartar outras possíveis causas, pois o tratamento é individualizado de acordo com a etiologia.

Várias teorias já tentaram identificar a causa da paralisia de Bell, entre elas: causas imunológicas, vasculares e infecciosas. Os artigos publicados nos últimos 20 anos comprovam a presença do vírus herpes simples no nervo facial de pacientes acometidos por essa doença. Acredita-se, então, que a paralisia de Bell seja uma reativação do vírus herpes simples que estava latente no nervo facial.

Epidemiologia

A incidência da paralisia de Bell é de 20-25 casos/100.000 habitantes por ano nos EUA. Em relação ao sexo, não existe diferença em termos de incidência geral, porém nos homens ela é mais frequente entre a 3ª e a 5ª década de vida, enquanto nas mulheres a incidência aumenta em períodos de maior variação hormonal, ou seja, na menacme, na menopausa e na gestação, aventando a hipótese de influência hormonal no aparecimento dessa doença no sexo feminino.

Quadro clínico

A paralisia facial se caracteriza por um início súbito, variando de algumas horas até poucos dias, podendo ter caráter progressivo, mas de rápida instalação. Muitos pacientes referem um pródromo viral antes ou durante a instalação da paralisia e outros relatam ter passado ou estar passando por algum "trauma psicológico". O paciente logo percebe que quando fala a boca entorta para o lado bom, o olho não fecha do lado da paralisia e, ao tentar realizá-lo, o olho se desvia para cima e para fora (sinal de Bell), a testa não enruga do mesmo lado, notando-se um apagamento de rugas e sulcos faciais do lado comprometido (Figuras 16.1 a 16.4).

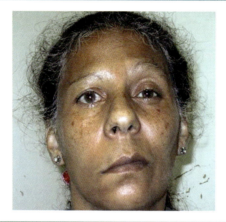

◀ **Figura 16.1** – Paciente com paralisia facial periférica à direita: notar o olho mais aberto à direita e apagamento dos sulcos faciais.

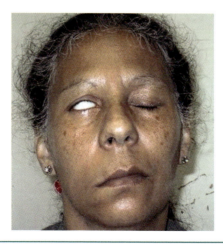

◀ **Figura 16.2** – Ao fechamento ocular, nota-se o sinal de Bell à direita.

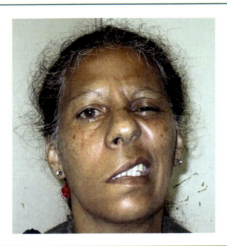

◀ **Figura 19.3** – Desvio da rima bucal para esquerda ao sorrir (paralisia facial à direita).

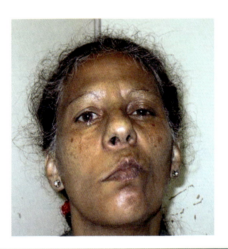

◀ **Figura 19.4** – Desvio da rima bucal ao fazer "bico" para à esquerda (lado normal).

Alguns pacientes acometidos pela paralisia de Bell relatam uma dor retroauricular no início do quadro clínico, além de perceberem o olho mais seco, uma maior sensibilidade a sons de alta intensidade (pela perda do reflexo estapediano), além de alterações no paladar. Porém, a manifestação da paralisia da musculatura facial é o que mais aflige e assusta os pacientes, pela desfiguração da face e pelos efeitos psicossociais decorrentes da paralisia.

Para quantificarmos o grau de paralisia facial utilizamos uma escala de graduação descrita por dois autores americanos, denominada de escala de House-Brackmann (1985), que varia de grau I a VI (Tabela 16.1).

Capítulo 16 – Paralisia Facial Periférica Idiopática

◀ Tabela 16.1 – Escala de House-Brackmann

Grau da Paralisia	Repouso	Movimento
• HB grau I	• Normal	• Normal
• HB grau II – Disfunção leve	• Simetria e tônus normais	• Testa: função boa a moderada • Olho: fecha total com esforço mínimo • Boca: leve assimetria
• HB grau III – Disfunção moderada	• Simetria e tônus normais, pode haver sincinesia ou espasmo	• Testa: Movimento leve à moderado • Olho: fecha completo com esforço • Boca: levemente fraca com esforço máximo
• HB grau IV – Disfunção moderadamente severa	• Fraqueza óbvia e/ou assimetria evidente, pode ter tônus preservado	• Testa: Mínimo movimento • Olho: fecha incompleto com esforço • Boca: Assimetria com máximo esforço
• HB grau V – Disfunção severa	• Assimetria evidente, tônus diminuído	• Testa: ausência de movimento • Olho: mínimo fechamento com esforço • Boca: esboço de movimento
• HB grau VI – Paralisia total	• Assimetria evidente, tônus diminuído ou ausente	• Ausência de qualquer movimento mesmo ao esforço máximo.

Topodiagnóstico

Uma vez confirmado o déficit em toda a hemiface, ou seja, que se trata de comprometimento do neurônio motor inferior ou distal a ele (periférico), o próximo passo é precisar a topografia da lesão com testes específicos para avaliar a função de cada ramo do nervo facial.

- **Teste de Schirmer:** testa a função do nervo facial acima da emergência do nervo petroso superficial maior (suprageniculada), primeiro ramo intratemporal de medial para lateral, através da quantificação do lacrimejamento. O teste é realizado através da medida do lacrimejamento com uso de papel filtro graduado inserido no bolsão da pálpebra inferior. O resultado é considerado patológico quando o lado afetado não supera 30% do lado sadio. Neste caso, a lesão se encontra proximal à origem do nervo petroso superficial maior.
- **Reflexo estapediano:** realizado com impedanciômetro. Avalia o reflexo de proteção da orelha interna a sons intensos, normalmente desencadeado por inten-

sidades sonoras superiores a 65 dB do limiar, cuja aferência é o nervo auditivo (VIII) e a eferência, o nervo facial através do ramo estapédio que inerva o músculo estapédio, cuja contração aumenta a impedância do sistema ossicular. A ausência do reflexo mostra lesão situada acima da emergência do nervo estapédio, localizado na porção timpânica do nervo facial. Esse teste também é considerado por muitos como de valor no prognóstico da paralisia, tendo boa evolução aqueles que o exibem na avaliação inicial ou, principalmente, o retorno do reflexo no paciente que a princípio não o exibia.

- **Gustometria:** avalia a capacidade do indivíduo em sentir diferentes sabores nos 2/3 anteriores da língua, e assim determinar a integridade do facial até o nervo corda do tímpano, ramo intratemporal mais distal, localizado na porção mastóidea. Se não houver resposta, a lesão é supracordal.
- **Ressonância magnética de encéfalo:** em processos inflamatórios, esse exame de imagem, após a administração de contraste, evidencia quais as porções do nervo se encontram inflamadas, e também é útil para descartar outras causas de paralisia facial periférica, como tumores.

Testes eletrofisiológicos e prognóstico

Pelo fato de que o processo patológico que causou a lesão inicial tem pico em torno de 2 dias e que mantém um curso progressivo em torno de 7 a 10 dias, a avaliação clínica inicial pouco nos dará informações a respeito do prognóstico. Uma única situação clínica que poderá predizer mau prognóstico é a ausência de movimentação da mímica, apenas após a 4ª semana.

Deste modo, os testes eletrofisiológicos de forma precoce oferecem valiosas informações em definir a severidade da injúria neural e a possível disfunção subsequente. Por esta razão, estes testes poderiam ser significantes parâmetros de prognóstico.

Eletroneurografia: avalia dois parâmetros, a latência e a amplitude da condução. Pelo fato de a degeneração walleriana se estender até o 14º dia, estudos mostram que esse exame apresenta uma queda na amplitude até o término desse período, e dessa forma deve ser realizado após. Se possível até o 21º dia da instalação. A amplitude depende diretamente do número de axônios excitáveis, então o grau de degeneração das fibras nervosas é diretamente proporcional à queda na amplitude. Uma queda maior que 90% em comparação ao lado sadio é sinal de mau prognóstico, citado na literatura como principal critério para a decisão pela descompressão cirúrgica. A respeito da latência, existe uma relação entre o atraso e o grau de lesão, sendo que os casos com latências de até 4 ms são considerados de bom prognóstico, e casos com latência superior a 5 ms considerados lesões com lenta recuperação e mau prognóstico.

Reflexo do piscamento: pelo fato de a eletroneurografia avaliar apenas as fibras distais à lesão, não poderemos estimar a condutividade neural ao longo do nervo no segmento intracraniano proximal; dessa forma o reflexo do piscamento tem um importante papel. Consiste na estimulação do 1º ramo do nervo trigêmeo, na glabela, e captação do reflexo desencadeado no músculo orbicular através de eletrodos de superfície. Se der reflexo preservado ou previamente perdido que reaparece, indica que certamente a recuperação será completa. Sua ausência é sinal de mau prognóstico.

Eletromiografia: registro dos potenciais de ação espontâneos e voluntários das unidades motoras através de agulhas. Não permite a avaliação quantitativa do estado do nervo, e assim tem seu uso limitado. Se a eletromiografia mostrar unidades motoras ativas, há boa chance de recuperação. A captação de potenciais de fibrilação com unidades motoras ativas indica lesão incompleta. Se mostrar ausência de potenciais de ação voluntários e presença de potenciais de fibrilação, indica degeneração nervosa completa que sinaliza mau prognóstico.

Categorias de lesões e relação com os resultados da eletroneurografia

- **Neuropraxia**: entendida como a perda funcional quando não existe perda da continuidade axonal entre o neurônio e o músculo. Existe interrupção da condução nervosa por lesão exclusivamente na bainha de mielina do nervo. São lesões reversíveis de bom prognóstico, que se resolvem em até 3 meses. A regeneração ocorre em uma velocidade, em média, de 1 mm/dia.
  - *Eletroneurografia:*   0 a 19% de lesão: recuperação em até 2 meses.

    19 a 59% de lesão: recuperação em 3-4 meses.
  - *Latência* até 4 ms.
- **Axonotmese**: a lesão agora é mais extensa e envolve degeneração de axônios (degeneração walleriana), o neurilema permanece contínuo, de forma a ser possível a regeneração. Os neurônios correspondentes aos axônios lesados podem degenerar ou se recuperar. Nesse grau de lesão já é possível haver complicações durante a tentativa de reinervação quando os brotos de axônios lesados iniciam a procura de seu caminho para chegar à sua placa mioneural, podendo haver erro e causar a sequela chamada "sincinesia".
  - *Eletroneurografia:* 60 a 89% de lesão, recuperação em 5-6 meses.
- **Neurotmese** – é a lesão mais extensa, envolve todo o tronco nervoso. Como as alterações neurais proximais são muito grandes, os neurônios não sobrevivem e a chance de reinervação é muito difícil. No ponto lesado pode ocorrer a formação do chamado neuroma de ponta, que é o resultado da multiplicação dos axônios na tentativa de reinervação. Nesses casos, somente a cirurgia com reaproximação das extremidades poderá favorecer a regeneração dos axônios seccionados.
  - *Eletroneurografia:* lesões envolvendo mais que 90% das fibras. Latência > 5 ms.

  São lesões de mau prognóstico com recuperação incompleta, que certamente deixarão sequelas.

Tratamento

O prognóstico é bom na maioria dos pacientes chegando à melhora total em aproximadamente 75% dos casos, mesmo sem nenhum tratamento.

Já foram feitos vários estudos comparativos com diversas drogas, incluindo vitaminas, anti-inflamatórios não hormonais e antivirais, comparando a eficácia entre si e com o uso de placebo. Os trabalhos da década de 1990 evidenciaram melhor recuperação da paralisia com o uso de corticosteroides, quando comparados com outras drogas e o placebo. Nesta década alguns trabalhos compararam a associação de antiviral (aciclovir ou valaciclovir) mais corticoide (prednisona ou deflazacort) com corticoide isolado e placebo. Os resultados dos dois grupos foram superiores aos do placebo, porém o grupo que usou as duas drogas obteve recuperação mais rápida, apesar de não haver diferença estatística em relação ao prognóstico. Pensando nisso, vários trabalhos e revisões sistemáticas sobre o assunto têm sido realizados, e demonstramos na Tabela 16.1 os mais recentemente publicados.

◀ Tabela 16.1 – Estudos sobre o tratamento e medicamentos utilizados

Autor/Ano	Corticoide/Controle	Corticoide e Antiviral	Comentários
Wolf SM; Wagner JH; Davidson S; Forsythe A (2011)	12% de recuperação incompleta /20% 9% de sincinesia motora /15% 1% de sincinesia autonômica / 10% 9% de Denervação severa/ 17%		Ensaio clínico controlado e randomizado com 239 pacientes. Os piores fatores prognósticos foram: idade avançada, pior grau de paralisia e hiperacusia
Gary S. Gronseth GS; Paduga R (2012)		A associação das duas medicações pode aumentar as chances de recuperação completa em até 7%	Revisão sistemática (9 estudos, 2 com nível I de evidência). O resultado de melhora com a associação das duas drogas foi apresentado em trabalho com nível III de evidência)

Como podemos notar, a maioria dos trabalhos mostra melhor recuperação da paralisia com o uso de corticoide (no nosso ambulatório usamos a prednisona ou a prednisolona na dose máxima de 1 mg/kg/dia) em dose única e reduzindo a dose a cada 5 dias, num total de 15 dias de tratamento, sempre na fase aguda. Em pacientes diabéticos compensados preferimos o uso de deflazacort, por interferir menos na glicemia, iniciando com 75-90 mg/dia. Quando o paciente apresenta pródromo viral ou outros indicadores de processo infeccioso, podemos associar o aciclovir na dose de 2 g/dia ou o valaciclovir (1,5 g/dia) por 7 dias, sempre o mais precocemente possível.

Em relação ao tratamento cirúrgico da paralisia de Bell há muita controvérsia em relação à indicação, aos resultados e à via de acesso cirúrgico para realizar a descompressão do nervo de seu canal ósseo, no intuito de permitir melhor circulação sanguínea. A maioria dos autores aceita como indicação deste tipo de cirurgia: pacientes com paralisia graus V ou VI, com eletroneuromiografia mostrando denervação maior que 90% sem sinais de reinervação, realizar a cirurgia o mais precocemente possível (de preferência dentro das primeiras 2 ou 3 semanas, quando ainda há edema no nervo) e descomprimir todos os segmentos intratemporais do nervo, a depender do topodiagnóstico. Nos últimos anos, com o sucesso do tratamento clínico associado à fisioterapia motora e a ausência de trabalhos controlados e randomizados com grande número de pacientes que se submetem ao tratamento cirúrgico, nossa tendência é realizar cada vez menos este tipo de cirurgia. O estudo mais recente foi publicado na biblioteca Cochrane, em 2013 (Tabela 16.2).

◀ Tabela 16.2 – Impacto da descompressão cirúrgica na paralisia facial periférica idiopática

Autor/Ano	Tipo de Trabalho	Comentários
McAllister K; Walker D; Donnan PT; Swan I. (2013)	Revisão sistemática de pacientes submetidos à descompressão cirúrgica	Dois trabalhos com 69 pacientes no total. Nível de evidência baixo para indicar a cirurgia em pacientes selecionados

Em relação à fisioterapia coadjuvante, vários métodos de tratamento têm sido relatados, porém poucos trabalhos têm níveis de evidência adequados (Tabela 16.3).

◀ Tabela 16.3 – Impacto da descompressão cirúrgica na paralisia facial periférica idiopática

Autor/Ano	Tipo de Trabalho	Comentários
Ferreira, M; Santos, PC; Duarte, J (2011)	Revisão sistemática (2000-2009) com vários tipos de fisioterapia	Dois trabalhos com critérios de inclusão. A fisioterapia motora através de *biofeedback* com uso de espelhos auxilia na recuperação da paralisia na fase aguda e crônica

Tratamento de sequelas: toxina botulínica nos casos de sincinesias importantes, tanto motoras quanto autonômicas, além do espasmo hemifacial.

Cirurgias para melhorar o fechamento ocular como cantoplastia, tarsorrafia, colocação de peso palpebral (Figura 16.5) para auxiliar o fechamento ocular e cirurgias plásticas como transferências musculares e *facelift* ou *slinglift* para amenizar a assimetria facial.

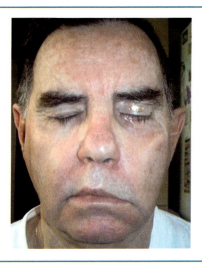

◀ **Figura 16.5** – Paciente com peso palpebral de ouro (24k) em olho esquerdo, que pôde ser implantado em pálpebra superior sob anestesia local.

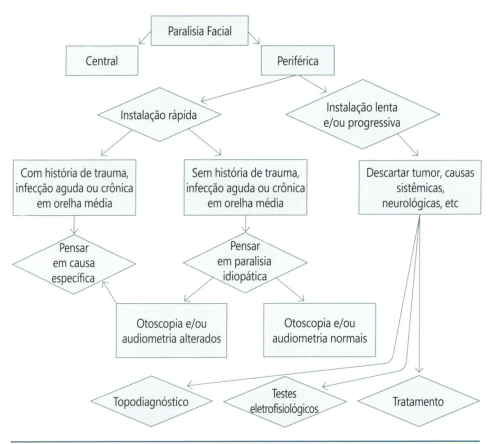

◀ **Figura 16.6** – Fluxograma de atendimento ao paciente com paralisia facial periférica idiopática.

Bibliografia consultada

1. Adour KK, Ruboyianes JM, Von Doersten PG, Byl FM, Trent CS, Quesenberry CP Jr et al. Bell's palsy treatment with acyclovir and prednisone compared with prednisone alone: a double-blind, randomized, controlled trial. Otol Rhinol Laryngol. 1996;105(5):371-8.

2. Antunes ML. Paralisia facial periférica. In: Guias de medicina ambulatorial e hospitalar. São Paulo: Manole; 2002. p. 131-42.

3. Antunes ML, Fukuda Y, Testa JRG. Tratamento clínico da paralisia de Bell: estudo comparativo com o uso de valaciclovir mais deflazacort versus deflazacort versus placebo. Acta AWHO. 2000;19(2):68-75.

4. Bento R, Miniti A. Topodiagnóstico na paralisia facial periférica. Arq Neuropsiquiatr. 1985;43(3):275-80.

5. Djordjevic G, Djuric S. Early prognostic value of Eletrophysiological tests in Bell's palsy – estimating the duration of clinical recovery. Med Biol. 2005;12(1):47-54.

6. Faria CR, Santos IC, Melo-Souza SE. Exame neurofisiológico na paralisia facial periférica. Braz J Otorhinolaryngol. 1980;46:22-31.

7. Ferreira M, Santos PC, Duarte J. Idiopathic facial palsy and physical therapy: an intervention proposal following a review of practice. Phys Therap Rev. 2011;16(4):237-43.

8. Gronseth GS, Paduga R. Evidence-based guideline update: Steroids and antivirals for Bell palsy. Neurology. 2012;27(79):2209-13.

9. May MM, Klein SR, Taylor FH. Idiopathic (Bell's) facial palsy: natural history defies steroid or surgical treatment. Laryngoscope. 1995;406-40.

10. McAllister K, Walker D, Donnan PT, Swan I. Surgical interventions for the early management of Bell's palsy. Cochrane Database System Rev. 2013;16(10).

11. Wolf SM, Wagner JH, Davidson S, Forsythe A. Treatment of Bell palsy with prednisone: a prospective, randomized study. Neurology. 1978:28(20):158-61.

Paralisia Facial Periférica Traumática

17

José Ricardo Testa
Thais Knoll

Introdução

O nervo facial é responsável pela inervação de todos os músculos da expressão facial. A paralisia dos músculos faciais pode levar a um severo desfiguramento nas pessoas afetadas, com consequente abalo psicológico e emocional. O nervo facial é o nervo craniano que mais comumente pode sofrer paralisia traumática, em razão de seu longo trajeto intracraniano ser predominantemente dentro de um canal ósseo, cerca de 3,75 cm. Esta peculiaridade o torna mais suscetível a traumas que possam levar a edema, espículas e secções, com consequente lesão do nervo dentro do canal ósseo.

O trauma é uma entidade relativamente comum nos dias atuais, sobretudo nas grandes cidades onde, além dos acidentes de trânsito, verificamos também uma escalada da violência urbana como assaltos, quedas e brigas. Nos Estados Unidos observam-se cerca de 145 mil mortes ao ano relacionadas diretamente com o trauma, acompanhadas de taxa de invalidez três vezes maior e custos proporcionais que excedem 100 bilhões de dólares anuais, representando cerca de 40% dos gastos com saúde.

De acordo com a Sociedade Brasileira de Ortopedia e Traumatologia (2012), os traumas representam cerca de 12,9% das mortes registradas no Brasil, sendo a terceira causa de morte entre os brasileiros, somente atrás de doenças do aparelho circulatório (29%) e dos cânceres (16%). Ainda em nosso meio, cerca de 36% dos óbitos por fatores externos têm como causa a violência urbana, que muitas vezes consome mais vidas e deixa mais sequelas do que muitas guerras convencionais. A estatística de acidentes de trânsito no Brasil também é muito elevada, tornando nosso país, o quinto no mundo em relação às mortes provocadas pelo trânsito, das quais 48% são em motociclistas. Considera-se, portanto, que seja um grave problema de saúde pública, e o que é pior, consome mais vidas nas faixas etárias mais produtivas economicamente, cerca de 46% dos óbitos se concentram entre 20 e 40 anos, acometendo principalmente os homens (cerca de 3:1 em relação às mulheres).

O trauma do osso temporal é frequentemente associado ao traumatismo cranioencefálico severo. Cerca de 4% dos traumas cranioencefálicos apresentam fraturas de face, e destas, as fraturas do osso temporal representam 14 a 22%, aproximadamente. A grande maioria destas é de fraturas unilaterais, podendo ser bilaterais entre 9 e 20%.

Após trauma cranioencefálico severo, o mais importante é a manutenção da vida. O socorro ao politraumatizado consiste num atendimento imediato da equipe de trauma, com estabilização das funções vitais seguindo um organograma padrão (ABCDE do trauma) com inspeção de vias aéreas e proteção da coluna cervical, controle de respiração e ventilação, circulação com controle de possíveis hemorragias, avaliação do estado neurológico e da escala de Glasgow, exposição do paciente para adequada avaliação de tórax, abdome e membros. Após essa estabilização inicial se faz necessária a avaliação por um especialista otorrinolaringologista, em especial nos casos de fratura de osso temporal, onde a principal preocupação reside na avaliação da função do nervo facial e de estruturas relacionadas à audição e ao equilíbrio.

O exame otorrinolaringológico consiste na seguinte avaliação:

- do conduto auditivo externo e da membrana timpânica (se há sinais de laceração, otorragia, otorreia ou ainda hemotímpano);
- de sinais sugestivos de otoliquorreia;
- da função auditiva que, no primeiro momento, pode ser realizada com auxílio de diapasões;
- do comprometimento ou não do nervo facial;
- da avaliação do equilíbrio;
- de sinais de fratura de base de crânio (sinal de Battle ou equimoses periorbitárias);
- de pares cranianos.

O otorrinolaringologista deve ter em mente a possibilidade de complicações relacionadas ao trauma cranioencefálico, dentre as quais destacamos a paralisia facial periférica, podendo ainda apresentar perda auditiva, fístula liquórica, meningite, meningoencefalocele e lesões vasculares.

O tratamento das lesões traumáticas está relacionado à etiologia, ao modo de instalação e ao tempo transcorrido entre o trauma e o atendimento. Os resultados dependerão do grau da afecção inicial, do modo do tratamento e do tipo de reabilitação.

Classificação

A paralisia facial traumática pode ter vários tipos etiológicos, entre os quais destacamos:

- os traumas cranioencefálicos fechados com fratura do osso temporal;
- os ferimentos por projéteis de arma de fogo;

- os ferimentos por armas brancas e as lacerações de face;
- as fraturas de mandíbula;
- os barotraumas;
- as lesões iatrogênicas.

As lesões traumáticas podem ainda ser classificadas em:
- lesões extratemporais (face e pescoço);
- lesões intratemporais ou intracranianas.

Um estudo retrospectivo realizado no Departamento de Otorrinolaringologia da Unifesp avaliou 82 pacientes entre os anos de 1990 e 1999, encontrando em relação ao tipo de trauma mais frequente o pós-trauma cranioencefálico (60,97%) seguido de lesões iatrogênicas (18,22%), ferimentos por projéteis de arma de fogo (17,07%), ferimentos cortantes da face (2,44%) e traumas ao nascimento (1,22%).

O histórico detalhado do paciente, do tipo de trauma, da região afetada e dos sinais e sintomas que acompanham a paralisia facial é vital na avaliação inicial. Dentre os exames complementares, a tomografia computadorizada de crânio é rotineiramente solicitada na triagem; também a ressonância magnética pode auxiliar na identificação de lesões de parênquima cerebral, edemas ou hematomas.

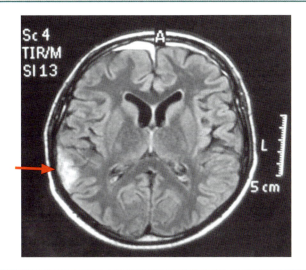

◀ **Figura 17.1** – RM de crânio com a área de hemorragia intraparenquimatosa pós-TCE contralateral e contragolpe (seta).

Traumas fechados com fratura do osso temporal

As fraturas do osso temporal são as causas traumáticas mais comuns. Podemos encontrar lesão do nervo facial em até 7% dos casos de fraturas do temporal, e cerca de 25% destas apresentam lesões completas. As regiões mais acometidas são o gânglio perigeniculado e a porção timpânica, contabilizando cerca de 80 a 93% dos casos.

A paralisia facial decorrente das fraturas de osso temporal pode se apresentar de forma súbita, em geral indicando lesão direta do nervo, ou de forma progressiva e lenta, indicando edema, hematoma ou processo inflamatório. As contusões são mais comuns, cerca de 86% dos casos, sendo as secções são verificadas em apenas 14% dos mesmos.

As fraturas longitudinais, paralelas ao eixo da pirâmide petrosa são o tipo de fratura mais comum, cerca de 80% dos casos. São, em geral, fraturas decorrentes de uma força lateral em relação à porção escamosa e mastóidea do osso temporal. Nota-se envolvimento do nervo facial em aproximadamente 20% dos casos, sendo raro o acometimento da cápsula ótica. Os sinais mais comuns são sangramento pelo meato acústico externo, eventual liquorreia e perda auditiva do tipo condutiva (Figura 17.2).

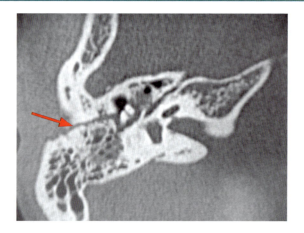

◀ Figura 17.2 – TC com traço de fratura longitudinal (seta).

As fraturas transversas são as que ocorrem perpendicularmente ao eixo da pirâmide petrosa, contabilizando cerca de 10 a 30% do total das fraturas. São, em geral, decorrentes de trauma frontal, parietal ou occipital, e as lesões do nervo facial são muito mais frequentes, em torno de 30 a 50% dos casos. Este tipo de fratura acomete, a cápsula ótica, sendo comuns lesões labirínticas com presença de disacusia neurossensorial e vertigem (Figuras 17.3 e 17.4).

Podemos ainda encontrar uma combinação dos dois subtipos anteriores, sendo classificada como fraturas mistas ou múltiplas (Figura 17.5).

A partir do momento em que se verifica a presença de fratura do osso temporal associada à paralisia facial, o mais importante é definir o tempo de início da lesão e o grau de lesão do nervo facial, para que seja adotada estratégia de tratamento no intuito de melhorar o prognóstico desses casos. O início imediato sugere uma secção ou um esmagamento importante do nervo, enquanto o início tardio aponta para uma compressão neural, edema ou hematoma, em geral com melhor prognóstico. A tomografia computadorizada é realizada de rotina para definir o tipo e a localização da fratura. Os testes eletrofisiológicos (teste de Hilger, eletroneurogra-

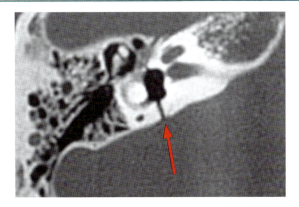

◀ **Figura 17.3** – TC mostrando traço de fratura transversa com transecção do vestíbulo (seta).

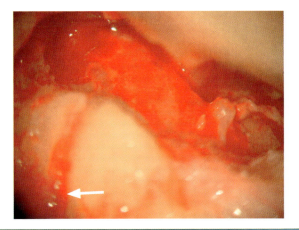

◀ **Figura 17.4** – Traço de fratura em canal semicircular lateral intraoperatório transatical (seta).

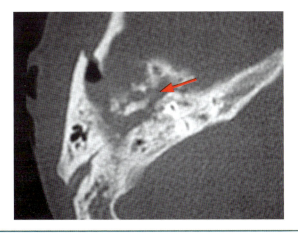

◀ **Figura 17.5** – TC de ossos temporais com traços de fraturas múltiplas (seta).

fia e eletromiografia), preferencialmente realizados antes do 15º dia de paralisia, são muito importantes, em especial nos casos de paralisia progressiva, para ajudar a definir o prognóstico desses pacientes.

O tratamento, geralmente na fase aguda, é clínico com o uso de corticosteroides na dose de 1 mg/kg de peso corporal até 80 mg por dia por pelo menos 1 semana e depois doses regressivas na semana seguinte. Através da avaliação do prognóstico clínico e elétrico pode-se ter que realizar procedimentos cirúrgicos, principalmente descompressão no nervo facial. A via a ser escolhida vai levar em conta a audição. Pode-se usar uma via transtemporal e mastóidea com remoção de parte da cadeia ossicular ou através da via transatical, via de Salaverry. Também se pode usar a abordagem pela fossa média craniana ou transtemporal com labirintectomia e acesso ao meato acústico interno, nos casos de perda total da audição.

Nos casos traumáticos, muitas vezes se necessita de descompressão total pela possibilidade de mais de um ponto de lesão. Nos casos bilaterais, opta-se por operar o primeiro lado com o pior prognóstico ou de pior audição (Figura 17.6). Nos casos tardios com sequelas graves, pode-se fazer uma abordagem do local da lesão e enxertos terminoterminais (Figura 17.7). Também se pode usar derivações motoras com outros nervos cranianos (V, XI, XII) e associação com correções estéticas da face e das pálpebras de modo estático ou dinâmico.

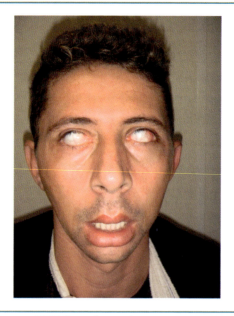

◀ **Figura 17.6.** – Paciente com PFP bilateral completa.

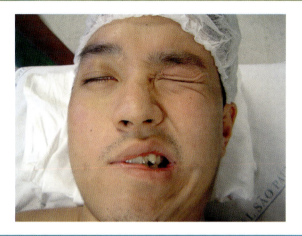

◀ **Figura 17.7.** – Paciente com PFP completa à direita.

Ferimentos por projéteis de arma de fogo

Os ferimentos por projéteis de arma de fogo (PAF) no osso temporal são também muito comuns em nosso meio, em especial nas grandes cidades, em associação com a violência urbana. Em geral, esse tipo de trauma desencadeia fratura do osso temporal do tipo misto ou múltiplas fraturas e com muita frequência provoca otorreia, surdez e paralisias faciais, além de complicações endocranianas.

Podem estar associados a este tipo de trauma:
- lesões de grandes vasos da base do crânio, como artéria carótida e veia jugular;
- lesões das meninges;
- destruição de orelha média e ossículos;
- danos ao sistema nervoso central.

Na avaliação destes pacientes, além do tempo de instalação da paralisia e do grau de severidade da mesma, é importante definir a localização exata do projétil e sua relação com as estruturas nobres adjacentes, podendo este estudo ser feito com auxílio de raios X e tomografia computadorizada (Figura 17.8). Utiliza-se a ressonância magnética com muita cautela, pelo risco de mobilização do projétil, no caso de este ser de material magnetizável.

Na maioria dos pacientes, o tratamento cirúrgico é necessário com exploração e descompressão do canal do nervo facial e uso de enxertos terminoterminais (Figura 17.9). Em muitos pacientes, o coto proximal do nervo facial não é mais viável, e para a reinervação da face pode-se usar a derivação com outros nervos motores (V, XI, XII) ou através de enxertos transfaciais, correções musculares estáticas ou dinâmicas. Também se pode associar correções estéticas das pálpebras ou da face. Muitas vezes, os projéteis não podem ser removidos totalmente pelo risco de lesões de outras estruturas neurais ou vasculares.

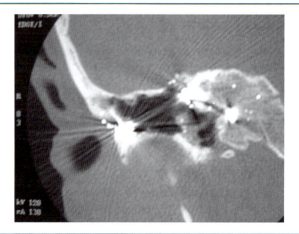

◀ **Figura 17.8** – TC de osso temporal com fragmentos de PAF.

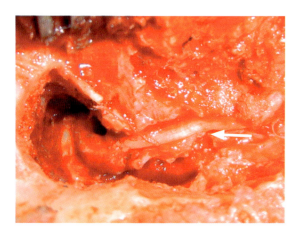

◀ **Figura 17.9** – Reconstrução do nervo facial pós-lesão por PAF com nervo auricular da porção mastóidea até a bifurcação na parótida (seta).

Ferimentos por arma branca e lacerações da face

Os ferimentos cortantes da face também são frequentes em nosso meio, em razão da violência urbana. O mais importante nos casos das paralisias imediatas e totais é identificar os cotos da lesão e corrigir cirurgicamente, de preferência antes do terceiro dia, período no qual ainda se faz útil o uso de monitores e estimuladores de nervo, que vão facilitar sua localização.

É muito importante, nos casos de ferimentos contaminados ou muito sujos, que seja feita uma limpeza adequada do território e melhoria do quadro infeccioso para posterior identificação dos cotos do nervo, bem como correção concomitante de outras lesões de partes moles e pele.

As correções das falhas dos nervos lesados podem ser por anastomose terminoterminal ou enxertos simples ou múltiplos.

Lesões iatrogênicas

Lesões inadvertidas do nervo facial são uma das complicações mais temíveis das cirurgias otológicas, as quais podem vir a ocorrer inclusive nas mãos de cirurgiões experientes. Múltiplos fatores podem colaborar para o acontecimento: doença avançada de orelha média e mastoide, cirurgias anteriores, trajeto anormal do nervo facial e inexperiência ou inabilidade do cirurgião.

As lesões iatrogênicas podem ser previsíveis ou imprevisíveis, com sua incidência variando entre 0,5 e 3,5% das cirurgias otológicas. Todos os pacientes ou seus representantes devem ser avisados para os riscos de lesões de nervo facial em quaisquer cirurgias otológicas, e em casos de lesões previsíveis, um termo de consentimento deve ser providenciado.

Um estudo detalhado do caso a ser operado no pré- operatório com um bom conhecimento da anatomia do osso temporal e da posição do nervo facial, auxilia na prevenção de possíveis lesões iatrogênicas. Os principais pontos de reparo do nervo facial e possíveis variações dos mesmos devem estar bem claros para o cirurgião (posição da bigorna, do canal semicircular, do processo cocleariforme, etc.), além de identificar presença de malformações, tumores e infecções. No intuito de minimizar possíveis lesões, um cirurgião otológico atento deve buscar um conhecimento continuado sobre a anatomia do osso temporal, realizando dissecções meticulosas de ossos temporais em laboratório e acompanhamento de cirurgiões experientes.

Atualmente, a possibilidade de uso intraoperatório de monitoração do nervo facial também veio contribuir para que os procedimentos cirúrgicos se tornem mais seguros.

Os locais onde mais comumente ocorre lesão do nervo facial são: ângulo ponto-cerebelar, mastoide, orelha média e glândulas parótida e submandibular.

As lesões iatrogênicas habitualmente podem ocorrem por:

- transecção do nervo por brocas do tipo cortante;
- lesão térmica pela proximidade da broca em relação ao canal do nervo, causando edema do mesmo;
- ação compressiva de hematomas em um nervo deiscente por ação local de tamponamentos da cavidade mastóidea;estiramentos do nervo ou tração dos seus ramos, em especial o nervo corda do tímpano nas cirurgias de mastoide e orelha média, e também provocados em cirurgias da fossa posterior ou da parótida;
- esmagamentos por pinças hemostáticas, nas cirurgias em que os sangramentos excessivos podem não deixar o nervo visível, em especial nas cirurgias de parótida ou articulação temporomandibular (ATM), ou tumores muito vascularizados.

Nas mastoidectomias para remoção de colesteatomas ou de tecido de granulação, os locais onde mais comumente encontramos lesões inadvertidas do nervo facial são a região do segundo joelho e a porção timpânica, onde o nervo pode estar deiscente ou apresentar somente uma fina camada óssea de proteção.

A identificação e correção da lesão pode ser no intra ou pós-operatório imediato, mas deve-se ter em mente que mais de 70% das lesões não são identificadas durante o procedimento inicial, sendo somente observadas quando o paciente acorda da anestesia e após o tempo de metabolização do anestésico local. Nos casos de paralisia tardia, observa-se que esta, em geral, é decorrente de edema ou processo inflamatório do nervo, apresentando boa resposta ao tratamento clínico seguido de acompanhamento com testes eletrofisiológicos.

O tratamento destas lesões inadvertidas deve ser o mais precoce possível com o uso de descompressões, enxertos (os mais usados são nervos sensitivos de calibre semelhante, como o nervo auricular maior no pescoço ou o nervo sural na perna) ou anastomoses do nervo facial com nervos motores (V, XI, XII) (Figura 17.10).

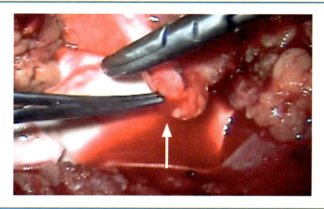

◀ **Figura 17.10** – Intraoperatório de anastomose do hipoglosso facial (seta).

Nos últimos anos, várias pesquisas estão sendo feitas para o desenvolvimento de fatores estimulantes, como também do uso de células-tronco para a regeneração do nervo facial lesado, mas ainda não fazem parte da nossa prática clínica.

Organograma de atendimento de paralisia facial periférica (PFP) traumática

Exame físico otorrinolaringológico inicial: após avaliação e liberação neurológica e clínica (hematoma retroauricular, ferimento cortocontuso da face, hemotímpano, laceração MAE, perfuração MT, otorragia, otoliquorreia, paralisia facial, testes de diapasão [Rinne, Weber], avaliação do equilíbrio estático e dinâmico, nistagmo, pares cranianos).

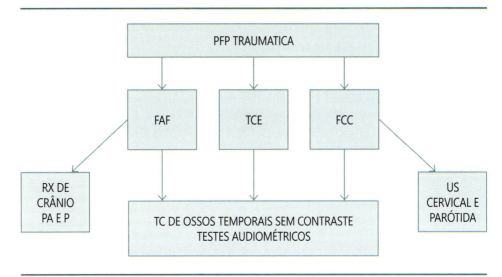

Figura 17.11 – Fluxograma de avaliação de paralisia facial traumática.

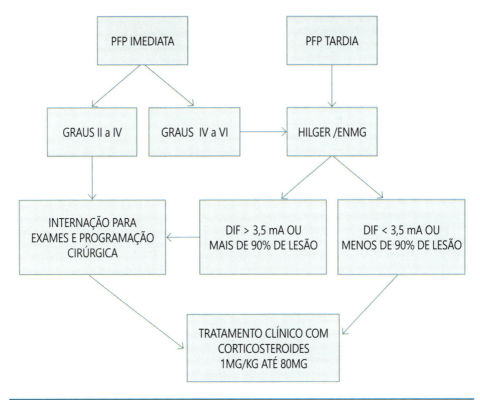

Figura 17.12 – Fluxograma de tratamento de paralisia facial traumática.

Bibliografia consultada

1. Das AK, Sabarigirish K, Kashyap RC. Facial nerve paralysis: a three year retrospective study. Indian J Otolaryngol Head Neck Surg. 2006;58(3):225-8.

2. May M, SchaitkinM. The facial nerve. New York: Thieme; 2000.

3. Pinna BR, Testa JRG, Fukuda Y. Estudo de paralisias faciais traumáticas: análise de casos clínicos e cirúrgicos. Rev Bras Otorrinolaringol. 2004;70(4):479-82.

4. Testa JRG. Paralisia Facial Traumática. In: Costa SS, Lessa MM, Cruz OLM, Steffen N. Pró ORL – Programa de Atualização em Otorrinolaringologia. Porto Alegre: Artmed Panamericana Editora; 2009. p. 85-97.

5. Wiet RJ, Harvey SA, Littlefield PD. Complications of Surgery for Chronic Otitis Media. In: Brackmann DE, Shelton C, Arriaga MA. Otologic Surgery. Philadelphia: Saunders Elsevier; 2010.

Ototoxicidade 18

Luiz Cesar Nakao Iha
Francisco Bazilio Nogueira Neto

Definição e histórico

Os ototóxicos são medicamentos que geram danos à função auditiva/vestibular da orelha interna. Eles podem ser cocleotóxicos (lesão da cóclea) ou vestibulotóxicos (lesão do labirinto) e, algumas vezes, acometem ambas as regiões.

A primeira substância a ser reconhecida como ototóxica foi o mercúrio, sendo descrita por Avicenna em seu livro cânone da medicina. Ele observou que pacientes expostos ao vapor de mercúrio para matar piolhos apresentavam perda auditiva. No século XIX, a quinina foi isolada da casca de árvores por Pelletier e Caventou, tornando-se a droga de escolha para o tratamento da malária e de outros quadros febris. Com a utilização de amplas dosagens do medicamento, os primeiros sinais de lesão auditiva se tornaram claros. Felizmente, os efeitos eram reversíveis com a interrupção da droga. No mesmo período, os salicilatos se tornaram populares por seu efeito anti-inflamatório e antipirético, impulsionados pelo advento da sua fórmula oral, a aspirina, em 1899. Os efeitos sobre o sistema auditivo aparecem com altas doses dos salicilatos e, assim como a quinina, são reversíveis.

Durante a revolução industrial, o uso abusivo de solventes, como o tolueno, levou à inclusão dessa classe de substâncias como ototóxica.

No começo do século XX, Paul Ehrlich descobriu a substância arsfenamin, um arsênico mais conhecido como a "bala mágica" para o tratamento da sífilis. Logo, alguns casos de lesão auditiva foram descritos com o uso desse medicamento.

A estreptomicina foi o primeiro aminoglicosídeo (AG) descoberto por Selman Waksman e seu aluno Albert Schatz, em 1944. Assim como as substâncias descritas anteriormente, após o uso em humanos, observou-se toxicidade à orelha interna. Esse antibiótico foi a primeira substância a ser bem reconhecida como ototóxica devido ao grande número de casos relatados publicamente.

O ácido etacrínico foi o primeiro diurético de alça associado com lesão auditiva em 1960. A ototoxicidade promovida por esses medicamentos também é reversível, mas ao ser associado com AG pode ser severa e permanente.

Os antineoplásicos, como a cisplatina, promovem lesões irreversíveis e foram relatados como ototóxicos na década de 1970. A cisplatina foi sintetizada em 1845 por Peyronie, mas sua possível ação como antineoplásico apenas foi descrita por Rosenberg, em 1969, ao notar que a droga inibia a divisão celular.

Incidência

A incidência de ototoxicidade por AG varia muito na literatura, com relatos chegando a 47% quando utilizada audiometria de alta frequência para o diagnóstico. Já para a cisplatina, a incidência pode variar de 20 a 90% em adultos e 50 a 90% em crianças, sendo mais alta quando combinada com outros ototóxicos.

Quadro clínico

A ototoxicidade cursa com perda de audição neurossensorial com acometimento inicial de altas frequências, geralmente simétricas (Figura 18.1), e com início após exposição variável a substâncias listadas na Tabela 18.1. Em adultos, a perda deve

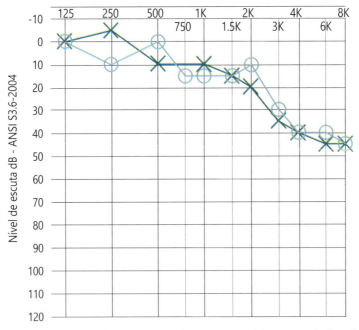

Legenda: Audiometria tonal que mostra perda neurossensorial acometendo frequências agudas (em rampa descendente), sugestiva de lesão por ototóxicos. Exame realizado em paciente com queixa de hipoacusia pós 6 dias de início de antineoplásico.

◀ **Figura 18.1** – Audiometria tonal de paciente com suspeita de ototoxicidade.

ser superior a 25 dBNA (decibel em nível de audição). Já em crianças, qualquer nível de perda deve levar à suspeita de toxicidade.

Zumbido e tontura podem estar associados, assim como tontura e desequilíbrio. Outros sintomas mais raros incluem oscilopsia, sintomas neurovegetativos e dificuldade em se locomover em ambientes escuros.

O sintomas podem aparecer até quase 2 meses após exposição à substância, sendo mais comuns nas primeiras semanas do tratamento.

A vestibulotoxicidade pode ser subdiagnosticada por, geralmente, ser simétrica, havendo pouco impacto no equilíbrio, e devido à compensação central, gerando tontura leve e passageira.

◀ **Tabela 18.1** – Algumas drogas reconhecidas como ototóxicas

Classe de Drogas	Data da Descoberta	Exemplos
• Metais pesados	• Século XI	• Mercúrio
• Antimaláricos	• 1843	• Quinina, cloroquina
• Anti-inflamatórios não hormonais	• 1877	• Salicilato, ibuprofeno, indometacina, naproxeno
• Anti-helmínticos	• Final séc XIX	• Óleo de chenopodium
• Arsênicos	• Início séc XX	• Atoxyl, salvarsan
• Aminoglicosídeos	• 1945	• Estreptomicina,amicacina, gentamicina, canamicina, neomicina, tobramicina, paramomicina, netilmicina
• Outros antimicrobianos	• 1960s	• Cloranfenicol, eritromicina, minociclina, polimixina B, vancomicina, colistina, fluorquinolona, ampicilina
• Diuréticos de alça	• 1960s	• Ácido etacrínico, furosemida, bumetanida
• Solventes e químicos	• 1970s	• Tolueno, bromato de potássio, monóxido de carbono, hidrocarbonetos
• Desinfetantes tópicos	• 1970s	• Clorexidine
• Antineoplásicos	• 1970s	• Cisplatina, bleomicina, carboplatina, dicloro metotrexato, vimblastina, vincristina, mostarda de nitrogênio, metotrexato
• Quelantes	• 1980s	• Deferoxamina
• Betabloqueadores	• 1990s	• Proctolo, propranolol
• Antivirais	• 1990s	• Interferon α-2b/ribavirina

Fatores de risco

A dose e a duração do tratamento com ototóxicos estão diretamente relacionadas com a lesão. Outros fatores de risco podem influenciar a suscetibilidade individual (Quadro 18.1). O *status* nutricional é fator de risco para cisplatina e para os AG, sendo comuns perdas auditivas maiores em pacientes com hipoalbuminemia e anemia.

A insuficiência renal, perdas auditivas prévias, exposição ao ruído, irradiação e uso de outro ototóxico concomitante são fatores de risco para os antineoplásicos. No caso dos AG, o uso concomitante de diuréticos de alça potencializa a perda auditiva, e a exposição ao ruído também pode agravar o quadro.

◀ Quadro 18.1 – Fatores de risco para ototoxicidade

- Extremos de idade (idosos e crianças);
- Insuficiência renal;
- Associação de ototóxicos;
- Lesão prévia da orelha interna;
- Radioterapia;
- Dose acumulativa da droga;
- Condição clínica e nutritiva do paciente;
- Exposição ao ruído;
- Predisposição genética.

Diagnóstico

O diagnóstico é baseado nos sintomas do paciente, sendo reforçado por exposição recente a substâncias com potencial ototóxico e concluído pelos exames físico e complementar.

A otoscopia deve mostrar membranas timpânicas normais. A avaliação do equilíbrio pode identificar, em casos unilaterais, nistagmo espontâneo contrário ao lado da lesão. Desvios de marcha e equilíbrio nas provas de Romberg e Unterberger-Fukuda podem estar presentes.

A audiometria tonal e vocal e as emissões otoacústicas por produto de distorção são os principais exames complementares essenciais na investigação. Nos casos leves e iniciais, a audiometria de altas frequências pode ser importante para detecção precoce das alterações auditivas. Em pacientes que vão ser expostos a quimioterapia ou associação de drogas ototóxicas, convém realizar uma audiometria pré-tratamento e semanalmente durante o ciclo.

O potencial evocado auditivo de tronco encefálico (PEATE) é interessante para avaliar a ototoxicidade em crianças e a extensão da lesão para o nervo auditivo, além de estimar o limiar auditivo.

Mecanismos de ação das principais drogas ototóxicas

Para se compreender os mecanismos fisiopatológicos da ototoxicidade promovida pelas principais drogas, como a cisplatina e os AG, é importante conhecermos sua ação.

A cisplatina se une ao DNA nuclear por meio de ligações covalentes formadas por reações de alquilação. Ocorre bloqueio de fatores de transcrição, impedindo transcrição e replicação de células tumorais. Essa ação também poderia estimular a apoptose de células sadias, por gerar sinais de lesão do DNA. No entanto, essas alterações do ácido nucleico são corrigidas por mecanismos de reparação celular. As células tumorais sensíveis à cisplatina, como as dos tumores renais, exibem baixos níveis de RNA mensageiro para reparo de danos ao DNA. A definição se uma célula sofrerá apoptose ou sobreviverá à ação da cisplatina encontra-se na sua tolerância à droga e em sua capacidade de reparo.

A maior parte da droga administrada sistemicamente, em torno de 90%, torna--se inativa. A via de eliminação mais comum é a renal, sendo 25% da droga eliminados nas primeiras 24 horas.

Os AG são antibióticos com amplo espectro de cobertura, agindo muito bem contra bactérias aeróbias gram-negativas (endocardite, trato urinário, pneumonia) e no tratamento da tuberculose. Essas drogas foram gradativamente substituídas por outras mais modernas e com menor incidência de efeitos indesejados. Em países subdesenvolvidos, no entanto, são amplamente utilizadas por serem de baixo custo e eficazes, principalmente em casos de tuberculose multirresistente. São bactericidas por bloqueio da síntese proteica bacteriana. Os AG se ligam à subunidade 30S do ribossoma bacteriano, causando falha na leitura do RNA mensageiro ou antecipando a interrupção do processo de translação do mesmo. Após administração sistêmica, atingem pico plasmático entre 30-90 minutos e têm meia-vida de 2-6 horas. Assim como a cisplatina a eliminação é renal. Por meio de vasos sanguíneos a droga atinge a orelha entre 1 hora e meia e 3 horas, em 1/10 da concentração plasmática. A eliminação da droga da orelha é mais demorada, podendo atingir 30 dias. Traços de gentamicina já foram identificados até 11 meses pós-tratamento em células ciliadas.

Mecanismos fisiopatológicos da ototoxicidade

A cisplatina promove apoptose em células ciliadas externas, no gânglio espiral (neurônios) e em células da parede lateral (estria vascular e ligamento espiral). Estudos mostram marcação de platina no DNA celular de células nessas localizações. A lesão acomete inicialmente a base da cóclea e se estende para o ápice, atingindo células de suporte, as células ciliadas externas, seguidas pela destruição das internas. A terceira fileira das células ciliadas externas é a primeira a ser acometida, progredindo para as demais.

O principal modelo fisiopatológico envolve a produção de espécies reativas de oxigênio (ROS). O acúmulo desses radicais livres quebra o equilíbrio do ambiente intracelular, levando a célula ao estresse oxidativo. As células contêm mecanismos para combater este desequilíbrio, como enzimas (catalase, superóxido dismutase e peroxidases) e moléculas antioxidantes (glutationa). Se a produção excessiva de ROS não for combatida, pode-se induzir a morte celular. Este mecanismo de lesão é compartilhado pela cisplatina e pelos AG. A cisplatina, em estudo utilizando explantes de tecido coclear (*in vitro*), estimula a produção de ROS.

Outra prova desta ação é a detecção de moléculas indicativas de peroxidação lipídica após tratamento com essa droga. Os mecanismos de produção de ROS ainda não são conhecidos, mas parece haver importante associação com uma isoforma da nicotinamida adenina dinucleotídeo fosfato oxidase, a NOX3. A aplicação local de silenciador de RNA inibindo a ação da NOX3, pré-tratamento com cisplatina, protegeu células ciliadas e a audição em ratos. Além disso, há um aumento da expressão de NOX3 nas células (*in vitro*) após exposição à cisplatina.

A xantina oxidase também é associada à formação de superóxidos. Essa suspeita é baseada apenas no efeito protetor de um inibidor dessa enzima (alopurinol) em um modelo de lesão por cisplatina. Porém, não há evidências de aumento de atividade dessa enzima na cóclea após contato com a droga.

Os modelos animais e os estudos de ossos temporais humanos demonstraram que a lesão de células ciliadas promovida pelos AG se inicia no giro basal e caminha em direção ao ápice da cóclea.

A ação destas drogas como quelantes de ferro leva ao uso de elétrons provenientes de ácidos graxos poli-insaturados para formar ROS. Esta classe de antibióticos também pode afetar a via de sinalização de Rho-GTPases, com consequente ativação do complexo de NADPH oxidase, gerando radicais livres. Mais recente-

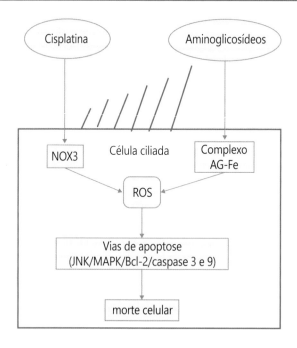

◀ **Figura 18.2** – Mecanismos fisiopatológicos da ototoxicidade de cisplatina e AG.

mente, estudos associam a disfunção mitocondrial com a ototoxicidade dos AG, mas sem evidências claras.

A neomicina parece ser o AG mais tóxico, seguida por gentamicina, kanamicina e tobramicina. Amicacina e netilmicina são consideradas menos tóxicas à orelha interna. Essas drogas podem ser cocleotóxicas, vestibulotóxicas ou acometer ambas as regiões. Já a cisplatina ataca exclusivamente a cóclea.

Associação genética com ototoxicidade

Recentes estudos demonstram a associação da ototoxicidade à composição genética individual. A mais reconhecida mutação relacionada à toxicidade dos AG é a A1555G do RNA ribossômico 12S. Pacientes com este genótipo podem apresentar perdas auditivas permanentes e profundas, mesmo com uma única aplicação da droga. Outras mutações mitocondriais podem contribuir com a ototoxicidade dos AG, mas em menor escala e com menor risco de perda auditiva. Estas mutações podem aproximar o RNA ribossômico ao bacteriano e, assim, aumentar a suscetibilidade à ação dos AG. Novos estudos são necessários para confirmar essa teoria.

A associação da toxicidade da cisplatina com alterações genéticas está diretamente ligada às mutações em genes codificadores das proteínas envolvidas na desintoxicação celular. A família das glutationa S-transferases (GST) é composta por enzimas responsáveis por conjugar eletrófilos potencialmente tóxicos, como a cisplatina com glutationa. Isto torna a droga inativa, protegendo a célula. Mutações em genes que codificam proteínas dessa família, como *GSTM1, GSTP1 e GSTT1,* aumentam as chances de lesão por cisplatina. Outro grupo de proteínas, as metiltransferases, principalmente a tiopurina S-metiltransferase (TPMT) e a catecol-O-metiltransferase (COMT), também são relacionadas à sensibilidade à cisplatina. A lesão parece ocorrer por acúmulo de S-adenosilmetionina pela baixa ação de TPMT e COMT, mas os mecanismos ainda não são conhecidos. Mutações mitocondriais também podem aumentar o risco de perda auditiva pela cisplatina, sendo o polimorfismo de nucleotídeo único da atrofia óptica de Leber a mais conhecida.

Tratamento × otoproteção

Não existem medicamentos até o momento que possam ser utilizados em humanos para reverter os danos causados pelas drogas à orelha interna. A principal atuação do médico deve ser preventiva, evitando o uso de drogas ototóxicas, sobretudo o uso concomitante de mais de uma droga desta classe, e identificando alterações auditivas precocemente.

Diversos protetores contra a ototoxicidade têm sido testados em estudos experimentais. Geralmente atuam impedindo a apoptose ou a formação de radicais livres.

Em estudo com cobaias, o uso de quelante de ferro e inibidor da formação de radicais livres, o di-hidroxibenzoato, amenizou a lesão promovida por canamicina. Importante realçar que os quelantes de ferro não interferem na ação dos AG contra bactérias. Antioxidantes, como ácido lipoico, d-metionina, salicilatos e di-hidroxibenzoato também apresentaram efeito protetor em estudos experimentais. A aspirina age como um quelante de ferro e remove radicais livres, conferindo proteção contra a otoxicidade dos AG. No entanto, se utilizada em altas doses, torna-se ototóxica.

Em dois estudos randomizados em humanos em uso de gentamicina, a aspirina mostrou ter ação protetora. Sua utilização como protetor deve ser confirmada com novos estudos e deve ser vista com cautela, pois está associada a um maior risco de sangramentos em pacientes de risco, e não deve ser utilizada em crianças com fibrose cística. A N-acetilcisteína, antioxidante, também foi testada em um pequeno estudo em humanos, obtendo resultados animadores.

Ainda no campo experimental, a inoculação de um adenovírus codificando o gene humano para fator neurotrópico derivado da glia (GNDF), através da janela oval, mostrou-se eficiente em amenizar a lesão auditiva em animais expostos a AG. Um inibidor seletivo de *c-Jun N-terminal kinases* (JNK) foi testado como possível otoprotetor, diminuindo a apoptose promovida pelos AG em cultura de cóclea de ratos. Houve menor lesão de células ciliadas avaliada por coloração dos filamentos de actina com faloidina.

A lista de protetores testados para a cisplatina inclui D- ou L-metionina, N-acetilcisteína, tiossulfato de sódio, ácido lipoico, *ginkgo biloba*, aminoguanidina, alfatocoferol, ebselen combinado com alopurinol, e salicilatos. Todos capazes de diminuir a formação de ROS. No entanto, apesar de conferirem proteção, esses antioxidantes diminuem a efetividade da cisplatina e não podem ser usados em humanos.

Alguns autores advogam a aplicação trânstimpânica de D-metionina para amenizar esse problema. Outras substâncias testadas atuam na morte celular, como a *pifithrin-alpha* (inibidor de p53) e inibidores das caspases. A amifostina apresenta bons resultados de proteção em animais. Já em humanos, um estudo não obteve os mesmos resultados e um, avaliando pacientes com meduloblastoma e cisplatina, comprovou redução significante da toxicidade. A droga mais promissora é a cimetidina, que protegeu os animais contra os efeitos maléficos da cisplatina sem interferir na ação antineoplásica da droga. Como é um medicamento amplamente utilizado em humanos sem efeitos indesejados importantes, seria uma boa opção como protetor.

O conhecimento do mecanismo de lesão dos ototóxicos vem contribuindo com o aumento de drogas com potencial de proteção. A grande dificuldade encontra-se em aplicar, nos testes em humanos, muitas destas substâncias, devido ao mecanismo de ação, seus efeitos colaterais ou via de administração. Além disso, o ato de conferir proteção em estudos experimentais não garante a mesma eficácia em humanos.

Organograma de atendimento a paciente com suspeita de ototoxicidade

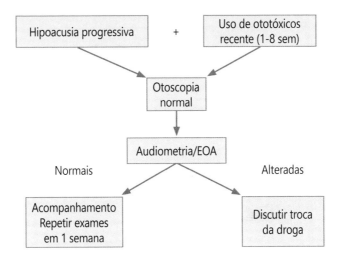

Bibliografia consultada

1. Allen A, McCracken H, Roeser RJ, Chrane DF. Ototoxicity in Neonates Treated With Gentamicin and Kanamycin: Results of a Four-Year Controlled Follow-Up Study. Pediatrics. 1979;Mar;63(3):443-50.
2. Brock PR, Knight KR, Freyer DR, Campbell KCM, Steyger PS, Blakley BW et al. Platinum-induced ototoxicity in children: a consensus review on mechanisms, predisposition, and protection, including a new International Society of Pediatric Oncology Boston ototoxicity scale. J Clin Oncol. 2012;30(19):2408-17. doi: 10.1200/JCO.2011.39.1110.
3. Jacob LC, Aguiar FP, Tomiasi AA, Tschoeke SN, Bitencourt RF. Auditory monitoring in ototoxicity. Braz J Otorhinolaryngol. 2006;72(6):836-44.
4. Clerici WJ, Hensley K, DiMartino DL, Butterfield DA. Direct detection of ototoxicant--induced reactive oxygen species generation in cochlear explants. Hear Res.1996;98(1-2):116-24. Retrieved from http://www.ncbi.nlm.nih.gov/pubmed/8880186
5. Feldman L, Efrati S, Eviatar E, Abramsohn R, Yarovoy I, Gersch E et al.. Gentamicin--induced ototoxicity in hemodialysis patients is ameliorated by N-acetylcysteine. Kidney Int. 2007;72(3):359-63. doi: 10.1038/sj.ki.5002295.
6. Gonçalves MS, Silveira AF, Teixeira AR, Hyppolito MA. Mechanisms of cisplatin ototoxicity: theoretical review. J Laryngol Otol. 2013;127(6):536-41. doi: 10.1017/S0022215113000947.
7. Hirose K, Hockenbery DM, Rubel EW. Reactive oxygen species in chick hair cells after gentamicin exposure in vitro. Hear Res.1997;104(1-2):1-14. Retrieved from http://www.ncbi.nlm.nih.gov/pubmed/9119753
8. Isaacson B. Hearing loss. Med Clin North Am. 2010;94(5):973-88. doi: 10.1016/j.mcna.2010.05.003.

9. Leitner MG, Halaszovich CR, Oliver D. Aminoglycosides inhibit KCNQ4 channels in cochlear outer hair cells via depletion of phosphatidylinositol(4,5)bisphosphate. Mol Pharmacol. 2011;79(1):51-60. doi: 10.1124/mol.110.068130.

10. Lerner SA, Schmitt BA, Seligsohn R, Matz GJ. Comparative study of ototoxicity and nephrotoxicity in patients randomly assigned to treatment with amikacin or gentamicin. Am J Med.1986;80(6B):98-104. Retrieved from http://www.ncbi.nlm.nih.gov/pubmed/3524221

11. Lerner SA, Seligsohn R, Matz GJ. Comparative clinical studies of ototoxicity and nephrotoxicity of amikacin and gentamicin. Am J Med. 1977;62(6):919-23. Retrieved from http://www.ncbi.nlm.nih.gov/pubmed/868906

12. Liu YH, Ke XM, Qin Y, Gu ZP, Xiao SF. Adeno-associated virus-mediated Bcl-xL prevents aminoglycoside-induced hearing loss in mice. Chin Med J. 2007;120(14):1236-40. Retrieved from http://www.ncbi.nlm.nih.gov/pubmed/17697574

13. Mathog RH, Klein WJ. Ototoxicity of ethacrynic acid and aminoglycoside antibiotics in uremia. N Engl J Med. 1969;280(22):1223-4. doi: 10.1056/NEJM196905292802208.

14. Matz GJ. Aminoglycoside ototoxicity. Am J Otolaryngol.1985,7(2):117-9. Retrieved from: http://www.ncbi.nlm.nih.gov/pubmed/3485932

15. Peloquin CA, Berning SE, Nitta AT, Simone PM, Goble M, Huitt GA et al. Aminoglycoside toxicity: daily versus thrice-weekly dosing for treatment of mycobacterial diseases. Clin Infect Dis. 2004;38(11):1538-44. doi: 10.1086/420742

16. Reiter RJ, Tan D, Korkmaz A. Drug-mediated ototoxicity and tinnitus: alleviation with melatonin.J Physiol Pharmacol. Apr 2011;62(2):151-157.

17. Rybak LP, Ramkumar V. Ototoxicity. Kidney Int. 2007;72(8):931-5. doi: 10.1038/sj.ki.5002434.

18. Rybak LP, Whitworth CA. Ototoxicity: therapeutic opportunities. Drug Discov Today. 2005;10(19):1313-21. doi: 10.1016/S1359-6446(05)03552-X.

19. Rybak MJ, Abate BJ, Kang SL, Ruffing MJ, Lerner SA, Drusano GL. Prospective evaluation of the effect of an aminoglycoside dosing regimen on rates of observed nephrotoxicity and ototoxicity. Antimicrob Agents Chemother. 1999;43(7):1549-55. Retrieved fromhttp://www.pubmedcentral.nih.gov/articlerender.fcgi?artid=89322&tool=pmcentrez&rendertype=abstract

20. Schacht J, Hawkins JE. Sketches of otohistory. Part 11: Ototoxicity: drug-induced hearing loss. Audiol Neurootol. 2006;11(1):1-6. doi: 10.1159/000088850.

21. Schacht J, Talaska AE, Rybak LP. Cisplatin and aminoglycoside antibiotics: hearing loss and its prevention. Anat Rec (Hoboken). 2012;295(11):1837-50. doi: 10.1002/ar.22578.

22. Setiabudy R, Suwento R, Rundjan L, Yasin FH, Louisa M, Dwijayanti A et al. Lack of a relationship between the serum concentration of aminoglycosides and ototoxicity in neonates. Int J Clin Pharmacol Ther. 2013;51(5):401-6. doi: 10.5414/CP201833

23. Song' BB, Sha SH, Schacht J. Iron chelators protect from aminoglycoside-induced cochleo- and vestibulo-toxicity. Free Radical Biology & Med.1998;25(2):189-95. Retrieved from http://www.ncbi.nlm.nih.gov/pubmed/9667495

24. Stavroulaki P, Vossinakis IC, Dinopoulou D, Doudounakis S, Adamopoulos G, Apostolopoulos N. Otoacoustic emissions for monitoring aminoglycoside-induced ototoxicity in children with cystic fibrosis. Arch Otolaryngol Head Neck Surg.2002;128(2):150-5. Retrieved from http://www.ncbi.nlm.nih.gov/pubmed/11843723.

25. Warchol ME. Cellular mechanisms of aminoglycoside ototoxicity. Curr Opin Otolaryngol Head Neck Surg. 2010;18(5):454-8. doi: 10.1097/MOO.0b013e32833e05ec.

26. Xie J, Talaska A, Schacht J. New developments in aminoglycoside therapy and ototoxicity. Hear Res. 2011;62(20):84. doi: 10.1016/j.heares.2011.05.008.New.

27. Yagi M, Magal E, Sheng Z, Ang KA, Raphael Y. Hair cell protection from aminoglycoside ototoxicity by adenovirus-mediated overexpression of glial cell line-derived neurotrophic factor. Hum Gene Ther. 1999;10(5):813-23. doi: 10.1089/10430349950018562.

SEÇÃO III
Otoneurologia

COORDENADORES

Fernando Freitas Ganança

•

Ektor Tsuneo Onishi

Avaliação Vestibular 19

Márcio Cavalcante Salmito
Fernando Freitas Ganança

Introdução

A queixa principal *tontura* é a mais frequente entre os indivíduos idosos e a segunda mais frequente entre todos os indivíduos. Representa cerca de 4% de todas as consultas médicas de pronto-socorro e é particularmente prevalente nos serviços de pronto-socorro de otorrinolaringologia. É a queixa mais frequente dos pacientes com doenças vestibulares.

A abordagem do paciente com tontura é considerada por muitos como desafiadora e até mesmo amedrontadora, pois há uma quantidade enorme de diagnósticos diferenciais, entre eles doenças graves como acidentes vasculares e tumores encefálicos. Uma avaliação sistemática destes pacientes, consegue definir a maioria dos diagnósticos, mesmo antes da realização de exames complementares.

A avaliação do sistema vestibular pode ser, didaticamente, dividida nas seguintes etapas:

- anamnese vestibular;
- exame físico otoneurológico;
- exames complementares: função vestibular, diagnóstico diferencial e comorbidades.

Anamnese vestibular

Em todas as áreas da medicina, a história clínica é fundamental. Na otoneurologia, no entanto, é a etapa crucial para o correto diagnóstico. Sem uma detalhada anamnese, na maioria dos casos, mesmo com um exame físico bem feito e com exames complementares sofisticados à disposição, o diagnóstico não será confiável. Pode-se dividir a anamnese vestibular em três etapas principais:

- diferenciação da síndrome vestibular das não vestibulares;
- topografia da síndrome vestibular (periférica × central);
- identificação da etiologia do problema.

Síndrome vestibular

Para entender a síndrome vestibular é preciso entender a fisiologia vestibular. O sistema vestibular, juntamente com o visual e o proprioceptivo, influenciados pelo cerebelo, é fundamental para o equilíbrio corporal. A falha de um desses sistemas, no entanto, em geral não ocasiona tanta alteração do equilíbrio corporal. Para haver desequilíbrio (quedas) é necessário o comprometimento de mais de um desses sistemas. Em linhas gerais, a função do órgão vestibular, é a detecção de movimentos. Entendido isso, torna-se claro que os transtornos vestibulares causarão alterações na detecção de movimentos, ou seja, a ilusão de um movimento corporal que não ocorreu ou a não percepção de um movimento que ocorreu.

Mais detalhadamente, a sociedade Bárány, uma das maiores sociedades internacionais da Otoneurologia, classificou recentemente os sintomas vestibulares com pretensões de incluir todos os possíveis sintomas vestibulares. Os sintomas foram classificados em quatro grupos:

- vertigem (*vertigo*): sensação de movimento do próprio corpo na ausência de movimento real ou sensação distorcida de movimento do próprio corpo durante um movimento normal da cabeça;
- tontura (*dizziness*): sensação de orientação espacial alterada ou comprometida sem uma falsa sensação de movimento do próprio corpo;
- sintomas vestibulovisuais: sintomas visuais decorrentes de patologia vestibular ou da inter-relação entre os sistemas vestibular e visual. Incluem ilusões de movimento ou balanço do ambiente e distorção ("borramento") visual relacionado ao déficit vestibular;
- sintomas vestibuloposturais: sintomas de equilíbrio relacionados à manutenção da estabilidade postural, ocorrendo apenas na posição ortostática.

A queixa principal mais comum dos pacientes com transtornos vestibulares é a *tontura*. Esse termo, no entanto, é usado pelo paciente com os mais diversos sentidos. É fundamental perguntar ao paciente "o que você quer dizer com 'tontura'?". *Tontura* pode significar um dos sintomas vestibulares descritos anteriormente ou algum outro sintoma não vestibular. Sintomas não vestibulares incluem lipotimia e desequilíbrio. Nesses casos, o diagnóstico sindrômico deixa de ser vestibular, podendo corresponder a doenças cardiovasculares e neurológicas extravestibulares.

É comum a presença de sintomas auditivos concomitantes à síndrome vestibular, tais como hipoacusia e zumbido, já que os labirintos anterior e posterior se relacionam anatômica e funcionalmente, e as regiões do sistema nervoso central correspondentes são próximas. Isso pode ajudar no diagnóstico sindrômico, principalmente nos casos periféricos.

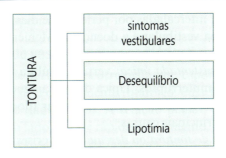

◀ **Figura 19.1** – Possibilidades diante de queixa de tontura.

Periférico × central

A diferenciação entre síndrome vestibular periférica e central será detalhadamente abordada em capítulo específico. Em linhas gerais, as doenças periféricas se apresentam de forma mais intensa e típica. Vale a pena registrar as principais diferenças entre as doenças vestibulares periféricas e as centrais (Tabela 19.1).

◀ **Tabela 19.1** – Características dos sintomas vestibulares periféricos e centrais

	Periférica	Central
• Apresentação	• Aguda ou recorrente	• Lenta, subaguda
• Náusea	• Intensa	• Ausente ou variável
• Sintomas auditivos	• Comuns	• Raros
• Sintomas neurológicos	• Raros	• Comuns
• Desequilíbrio	• Leve	• Severo
• Duração	• Curta	• Contínua

Uma importante exceção é vista com certa frequência no pronto-socorro. Apesar de sintomas auditivos indicarem, em geral, acometimento periférico do sistema vestibular, numa primeira crise de vertigem a presença de sintomas auditivos previamente inexistentes pode indicar acometimento vascular central de tronco.

Etiologia dos transtornos vestibulares

A síndrome vestibular ocorre de cinco formas principais:
1. *vertigem posicional:* é a forma mais comum. Tipicamente, o paciente apresenta crises de vertigem com duração de segundos, desencadeadas a cada vez que move a cabeça. A VPPB (vertigem postural paroxística benigna) é a principal causa dessa síndrome. O principal diagnóstico diferencial é a VPPM (vertigem postural paroxística maligna), que representa as causas centrais de vertigem postural;

comando ao paciente de manter os olhos fixos à sua frente, direcionados para o nariz do examinador. No teste normal, os olhos do paciente se mantêm fixos no alvo, mesmo durante o movimento realizado. Quando há um déficit de função vestibular, os olhos não se mantêm fixos ao alvo, eles seguem junto com a cabeça. Logo em seguida, devido ao comando de olhar para o alvo, fazem uma sácada corretiva, direcionando o olhar de volta para o nariz do paciente, conforme as Figuras 19.2 e 19.3.

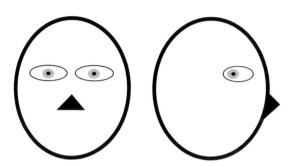

◀ **Figura 19.2** – *Head-impulse test* normal. Com um impulso dado à cabeça para esquerda, os olhos do paciente realizam um movimento reflexo em sentido contrário ao da cabeça, o que traz a percepção de que os olhos se mantiveram parados, olhando para o alvo.

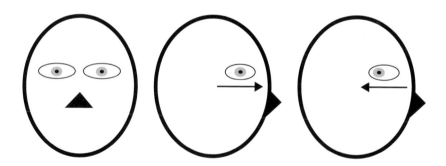

◀ **Figura 19.3** – *Head-impulse test* alterado. Os olhos do paciente, ao ter a cabeça movimentada passivamente para a esquerda, seguem o movimento da cabeça, mas logo fazem uma sácada corretiva, voltando a olhar para o alvo. Indica que o reflexo vestíbulo-ocular está diminuído, consequentemente, possui um déficit de função vestibular ipsolateral ao lado testado.

Provas cerebelares

Testes de região apendicular do cerebelo, como índex-nariz e diadococcinesia são úteis mas, em geral, ocorrem em pacientes sem sintomas vestibulares. Testes de função do vermis cerebelar, como marcha e avaliação de fala (dita "escandida" quando alterada) podem ocorrer em vertigens centrais com alteração cerebelar.

Avaliação do equilíbrio estático

Os testes de Romberg e Romberg-Barré são úteis, mas inespecíficos. Nas afecções centrais geralmente se observa queda para frente ou para trás. Queda para um dos lados pode significar disfunção vestibular periférica e ocorre para o lado hipofuncionante. Em doenças cerebelares é comum se observar alargamento da base de sustentação.

Avaliação do equilíbrio dinâmico

Hipofunções vestibulares unilaterais provocam alteração do tônus muscular e desvio da marcha para o mesmo lado da hipofunção. Outras alterações de marcha podem corresponder a doenças centrais específicas, como a marcha ebriosa em doenças cerebelares e a talonante em lesões do funículo posterior (sífilis). Ao teste de Unterberger, uma rotação corporal maior que 30° sugere hipofunção vestibular do lado para o qual houve desvio.

Exames complementares

Apesar de o diagnóstico das doenças vestibulares ser feito, na maioria dos casos, de forma clínica, alguns exames complementares são necessários para três situações principais:

aferição de função vestibular;

diagnóstico diferencial;

diagnóstico de condições agravantes/causais.

Aferição da função vestibular

A maneira tradicional de aferir a função vestibular é o exame de nistagmografia. Este exame avalia de forma indireta, a função vestibular ao detectar e mensurar um nistagmo provocado por estímulo calórico nas orelhas do paciente. Atualmente estão se tornando populares novos exames que avaliam a função vestibular: o *vestibular evoked miogenic potential* (VEMP) e o *video-head impulse test* (vHIT). Deverão ser solicitados esses três exames sempre que houver suspeita de doença vestibular, pois ajudarão no diagnóstico sindrômico e topográfico, além de serem úteis no acompanhamento de lesões. Apesar dessa importância, não costumam auxiliar no diagnóstico etiológico.

Diagnóstico diferencial

Para suspeitas de doenças não vestibulares que se apresentaram com a queixa de *tontura*, de acordo com a suspeita, serão importantes exames como *tilt test* para suspeita de disautonomias, *holter* para arritmias, e ressonância magnética para suspeitas de doenças centrais, tais como doenças desmielinizantes ou tumores.

Dependendo do diagnóstico sindrômico do paciente, existe ou não indicação de ressonância magnética. As principais indicações de acordo com o quadro clínico são:

- *vertigem posicional:* a ressonância está indicada nos casos atípicos, principalmente nos que não possuem as cinco características de VPPB (direção típica, latência, esgotabilidade, fase crescendo-decrescendo e fatigabilidade). Alguma lesão central, particularmente próxima ao quarto ventrículo, pode ocasionar vertigem posicional;

- *crises espontâneas recorrentes de vertigem:* a ressonância buscará diagnóstico diferencial de doença de Menière e de migrânea vestibular. Nos casos suspeitos de doença de Menière, está sempre indicada, pois há perda unilateral de audição. Nos demais, está indicada sempre que houver algum sintoma ou sinal neurológico;
- *vertigem típica sustentada única:* o principal diagnóstico diferencial a ser identificado é com o infarto agudo de cerebelo e as lesões vasculares de tronco. A presença de sinais e sintomas neurológicos ou alguma alteração no HINTS indica a ressonância magnética no pronto-socorro;
- *crises frequentes de tontura ou desequilíbrio:* a paroxismia vestibular causada por compressão no nervo vestibular por alça vascular é a principal causa. A ressonância está sempre indicada neste caso;
- *desequilíbrio postural:* desequilíbrios devem sempre alertar para a possibilidade de lesões centrais. A ressonância está sempre indicada.

Diagnóstico de condições agravantes/causais

Diversas condições clínicas como diabetes, intolerância à glicose, hiperinsulinemia, hipotireoidismo e alterações hormonais femininas podem causar ou contribuir com déficits vestibulares e devem ser pesquisadas de forma rotineira. Na disciplina de Otologia/Otoneurologia da Unifesp, os exames de rastreio ambulatoriais solicitados são hemograma completo, TSH, T4 livre, curva glicoinsulinêmica de 3 h, VDRL e perfil lipídico.

Bibliografia consultada

1. Baloh RW. Benign positional vertigo. In: Baloh RW, Halmagyi GM, eds. Disorders of the vestibular system. New York: Oxford University Press; 1996. p. 328-39.
2. Bisdorff A, Von Brevern M, Lempert T, Newman-Toker DE. Classification of vestibular symptoms: towards an international classification of vestibular disorders. J Vestib Res. 2009;19:1-13.
3. Brandt T, Strupp M, Dieterich M. Five keys for diagnosing most vertigo, dizziness, and imbalance syndromes: an expert opinion. J Neurol. 2014;261:229-31.
4. Grad A, Baloh RW. Vertigo of vascular origin: clinical and ENG features in 84 cases. Arch Neurol. 1989;46:281-4.
5. Halmagyi GM, Curthoys IS. A clinical sign of canal paresis. Arch Neurol. 1988;45(7):737-9.
6. Huang CY, Yu YL. Small cerebellar strokes may mimic labyrinthine lesions. J Neurol Neurosurg Psychiatry. 1985;48:263-5.
7. Lee ATH. Diagnosing the cause of vertigo: a practical approach. Hong Kong Med J. 2012;18:327-32.

8. Soto-Varela A, Rossi-Izquierdo M, Sánchez-Sellero I, Santos-Pérez S. Revised criteria for suspicion of non-benign positional vertigo. QJM. 2013;(2):317-21.

9. Strupp M, Brandt T. Peripheral vestibular disorders. Curr Opin Neurol. 2013;26(1):81-9.

10. Tehrani AS, Coughlan D, Hsieh YH, Mantokoudis G, Korley FK, Kerber KA et al. Rising annual costs of dizziness presentations to U.S. emergency departments. Acad Emerg Med. 2013;20(7):689-96.

Como Diferenciar Quadros Vestibulares Periféricos de Centrais

20

Juliana Antoniolli Duarte
Fernando Freitas Ganança

Tonturas vestibulares e não vestibulares

Tontura é a segunda queixa clínica mais frequente, relatada por 40% da população. Os idosos são os mais acometidos e sua etiologia é diversa. Há pelo menos 300 causas já descritas. Em 80% dos casos é de etiologia vestibular periférica, contudo, os demais casos não vestibulares e, principalmente, aqueles com acometimento do sistema nervoso central são os de maior preocupação e que exigem intervenção precoce.

Inicialmente, é necessário estabelecer diagnóstico sindrômico, o que já é possível pela ananmese, na grande maioria dos casos. Segundo a Classificação Internacional das Doenças Vestibulares da *Barany Society*, é possível conceituar "tontura" como qualquer alteração sensorial do equilíbrio corporal, e "vertigem" como uma ilusão de movimento, geralmente, de causa vestibular. A descrição dos sintomas vestibulares de acordo com as características de aparecimento e/ou fatores desencadeantes encontra-se na Figura 20.1.

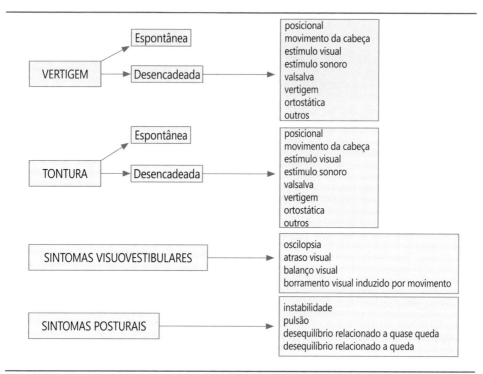

◀ Figura 20.1 – Fluxograma com a classificação dos sintomas vestibulares.

A topografia do distúrbio do equilíbrio corporal pode ser variada, como descrito na Figura 20.2.

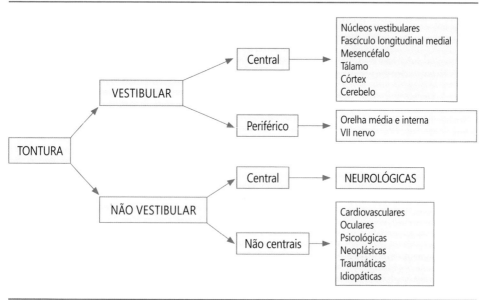

◀ Figura 20.2 – Topografia do distúrbio do equilíbrio corporal.

Síndromes vestibulares periféricas e centrais

O sistema vestibular é composto na sua porção periférica por dois órgãos otolíticos (sáculo e utrículo), três ductos semicirculares (canal lateral, anterior e posterior) e os nervos vestibulares inferior e superior, os quais são ramos do oitavo par craniano. As informações vestibulares oriundas dos cinco receptores do labirinto membranoso chegam ao tronco encefálico (núcleos vestibulares) por intermédio dos nervos vestibulares. Os sinais que chegam aos núcleos vestibulares ipsilaterais o fazem de maneira excitatória e os que cruzam a via e chegam aos núcleos contralaterais o fazem de maneira inibitória. Após a passagem pelos núcleos vestibulares, o sinal vai ao córtex cerebral via tálamo à medula pelos tratos vestibuloespinais e aos núcleos oculomotores via fascículo longitudinal medial.

Há dois reflexos principais na eferência da via vestibular, o reflexo vestíbulo-ocular (RVO) e o reflexo vestibuloespinal (RVE). Sendo o primeiro o responsável por manter a visão nítida quando a cabeça se encontra em movimento e o segundo responsável por manter a estabilidade da cabeça e do corpo durante o movimento, participando da postura corporal. O RVO tem três planos de ação: plano de rotação (*Yaw*), de inclinação lateral (*Roll*) e de flexoextensão (*Pitch*), como evidenciado na Figura 20.3.

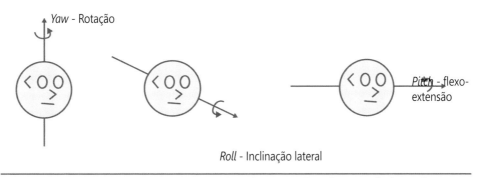

◀ **Figura 20.3** – Esquema de representação dos três planos do reflexo vestíbulo-ocular.

As síndromes vestibulares centrais apresentam uma classificação clínica de acordo com o acometimento das vias do RVO:

1. *acometimento no plano* Yaw: lesão no bulbo lateral. Presença de nistagmo horizontal, quedas rotacionais e laterais e desvio horizontal da direção frontal percebida. Pode aparecer em casos de pseudoneurite, infarto de artéria cerebelar anteroinferior (AICA) e esclerose múltipla;

2. *acometimento no plano de* Roll: lesões unilaterais bulbopontinas ipsoversivas e pontomesencefálicas contraversivas. Presença de nistagmo torcional, desvio oblíquo, torsão ocular, inclinação da cabeça e do corpo e da vertical percebida (alteração na visual vertical subjetiva) e lateropulsão do corpo. Pode aparecer em casos de síndrome de Wallemberg, infarto talâmico paramedial e tumores de tronco encefálico;

3. *acometimento no plano* Pitch: lesões bilaterais paramedianas ou bilaterais no flóculo. Presença de nistagmo vertical para baixo ou para cima e desvios verticais da direção frontal percebida. Pode aparecer em casos de Arnold-Chiari e degeneração cerebelar, esclerose múltipla e tumores de fossa posterior.

Os distúrbios vasculares são as causas mais comuns de tontura de etiologia central. As doenças vasculares cerebrais isquêmicas transitórias ou persistentes produzem quadro clínico variado, sendo a tontura uma queixa prevalente e em até 87% dos casos de infarto cerebelar é o sintoma mais frequente e predominante.

Os tumores da fossa posterior também estão entre as principais causas de tontura de origem central e segundo Solis e cols., os principais sintomas nesses pacientes são cefaleia (62,8%), ataxia (39,5%), vômitos e vertigem (16,3%).

Os tumores do ângulo pontocerebelar podem comprometer o tronco encefálico e o cerebelo levando à tontura e ao desequilíbrio, além de hipoestesia facial, paresia e paralisia facial, pelo acometimento dos nervos V, VII e VIII.

Até 25% dos pacientes com tontura isolada têm como causa o infarto cerebelar, principalmente naqueles com fatores de risco cardiovasculares, sobretudo o diabetes *mellitus*. Por outro lado, nos pacientes com diagnóstico de infarto de tronco cerebral ou cerebelo, 19% apresentam-se apenas com vertigem isolada, índice que pode chegar a 62% nos pacientes com insuficiência vertebrobasilar, o que sugere que alguns quadros vertiginosos podem representar manifestação clínica de isquemia transitória na circulação cerebral posterior.

A porcentagem de vestibulopatia central encontrada em diversos centros de otoneurologia pode variar entre 0,8 e 25%.

Os idosos têm uma tendência maior às vestibulopatias de origem central, quando comparados à população jovem, sendo que Schneidere cols. verificaram médias de idade entre 55,1 e 68,6 anos.Os sintomas auditivos são raros nas vestibulopatias centrais, bem como os relatos de náusea e vômito.

No levantamento realizado no ambulatório de Otoneurologia da UNIFESP em período de 10 anos, de todos os pacientes com diagnóstico de vestibulopatia foram encontrados 87 pacientes com diagnóstico de vestibulopatia central, o que correspondeu a 2,23% do total de pacientes atendidos nesse ambulatório. A maioria do gênero feminino (77%), com idade média de 60,88 anos, e os principais diagnósticos etiológicos encontrados estão descritos no Tabela 20.1. Ressalta-se aqui que alguns pacientes apresentaram mais de uma etiologia central.

Achados clínicos

Na anamnese, algumas características são importantes:

- queixa de tontura: tipo (rotatória, não rotatória ou ambas), duração (segundos, minutos, horas ou dias), tempo de evolução (menor que 3 meses, de 3 a 6 meses, de 7 a 11 meses, de 1 a 2 anos, de 2 a 3 anos, de 3 a 4 anos ou maior que 5 anos), periodicidade (esporádica, diária, semanal ou mensal);
- presença de sintomas auditivos associados, como zumbido e hipoacusia;
- presença de sintomas neurovegetativos;
- alteração do nível de consciência;
- presença de crise convulsiva testemunhada;
- presença de sintomas neurológicos.

Capítulo 20 – Como Diferenciar Quadros Vestibulares Periféricos de Centrais

◀ **Tabela 20.1** – Frequências absoluta e relativa das etiologias verificadas nos pacientes com vestibulopatia central do ambulatório de Otoneurologia da Unifesp

Etiologia	Frequência Absoluta (N)	Frequência Relativa (%)
Vascular	40	
AVE[1]	35	40,2
Malformação arterio-venosa	2	2,3
Aneurisma	3	3,4
Neoplasia	12	
Schwannoma vestibular[2]	7	8,0
Outros tumores cerebrais[3]	5	5,7
Epilepsia vestibular	6	6,9
Indefinida	19	21,7
Tóxica	3	
Síndrome de Wernicke-Korsakoff	3	3,4
Traumática	4	
TCE[4]	4	4,6
Infecciosa	2	
Neurocisticercose	1	1,1
Meningite	1	1,1
Ataxia cerebelar	2	2,3
Paralisia cerebral	1	1,1
Esclerose múltipla	3	3,4
Demência frontotemporal	1	1,1
Malformação de Chiari tipo I	3	3,4

Legenda: 1. AVE – acidente vascular encefálico; 2. com comprometimento de tronco encefálico; 3. cisto bulbar, adenoma hipofisário, hemangioma e indefinido; 4. TCE – trauma cranioencefálico; EPM/Unifesp – Escola Paulista de Medicina/Universidade Federal de São Paulo.

Um minucioso exame clínico com *bedside tests* deve ser realizado. Um teste positivo para acometimento central ao exame físico pode alertar ao clínico sobre a necessidade da investigação por meio de exames complementares. Os exames visual, vestibular e da função motora ocular devem ser realizados, além da análise de coordenação motora, equilíbrio estático e dinâmico (marcha).

O exame ocular é de extrema importância, e seus principais itens são:
- *visual:* acuidade visual dinâmica, exame do reflexo pupilar, do campo visual, teste da visão binocular e visual vertical subjetiva;
- *oftalmoscopia:* avaliação do nistagmo, torsão ocular e exame do RVO;
- alinhamento vertical ocular;
- fixação ocular em posições espontânea e semiespontânea do olhar;

- *movimentos oculares:* convergência, sácada, rastreio, optocinético;
- manobras provocativas de nistagmo: compressão do trago, Valsalva, *headshaking*, hiperventilação e vibração da mastoide.

Dois testes devem ser sempre realizados na avaliação do RVO:

a) teste de Halmagyi ou *head thrust* ou *head impulse test:* movimentos da cabeça rápidos e curtos para a direita e a esquerda, realizados pelo examinador, no máximo de 10° a 20°, com o paciente mantendo os olhos fixos em um alvo a sua frente. O exame é considerado normal quando não ocorre movimento compensatório dos olhos e o paciente mantém o olhar fixo no alvo. É considerado alterado quando ocorre sácada corretiva, o que indica comprometimento vestibular periférico deficitário ipsolateral.

b) *head-shaking:* o paciente com a cabeça levemente fletida e os olhos fechados é submetido a oscilações da cabeça para um lado e para o outro no sentido horizontal, por cerca de 20 segundos. Quando do término do movimento, observa-se o movimento ocular quanto à presença de nistagmo, que apresentará direção contrária ao lado hipofuncionante.

No pronto-atendimento, estes *bedside tests* são bem representados por um fácil algoritmo minemônico, HINTS, já descrito anteriormente e que se encontra também no capítulo de neurite vestibular. Compreende o *head impulse test* a avaliação do nistagmo apresentado e o eixo vertical dos olhos se há desvio ou não (*skew deviation*).

- Características do nistagmo periférico espontâneo:
  - plano: horizontal, horizontorrotatório ou torcional;
  - diminui ou desaparece com a fixação ocular.
- Características do nistagmo periférico de posicionamento:
  - plano: horizontal, horizontorrotatório ou torcional;
  - latência de alguns segundos na apresentação;
  - amplitude: crescendo e decrescendo;
  - fatigável à repetição do posicionamento.

Apesar de estes achados clínicos serem muito úteis na diferenciação entre causas centrais e periféricas, é importante salientar que as causas centrais podem se apresentar clinicamente de forma variada, inclusive mimetizando casos periféricos. Em alguns casos, como nas doenças vasculares e na enxaqueca, a apresentação clínica é mista, podendo aparecer sinais centrais e periféricos.

Achados ao exame vestibular

A vectoeletronistagmografia (VENG) é o exame que utilizamos rotineiramente para a avaliação do sistema vestibular. Realiza-se o registro da diferença de potencial elétrico da córnea e da retina captado por eletrodos de superfície, podendo-se registrar nistagmos horizontais, verticais e oblíquos. Este exame é composto de duas partes, as provas oculomotoras e as provas vestibulares. É possível encontrar na VENG alterações consideradas sugestivas, e outras patognomônicas de alterações centrais.

Importante salientar que a VENG avalia as interações vestíbulo-oculares, não abrangendo todas as estruturas envolvidas no equilíbrio corporal.

São considerados sinais centrais ao exame:

- presença de nistagmo espontâneo de olhos abertos ou de olhos fechados acima de 7°/s, na ausência de crise vertiginosa;
- ausência de efeito inibitório da fixação ocular (EIFO). Por meio desse efeito ocorre diminuição ou desaparecimento do nistagmo quando o paciente abre os olhos e fixa a visão em um ponto;
- nistagmo bidirecional ou multidirecional na pesquisa do nistagmo espontâneo ou semiespontâneo;
- se no rastreio pendular se apresentar curva tipo 3 é sugestiva de alteração central, e se apresentar curva tipo 4 (denteada ou serrilhada) é indicativa de lesão cerebelar;
- presença de nistagmo optocinético assimétrico;
- nistagmo pós-estimulação calórica invertido: quando o nistagmo aparece na direção oposta à esperada, e descartam-se erros de técnica e nistagmo espontâneo latente, isto é patognomônico de lesão central em núcleos vestibulares do soalho do IV ventrículo.

Achados aos exames de imagem

A ressonância magnética (RM) é o exame de escolha quando há suspeita de distúrbios da fossa posterior. A tomografia computadorizada dessa região tem pouca resolução de imagem.

A RM encefálica é um exame de grande relevância para a confirmação diagnóstica e o acompanhamento evolutivo, por demonstrar a localização e o tipo de insulto vascular envolvido. Kim e cols. verificaram focos de hiperintensidade no nódulo cerebelar, porção laterocaudal da ponte e flóculo em pacientes com acidente vascular encefálico apresentando apenas vertigem. Tirelli e cols. observaram multi-infarto cortical e subcortical, infarto cerebelar, infarto frontoparietal e infarto de gânglio basal de forma predominante em pacientes com tontura de origem central.

Deve-se pedir exame de imagem sempre que houver qualquer suspeita do quadro não ser periférico, especialmente aqueles que cursam com as alterações descritas a seguir:

- alterações de pares cranianos;
- diplopia;
- parestesias ou paresias;
- oscilopsia;
- alterações cognitivas;
- falta de coordenação apendicular;
- distúrbios de marcha;
- antecedentes pessoais relevantes (traumatismos cranioencefálicos, fatores de risco vasculares como hipertensão arterial sistêmica, tabagismo, entre outros);
- perda auditiva assimétrica.

Principais síndromes centrais que cursam com tontura

Pseudoneurite vestibular

Área de infarto ou de desmielinização na zona de entrada da raiz do nervo vestibular. O quadro clínico é semelhante ao da neurite vestibular e o diferencial é que o paciente poderá apresentar fatores de risco para doença vascular, alteração auditiva unilateral, síndrome de Horner, paralisa facial, ataxia, entre outros sintomas e sinais.

Lesão em núcleo vestibular

O paciente que apresentar lesão na região dos núcleos vestibulares no tronco encefálico poderá manifestar nistagmo torcional puro ou horizontotorcional, acometimento do rastreio ocular, inclinação ocular no plano vertical e desvio oblíquo dos olhos.

Infarto da artéria cerebelar ântero-inferior (AICA)

Pacientes com acidente vascular encefálico em território da AICA apresentarão sintomas com padrão misto periférico e central. Presença de nistagmo horizontorrotatório, HIT anormal e perda auditiva ipsolateral. Podem apresentar ainda síndrome de Horner, paralisia facial, ataxia de marcha e apendicular. Sintomas bilaterais do território da AICA são manifestações precoces de trombose da artéria basilar.

Infarto da artéria cerebelar posteroinferior (síndrome de Wallenberg)

Pacientes com acidente vascular encefálico em território da artéria cerebelar posteroinferior (PICA) causado por oclusão ou dissecção da artéria vertebral, apresentarão, na maioria dos casos, um nistagmo horizontorrotatorio semiespontâneo ou até mesmo espontâneo e alternante, desvio oblíquo do olho ipsolateral para baixo, alteração de movimento sacádico, perda da sensibilidade trigeminal à dor e temperatura, paralisia facial, diminuição reflexo faríngeo, disfagia, disfonia, síndrome de Horner e contralesional, perda hemissenssorial para dor e temperatura. As síndromes de Wallenberg incompletas são mais prevalentes, e diferem da síndrome da AICA por não terem acometimento auditivo e envolverem nervos cranianos mais baixos devido à irrigação da região do bulbo.

Lesão de cerebelo isolada

Apenas causa vertigem quando envolver estruturas que estejam conectadas aos núcleos vestibulares como o flóculo, o nódulo e a úvula. Lesões de verme cerebelar causam ataxia, mas raramente tontura. Pode mimetizar um quadro de neurite vestibular, contudo apresentará HIT normal, queda e nistagmo ipsolateral e ataxia. Lesões isoladas do nódulo podem apresentar-se com nistagmo alternante. Síndromes cerebelares bilaterais são devidas à toxicidade medicamentosa, à cerebelite ou à degeneração cerebelar paraneoplásica.

Acidente isquêmico transitório no território vertebrobasilar

É importante suspeitar de acidente isquêmico transitório no território vertebrobasilar quando houver a ocorrência de tontura episódica, recorrente, acima dos 60 anos, principalmente na presença de fatores vasculares associados. Quando há essa suspeita, opta-se por angiotomografia ou angiorressonância, sendo de baixa sensibilidade e especificidade para a circulação cerebral posterior a ultrassonografia cervical com Doppler.

Vertigem posicional central

Trata-se da minoria das vertigens de posicionamento. Ocorrem devido a lesões isquêmicas, hemorrágicas, neoplásicas, desmielinizantes ou infecciosas na região do quarto ventrículo, ao nível bulbopontino, de núcleos vestibulares, nódulo cerebelar e vias vestibulocerebelares. O nistagmo sugestivo é o vertical ou torcional puro, oblíquo, quando ocorrem mudanças no plano do nistagmo ou persistente.

Epilepsia vestibular

Trata-se de um diagnóstico diferencial de tontura ou vertigem episódica em pacientes jovens. Nestes quadros de foco epiléptico no lobo temporal ou parietal, a vertigem se apresenta como sintoma principal da aura epiléptica e são descritos vertigem súbita, sensações olfatórias, gustativas, parestesias, alterações visuais, rotação do corpo e da cabeça. Os sintomas têm duração de segundos a minutos e podem estar associados a náusea, zumbido e nistagmo esse, habitualmente no sentido oposto ao do foco epiléptico.

Cerca de 11% dos pacientes com epilepsia do lobo temporal apresentam manifestações vestibulares. Áreas de foco epiléptico são evidenciadas nas regiões temporoparietais pelo eletroencefalograma e mais comumente encontradas em pacientes com tontura.

Esclerose múltipla

A esclerose múltipla constitui a causa mais comum dos processos desmielinizantes com manifestações vestibulares. Geralmente com início na idade adulta, tem como característica a evolução por surtos, além de vertigem, desequilíbrio e distúrbios da marcha que decorrem das alterações na condução dos tratos motores e sensitivos, do prejuízo da propriocepção e da função visual.

Trauma cranioencefálico

A tontura também está relacionada com frequência ao trauma cranioencefálico (TCE), sendo denominada de síndrome pós-comicional. Habitualmente ocorre melhora do sintoma por compensação central. Nas primeiras 24 horas, as principais causas de tontura são VPPB, comoção labiríntica, fístula perilinfática e concussão cerebral. A persistência da tontura após o TCE deve ser investigada por meio de exames radiológicos e otoneurológicos. Quando a tontura persiste por até 3 meses após o TCE, as afecções mais comumente relatadas decorrentes do trauma são hidropisia endolinfática secundária, vertigem cervicogênica e os distúrbios otolíticos.

Migrânea Vestibular 21

Ligia Oliveira Gonçalves Morganti
Fernando Freitas Ganança

Introdução

Migrânea ou enxaqueca vestibular consiste na associação de sintomas vestibulares recorrentes e uma história atual ou pregressa de migrânea com ou sem aura, de acordo com os critérios da *International Headache Society*.

Migrânea vestibular é reconhecida como a principal causa de vertigem espontânea recorrente e, em 2014, foi incluída em apêndice da terceira edição da Classificação Internacional de Cefaleia (ICHD-3) da *International Headache Society*, em um espaço destinado a novas doenças.

Epidemiologia

- Acomete, predominantemente, mulheres, na frequência de 5:1.
- Idade: adultos jovens e meia-idade:
  - Especialmente frequente em mulheres na perimenopausa.
- Prevalência: 1% em um ano:
  - 10% dos pacientes atendidos por tontura;
  - 10% dos pacientes atendidos por migrânea.
- Mais comumente associado à migrânea sem aura.
- Forte associação com história familiar positiva.

Quadro clínico

Sintomas

- *Sintomas vestibulares:* recorrentes de moderada a severa intensidade, durando de 5 minutos a 72 horas.
- Cefaleia migranosa recorrente, de acordo com os critérios da ICHD-3.
- Fotofobia e fonofobia.
- Náuseas/vômitos.
- *Sintomas auditivos:* são frequentes e correspondem à plenitude aural (23%), zumbido (41%) e hipoacusia (14%), de acordo com a casuística do ambulatório de migrânea vestibular da UNIFESP.
- *Cinetose:* alta prevalência, decorrente de conflito de informações sensoriais visuais e vestibulares.

> *A relação temporal entre a cefaleia e os sintomas vestibulares pode variar, inclusive em um mesmo indivíduo. Podem ocorrer de forma concomitante ou não.*
> *Os sintomas vestibulares têm início, em média, 7 a 10 anos após o início da cefaleia.*

Fatores precipitantes

São os mesmos da enxaqueca comum: certos alimentos e bebidas, sono irregular, estresse, período menstrual, estímulos sensoriais intensos.

Exame físico

◀ Fase aguda

- Nistagmo posicional ou espontâneo com características de acometimento central ou periférico, podem estar presentes.

◀ Período intercrise

- Exame físico geralmente normal.

Exames complementares

Não são utilizados para o diagnóstico de migrânea vestibular e, geralmente, são normais. Entretanto, ajudam a excluir outras doenças vestibulares e a identificar, quantificar e topografar um dano vestibular, quando existente.

Prova calórica

Geralmente apresenta-se normal. A principal alteração observada entre os indivíduos com diagnóstico de migrânea vestibular do ambulatório da UNIFESP foi a hiperreflexia vestibular (22%), embora para alguns autores a hipofunção vestibular seja a alteração mais frequente.

Audiometria

- Perda auditiva está presente em menos de 1/3 dos pacientes segundo nossa casuística e, quando presente, é do tipo neurossensorial, leve e não progressiva.

Potencial evocado auditivo de tronco encefálico (VEMP)

Em geral, mostra-se normal.

Avaliação metabólica

- Setenta e cinco por cento dos indivíduos com diagnóstico de migrânea vestibular avaliados em nosso serviço apresentaram alteração na curva insulinêmica de 3 horas. A curva glicêmica apresenta-se normal na maioria dos indivíduos.

Fisiopatologia

Ainda não está claramente estabelecida, e parece ter envolvimento tanto central quanto periférico. São relatados:
- alterações neurológicas centrais, incluindo vias do córtex e do tronco encefálico:
  - vias neuroanatômicas ligadas a estruturas vestibulares centrais;
  - modulação neuroquímica via *loci* cerúleos e núcleos da rafe;
  - interação entre vias trigeminais e sistema vestibular.
- acometimento periférico cocleovestibular, secundário ao vasoespasmo da artéria auditiva interna.
- canalopatia.

Diagnóstico

O diagnóstico de migrânea é feito segundo critérios propostos pela *International Headache Society*, apresentados no Quadro 21.1.

O diagnóstico da migrânea vestibular é clínico, baseado em critérios propostos por Neuhauser em 2001 e revisados em 2012, em um consenso entre a *Bárány Society* e a *International Headache Society*, conforme demonstrado no Quadro 21.2.

Os sintomas vestibulares, tais como os definidos pela classificação de sintomas vestibulares da *Bárany Society*, aceitos como sintomas da migrânea vestibular são:
a) Vertigem espontânea:
   - interna (falsa sensação de automovimento);
   - externa (falsa sensação de movimento do ambiente).
b) Vertigem posicional (após mudança de posição da cabeça).
c) Vertigem desencadeada por estímulo visual.
d) Vertigem induzida por movimento cefálico.
e) Sensação de comprometimento da orientação espacial. (*dizziness*), com náusea, desencadeada por movimento cefálico.

◀ **Quadro 21.1 – Critérios diagnósticos para migrânea (ICHD-3)**

Migrânea sem Aura	Migrânea com Aura
A. Pelo menos 5 crises preenchendo os critérios B a D	A. Pelo menos duas crises preenchendo os critérios B e C
B. Cefaleia com duração de 4 a 72 horas (não tratada ou tratada sem sucesso)	B. Um ou mais dos seguintes tipos de aura, totalmente reversíveis:
C. Cefaleia com ao menos duas das seguintes características:	1. Visual
• Unilateral	2. Sensorial
• Pulsátil	3. Fala/linguagem
• Moderada a severa intensidade	4. Motora
• Agrava-se com atividades físicas rotineiras ou leva o paciente a evitá-las (p. ex.: caminhar ou subir escada)	5. Tronco encefálico
	6. Retinal
D. Pelo menos um dos seguintes sinais/ sintomas durante a cefaleia:	C. Pelo menos duas das seguintes características:
• Náusea e/ou vômitos	1. Pelo menos um sintoma com duração ≥ 5 minutos e/ou dois ou mais sintomas ocorrendo a seguir
• Fotofobia e fonofobia	2. Duração de 5-60 minutos cada sintoma individual
E. Não é melhor explicada por outra doença	3. Pelo menos um sintoma com apresentação unilateral
	4. Acompanhada ou seguida, em até 60 minutos, por cefaleia.
	D. Excluídos outro diagnóstico da ICHD-3, e acidente vascular isquêmico transitório

Diagnóstico diferencial

- Doença de Ménière, que constitui o principal diagnóstico diferencial, especialmente nas fases iniciais da doença, devido à superposição de sintomas.
- Labirintopatia de origem metabólica.
- Vertigem posicional paroxística benigna.
- Migrânea basilar.
- Epilepsia vestibular.
- Acidente isquêmico transitório de fossa posterior.

Prognóstico

Migrânea vestibular, assim como outras formas de enxaqueca, consiste em doença crônica que pode ser satisfatoriamente controlada através de medidas comportamentais, associadas ou não à terapia medicamentosa.

◀ Quadro 21.2 – Critérios diagnósticos para migrânea vestibular

A. Pelo menos cinco episódios de sintomas vestibulares de moderada a severa intensidade, durando entre 5 minutos a 72 horas.

B. História atual ou passada de migrânea com ou sem aura.

C. Pelo menos 50% dos episódios associados com, no mínimo, uma das três características da migrânea:

1) Cefaleia com pelo menos duas das seguintes características:

- Unilateral;
- Pulsátil;
- Moderada a severa intensidade;
- Agrava-se por atividades físicas rotineiras.

2) Fotofobia e fonofobia;

3) Aura visual;

D. Não é melhor explicado por outro diagnóstico da ICHD ou por outra doença vestibular.

Migrânea vestibular provável

A. No mínimo 5 episódios de sintomas vestibulares de moderada ou grave intensidade com duração de 5 minutos a 72 horas.

B. Apenas um dos critérios B ou C para MV

C. Outras causas excluídas para vertigem e cefaleia.

O sucesso do tratamento depende fortemente da adesão do paciente às recomendações terapêuticas.

Ansiedade e depressão funcionam como agravantes e dificultam o controle da doença. Seu tratamento deve, portanto, ser associado, sempre que coexistirem.

Tratamento

O tratamento envolve medicação sintomática durante as crises, além de terapia profilática, tal como os realizados em outras formas de migrânea.

Antes de se iniciar o tratamento específico da migrânea vestibular deve-se, excluir a possibilidade de cefaleia por abuso de medicamentos que, de acordo com a 3ª edição da Classificação Internacional de Cefaleias (versão beta), é aquela que ocorre em 15 ou mais dias do mês, como consequência do uso excessivo e regular de medicações para cefaleia por mais de 3 meses e cujo tratamento é a cessação do abuso.

Tratamento sintomático

- Supressores vestibulares e antieméticos (Quadro 21.3).
- Analgésicos e/ou anti-inflamatórios não esteroidais.

◀ Quadro 21.3 – Migrânea vestibular – tratamento da crise vertiginosa

Supressor Vestibular	Antiemético
• Meclizina/dimenidrinato (anti-H1)	
• Prometazina (anti-H1, anticolinérgico, antidopaminérgico)	
• Diazepam/clonazepam (benzodiazepínicos)	
• Cinarizina/flunarizina (bloqueadores de canal de cálcio)	• Ondansetrona (bloqueador 5HT3)
	• Metoclopramida/domperidona (antidopaminérgicos)

Tratamento específico

O tratamento específico da MV consiste na profilaxia, que é a mesma realizada para outras formas de enxaqueca, e consiste em:

- *Medidas dietéticas:* restrição de alimentos que servem como gatilho para as crises, representados, principalmente, por:
  - chocolates e doces em geral;
  - cafeína;
  - glutamato monossódico – presente em temperos e molhos prontos;
  - bebidas alcoólicas, especialmente vinho tinto;
  - queijos amarelos.
- Higiene do sono.
- Prática regular de atividade física.
- *Medicação profilática.* Deve ser associada quando as medidas não farmacológicas são insuficientes para o controle da doença. As drogas utilizadas são as mesmas usadas na profilaxia da migrânea comum (Quadro 21.4).

Estudo realizado no ambulatório de migrânea vestibular da UNIFESP mostrou que todas as drogas utilizadas para profilaxia foram eficazes em reduzir os sintomas, além do fato de não ter ocorrido diferença de eficácia entre si.

> *A escolha da medicação profilática deve basear-se no perfil de cada paciente, levando-se em consideração, principalmente, suas comorbidades. Deve-se buscar o melhor benefício com o menor número de drogas e o mínimo de efeitos indesejáveis.*

◀ Quadro 21.4 – Profilaxia medicamentosa para migrânea vestibular

Betabloqueadores
• Propranolol 40-80 mg/dia (÷2)
• Atenolol 25-150 mg/dia (÷ 1 ou 2)
Antidepressivos
• Amitriptilina/Nortriptilina 25-100 mg/dia (÷ 1 ou 2)
• Venlafaxina 37,5-150 mg/dia (÷ 1 ou 2)
Bloqueadores de Canal de Cálcio
• Flunarizina 10 mg/dia
Anticonvulsivantes
• Topiramato 50-150 mg/dia (÷2)
• Ácido valproico 500-1.000 mg/dia (÷2)

Bibliografia consultada

1. Bisdorff AR. Management of vestibular migraine. Ther Adv Neurol Disord. 2011; 4:183-91.

2. Bisdorff A, von Brevern M, Lempert T, Newman-Toker DE. Classification of vestibular symptoms: Towards an international classification of vestibular disorders. J Vest Res. 2009;19:1-13.

3. Celebisoy N, Gökçay F, Sirin H, Biçak N. Migranous vertigo: clinical, oculographic and posturographic findings. Cephalalgia. 2008;28(1):72-7.

4. Dieterich M, Brandt T. Episodic vertigo related to migraine (90 cases): vestibular migraine? J Neurol. 1999;246:883-92.

5. Furman JM, Marcus DA, Balaban AD. Vestibular Migraine: clinical aspects and pathophysiology. Lancet Neurol. 2013;12:706-15.

6. Headache Classification Committee of the International Headache Society (IHS). The International Classification of Headache Disorders. 3rd edition (beta version). Cephalalgia. 2013;33: 629-808.

7. Honaker J, Samy RN. Migraine-associated vestibulopaty. Cur Opin Otolaryngol Head Neck Surg. 2008;16:412-5.

8. Kayan A, Hood DJ. Neuro-otological manifestations of migraine. Brain. 1984;107:1123-42.

9. Lee JK, Jung JY, Chung YS, Suh MW. Clinical Manifestation and Prognosis of Vestibular Migraine According to the Vestibular Function Test Results. Korean J Audiol. 2013;17:18-22.

10. Lempert T, Olesen J, Furman J et al.Vestibular migraine: Diagnostic criteria. Consensus document of the Bárány Society and the International Headache Society. J Vest Res. 2012;22:167-72.

11. Lempert T, Neuhauser H, Daroff RB. Vertigo as a Symptom of Migraine. Ann NY Acad Sci. 2009;1164:242-51.

12. Lempert T, Neuhauser H. Epidemiology of vertigo, migraine and vestibular migraine. J Neurol. 2009;256:333-8.

13. Morganti LO, Salmito MC, Duarte JA. Et al. Vestibular migraine: clinical and epidemiological aspects. Braz J Otorhinolaryngol. 2016 Jul-Aug;82(4):397-402

14. Neuhauser H, Leopold M, von Brevern M et al. The interrelations of migraine, vertigo, and migrainous vertigo. Neurology. 2001;56:436-41.

15. Neuhauser H, Lempert T. Vertigo and dizziness related to migraine: a diagnostic challenge. Cephalalgia. 2004;24:83-91.

16. Park J H, Viirre E. Vestibular migraine may be an important cause of dizziness/vertigo in perimenopausal period. Med Hypotheses. 2010. doi:10.1016/j.mehy.2009.04.054.

17. Radtke A, von Brevern M, Neuhauser H, Hottenrott T, Lempert T. Vestibular migraine: Long-term follow-up of clinical symptoms and vestibulo-cochlear findings. Neurology. 2012.

18. Rossi P, Jenses R, Nappi G, Allena M, The COMOESTAS consortium. A narrative review on the management of medication overuse headache: the steep road from experience to evidence. J Headache Pain. 2009;10:407-17.

19. Prophylactic treatment of vestibular migraine. Salmito MC, Duarte JA, Morganti et al. Braz J Otorhinolaryngol. 2016 Jun 2. pii: S1808-8694(16)30103-3. doi: 10.101

20. Seremungal BM, Bronstein AM. A practical approach to acute vertigo. Pract Neurol. 2008;8:211-21.

21. Serra AP, Lopes KC, Dorigueto RS, Ganança FF. Blood glucose and insulin levels in patients with peripheral vestibular disease. Brazilian Journal of Otorhinolaryngology. 2009;75(5):701-5.

22. Strupp M, Dieterich M, Brandt T. The Treatment and Natural Course of Peripheral and Central Vertigo. Dtsch Arztebl Int. 2013;110:505−16.

23. 21. Von Brevern M, Zeise D, Neuhauser H, Clarke AH, Lempert T. Acute migrainous vertigo: clinical and oculographic findings. Brain. 2005;128:365-74.

Hidropisia Endolinfática 22

Karina Cavalcanti Sumi
Mário Sérgio Lei Munhoz

Introdução

Em 1861, Prosper Menière relacionou os distúrbios do equilíbrio à orelha interna partindo da observação dos casos de vertigem associados a perda auditiva e zumbido. Redigiu um artigo à Academia Imperial de Medicina de Paris gerando grande polêmica uma vez que a tontura era entendida como um distúrbio do sistema nervoso central.

Sobre os mecanismos da hidropisia seguiram-se estudos como o de Knapp, em 1871, que sugeriu a hipótese de aumento da pressão da orelha interna e o de Guild, em 1927, que relacionou a absorção da endolinfa ao saco endolinfático. No entanto, os achados histopatológicos do labirinto foram descritos apenas em 1938 por Hallpike e Cairns. A dilatação do espaço endolinfático observada, então traduzida como hidropisia endolinfática, passou a ser o termo consagrado para a doença.

Epidemiologia e quadro clínico

A hidropisia endolinfática representa uma das vestibulopatias mais frequentes e é definida como uma doença do labirinto membranoso, caracterizada por episódios espontâneos recorrentes de vertigem, perda da audição, plenitude aural e zumbido do lado afetado. Apresenta uma prevalência de até 200 casos em cada 100 mil indivíduos com predominância do gênero feminino, manifestando-se geralmente a partir da quarta década de vida.

A hidropisia endolinfática (HE) é o principal substrato histopatológico da doença de Menière e caracteriza-se pela distensão do espaço endolinfático. Sua etiologia está relacionada ao comprometimento do saco endolinfático, processos infecciosos de natureza viral ou bacteriana, doenças imunomediadas, anormalidades no desenvolvimento do osso temporal, predisposição genética, como malformações do desenvolvimento do ducto e saco endolinfático, alteração do metabolismo dos carboidratos, doença de canais iônicos, infiltração leucêmica, trauma e otosclerose.

As diretrizes de diagnóstico e tratamento da DM pelo Comitê de Audição e Equilíbrio da *American Academy of Otolaryngology – Head and Neck Surgery* (AAO-HNS)[2], em 1995, definem a DM como a síndrome idiopática da HE, cujo diagnóstico de certeza dá-se apenas pelo exame *post mortem* do osso temporal.

O diagnóstico da DM baseia-se, na maior parte das vezes em associação entre interpretação clínica da história do paciente e achados audiométricos. Em outros casos, no entanto, o profissional pode usar alguns métodos complementares que auxiliam muito no diagnóstico da doença.

As últimas diretrizes de diagnóstico da DM foram formuladas pela Sociedade Bárány e por outras organizações nacionais e internacionais em 2015 e a classificação inclui duas categorias.[3]

Doença de Menière definida

- Corresponde a dois ou mais episódios de vertigem espontânea com duração de 20 minutos a 12 horas.
- Perda auditiva neurossensorial documentada em baixas ou médias frequências em uma orelha apenas.
- sintomas aurais flutuantes (audição, plenitude ou zumbido) na orelha afetada.

A perda auditiva referida situa-se nas baixas frequências com um limiar de no mínimo 30 dB em duas frequências contíguas abaixo de 2.000 Hz. Na perda auditiva bilateral, o limiar deve estar abaixo ou igual a 35 dB a cada duas frequências contíguas abaixo de 2.000 Hz e, nesse caso, a hipótese de hidropisia endolinfática imunomediada deve ser aventada.

Na definição da DM devem ser excluídas as causas de HE, que quando diagnosticadas configuram a síndrome de Menière.

Doença de Menière provável

- Corresponde a dois ou mais episódios de vertigem ou tontura com duração de 20 minutos a 24 horas.
- Sintomas auditivos flutuantes (audição, plenitude ou zumbido) na orelha afetada.
- Outras causas excluídas.

A perda auditiva é neurossensorial habitualmente, mas perda auditiva condutiva ou mista pode ser observada nos primeiros anos da doença. O envolvimento bilateral ocorre em cerca de 15 a 47% dos pacientes. A perda auditiva é frequentemente do tipo neurossensorial flutuante e progressiva, sendo a curva audiométrica ascendente o tipo mais característico das fases iniciais da DM, progredindo para uma curva plana com a evolução da doença.

A perda auditiva neurossensorial pode anteceder a vertigem em meses a anos adotando-se o termo: "hidropisia tardia" ou "*Delayed* MD". A vertigem pode preceder em semanas a meses a perda auditiva, nesse caso, denominada de DM vestibular.

A vertigem pode durar horas acompanhada por sintomas neurovegetativos e tipicamente associada a nistagmo horizontal ou horizonto-rotatório; raramente a tontura não é rotatória. O zumbido acompanha a perda auditiva e pode preceder os outros sintomas ou estar junto com a crise. A plenitude aural é um sintoma marcante na DM, podendo manter-se na intercrise.

A eletrococleografia (ECochG) é um exame consagrado para auxiliar no diagnóstico e no acompanhamento da hidropisia. Ele consiste no registro dos potenciais cocleares gerados no momento da transdução do estímulo sonoro. A ECochG baseia-se na relação dos potenciais de somação (SP), que representa a atividade das células ciliadas internas e externas, e o de ação (AP), que corresponde à somatória dos diversos potenciais de ação das neurofibrilas formadoras do nervo auditivo. Um SP aumentado pode resultar da assimetria vibratória da membrana basilar provocada por hidropisia. O parâmetro de maior confiabilidade é a relação percentual entre a amplitude do potencial de somação e a amplitude do potencial de ação (relação SP/AP). Essa relação é considerada alterada quando maior que 35%. Na HE, as alterações nos mecanismos e propriedades físicas da membrana basilar alteram as respostas elétricas desencadeadas pelos estímulos sonoros. A ECochG tem alta sensibilidade nas crises e nas fases iniciais da doença, sendo discutível seu uso em pacientes estáveis e com muitos anos de diagnóstico.

A vectoeletronistagmografia (VENG) auxilia na exclusão de outras causas para a tontura do paciente, como as vestibulopatias de origem no sistema nervoso central e também avalia a função vestibular de ambos os lados, sendo os resultados variáveis de acordo com a fase da doença, e se são realizados no período de crise ou intercrise. Em casos iniciais, o exame da VENG pode estar normal ou revelar hipofunção em até 50% dos pacientes. Hipofunção vestibular unilateral e relação SP/AP elevada são encontrados em cerca de 30% dos pacientes com DM. Essa relação aumenta com a progressão da doença.

Para apoiar o diagnóstico de HE/DM, os potenciais evocados miogênicos vestibulares (VEMP) têm se mostrado úteis. O VEMP cervical representa um reflexo vestíbulo-cólico que tem por aferência um estímulo sonoro na mácula sacular, conduzida pelo nervo vestibular inferior e na eferência alcança o neurônio motor até a musculatura cervical; já o a VEMP ocular envolve o utrículo e parcialmente o sáculo, o nervo vestibular superior, os núcleos oculomotores e, por fim, a atividade muscular oculomotora contralateral. Em ambos os casos, a integridade do reflexo é verificada pela presença de uma onda bifásica, no VEMP cervical verifica-se o complexo p13-n23 e no ocular o complexo n1-p1. Na DM unilateral, a ausência do VEMP foi observada em até 54,2% dos casos. São achados relevantes do VEMP: ausência de resposta, aumento das latências das ondas e assimetria da amplitude dos potenciais na hidropisia sacular ou utricular. As orelhas assintomáticas em pacientes com HE unilateral podem evidenciar anormalida-des similares às da orelha comprometida, achado que pode ser devido à hidropisia oculta.

O *Video Head Impulse Test* (vHIT) é um exame recente que se mostra importante nas doenças vestibulares, sobretudo no período de crises. Baseia-se na medida de assimetria do ganho vestibular entre os labirintos. O vHIT avalia funcionalmente os canais semicirculares a partir do reflexo vestíbulo ocular (RVO) mediante impulsos cefálicos no plano dos mesmos. O cálculo do ganho é feito pela relação entre a média da velocidade angular ocular e a velocidade cefálica. A redução do ganho em um ou mais canais é traduzida por hipofunção vestibular. Um vHIT anormal depende do estágio da doença do grau de déficit. Em alguns casos de hipofunção verificada pela prova calórica, o vHIT pode resultar dentro da normalidade, provavelmente pela preservação da função vestibular em altas frequências.

A grande promessa de diagnóstico precoce de HE surge com o desenvolvimento dos aparelhos de ressonância magnética (RM) de 3 Tesla, empregados em aquisição tardia por meio de gadolínio intratimpânico ou endovenoso. Aplicando-se a técnica que evidencia o grau de distensão do espaço endolinfático em relação ao perilinfático foi mostrado, que em pacientes com sintomas frustros como zumbido e plenitude aural sem disacusia, a HE se faz presente em estágios leves a moderados, muitas vezes não detectados por exames eletrofisiológicos usuais. A técnica usual de RM de ouvidos não revela HE, no entanto, é útil no diagnóstico diferencial com schwannoma vestibular dentre outros.

O protocolo de investigação do ambulatório de otoneurologia da Unifesp, além das audiometrias tonal e vocal, impedanciometria e vectoeletronistagmografia também compreende a realização de exames laboratoriais.

Vale ressaltar que na maioria dos casos de doença imunomediada da orelha interna, o diagnóstico é confirmado pela resposta positiva à corticoterapia.

Exames de Rotina	Suspeita de Doença Imunomediada
Hemograma	Anti – DNA
Curva glicêmica de 3 horas	VHS, PCR
Curva insulinêmica de 3 horas	Fator reumatoide, fator antinuclear
Colesterol total e frações	P-ANCA, C-ANCA
Triglicérides	Anti-SSA (RO), anti-SSB (LA)
TSH, T4 livre	Anticorpo antifosfolípide
VDRL, FTA-ABS	APF (antiperinuclear)
Ureia, creatinina, sódio, potássio	Complemento total e c1q

Ainda como diagnósticos diferenciais é possível citar:
- neurite vestibular;
- migrânea vestibular;
- desordens centrais como infarto da AICA, infartos na zona de entrada do 8º nervo (lesão fascicular);

- fístula perilinfática;
- síndrome do aqueduto vestibular alargado;
- paroxismia vestibular;
- vertigem posicional paroxística benigna;
- síndrome de Cogan;
- otossífilis;
- labirintites inflamatórias ou infecciosas.

Tratamento

Podem-se dividir os objetivos do tratamento em três fases: tratamento da crise vertiginosa e/ou perda auditiva súbita, tratamento profilático, melhora ou preservação das funções auditiva e vestibular.

Inicialmente é imprescindível a identificação do possível fator causador da hidropisia, tais como distúrbios metabólicos, sobretudo dos carboidratos, distúrbios hormonais, doença imunomediada, otite média e outros.

A crise vertiginosa é tratada com depressores vestibulares e antieméticos. A primeira escolha consiste em dimenidrinato 100 mg, endovenoso; caso o paciente não apresente resposta ou permaneça sintomático, os benzodiazepínicos como o diazepam 10 mg por via oral ou endovenosa são boas opções. Também podem ser administrados prometazina, metoclopramida e ondasetrona endovenosos. Quando tolerada a medicação via oral, meclizina e flunarizina podem ser administradas.

Na suspeita de doença imunomediada da orelha interna em que a vertigem em geral se associa à perda auditiva súbita, o uso de corticoide de 7 a 30 dias pode controlar as crises de tontura e promover a recuperação auditiva. Em caso de pacientes portadores de diabetes melito tipo 2 e/ou hipertensão arterial sistêmica de difícil controle, além de outras comorbidades como glaucoma de ângulo fechado, a aplicação da dexametasona intratimpânica se mostra alternativa eficaz, embora não haja consenso na literatura quanto ao protocolo de administração. Em nosso serviço, os pacientes são submetidos à injeção de cerca de 0,4 a 0,8 mg de solução a 4 mg/mL, em intervalos de 1 a 2 dias, totalizando de 4 a 5 aplicações. Observamos resultados semelhantes ao da literatura: cerca de 25% dos pacientes com melhora dos limiares tonais.

A profilaxia da hidropisia endolinfática reside basicamente no controle da dieta e, hábitos de vida e no uso da betaistina.

Assim como em qualquer outra vestibulopatia, o paciente com HE deve respeitar algumas restrições dietéticas, tais como: consumo de carboidratos, sobretudo os açúcares de baixa absorção, cafeína, aspartame, glutamato monossódico, álcool, fumo, jejum prolongado (acima de 3 horas) e baixa ingesta hídrica, isto é, inferior a 2 litros ao dia. Regularidade do sono, redução dos níveis de estresse e atividade física aeróbica regular são fatores que somados contribuem para o controle dos sintomas.

A profilaxia medicamentosa com betaistina é comprovadamente eficiente no controle de todos os sintomas envolvidos na HE. Trata-se de um agonista fraco H1 e antagonista H3, cuja eficácia se deve, provavelmente, à melhora da circulação da orelha interna a partir da ação no esfíncter pré-capilar da estria vascular. Habitualmente, prescrevemos os comprimidos de 24 mg cerca de duas a três vezes ao dia. A betaistina tem como contraindicações a asma brônquica, a úlcera péptica e o feocromocitoma.

A dose para o período de 30 a 60 dias iniciais é de 144 mg/dia, podendo ser reduzida para 72 a 48 mg/dia a cada 2 a 3 meses, de acordo com a resposta ao tratamento. Na ausência de controle clínico por até 3 meses, o paciente é tido como refratário e a dose pode ser elevada a 288 mg/dia.

Ainda para os casos refratários, as aplicações intratimpânicas de dexametasona ou gentamicina, respectivamente para perda auditiva e vertigem, são efetivas no controle das crises. A gentamicina, em muitos estudos, mostra superioridade no controle da tontura em até 93% quando comparada à dexametasona, cujo índice é de 61%.

Uma conhecida metanálise de 2004 sobre o emprego de gentamicina transtimpânica concluiu que o método de titulação é efetivo no controle das crises com baixo risco de comprometimento auditivo. Nossa experiência no ambulatório comprova o estudo. As aplicações em intervalos de 3 a 4 dias, num total de até cinco aplicações, se mostraram eficazes no controle clínico. Os indivíduos são submetidos a exames audiométricos previamente ao ciclo e ao término do tratamento. A interrupção do ciclo foi mandatória na observação de eventos como nistagmo espontâneo, piora auditiva ou mudança do padrão de tontura.

O manejo dos casos refratários da HE também pode ser aplicado às crises de Tumarkin ou *drop attacks*, uma condição incomum porém grave em que o paciente vai ao solo por crise vertiginosa intensa sem perda de consciência. A betaistina em altas doses e a gentamicina intratimpânica são as mais empregadas nesses casos.

Ainda pouco difundido no Brasil, o gerador de pulsos de pressão (Meniett®) é uma opção aos não responsivos ao tratamento clínico. Método conservador mas invasivo, exige colocação de tubo de ventilação através do qual pulsos de pressão são transmitidos à orelha interna. Estudos indicam ser efetivo em longo prazo, com o uso mínimo de 90 dias.

Procedimentos invasivos como descompressão do saco endolinfático, mastoidectomia e colocação de tubo de ventilação não mostraram benefício clínico.

A neurectomia vestibular é responsável pelo controle de 85 a 95% da vertigem. Por meio dos acessos retrolabiríntico ou retrossigmoidal, a neurectomia é procedimento invasivo mas não ablativo, indicado aos pacientes com audição preservada.

Por fim, a labirintectomia visa o controle dos ataques de vertigem a partir da destruição do labirinto posterior. Outra opção é a oclusão dos canais semicirculares; em ambos os casos, a perda unilateral completa da função vestibular elimina o estímulo periférico que leva à vertigem e facilita a compensação vestibular.

Após alguns anos, os portadores de HE na sua forma mais comum têm suas crises reduzidas em frequência e em intensidade. Nas formas mais resistentes, o comprometimento auditivo é notório e irreversível apesar do tratamento clínico

Finalmente, o paciente portador de HE deve ser esclarecido sobre o caráter crônico e recorrente de sua doença. O diagnóstico é eminentemente clínico. No entanto, os quadros frustros, iniciais ou atípicos, têm, nos exames eletrofisiológicos e de imagem, ferramentas necessárias para o diagnóstico e o tratamento precoce.

Bibliografia consultada

1. Thorp MA, James AL. Prosper Ménière. Lancet. 2005;366(9503):2137-9.

2. Committee on Hearing and Equilibrium guidelines for the diagnosis and evaluation of therapy in Ménière's disease. Otolaryngol Head Neck Surg. 1995;113(3):181-5.

3. Lopez-Escamez JA, Carey J, Chung WH et al. Diagnostic criteria for Ménière's disease. Consensus document of the Bárány Society, the Japan Society for Equilibrium Research, the European Academy of Otology and Neurotology (EAONO), the American Academy of Otolaryngology-Head and Neck Surgery (AAO-HNS) and the Korean Balance Society. Acta Otorrinolaringol Esp. 2016;67(1):1-7. Spanish.

4. Ganança CF, Caovilla HH, Gazzola JM, Ganança MM, Ganança FF. Manobra de Epley na vertigem posicional paroxística benigna associada a doença de Ménière. Rev Bras Otorrinolaringol. 2007;73(4):506-12.

5. Chaves AG, Boari L, Munhoz MS. Evolução clínica de pacientes com doença de Ménière. Rev Bras Otorrinolaringol. 2007;73(3):346-50.

6. Thai-Van H, Bounaix MJ, Fraisse B. Ménière´s disease: pathophisiology and treatment. Drugs. 2001;61(8):1089-102.

7. Brandt T, Dieterich M, Strupp M. Vertigo and dizziness: common complaints. 2nd ed. London: Springer; 2005. p. 77-83.

8. Pearson BW, Brackmann DE. Committee on hearing and equilibrium guidelines for reporting treatment results in Meniere's disease. Otolaryngol Head Neck Surg. 1985;93(5):579-81.

9. Muzzi E, Rinaldo A, Ferliro A. Ménière disease: diagnostic instrumental support. Am J Otolaryngol. 2008;29(3):188-94.

10. Ribeiro S, Almeida RA, Caovilla HH, Ganança MM. Dos potenciais evoca- dos miogênicos vestibulares nas orelhas comprometida e assintomática na Doença de Ménière unilateral. Rev Bras Otorrinolaringol. 2005;71(1)60-6.

11. Nguyen LT,Harris JP, Nguyen QT. Clinical Utility of Electrocochleography in the Diagnosis and Management of Ménière's Disease: AOS and ANS Membership Survey Data. Otol Neurotol. 2010;31(3):455-9.

12. Yoshida T, Teranishi M, Kato M et al. Endolymphatic hydrops in patients with tinnitus as the major symptom. Eur Arch Otorhinolaryngol. 2013;270(12):3043-8.

13. Fukuoka H, Takumi Y, Tsukada K et al. Comparison of the diagnostic value of 3 T MRI after intratympanic injection of GBCA, electrocochleography, and the glycerol test in patients with Meniere's disease. Acta Otolaryngol. 2012;132(2):141-5.

14. Vrabec JT. Genetic Investigations of Meniere's Disease. Otolaryngol Clin North Am. 2010;43(5):1121-32.

15. Albu S, Chirtes F, Trombitas V et al. Intratympanic dexamethasone versus high dosage of betahistine in the treatment of intractable unilateral Meniere disease. Am J Otolaryngol. 2015;36(2):205-9.

16. McCaslin DL, Rivas A, Jacobson GP, Bennett ML. The dissociation of video head impulse (vHIT) and bithermal caloric test results provide topological localization of vestibular system impairment in patients with "definite" Ménière's disease. Am J Audiol. 2015;24(1):1-10.

17. Goto F, Nakai K, Ogawa K. Application of autogenic training in patients with Menière disease. Eur Arch Otorhinolaryngol. 2011;268(10):1431-5.

18. Mahringer A, Rambold HA. Caloric test and video-head-impulse: a study of vertigo/dizziness patients in a community hospital. Eur Arch Otorhinolaryngol. 2014;271(3):463-72.

19. Shimono M, Teranishi M, Yoshida T et al. Endolymphatic hydrops revealed by magnetic resonance imaging in patients with acute low-tone sensorineural hearing loss. Otol Neurotol. 2013;34(7):1241-6.

20. Taylor RL, Wijewardene AA, Gibson WP, Black DA, Halmagyi GM, Welgampola MS. The vestibular evoked-potential profile of Ménière's disease. Clin Neurophysiol. 2011;122(6):1256-63.

21. Lavinsky J, Wolff ML, Trasel AR, Valerio MM, Lavinsky L. Effect of hyperinsulinism on sensorineural hearing impairment in Ménière's disease: a cohort study. Otol Neurotol. 2014;35(1):155-61.

22. Ganança CF, Caovilla HH, Gazzola JM, Ganança MM, Ganança F. Manobra de Epley na vertigem posicional paroxística benigna associada a doença de Menière. Rev Bras Otorrinolaringol. 2007;73(4):506-12.

23. Chia SH, Gamst AC, Anderson JP, Harris JP. Intratympanic gentamicin therapy for Menière's disease: A meta-analysis. Otol Neurotol. 2004;25(4):544-52.

24. Pullens B, Veerschuur HP, Van Benthem PP. Surgery for Menière's disease. Cochrane Database Syst Rev. 2013;28(2):1-19.

Neurite Vestibular 23

Evandro Maccarini Manoel
Fernando Freitas Ganança

Introdução

A neurite vestibular (NV) é uma afecção vestibular periférica ocasionada pela súbita perda de função vestibular periférica unilateral. Apresenta-se como uma síndrome vestibular aguda (SVA), caracterizada por tontura rotatória de forte intensidade, de início agudo ou subagudo, duração de dias a semanas, náusea, vômito, instabilidade postural e nistagmo.

Dix e Hallpike foram os primeiros a descrever o termo "neuronite vestibular". Esse termo foi baseado nos achados clínicos que sugeriam uma lesão isolada do nervo vestibular e suas conexões centrais. Alguns autores preferem o termo NV, já que haveria lesão apenas na porção periférica do nervo, apesar disso ainda não ter sido comprovado. Os termos labirintite aguda ou labirintite epidêmica já foram usados para descrever essa síndrome, mas têm sido atualmente utilizados para descrever uma síndrome que também envolve perda de audição e que geralmente ocorre como complicação específica de infecções virais ou bacterianas.

Sua incidência é estimada em 3,5 para cada 100.000 indivíduos, sendo considerado o terceiro distúrbio vestibular de origem periférica mais comum. Acomete, geralmente, pacientes entre 30 e 60 anos, e não há preferência por gênero.

Fisiopatologia

A origem da NV ainda é incerta, com várias teorias já tendo sido postuladas. A hipótese mais aceita é a de inflamação viral, apesar de essa teoria ainda não ter sido completamente comprovada. Acredita-se que haja a reativação e a consequente replicação de vírus neurotrópicos latentes no gânglio vestibular após algum fator intercorrente – muitas vezes desconhecido – promovendo inflamação e edema neural, de modo similar ao que é creditado à paralisia facial de Bell. O herpesvírus simples do tipo 1 (HVS-1) é o mais provável responsável por essa inflamação, já que o seu DNA foi detectado em 2/3 dos gânglios vestibulares autopsiados por meio da técnica de *polymerase chain reaction*. Além disso, já foram criados modelos animais de NV após inoculação do HSV-1 na orelha de ratos. Na maioria dos casos, ocorre inflamação seletiva do ramo superior do nervo vestibular, poupando o ramo inferior. Essa maior vulnerabilidade do ramo superior deve-se, provavelmente, a diferenças anatômicas dos canais ósseos dos ramos do nervo vestibular. Apesar disso, já foi descrita a NV inferior, que é uma variante rara e apresenta características clínicas e prognósticas semelhantes à NV clássica, mas, aparentemente, com menor probabilidade de vertigem posicional paroxística benigna (VPPB) durante o seguimento clínico.

Quadro clínico

O paciente com NV costuma apresentar, como já descrito, um quadro de SVA típico, não acompanhado de sintomas auditivos ou neurológicos. Os sintomas são frequentemente exuberantes, com vertigem intensa e vômito, que podem levar o paciente à desidratação e ao desequilíbrio hidroeletrolítico, instabilidade corporal e incapacidade de deambulação. O início dos sintomas é geralmente súbito, espontâneo, sem sinais antecipatórios ou desencadeantes claros, apesar de que alguns pacientes relatam vertigem de curta duração poucos dias antes da crise. Na maioria dos casos de NV, não há relato de episódio semelhante prévio.

O exame físico deve envolver um exame otorrinolaringológico completo, incluindo teste com diapasão e exame neurológico mais completo possível, com destaque para a avaliação da marcha, nervos cranianos e provas cerebelares, a fim de diferenciar a NV de outras causas de SVA.

Além disso, como em qualquer quadro vertiginoso agudo, é de grande importância a avaliação dos movimentos oculares. Nos casos de NV, é esperada a presença de nistagmo espontâneo horizontal com componente torcional com fase rápida em direção à orelha não afetada. Esse nistagmo está suscetível ao efeito inibidor da fixação ocular, assim como em outros distúrbios vestibulares de origem periférica. Além disso, sua amplitude e velocidade estão aumentadas quando o paciente olha em direção à fase rápida do nistagmo, e diminuídas ao olhar em direção à fase lenta (lei de Alexander).

Alguns testes à beira do leito *(Bedside Tests)* também devem ser realizados no paciente com SVA. O mais importante deles é o teste do impulso cefálico (TIC) ou *Head Impulse Test*, que avalia possível déficit dinâmico de alta frequência da função do reflexo vestíbulo-ocular (RVO) corrigido por meio de sacada compensatória. No caso de NV, espera-se que haja um TIC alterado ao movimentar a cabeça do paciente para o lado da lesão (Figura 23.1). O teste de cobertura alternada (TCA) é um teste oftalmológico usado para dissociar a visão binocular e determinar se há desvio ocular. O teste é realizado ocluindo alternadamente cada olho e observando se há movimento de refixação do olho descoberto para o centro da visão. É importante aguardar alguns segundos antes de descobrir um olho

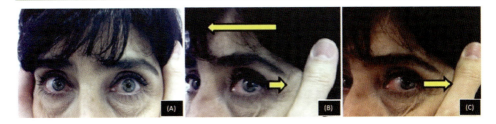

◀ **Figura 23.1** – Teste do impulso cefálico (TIC) alterado em uma neurite vestibular à direita. (a) O examinador segura a cabeça do paciente entre suas mãos e solicita que fixe o olhar em algo à sua frente. (b) O paciente tem sua cabeça girada rapidamente para a direita. (c) Presença de sacada corretiva significando perda da função do nervo vestibular superior direito.

para dissociar a visão binocular, e aí então mover rapidamente para o olho oposto, garantindo que um olho estará sempre ocluído. Caso haja um desalinhamento vertical dos olhos (*skew deviation*) em um paciente com SVA, isso seria sugestivo de uma lesão de tronco encefálico.

Há outros testes à beira do leito que são menos importantes na avaliação do paciente com SVA, mas que podem contribuir para o diagnóstico de NV. Na avaliação do equilíbrio estático, no teste de Romberg, observa-se nesses pacientes instabilidade postural intensa com queda para o lado da lesão, principalmente após o fechamento dos olhos. O teste do Balde, que avalia a visão vertical subjetiva (VVS), apresenta-se com desvio para o lado afetado devido a uma reação de inclinação ocular, geralmente incompleta nesses casos. Esse tem sido considerado o parâmetro mais sensível para detectar uma lesão aguda do sistema vestibular que atinge os órgãos otolíticos.

Diagnóstico

O diagnóstico é clínico e baseia-se na exclusão de outras causas de SVA, sejam elas centrais ou periféricas, já que não há nenhum sinal ou sintoma patognomônico de NV.

Diante de um paciente com SVA em um ambiente de pronto-socorro, é primordial a diferenciação de NV com quadro vertiginoso de origem no SNC, que é sempre potencialmente grave. Pequenas lesões cerebelares ou de tronco encefálico, como as que ocorrem em área pequena no bulbo lateral, incluindo a região de entrada do nervo vestibular e os núcleos vestibulares medial e superior, podem mimetizar um quadro de NV, e por isso recebem o nome de pseudoneurite vestibular. Essas lesões podem ter origem em doenças desmielinizantes, como a esclerose múltipla (Figura 23.2), mas são mais comumente de origem vascular, como nos pequenos infartos lacunares da região da artéria cerebelar anteroinferior (AICA) e da artéria cerebelar posteroinferior (PICA). Em alguns casos, o diagnóstico diferencial é facilitado quando o paciente se manifesta com outros sinais neurológicos óbvios. No entanto, segundo o estudo de Kattah e cols. (2009) isso ocorreu em

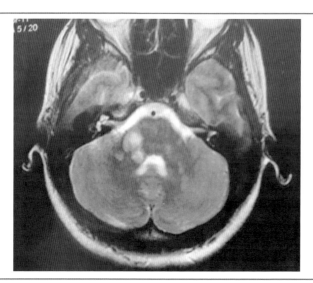

◀ **Figura 23.2** – Imagem de ressonância magnética (RM) mostrando áreas de desmielinização no cerebelo. Uma paciente de 20 anos de idade com um quadro clínico típico de neurite vestibular. Ao exame físico, no entanto, apresentava nistagmo espontâneo bidirectional levando à suspeita de lesão do sistema nervoso central (SNC). Nesse caso, a RM foi muito importante para o diagnóstico de esclerose múltipla.

menos da metade dos casos, em pacientes com fatores de risco cardiovasculares, o que mostra que essa diferenciação muitas vezes pode ser difícil. Assim, para auxiliar nesse diagnóstico diferencial, foi sugerida uma combinação de alguns testes à beira do leito para a avaliação inicial desses pacientes. Nesse estudo, a realização sequencial do TIC, do TCA e da avaliação do nistagmo foi mais sensível que a ressonância magnética (RM) encefálica com difusão na exclusão de acidente vascular encefálico (AVE) em pacientes com SVA nas primeiras 48 horas do início dos sintomas (Tabela 23.1). Esse conjunto de testes foi denominado pelos autores pelo acrônimo em inglês HINTS (*Head Impulse, Nystagmus* e *Test of Skew*). Recentemente, foi acrescentada a esses testes (HINTS *plus*) a avaliação da audição, já que uma perda auditiva em um contexto de SVA pode predizer um AVE da região da AICA, com infarto da orelha interna ou do núcleo coclear, caso unilateral e com início junto com os demais sintomas da SVA.

Após a avaliação inicial do paciente com SVA incluindo a realização do HINTS *plus*, o paciente pode ser classificado em três grupos de acordo com o algoritmo sugerido por Newman-Toker e cols. (2013) (Figura 23.3):

- AVE definido:
  - sinais neurológicos característicos.
- AVE provável:
  - TIC normal com nistagmo espontâneo ou semiespontâneo;
  - com nistagmo horizontal semiespontâneo alternante bilateral ou com outras características de origem central;
  - desalinhamento vertical dos olhos no TCA;

◀ **Tabela 23.1** – Sinais de alerta para o diagnóstico diferencial entre neurite vestibular e pseudoneurite vestibular.

SINAIS DE ALERTA	NEURITE VESTIBULAR	PSEUDONEURITE VESTIBULAR
TESTE DO IMPULSO CEFÁLICO (TIC)	Alterado (Presença de sacada corretiva)[1]	Normal[2]
TESTE DE COBERTURA ALTERNADA (TCA)	Normal	Normal ou Desalinhamento Vertical dos Olhos[3]
NISTAGMO	Horizontal ou horizonto-rotatório, respeitando a lei de Alexander[4] com a fase rápida em sentido oposto ao lado alterado no TIC	Bidirecional, Multidirecional, vertical, puramente torcional, ou com outras características centrais
SINTOMAS AUDITIVOS	Ausentes	Ausentes ou Presentes
EXAME NEUROLÓGICO	Normal	Normal ou Alterado

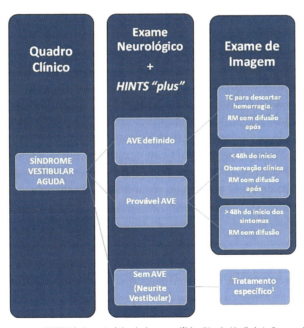

[1] Apesar de que um caso com HINTS "plus" característico de doença periférica (Neurite Vestibular) não necessitar de exame de imagem, parece razoável solicitar RM com difusão naqueles pacientes idosos com SVA e fator de risco cardiovascular mesmo com avaliação inicial sem alterações significativas.
AVE: acidente vascular encefálico; TC: tomografia computadorizada; RM: ressonância magnética.

◀ **Figura 23.3** – Algoritmo sugerido para conduta no paciente com síndrome vestibular aguda (SVA).

É improvável que o paciente com NV tenha recorrência da doença durante a sua vida, com uma taxa que varia de 1,9% a 16%. Nesses casos, a recorrência costuma ser menos intensa e ocorre na orelha contralateral. Diferentemente da paralisia facial de Bell e dos quadros labirínticos que cursam com surdez súbita, a recorrência não costuma ocorrer no mesmo lado. As diferenças da frequência e da manifestação clínica da recorrência poderiam ser explicadas por diferentes cargas virais nos gânglios sensoriais, pelo número de neurônios suscetíveis no gânglio, ou ambos. No entanto, o paciente com NV pode desenvolver outros tipos de tontura, como a VPPB que ocorre em cerca de 10 a 15% dos casos. A explicação mais provável para esse fenômeno é que ocorra uma degeneração da mácula utricular com consequente destacamento das otocônias, já que esse órgão otolítico é inervado pelo nervo vestibular superior, acometido na maioria dos casos pela NV. VPPB de canal semicircular posterior pode ocorrer, pois este canal é inervado pelo nervo vestibular inferior, preservado na maioria desses casos.

Bibliografia consultada

1. Arbusow V, Schulz P, Strupp M et al. Distribution of herpes simplex virus type 1 in human geniculate and vestibular ganglia: implications for vestibular neuritis. Ann Neurol. 1999;46:416-9.

2. Balatsouras DG, Koukoutsis G, Ganelis P et al. Benign paroxysmal positional vertigo secondary to vestibular neuritis. Eur Arch Otorhinolaryngol. 2014;271(5):919-24.

3. Baloh RW. Vestibular Neuritis. N Engl J Med. 2003;348:1027-32.

4. Bergenius J, Perols O. Vestibular Neuritis: a Follow-up Study. Acta Otolaryngol (Stockh). 1999;119:895-9.

5. Brandt T. Vestibular Neuritis. In: Brandt T. Vertigo. 2nd ed. London: Springer Verlag. 2003;4:67-79.

6. Brandt T, Huppert T, Hufner K, Zingler VC, Dieterich M, Strupp M. Long-term course and relapses of vestibular and balance disorders. Restor Neurol Neurosci. 2010;28:69-82.

7. Brandt T, Strupp M, Arbusow V, Dieringer N. Plasticity of the vestibular system: central compensation and sensory substitution for vestibular deficits. Adv Neurol. 1997;73:297-309.

8. Cooper CW. Vestibular Neuronitis: a review of a common cause of vertigo in general practice. Br J Gen Pract. 1993;43(369):164-7.

9. Curthoys IS, Iwasaki S, Chihara Y, Ushio M, McGarvie LA, Burgess AM. The ocular vestibular-evoked myogenic potential to air-conducted sound; probable superior vestibular nerve origin. Clin Neurophysiol. 2011;122:611-6.

10. Depondt M. Vestibular neuronitis. Vestibular paralysis with special characteristics. Acta Otorhinolaryngol Belg. 1973;27:323-59.

11. Dix M, Hallpike C. The pathology, symptomatology, and diagnosis of certain common disorders of the vestibular system. Proc R Soc Med. 1952;45(6):341-54.

12. Esaki S, Goshima F, Kinura H et al. Auditory and vestibular defects induced by experimental labyrinthitis following herpes simplex virus in mice. Acta Otolaryngol. 2011;131:684-91.

13. Fetter M, Dichgans J. Vestibular neuritis spares the inferior division of the vestibular nerve. Brain. 1996;119:755-63.

14. Fishmann JM, Burgess Chris, Waddell A. Corticosteroids for the treatment of idiophatic acute vestibular dysfunction (vestibular neuritis). Cochrane Database Syst Rev. 2011;11(5).

15. Furuta Y, Takasu T, Fukuda S, Inuyama Y, Sato KC, Nagashima K. Latent herpes simplex type 1 in human vestibular ganglia. Acta Otolaryngol Suppl. 1993;503:85-9.

16. Goddard JC, Fayad JN. Vestibular Neuritis. Otolaryngol Clin N Am. 2011;44:361-5.

17. Goebel JA, O'Mara W, Gianoli G. Anatomic considerations in vestibular neuritis. Otol Neurotol. 2001;22:512-8.

18. Hain TC, Uddin M. Pharmacological Treatment of Vertigo. CNS Drugs. 2003;17(2):85-100.

19. Halmagyi GM, Curthoys IS. A clinical sign of canal paresis. Arch Neurol. 1988;45:737-9.

20. Hillier SL, McDonnell M. Vestibular rehabilitation for unilateral peripheral vestibular dysfunction. Cochrane Database Syst Rev. 2011;16(2).

21. Hirata Y, Gyo K, Yanagihara N. Herpetic vestibular neuritis: an experimental study. Acta Otolaryngol Suppl. 1995;519:93-6.

22. Huppert D, Strupp M, Theil D, Glaser M, Brandt T. Low recurrence rate of vestibular neuritis: a long-term follow-up. Neurology. 2006;67:1870-1.

23. Karlberg ML, Magnusson M. Treatment of acute vestibular neuronitis with glucocorticoids. Otol Neurotol. 2011;32:1140-3.

24. Kattah JC, Talkad AV, Wang DZ, Hsieh YH, Newman-Toker DE. HINTS to diagnose stroke in the acute vestibular syndrome: three-step bedside oculomotor examination more sensitive than early MRI diffusion-weighted imaging. Stroke. 2009;40:3504-10.

25. Kerber KA. Vertigo and Dizziness in the Emergency Department. Emerg Med Clin North Am. 2009;27(1):39-viii.

26. Kim YH, Kim KJ, Choi H, Choi JS, Hwang JK. Recurrence of vertigo in patients with vestibular neuritis. Acta Otolaryngol. 2011;131:1172-7.

27. Lee H. Audiovestibular loss in anterior inferior cerebellar artery territory infarction: a window to early detection? J Neurol Sci. 2012; 313:153-9.

28. Lee H, Kim BK, Park HJ, Koo JW, Kim JS. Prodromal dizziness in vestibular neuritis: frequency and clinical implications. J Neurol Neurosurg Psychiatry. 2009;80:355-6.

29. MacDougall HG, Weber KP, McGarvie LA, Halmagyi GM, Curthoys IS. The video head impulse test: Diagnostic accuracy in peripheral vestibulopathy. Neurology. 2009;73(6):1134-41.

30. Murakami S, Mizobuchi M, Nakashiro Y, Doi T, Hato N, Yanagihara N. Bell palsy and herpes simplex virus: identification of viral DNA in endoneural fluid and muscle. Ann Inter Med. 1996;124:27-30.

31. Newman-Toker DE. Symptoms and signs of neurootologic disorders. Continuum (Minneap Minn). 2012;18:1016-40.

32. Newman-Toker DE, Kattah JC, Alvernia JE, Wang DZ. Normal head impulse test differentiates acute cerebellar strokes from vestibular neuritis. Neurology. 2008;70:2378-85.

33. Newman-Toker DE, Kerber KA, Hsieh Y-H et al. HINTS Outperforms ABCD2 to screen for Stroke in Acute Continuous Vertigo and Dizziness. Acad Emerg Med. 2013;20(10):986-96.

34. Wright KW, Strube YNJ. Pediatric Ophtalmology and Strabismus. 3rd ed. New York: Oxford University Press; 2012.

35. Sekitani T, Imate Y, Noguchi T, Inokuma T. Vestibular Neuronitis: epidemiological survey bay questionnaire in Japan. Acta Otolaryngol Suppl. 1993;503:9-12.

36. Strupp M, Brandt T. Vestibular Neuritis. In: Bronstein AM. Vertigo and Imbalance. 1ª ed. Oxford University Press; 2013;11:115-21.

37. Shin, BS, Oh SY, Kim JS et al. Cervical and ocular vestibular-evoked myogenic potentials in acute vestibular neuritis. Clin Neurophysiol. 2012;123:369-75.

38. Shupak A, Issa A, Golz A, Kaminer M, Braverman I. Prednisone Treatment for Vestibular Neuritis. Otol Neurotol. 2008;29:368-74.

39. Strupp M, Zingler VC, Arbusow V et al. Methylprednisolone, valacyclovir, or the combination for vestibular neuritis. N Engl J Med. 2004;351:354-61.

40. Tarnutzer AA, Berkowitz AL, Robinson KA, Hsieh YH, Newman-Toker DE. Does my dizzy patient have a stroke? A systematic review of bedside diagnosis in acute vestibular syndrome. CMAJ. 2011;183(9):E571-92.

41. Walker MF. Treatment of Vestibular Neuritis. Curr Treat Options Neurol. 2009;11:41-5.

42. Walther LE, Blödow A. Ocular Vestibular Evoked Myogenic Potential to Air Conducted Sound Stimulation and Video Head Impulse Test in Acute Vestibular Neuritis. Otol Neurotol. 2013;34:1084-9.

43. Wegner I, van Benthem PPG, Aarts MCJ, Bruintjes TD, Grolman W, van der Heijden GJMG. Insufficient Evidence for the Effect of Corticosteroid Treatment on Recovery of Vestibular Neuritis. Otolaryngol Head Neck Surg. 2012;147(5):826-31.

44. Zhang D, Fan Z, Han Y, Yu G, Wang H. Inferior vestibular neuritis: a novel subtype of vestibular neuritis. J Laryngol Otol. 2010;124:477-81.

45. Zwergal A, Rettinger N, Frenzel C, Frisen L, Brandt T, Strupp M. A bucket of static vestibular function. Neurology. 2009;72:1689-92.

Vertigem Posicional Paroxística Benigna 24

Priscila Brandão
Fernando Freitas Ganança

Introdução

A vertigem posicional paroxística benigna (VPPB) foi inicialmente definida por Bárány em 1921. Em 1952, o seu nome foi difundido por Dix e Hallpike. Em 1997, Lanska e Rember descreveram a história clínica, os testes posicionais provocativos e forneceram as bases para o entendimento da fisiopatologia.

A VPPB é caracterizada por breves episódios de vertigem, acompanhados de nistagmo posicional, desencadeados por mudanças bruscas na posição da cabeça. Simples movimentos como hiperextensão cervical, levantar ou deitar na cama, inclinação para a frente, entre outros, podem iniciar uma crise.

É frequente os pacientes apresentarem concomitantemente manifestações neurovegetativas, tais como náusea, vômito, palidez, sudorese e mal-estar.

Geralmente a sensação de movimento é rotatória, mas também podem ocorrer sensação de inclinação do corpo e oscilopsia.

Trata-se da mais comum das vestibulopatias periféricas. É muito frequente em idosos, porém pode acometer qualquer faixa etária. As mulheres são duas vezes mais afetadas que os homens.

Os sinais e sintomas são resultantes do deslocamento anormal para um ou mais ductos semicirculares de partículas de carbonato de cálcio provenientes de estatocônias da mácula utricular (otólitos).

Teorias

Em relação à fisiopatologia, existem duas teorias, a da ductolitíase e a da cupulolitíase:

- teoria da ductolitíase, também chamada de canalolitíase: fragmentos de otólitos oriundos do utrículo que passam a flutuar no interior dos ductos semicirculares;

- teoria da cupulolitíase: fragmentos de otólitos oriundos do utrículo que se depositam na cúpula ampular de um dos ductos semicirculares.

A VPPB pode ser secundária a traumatismo cranioencefálico, insuficiência vertebrobasilar, pós-cirurgia otológica, hidropisia endolinfática, neurite vestibular ou doenças de orelha média e, em grande parte dos casos, não se identifica o fator causal. A associação de VPPB com doença de Menière e com migrânea vestibular também é relativamente comum.

A VPPB acomete mais frequentemente o canal semicircular posterior, em seguida o canal lateral; o anterior é acometido raramente. Em alguns casos, ocorre envolvimento bilateral, em outros, pode ocorrer o acometimento de diversos canais simultaneamente. O canal comprometido pode ser identificado pelas características do nistagmo após as manobras provocativas.

O diagnóstico de VPPB é sugerido pela história clínica do paciente e confirmado por intermédio do exame físico, que é realizado por manobras diagnósticas específicas.

As principais manobras diagnósticas realizadas na prática clínica para o diagnóstico de VPPB são a manobra de Dix-Hallpike, a manobra de "deitar de lado" e o teste de girar a cabeça para os lados (Pagnini-McClure).

Quanto aos exames complementares, em casos típicos de VPPB, eles geralmente não são necessários. Porém, o uso de lentes de Frenzel ou a videonistagmografia auxiliam no diagnóstico, pois são capazes de aumentar a imagem da movimentação ocular.

A eletronistagmografia ou a vectoeletronistagmografia não registram bem os nistagmos torcionais e, por este motivo, não acrescentam muito no diagnóstico de VPPB. No entanto, auxiliam na investigação da função vestibular (tanto para avaliação de possíveis diagnósticos diferenciais, quanto para averiguação de alterações, possivelmente relacionadas à VPPB).

Existem algumas doenças que acometem o sistema nervoso central que podem se apresentar com sinais e sintomas semelhantes à VPPB, porém com prognóstico nem sempre favorável. Por isso, é de extrema importância que o médico assistente fique atento a alguns critérios que possam indicar que a tontura posicional não seja benigna, a saber: a tontura posicional associada à sintomas neurológicos; dissociação nistagmo-vertiginosa (paciente apresenta nistagmo nos testes posicionais, porém não apresenta tontura); direção atípica do nistagmo; resposta insatisfatória às manobras terapêuticas; e recorrência da VPPB em, pelo menos, três ocasiões diferentes, com confirmação nos testes posicionais.

Nesses casos, uma avaliação neurológica que inclua exames de imagem como ressonância magnética de encéfalo e de tronco encefálico deve ser realizada.

VPPB de canal semicircular posterior

Esta é considerada a forma mais comum de VPPB.

As manobras utilizadas para o diagnóstico são a de Dix-Hallpike (Figura 24.1) e a de deitar de lado (Figura 24.2).

Manobra de Dix-Hallpike

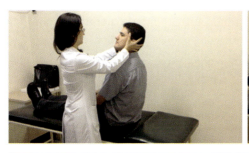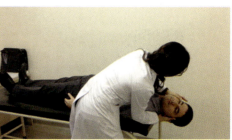

◀ **Figura 24.1** – Manobra de Dix-Hallpike.

1. Paciente sentado ereto na maca do exame.
2. O examinador gira a cabeça do paciente em 45° em direção a orelha que será avaliada;
3. O paciente é levado para a posição de decúbito dorsal horizontal com a cabeça pendente para baixo, ficando em posição supina com a cabeça ainda girada em 45° em direção à orelha testada. Orienta-se que o paciente mantenha os olhos fixos na fronte do examinador. Os olhos são observados nessa posição para avaliar o surgimento de possível nistagmo.

Manobra de deitar de lado.

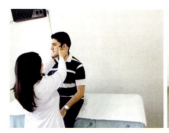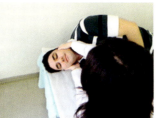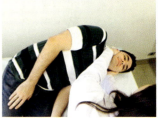

◀ **Figura 24.2** – Manobra de deitar de lado.

O paciente inicialmente fica sentado na borda da maca de exame.

O examinador gira a cabeça do paciente em torno de 45° para um dos lados, e transfere o corpo do paciente para que o mesmo assuma a posição de decúbito lateral para o lado oposto à rotação da cabeça. Orienta-se que o paciente fixe os olhos na fronte do examinador. Os olhos são observados nessa posição para avaliar o surgimento de possível nistagmo.

Achados característicos

- *Ductolitíase:* nistagmo torcional em direção à orelha testada (que fica em posição mais inferior ao final da manobra) com componente vertical

para cima, latência de alguns segundos, duração geralmente menor que 30 segundos, a intensidade aumenta rapidamente e, em seguida, diminui (crescendo-decrescendo). O nistagmo pode inverter quando paciente retorna à posição sentada, apresentando fatigabilidade quando a manobra é repetida.
- *Cupulolitíase:* nistagmo tem características semelhantes ao da ductolitíase, porém com duração mais prolongada (maior que 60 segundos).

Tratamento

Manobra de Epley: série de posicionamentos sucessivos da cabeça, que são realizados pelo terapeuta. Cada posicionamento é realizado rapidamente e mantido por cerca de 30 segundos. Há autores que sugerem alguns minutos (Figura 24.3).

Após a realização da manobra de Dix-Hallpike, o terapeuta aguarda o término da tontura e do nistagmo.

Faz-se, então, a rotação de 90 graus da cabeça para o lado oposto com a face para cima.

A seguir, o terapeuta promove rotação da cabeça e do corpo para que o paciente fique voltado obliquamente, com a face virada para baixo. Nesse momento, se houver um nistagmo vertical, é um indício de que a manobra será bem-sucedida, pois indica que os otólitos estão voltando para o local de origem.

O paciente retorna para a posição sentada com o auxílio do terapeuta.

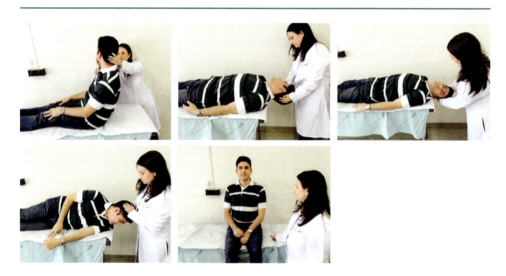

◀ **Figura 24.3** – Manobra de Epley.

Manobra de Semont (Figura 24.4).

Inicialmente, o paciente encontra-se sentado com as pernas pendentes na maca de exame.

A cabeça será rodada 45 graus em direção oposta à do lado afetado.

O paciente, então, é deitado em direção ao lado afetado, mantendo-se a rotação de 45 graus da cabeça e o terapeuta aguarda o término da tontura e do nistagmo.

O próximo passo é mudar rapidamente a cabeça e o corpo para o lado oposto com a cabeça ainda voltada na mesma direção.

Na nova posição, a face fica voltada para baixo no lado oposto. Esperar cerca de 2 minutos e retornar o paciente para a posição sentada.

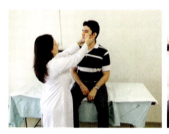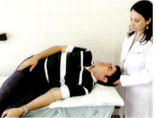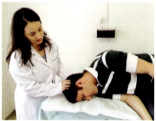

◀ **Figura 24.4** – Manobra de Semont.

Geralmente após a manobra, o sucesso terapêutico gira em torno de 50-70%. As manobras podem ser repetidas quando ainda houver tontura posicional e nistagmo. Nesses casos, com a repetição, acredita-se que a taxa aumente para cerca de 90%. Há trabalhos que mostram que a repetição das manobras de Epley em uma mesma sessão demonstrou ser mais eficiente do que uma única manobra por sessão.

Caso não haja nenhuma melhora, uma avaliação complementar deve ser iniciada.

O paciente deve ser reavaliado em 7 dias após o reposicionamento.

Tanto a manobra de Epley quanto a de Semont são eficazes, desde que executadas de maneira correta. Quando uma não foi efetiva, pode-se tentar a outra e vice-versa.

Estudos de revisão concluíram que as manobras são mais efetivas nos casos de ductolitíase do que nos de cupulolitíase.

Em casos de pacientes que apresentem náusea ou vômito, que impossibilitem a realização da manobra terapêutica, é possível o uso de sedantes labirínticos antes do procedimento. Esses medicamentos ajudam no alívio dos sintomas, porém não são capazes de resolver a doença. Podem ser usados o dimenidrinato, a meclizina, a flunarizina, dentre outros.

Nos casos de difícil controle, os pacientes podem ter benefícios com reabilitação vestibular.

Nos casos de falha terapêutica, que são raros, pode-se optar por procedimento cirúrgico (tamponamento do canal semicircular posterior pelo acesso transmastoídeo ou transecção do nervo ampular posterior por um acesso pela orelha média).

VPPB do canal semicircular anterior

Esta é a forma mais rara de VPPB.

Geralmente os pacientes se queixam de vertigem ao flexionar ou estender a cabeça na posição supina ou durante a deambulação.

Na maioria dos casos, a tontura não é intensa.

O diagnóstico é feito pela manobra de Dix-Hallpike. O nistagmo resultante geralmente não tem latência significativa, tem duração menor que 1 minuto, bate para baixo e tem componente torcional, com fase rápida apontando para o lado afetado, que nem sempre é bem visualizado sem o auxílio de lentes de Frenzel ou vídeo-oculografia.

O tratamento pode ser feito por meio da manobra de Epley invertida (que, diferentemente do canal posterior, é realizada em direção ao lado afetado) e pela monobra de Yacovino, que consiste em sentar o paciente na maca do exame, em seguida, colocá-lo na posição supina com a cabeça estendida posteriormente cerca de 30 graus. O próximo passo é inclinar a cabeça do paciente 30 graus para a frente, fazendo com que o seu queixo encoste no tórax. Finalmente, o paciente retorna à posição sentada. O paciente deve permanecer em cada posição por, pelo menos, 30 segundos (Figura 24.5).

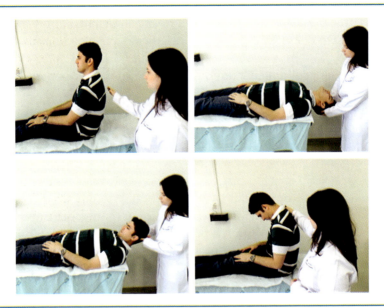

◀ **Figura 24.5** – Manobra de Yacovino.

As manobras podem ser repetidas, se necessário, e o paciente deve ser reavaliado em 7 dias.

VPPB do canal semicircular lateral

Responde por cerca de 10 a 20% dos casos de VPPB.
Existem duas variantes descritas: ductolitíase e cupulolitíase.

Ductolitíase

À história clínica, os pacientes costumam mencionar crises curtas de vertigem, geralmente com duração menor que 60 segundos, desencadeadas pela rotação da cabeça para qualquer dos dois lados, sobretudo quando vão se virar na cama.
É comum esses episódios virem alternadamente com VPPB de outros canais.
Para o diagnóstico, pede-se para o paciente deitar em decúbito dorsal e sua cabeça é virada rapidamente para um dos lados (Figura 24.6). Esse giro lateral da cabeça provoca um nistagmo que bate em direção ao solo (geotrópico), que aparece tanto com a cabeça voltada para a esquerda quanto para a direita.

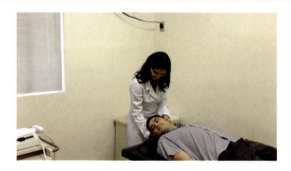

Figura 24.6 – Manobra diagnóstica para VPPB de canal lateral.

Em alguns casos, o nistagmo característico pode aparecer durante a manobra de Dix-Hallpike.
O nistagmo característico geralmente se apresenta sem latência ou com uma latência muito curta. É horizontal, dura cerca de 1 minuto, muda de direção quando a cabeça é voltada para o lado contrário, é mais intenso do lado afetado e não é fatigável com manobras repetidas.
Para identificar o lado afetado, existem algumas características que ajudam no diagnóstico:
- o nistagmo é mais intenso quando a cabeça é virada para o lado do afetado;
- no lado do canal afetado, a inversão do nistagmo é mais acentuada;
- a mudança da posição sentada para a posição supina pode provocar um nistagmo horizontal transitório, que "bate" para o lado saudável. Já a flexão anterior do paciente, pode induzir a um nistagmo para o lado afetado.

O tratamento é feito com a manobra de Lempert, também conhecida como rolagem tipo *barbecue,* em 360 graus (Figura 24.7). Essa manobra se inicia com o paciente em decúbito dorsal, posteriormente é feita uma rotação para o lado são.

Após, são feitas rotações sequenciais até que o paciente complete uma volta ao redor de si mesmo. Existe também a possibilidade de o paciente ficar deitado sobre o lado são por 8 horas.

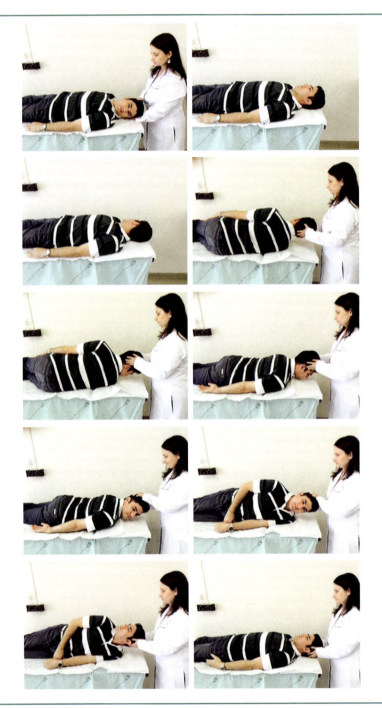

◀ **Figura 24.7** – Manobra de Lempert.

Cupulolitíase

Na história clínica, os pacientes costumam referir vertigem quando mudam a posição da cabeça na cama. Geralmente, os sintomas persistem enquanto a cabeça estiver na posição que desencadeou a crise. Os episódios costumam durar mais de 3 minutos.

É comum que esse tipo de vertigem venha associado a VPPB de outros canais, podendo aparecer durante as manobras de reposicionamento de outros canais, sobretudo no tratamento para ductolitíase de canal lateral.

Para o diagnóstico, assim como na ductolitíase, são realizados testes posicionais com rotação da cabeça para o lado, partindo da posição supina. Geralmente o nistagmo resultante é horizontal em qualquer dos lados, com fase rápida oposta ao solo (nistagmo apogeotrópico), e mais intenso no lado não afetado.

O tratamento é feito inicialmente com um *Head Shaking* ou sacudida da cabeça e, posteriormente, com a manobra de Lempert, também conhecida como rolagem tipo *barbecue* em 360 graus. Existe também a possibilidade de o paciente ficar deitado sobre o lado são por 8 horas.

Tanto na ductolitíase quanto na cupulolitíase, as manobras podem ser repetidas, se necessário, e o paciente deve ser reavaliado em 7 dias.

Em resumo ver Quadros 24.1 e 24.2.

◀ Quadro 24.1 – Conduta Unifesp – canais verticais

VPPB – Canal Acometido	Nistagmo Típico à Manobra de Dix-Hallpike	Conduta
• Posterior – canalolitíase	• Torcional, componente vertical para cima, com latência de alguns segundos, duração de 30 segundos, inversão na posição sentada, fatigabilidade	• Manobra de Epley • Se não houver melhora em 3 repetições, manobra de Semont • Se não houver melhora, investigação complementar
• Posterior – cupulolitíase	• Torcional, componente vertical para cima, latência curta ou ausente, sem fatigabilidade	• Manobra de Epley • Se não houver melhora em 3 repetições, manobra de Semont • Se não houver melhora, investigação complementar
• Anterior	• Torcional, componente vertical para baixo, latência muito curta, duração menor que 60 segundos	• Manobra de Yacovino • Se não houver melhora em 3 repetições, manobra de Epley invertida • Se não houver melhora, investigação complementar

◀ Quadro 24.2 – Conduta Unifesp – canais horizontais

VPPB – Canal Acometido	Nistagmo Típico à Manobra de Dix-Hallpike	Conduta
• Canalolitíase	• Horizontal, sem latência, fase rápida geotrópica, muda de direção quando a cabeça é voltada para o lado oposto, mais intenso do lado afetado, não fatigável	• Manobra de Lempert • Se não houver melhora em 3 repetições, investigação complementar
• Cupulolitíase	• Horizontal para qualquer um dos lados, sem latência, fase rápida apogeotrópica, mais intenso do lado não afetado, não fatigável	• Head–Shaking seguido de manobra de Lempert • Se não houver melhora em 3 repetições, investigação complementar

Considerações finais

A possibilidade de migração de otólitos para outros canais durante as manobras de reposicionamento deve ser sempre lembrada. Devido à intensa tontura que esta migração causa no paciente, a manobra para este outro canal deve ser realizada imediatamente para a melhora dos sintomas.

Se houver envolvimento de mais de um canal, opta-se por iniciar pelo tratamento do mais sintomático. Quando o nistagmo deste canal for resolvido, começa-se o tratamento do próximo.

Após as manobras de reposicionamento, é possível que alguns pacientes mencionem certo grau de tontura. Por este motivo, é importante mantê-los sentados e acompanhados até que estejam aptos para serem liberados.

Atualmente, não são indicadas restrições posturais após os exercícios de reposicionamento.

São consideradas algumas contraindicações na realização de manobras de reposicionamento, a saber: alterações musculoesqueléticas na região cervical, por exemplo, artrose, suspeita de acidente vascular encefálico, doença cardíaca instável e estenose carotídea.

Bibliografia consultada

1. Brandt T. Vertigo: Its multisensory syndromes. London:Springer; 2003. p. 251.
2. Korres SG, Balatsouras DG. Diagnostic, pathophysiologic, and therapeutic aspects of benign paroxysmal positional vertigo. Otolaryngol Head Neck Surg 2004;131(4):438-44.
3. Bronstein A, Lempert T. Tonturas. Rio de Janeiro: Revinter; 2010. p. 132-47.
4. Katsarkas A. Benign paroxysmal positional vertigo (BPPV): idiopathic versus post-traumatic. Acta Otolaryngol.1999;119(7):745-9.

5. Parnes LS, Agrawal AK, Atlas J. Diagnosis and management of benign paroxysmal positional vertigo (BPPV). CMJA. 2003;169(7):681-93.

6. Bhattacharyya N, Baugh RF, Orvidas L et al. Clinical practice guideline: Benign paroxysmal positional vertigo. Otolaryngol Head Neck Surg. 2008;139(5 Suppl 4):S 47-81.

7. Gross EM, Ress BD, Viirre ES, Nelson JR, Harris JP. Intractable benign paroxymal positional vertigo in patients with Menière´s disease. Laryngoscope. 2000;110(4):655-9.

8. Boaglio M, Soares LCA, Ibrahim CSMN, Ganança FF, Cruz OLM. Doença de Menière e vertigem postural. Rev Bras Otorrinolaringol. 2003;69(1).

9. Ganança MM, Munhoz MSL, Caovilha HH, Silva MLG. Condutas na vertigem. São Paulo: Moreira Jr; 2004.

10. Von Brevern M, Radtke A, Clarke AH, Lempert T. Migrainous vertigo presenting as episodic positional vertigo. Neurology. 2004; 62(3):469-72.

11. Herdman SJ, Tusa RJ. Avaliação e tratamento dos pacientes com vertigem posicional paroxística benigna. In: Herdman SJ, editor. Reabilitação Vestibular. 2ª ed. São Paulo: Manole; 2002. p. 447-71.

12. Soto-Varela A, Rossi-Izquierdo, Sánchez-Sellero I, Santos-Pérez S. Revised criteria for suspicion of non-benignpositional vertigo. Q J Med. 2013;106:317-21.

13. Schuknecht HF. Cupulolithiasis. Arch Otolaryngol. 1969;90(6):765-78.

14. Strupp M and Brandt T. Peripheral vestibular disorders. Curr opin neurol. 2013,26:81-89.

15. Korn GP, Dorigueto, RS, Ganança MM, Caovilha HH. Manobra de Epley repetida em uma mesma sessão na vertigem posicional paroxística benigna. Rev Bras Otorrinolaringol. 2007;73(4)PÁGINA.

16. Mostafa BE, Youssef, TA, Hamad AS. The necessity of post-maneuver postural restriction in treating benign paroxysmal positional vertigo: a meta-analytic study. Eur Arch Otorhino Laryngol. 2013;270(3):849-52.

17. Maia FCZ, Albernaz PLM, Carmona S. Otoneurologia Atual. Rio de Janeiro: Revinter; 2014. p. 280-1.

18. Yacovino DA, Hain TC, Gualtieri F. New therapeutic maneuver for anterior canal benign paroxysmal positional vertigo. J Neurol. 2009;256:1851-5.

Outros Quadros Clínicos Vestibulares 25

Rodrigo Cesar Silva
Fernando Freitas Ganança

Há inúmeras causas de tontura de origem vestibular e extravestibular. O objetivo deste capítulo é abordar outras causas menos frequentes, porém não menos importantes, das tonturas de origem vestibular.

Paroxismia vestibular

Caracterizada por crises vertiginosas, intensas, recorrentes, em que muitas vezes o paciente se refere à sensação de ser empurrado subitamente, ou de simplesmente apresentar quedas súbitas.

Este quadro decorre de um conflito vásculo-neural, geralmente entre a artéria e o nervo vestibular no conduto auditivo interno, gerando descargas neurais. A despolarização inadequada do VIII nervo pode comprometer o reflexo vestíbulo-espinal (RVE) e, consequentemente, provocar alteração do tônus muscular e levar à queda.

O quadro deve ser suspeito, principalmente, nas seguintes circunstâncias: quando o paciente apresentar quedas súbitas sem auras, com recuperação do equilíbrio em seguida; sem sintomas auditivos ou neurovegetativos associados; e quando, em alguns pacientes, podemos notar outras alterações musculares, tais como mioclonias de comissura labial.

O tratamento indicado é o uso de carbamazepina na dose de 200~600 mg/dia, sendo que para aqueles que não apresentem boa resposta ou contraindicação a esta droga, pode-se tentar o emprego de outros anticonvulsivantes, tais como, ácido valproico, gabapentina e outros; não há evidências, porém, que comprovem a eficácia do uso dessas medicações.

Síndrome da terceira janela

Há pacientes que se queixam de tontura ao serem expostos a sons intensos ou variações súbitas de pressão na orelha média.

O paciente pode apresentar tontura, acompanhada ou não de nistagmo e sintomas auditivos (hipoacusia, plenitude aural, *tinnitus*), quando submetido a sons intensos ou variações pressóricas (viagens de avião, mergulho, espirros).

Isto se deve à presença de uma "terceira janela" no labirinto, além das redonda e oval. Devido à presença dessa janela extra, pode ocorrer dissipação de energia mecânica presente na endolinfa (quando há o estímulo sonoro), alteração da pressão da endolinfa, e perda da homeostase entre endolinfa e perilinfa.

Possíveis causas de terceira janela são deiscência do canal semicircular superior, fístula perilinfática, aqueduto vestibular alargado, deiscência do canal semicircular lateral, entre outras.

O diagnóstico pode ser feito pela suspeição clínica associada a achados no VEMP cervical (resposta presente em limiares inferiores a 70 dBNA, e aumento da amplitude p13n23) e em exames de imagem (RM e TC). Vale lembrar que muitas vezes não se notam alterações nos exames de imagem por causa da limitação técnica destes, especialmente da dificuldade de se notar alterações inferiores a 1 mm ou cortes de imagem que não são tão sensíveis para detecção da afecção. Nos casos com suspeita de deiscência de canal semicircular posterior, solicita-se a TC de ossos temporais e cortes oblíquos com incidência de Poschl.

O tratamento pode ser realizado via cirúrgica, com a oclusão da área deiscente ou fistulizada, e também por meio da terapia de reabilitação vestibular, sendo que nem sempre há a recuperação completa e/ou a compensação da função vestibular.

Vestibulotoxicidade

Pacientes submetidos a alguns tratamentos medicamentosos podem apresentar diminuição e até mesmo perda da função vestibular. Portanto, é fundamental investigar o uso de fármacos ao atender o paciente com tontura.

Deve-se atentar ao fato de que alguns fármacos têm efeito somente após o uso por períodos prolongados, e outros são capazes de alterar o equilíbrio com doses iniciais, mesmo em baixas dosagens.

O Quadro 25.1 apresenta uma lista dos medicamentos mais usuais que podem alterar a função vestibular, sejam por distúrbios periféricos ou centrais.

◀ Quadro 25.1 – Classes medicamentosas que podem causar tontura

Sistemas Nervoso e Musculoesquelético	Sistema Cardiovascular
Anticonvulsivantes	β-bloqueadores
• Analgésicos	• Antiarrítmicos
• Tranquilizantes	• Vasodilatadores/vasoconstritores
• Relaxantes musculares	• Anticoagulantes
• Hipnóticos	Sistema Urinário
• Antieméticos	• Diuréticos
• Antidepressivos	• Antiespasmódicos
• Anticolinérgicos	Sistema Respiratório
• Dopaminérgicos	• Expectorantes
• Antinflamatórios	• Antitussígenos
• Anestésicos locais	• Broncodilatadores
Hormônios	• Mucolíticos
• Corticosteroides	Miscelâneas
• Antidiabéticos	• Antialérgicos
• Hormônios gonadais	• Prostaglandinas
• Contraceptivos orais	• Contrastes
• Anti-infecciosos	
• Antibióticos	
• Tuberculostáticos	
• Anti-helmínticos	
• Antifúngicos	

Tontura de origem vascular

O sistema vestibular recebe seu aporte sanguíneo via sistema vertebrobasilar, por isso, alterações nesta circulação, ainda que de caráter temporário, podem causar tontura.

As alterações temporárias de fluxo sem repercussões nos exames de imagem são chamadas de acidente isquêmico transitório (AIT) e, neste caso específico, costuma também ser chamada de insuficiência vertebrobasilar (IVB).

As perturbações de fluxo sanguíneo com alterações nos exames de imagem são os acidentes vasculares encefálicos (AVE) que, em alguns casos, são precedidos por episódios de AIT. Alguns AVE que causam tontura recebem denominações específicas em função do sítio de oclusão vascular: síndrome de Foville inferior, oclusão da artéria cerebelar anteroinferior com infarto pontomedular inferior; síndrome de Wallemberg, oclusão da artéria cerebelar posteroinferior que causa infarto meos órgãos vestibulares periféricos, os núcleos vestibulares e a formação reticular do tronco encefálico.

O alívio rápido dos sintomas na crise, a atenuação e/ou eliminação em médio prazo dos sintomas na fase crônica, a diminuição das recorrências, e a melhora da capacidade do paciente para a realização dos exercícios de reabilitação vestibular são os principais objetivos do emprego da farmacoterapia otoneurológica. Não se deve esquecer que o uso destas substâncias pode apresentar algumas desvantagens, tais como a presença de efeitos colaterais e eventos adversos, prejuízo no processo de compensação vestibular e a interação medicamentosa, principalmente nos casos de polifarmacoterapia.

Conhecer seus efeitos, limitações, contraindicações ou interações de cada droga, utilizar posologia criteriosa e, especialmente, considerar as condições clínicas de cada paciente e monitorar sua evolução, são estratégias que viabilizam uma terapêutica eficaz e segura.

O tratamento farmacológico da crise vertiginosa é, principalmente, sintomático. São usadas duas classes de medicamentos inicialmente, os supressores vestibulares e os antieméticos.

Os principais neurotransmissores envolvidos na neuroquímica do sistema vestibular, vias aferente e eferente e núcleos vestibulares, são: glutamato, acetilcolina (Ach), histamina, dopamina (DA), serotonina (5HT3), norepinefrina e ácido gama-aminobutírico (GABA). O glutamato e a Ach são os principais transmissores excitatórios. O GABA é o principal transmissor inibitório. A Ach e a histamina também estão envolvidas com as aferências vestibulares para o centro do vômito. A serotonina e a dopamina se relacionam com o centro emético por atuarem com os sinais vagais e a zona quimiorreceptora central, respectivamente. Portanto, dependendo do sítio de atuação da droga, em relação aos neurotransmissores, pode-se ter efeito duplo sobre vertigem e náusea/vômito, ou ser predominantemente supressor vestibular ou antiemético (Quadro 26.1).

A escolha de um supressor vestibular vai depender das condições clínicas do paciente, efeito esperado e efeitos indesejáveis. Deve-se levar em consideração a intensidade da crise, a presença de náusea/vômito e a via de administração da droga. Por exemplo, em pacientes com vertigem aguda e vômito é desejável um efeito supressor vestibular forte associado ao antiemético e, algumas vezes, ao sedativo; a administração parenteral é a recomendada pelo rápido início da ação e pela pre-

◀ Quadro 26.1 – Principais medicamentos e sua relação com os neurotransmissores vestibulares

Ação	Substância
• Anticolinérgico	• Prometazina, meclizina, escopolamina
• Anti-histamínico	• Dimenidrinato, prometazina, meclizina, difenidramina, cinarizina, flunarizina
• Potencializador do GABA	• Diazepam, clonazepam
• Antagonista da DA	• Domperidona
• Antagonista 5HT3	• Ondansetrona

sença de vômitos. Nos casos de crises leves ou moderadas, pode ser indicada uma droga menos potente e menos sedativa, administrada por via oral.

Um tratamento adequado e eficaz visa à interrupção das manifestações neurovegetativas associadas, a melhora da tontura geralmente intensa e incapacitante, a recuperação do equilíbrio corporal, e o controle da ansiedade e do medo – estes últimos criados pela insegurança física.

A seguir, propomos um fluxograma de atendimento para pacientes em crise vertiginosa (Figura 26.1):

PACIENTE DEBILITADO

Dextro + Hidratação EV (RL 500 ml em 1 h)
Dimenidrinato 1 amp EV

 Reavaliação 30-60 min

Sem melhora: Diazepam 5 a 10 mg EV
Se náusea: Ondansetrona 4-8 mg (lento em 100 ml SF0,9%)

Reavaliação 30-60 min

Com melhora: Dimenidrinato/Piridoxina 8/8 h + Cinarizina 25 mg 8/8 h+ Clonazepam 0,5 mg 12/12 h, via oral.
Sem melhora: internação+ Prometazina 25 mg IM.
Após melhora: Hidratação EV (RL 500ml em 1 h) + Dimenidrinato 1 amp EV 8/8h)
AVALIAÇÃO CLÍNICA ESPECIALIZADA
(Otorrinolaringologia e/ou Neurologia)

SE SUSPEITA DE NEURITE VESTIBULAR:
(NE horizontal batendo para a orelha normal e queda para o lado ruim, na ausência de sinais neurológicos)
Acrescentar Prednisona (1 mg/kg até 60 mg)

PACIENTE AMBULATORIAL

Encaminhamento ao Otorrino
Dieta: evitar café, chá mate/preto, açucares, refrigerante e jejum pronlongado (>3 h).
Medicação: Meclizina 25 mg ou Dimenidrinato/Piridoxina 8/8 h, via oral

SE SUSPEITA DE HIDROPISIA:
Associar Betaistina 24 mg 12/12 60 dias

SE SUSPEITA DE VPPB:
Realizar manobra diagnóstica
Realizar manobra terapêutica, se possível

SE ASSOCIAÇÃO COM ENXAQUECA:
Trocar Meclizina ou adicionar Flunarizina 5 mg 12/12 h e promover controle da cefaleia.

Evitar uso de Cinarizina e Flunarizina em pacientes acima de 60 anos.

EV = endovenoso; RL = Ringer Lactato; IM = intramuscular; SF0,9% = soro fisiológico 0,9%; NE = nistagmo espontâneo

◀ **Figura 26.1** – Algoritmo de tratamento da crise vertiginosa no pronto-socorro de otorrinolaringologia da EPM/Unifesp.

Algumas considerações importantes no manejo da vertigem aguda:

1. Deve-se ter o cuidado de evitar o excesso de soro glicosado e/ou medicamentos que possuam glicose em sua formulação, pois isto aumentará a oferta de açúcar, o que é habitualmente prejudicial à função vestibular.

2. Não administrar mais de um anti-histamínico por vez, pelo risco de potencialização dos efeitos colaterais com o uso concomitante. Esperar 8 horas para a administração de um segundo anti-histamínico, se necessário.

3. Os corticosteroides podem diminuir a duração das crises vertiginosas. Potencializam o efeito antiemético da ondansetrona. Reforçam a ação antiemética e antivertiginosa de outros medicamentos. São especialmente úteis quando há a suspeita de origem inflamatório-infecciosa, como nas neurites vestibulares virais.

4. As doses iniciais das principais drogas antivertiginosas devem ser reduzidas gradativamente, assim que houver melhora dos sintomas. É recomendado o desmame destas substâncias, pois a retirada gradativa ajuda a prevenir recidivas, quando comparada com a interrupção súbita do tratamento.

5. Todos os pacientes atendidos no pronto-socorro devem ser encaminhados ao ambulatório/consultório para complementação da avaliação vestibular e monitoração clínica. É fundamental a elucidação do diagnóstico etiológico para o tratamento específico.

Deve ser enfatizado para o paciente que é necessário que ele permaneça ativo para a estimulação do processo de compensação vestibular. Repouso moderado apenas na fase aguda. A fase crítica incapacitante dura cerca de 1 semana. Uma compensação rápida ocorre ao redor da segunda semana, e o desequilíbrio deixa de ser incapacitante. Em geral, de 3 a 6 semanas são necessárias para a consolidação da compensação e da extinção dos sintomas.

Apresentamos a seguir, as principais características farmacológicas e efeitos otoneurológicos desejáveis das substâncias utilizadas na otoneurologia, algumas delas com indicação na fase aguda, como demonstrado na Figura 48.1, e outras no tratamento da fase crônica e/ou de profilaxia das crises (Quadros 26.2). Os respectivos efeitos colaterais e as interações medicamentosas principais encontram-se descritos no Quadro 26.3. O uso de cada medicamento de acordo com a entidade nosológica foi especificado nos capítulos anteriores.

É importante avaliar, caso o paciente possua comorbidades, se estas estão controladas, pois podem ser fator agravante do distúrbio vestibular ou fator que impeça a melhora da tontura, apesar de instituído o tratamento correto.

Por fim, todo paciente vertiginoso deve ser orientado em relação aos hábitos alimentares. As principais orientações são evitar o consumo abusivo de carboidratos de absorção rápida, bebidas que contenham cafeína (café, chá preto, chá mate, refrigerantes do tipo cola), evitar o uso do adoçante aspartame, álcool e fumo, e evitar períodos prolongados de jejum (maior que 3 horas), caso não exista contraindicação médica.

Capítulo 26 – Tratamento Otoneurológico

◀ Quadro 26.2 – Efeito e posologia em adultos dos principais medicamentos em otoneurologia

Substância	Efeito	Posologia
• Dimenidrinato	• Antivertiginoso, antiemético,	• 50 mg dimenidrinato/50 mg piridoxina, IM, 6/6 a 8/8 h
	• sedativo	• 25-50 mg, VO, 6/6 a 8/8 h
• Ondansetrona	• Antiemético	• 4-8 mg, IM/EV/VO, 8/8h
• Diazepam	• Antivertiginoso	• 10 mg IM/EV, 8/8 a 12/12 h
	• Antiemético	
	• Sedativo	
	• ansiolítico	
• Prometazina	• Antivertiginoso	
	• Antiemético	• 25-50 mg, IM, 8/8 a 12/12 h
	• sedativo	
• Meclizina	• Antivertiginoso	
	• Antiemético	• 25-50 mg, VO, 6/6 a 8/8 h
	• Sedativo leve	
• Cinarizina	• Antivertiginoso	
	• Vasodilatador indireto	• 12,5-25 mg, VO, 8/8 a 12/12 h
• Flunarizina	• Antivertiginoso	
	• Vasodilatador indireto	• 5-10 mg, VO, 24 h
• Domperidona	• Antiemético	• 10 mg, VO, 8/8 h
• Betaistina	• Antivertiginoso	
	• Vasodilatador periférico e central	• 24 mg, VO, 12/12 h (em protocolos atuais podendo chegar a 144 mg/dia)
• Clonazepam	• Antivertiginoso	• 0,25-0,5 mg, VO ou SL, 12/12-24 h
	• Ansiolítico	
• Pentoxifilina	• Hemorreológico, melhora o fluxo sanguíneo periférico	• 400 mg, VO, 8/8 h ou
		• 600 mg, VO, 12/12 h

EV = endovenoso; IM = intramuscular; VO = via oral.

Seção III – Otoneurologia

◀ Quadro 26.3 – Efeitos adversos e contraindicações dos principais medicamentos em otoneurologia

Substância	Efeitos Colaterais	Contraindicações
• Dimenidrinato	• Sonolência, secura boca e secreção brônquica.	• Hipersensibilidade, asma, bronquite crônica, enfisema, glaucoma de ângulo fechado, hipertrofia prostática.
• Ondansetrona	• Constipação, taquicardia, cefaleia e tontura.	• Hipersensibilidade. Precaução em doenças hepáticas e uso pós-cirurgia abdominal.
• Diazepam	• Sonolência, letargia, dependência. A aplicação intravenosa pode causar apneia e parada cardíaca, especialmente em pacientes com doença pulmonar.	• Hipersensibilidade, glaucoma agudo de ângulo fechado, depressão, gravidez e amamentação.
• Prometazina	• Sedação, boca seca, visão embaçada, hipotensão ortostática, depressão respiratória. Afeta a habilidade física e mental para tarefas de riscos.	• Hipersensibilidade, doenças respiratórias e estados comatosos, doença cardíaca, hipertrofia prostática.
• Meclizina	• Menos sedação que os supressores vestibulares habituais. Boca seca	• Hipersensibilidade. Precaução em hiperplasia prostática, asma, glaucoma de ângulo fechado e obstrução gastroduodenal.
• Cinarizina • Flunarizina	• Sedação, ganho de peso, depressão e parkinsonismo (reversível com a suspensão do uso).	• Hipersensibilidade. • Precaução sintomas extrapiramidais e depressão.
• Betaistina	• Desconforto gástrico.	• Hipersensibilidade, feocromocitoma, úlcera péptica e asma.
• Clonazepam	• Sonolência, letargia, cefaleia	• Hipersensibilidade, doença hepática e glaucoma de ângulo fechado
• Pentoxifilina	• Cefaleia, desconforto gastrointestinal, arritmias cardíacas.	• Hipersensibilidade, hemorragia cerebral recente. Precaução em uso de antiagregante plaquetário, cirurgia recente e arritmias cárdicas.

Bibliografia consultada

1. Brandt T. Vertigo. Its multisensory syndromes. 2ed. London: Springer; 2003.

2. Bronstein A, Lempert T, Pavlou M. Tratamento do paciente com tonturas. In: Brostein A, Lempert T. Tonturas. Diagnóstico e tratamento. Uma abordagem prática. Rio de Janeiro: Revinter; 2010. p.195-212.

3. Brostein A, Lempert A. Dizziness: a practical approach to diagnosis and management. New York: Cambridge University Press; 2006.

4. Caovilla HH, Ganança MM. Reabilitação vestibular personalizada. In: Ganança MM. Vertigem tem cura? São Paulo: Lemos; 1998. p. 197-225.

5. Cesarani A, Alpini D, Monti B, Raponi G. The treatment of acute vertigo. Neurol Sci. 2004;25(Suppl 1):S26-30.

6. Craig CR, Stitzel RE. In: Modern Pharmacology with Clinical Applications. 5ª ed. Boston, New York, Toronto, London: Little, Brown and Company; 1997.

7. Ganaça FF, Ganança MM. Substâncias antivertiginosas. IN: Ganaça MM, Munhoz MSL, Caovilla HH, Silva MLG. Estratégias terapêuticas em Otoneurologia. São Paulo: Atheneu; 2001. p. 67-92.

8. Ganaça FF, Manoel EM, Duarte JA. Tratamento clínico do paciente vertiginoso. In: Zuma e Maia FC, Albernaz PLM, Carmon S. Otoneurologia Atual. Rio de Janeiro: Revinter; 2014. p. 461-78.

9. Ganança MM. Farmacoterapia racional da vertigem. In: Ganança MM. Vertigem tem cura? São Paulo: Lemos; 1998. p. 227-35.

10. Serra AP, Ganaça FF, Ganança MM. Crise Vertiginosa. In: Ganaça FF, Pontes PP. Manual de Otorrinolaringologia e Cirurgia de Cabeça e Pescoço. São Paulo: Manole; 2011. p. 485-504.

11. Strupp M, Brandt T. Current treatment of vestibular, ocular motor disorders and nystagmus. Ther Adv Neurol Disord. 2009;2(4);223-39.

12. Strupp M, Brandt T. Peripheral vestibular disorders. Curr Opin Neurol. 2013;26(1):81-9.

13. Venosa AR, Bittar RS. Vestibular Rehabilitation exercises in acute vertigo. Laryngoscope. 2007;17(8):1482-7.

Zumbido 27

Ektor Tsuneo Onishi
Fernando Kaoru Yonamine

Apesar de ser uma das queixas mais comuns em consultas de rotina, por vezes podemos nos deparar com pacientes que se queixam de zumbido de instalação súbita. Dependendo de sua intensidade e do grau de incômodo do paciente, o incômodo pode fazer com que este procure o pronto-socorro.

O zumbido, *per se*, não se constitui numa urgência ou emergência, mas a causa que levou ao início do sintoma pode ser de natureza grave. Daí a importância da avaliação médica cuidadosa por parte do especialista, ou mesmo do clínico geral.

Visando a tornar mais prática e didática a investigação, devemos considerar a classificação do zumbido apresentada na Figura 27.1. A seguir, apresentamos as principais causas na prática clínica.

a) Zumbido pulsátil
- Síncrono com os batimentos cardíacos:
  - Causas vasculares:
    1. Arteriais: carótida aberrante na orelha média, deiscência da carótida interna na orelha média, persistência da artéria estapediana, doença aterosclerótica;
    2. Venosas: "hum" venoso, bulbo da jugular alto, deiscência da jugular interna na orelha média;
    3. Tumores vasculares (paragangliomas), fístulas arteriovenosas (se história de TCE);
  - Síndrome da terceira janela: aqueduto vestibular alargado, deiscência de canal semicircular, fístula perilinfática;
- Assíncrono com os batimentos cardíacos:
  - Causas musculares: mioclonias de grupos musculares da orelha média (m. tensor do tímpano, m. estapédio), ou da faringe/palato mole. É comum o paciente se referir à sensação de "bater de asas" de inseto;
  - Tuba auditiva patente.

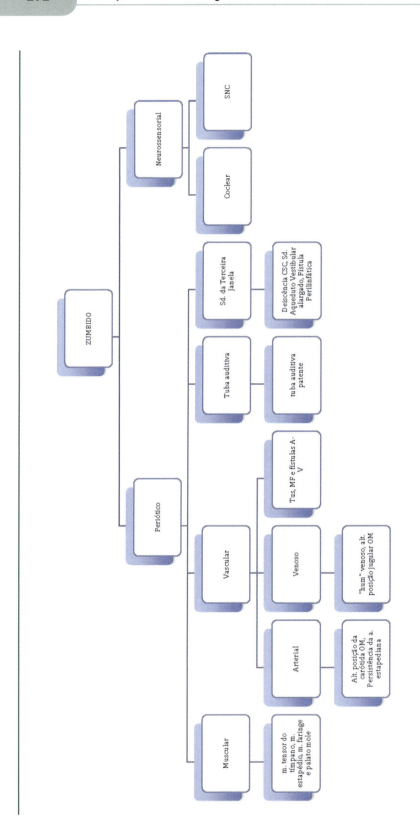

Figura 27.1

b) Zumbido não pulsátil
- Coclear:
  - Associado a perdas auditivas: cerume impactado, otites externas ou médias, barotrauma, hidropisia endolinfática (geralmente acompanhada de plenitude aural e outros sintomas vestibulares) ototoxicidade, perdas auditivas súbitas (surdez súbita) idiopáticas ou de causa inflamatória, infecciosa ou imunomediada;
  - Sem perda auditiva associada: distúrbios da articulação têmporo--mandibular;
- Sistema Nervoso Central:
  - Afecções retrocochleares (Schwannoma vestibular), doenças desmielinizantes do SNC (esclerose múltipla etc.).

A causa mais comum de zumbido é a perda auditiva. Sendo assim, a realização de otoscopia minuciosa e o questionamento do paciente, se há queixa auditiva associada, constituem os primeiros passos.

A avaliação da audição por meio da audiometria tonal, apesar de recomendada, nem sempre está disponível em serviços de urgência e emergência. A acumetria com uso de diapasão (testes de Weber e Rinne) pode auxiliar na diferenciação entre perdas condutivas e neurossensoriais até que a audiometria convencional possa ser realizada.

Além do exame otorrinolaringológico, o plantonista deve ficar atento a sinais e sintomas associados que possam indicar comprometimento do SNC. Nestes casos, sugerimos que faça parte do exame físico um exame neurológico sumário que conste no mínimo dos seguintes ítens:

1. pesquisa de pares cranianos;
2. pesquisa de nistagmo espontâneo e semiespontâneo;
3. equilíbrio estático e dinâmico (teste de Romberg, Unterberg-Fukuda);
4. provas cerebelares: prova index-index, index-nariz, avaliação da diadococinesia.

Em alguns minutos é possível fazer a avaliação neurológica básica, mas ainda assim capaz de rastrear grande parte das doenças do sistema nervoso central que podem cursar com zumbido. O diagnóstico precoce pode ser decisivo para o prognóstico.

A história clínica constitui o ponto mais importante para o diagnóstico. Tempo de instalação, sintomas concomitantes, doenças sistêmicas associadas (hipertensão arterial sistêmica, diabetes, hipercolesterolemia, hiper ou hipotireoidismo) devem ser sistematicamente investigados. Tomemos por exemplo um paciente com queixa de otalgia frequente com zumbido ipsolateral. Se ainda houver história de cefaleia, associada ou não a sensação de plenitude aural, pode sugerir disfunção da articulação têmporo-mandibular caso haja crepitação à palpação.

Como o zumbido, frequentemente, faz parte dos sintomas das doenças vestibulares mais comuns (doença e síndrome de Ménière, labirintopatias metabólicas etc.), a associação com outros sintomas, tais como tontura, vertigem, flutuação da audição e sintomas neurovegetativos (náuseas, vômitos, sudorese), demanda a investigação guiada nesse sentido.

Pacientes com queixa de zumbido pulsátil síncrono com o batimento cardíaco devem ser questionados e examinados de modo a confirmar a possibilidade de causa vascular, seja ela arterial ou venosa. Devem-se pesquisar:

- variações com a movimentação da cabeça;
- variações com a compressão cervical, sobre os grandes vasos;
- ausculta cervical, região temporal e mastóidea procurando identificar possíveis sopros.

Se o início do sintoma estiver associado a trauma cranioencefálico, devemos suspeitar de fístula arteriovenosa.

O Quadro 27.1 contém as causas mais comuns de zumbido e seus quadros clínicos, que podem levar o paciente a procurar um serviço de urgência.

◀ **Quadro 27.1 – Características das principais causas de zumbido**

CAUSA	Quadro clínico	Otoscopia	Observar
Cerume impactado	Z não pulsátil Hipoacusia + (ipsilateral)	cerume	
Mioclonia	Z pulsátil (rítmico), semelhante ao "bater de asas" de inseto	normal	Piora em períodos de estresse. Mioclonia do palato mole pode ser inibida com a abertura da boca
Vascular	Z pulsátil síncrono com BC	normal	Causa mais comum: doença ateromatosa de carótida. Varia com compressão cervical
Ototoxicidade	Z não pulsátil Hipoacusia + (bilateral)	normal	Após exposição a medicação ou agente ototóxico
Fístula AV	Z pulsátil Outros sinais e sintomas SNC	normal	Após TCE
Barotrauma	Z não pulsátil Hipoacusia + (ipsilateral)	retração da MT; líquido na OM; nível hidro-aéreo; hemotímpano	Após viagem de avião ou mudança de pressão atmosférica
Hidropisia endolinfatica	Z não pulsátil Hipoacusia + (plenitude) Tontura +	normal	Episódios semelhantes prévios (crises); Sintomas neurovegetativos (náuseas, vômitos); Nistagmo +
Surdez súbita	Z não pulsátil Hipoacusia + (ipsilateral)	normal	Descartar causas centrais

Conclusão

A queixa de zumbido pode levar alguns pacientes aos serviços de emergência, e existem causas potencialmente graves. Se diagnosticadas precocemente, podem ser decisivas para o prognóstico e a minimização de sequelas.

Bibliografia consultada

1. Jastreboff PJ. Phantom auditory perception (tinnitus): mechanisms of generation and perception. Neurosci Res. 1990;8:221-54.
2. Fukuda Y. Zumbido: diagnóstico e tratamento. Rev Bras Med Otorrinolaringol. 1997;4(2):39-43.
3. Onishi ET, Kasse CA, Rodrigues C, Oliveira MHP, Aprile MR, Bataglia PUR et al. Como diagnosticar e tratar: zumbido. Rev Bras Med Otorrinolaringol. 2008;65:32-7.

SEÇÃO IV
Rinologia

COORDENADORES

Luciano Carlos Gregório

•

Eduardo Macoto Kosugi

Resfriado Comum 28

Wellington Yugo Yamaoka
Juliana Caminha Simões
Rafael de Paula S. Felici de Souza

Resfriado comum (ou nasofaringite aguda) é uma síndrome de curso autolimitado e evolução benigna, provocada por uma grande variedade de vírus que leva à infecção do trato respiratório superior, afetando predominantemente a mucosa nasossinusal.

A apresentação clínica inclui: coriza, espirros, obstrução nasal, tosse, dor de garganta, cefaleia e febre baixa. A intensidade de cada um dos sintomas depende de fatores inerentes ao paciente e a fase da doença em que esse se encontra. Por apresentar sinais e sintomas comuns a diversas doenças, às vezes é difícil diferenciar o resfriado comum de outras entidades distintas como gripe (*Influenza*), faringite/tonsilite, rinossinusite e rinite alérgica.

Dados de 2001 da Organização Mundial de Saúde mostram que crianças, tanto nos países desenvolvidos quanto naqueles em desenvolvimento, têm entre seis e oito infecções respiratórias agudas ao ano e os adultos de duas a quatro. Devido a sua alta incidência, o impacto socioeconômico provocado pelo resfriado é significativo. O *National Center for Health Statistics* (NCHS) considera as infecções agudas das vias aéreas superiores (excluindo as faringites) como um único grupo diagnóstico, em que o resfriado é a doença mais comum. Esse grupo representou a terceira maior causa de atendimento médico nos Estados Unidos em 2011, atrás apenas de hipertensão essencial e consultas pediátricas de rotina. Além disso, é a maior causa de consultas de emergência em menores de 15 anos. Portanto, o resfriado apesar de não ser grave do ponto de vista clínico, gera gastos diretos e indiretos relacionados ao seu tratamento e ao absenteísmo escolar e no trabalho (até 40% entre todas as causas). O impacto econômico das infecções respiratórias virais (não causadas pelo *Influenza*) nos Estados Unidos é estimado em $ 40 bilhões ao ano.

Não diferente no Brasil, as infecções de vias aéreas superiores são responsáveis por cerca de 4,5% das internações no Sistema Único de Saúde (SUS), o que corresponde a cerca de 500 mil internações ao ano.

Etiologia/transmissão

Mais de 200 tipos diferentes de vírus podem causar a síndrome do resfriado comum, sem contar os agentes ainda não identificados. O *Rinovirus*, descoberto na década de 1950, é sem dúvida o mais comum, sendo responsável por cerca de 30 a 60% dos casos. Existem mais de 100 subtipos com grande variedade genética, o que dificulta a produção de vacina ou terapia antiviral. O *Rinovirus* tem predileção pelas vias aéreas superiores, porém, com o avanço recente nas técnicas de detecção viral e o uso do PCR, vem sendo relacionado com infecções pulmonares, exacerbações de doenças pulmonares crônicas e desenvolvimento da asma. Enquanto outros vírus como *Influenza* e vírus sincicial respiratório causam destruição do epitélio respiratório, o *Rinovirus* altera o funcionamento das células células epiteliais, preservando sua morfologia. Não há relação direta entre a quantidade de vírus e a gravidade dos sintomas.

Outros agentes causadores do resfriado comum são: *Coronavirus* (de 10 a 15% dos casos), vírus sincicial respiratório e *Parainfluenza* (responsáveis por 5% cada), entre outros. O *Influenza*, apesar de tipicamente responsável por quadros mais sistêmicos e graves (como a gripe), também pode provocar resfriado comum entre 5 e 15%. O *Adenovirus* frequentemente provoca quadro de faringite e febre, enquanto os *Enterovirus* costumam cursar com febre isolada, porém ambos também podem causar o resfriado comum.

Em estudo estadunidense realizado com casais, a transmissão dos vírus esteve associada a um alto conteúdo de vírus nas secreções nasofaríngeas, à detecção do vírus nas mãos dos infectados e a um tempo de permanência juntos em casa igual ou superior a 122 horas na semana de observação. Estes achados indicam que, para que haja infecção, não só é importante o meio de transmissão (mãos contaminadas, aerossois de secreções respiratórias), como também o tamanho do inóculo (alto conteúdo de vírus nas secreções) e o tempo de exposição.

A resposta imune humoral é importante na prevenção e no tratamento das infecções. Ocorre aumento das imunoglobulinas (IgG e IgA) e manutenção de anticorpos específicos por 1 ano ou mais, promovendo proteção ou atenuação dos sintomas em futuras exposições ao mesmo sorotipo. Porém, a proteção cruzada é mínima, e o indivíduo permanece suscetível aos demais sorotipos fazendo com que esse efeito protetor não seja notado clinicamente.

Sinais e sintomas

O quadro clínico do resfriado comum é característico e autolimitado, de maneira que os exames auxiliares são desnecessários. Geralmente, há antecedente epidemiológico positivo, ou seja, um quadro similar em outro membro da família, simultânea ou previamente.

Na maioria das vezes se apresenta como doença leve de curta duração e com sintomas nasossinusais e sistêmicos de intensidade e frequência variadas. Habitualmente, os sintomas melhoram em até 10 dias porém, até 25% dos pacientes podem persistir com sintomas leves por até 2 semanas. Possivelmente, esse aspecto clínico dependa tanto da etiologia viral como da resposta do hospedeiro. Os sintomas geralmente começam 2 ou 3 dias após a infecção e costumam incluir rinorreia, obstrução nasal, espirros, dor de garganta, tosse (presente em até 40% dos casos) e cefaleia. A febre, apesar de mais frequente na gripe, também pode ocorrer durante um resfriado comum, principalmente em crianças. Embora os sintomas mencionados refiram-se ao trato respiratório superior, pode-se observar sintomatologia em outros sistemas, razão pela qual o paciente pode apresentar queixas como dor torácica, irritação ocular, vômitos, diarreia, mialgias e dor abdominal. Os sintomas podem durar entre 2 e 14 dias, porém mais de 60% dos pacientes recuperam-se em até 1 semana.

O exame físico otorrinolaringológico do paciente, na maioria das vezes, mostrará hiperemia de orofaringe e de mucosa nasal em graus variados, rinorreia que varia desde coriza hialina a secreção purulenta, congestão ocular, lacrimejamento, opacidade ou leve hiperemia de membrana timpânica. Note que a rinorreia purulenta faz parte dos sinais habituais do resfriado e, portanto, não deve ser utilizada como único parâmetro para diagnóstico de rinossinusite bacteriana aguda.

Infecção assintomática tem-se mostrado relativamente comum, principalmente em crianças, variando de 12 a 32% em menores de 4 anos. Pode ser representada por um destes três estágios: colonização prolongada após episódio de resfriado resolvido, quadro com sintomas leves que não foram reconhecidos, ou período de incubação prévio a um quadro sintomático.

Complicações

Resfriados ocasionalmente levam a infecções bacterianas secundárias como otite média aguda e rinossinusite. Estudos que compararam indivíduos assintomáticos com pacientes em vigência de infecção bacteriana notaram uma maior presença do vírus no segundo grupo, sugerindo um mecanismo de coinfecção. Alguns vírus destroem a arquitetura das células ciliadas. Já o *Rinovirus*, apesar de preservar a morfologia celular, quebra a barreira epitelial por lesar as junções de oclusão entre as células, o que facilita a migração de bactérias. O vírus também aumenta a adesão de *Streptococcus pneumoniae* na traqueia.

Em crianças, aproximadamente 1/3 dos resfriados apresenta alterações otológicas como disfunção tubária, alteração da pressão no ouvido médio e otite média. Sendo a última, em maior proporção nas crianças que frequentam creches.

O envolvimento autolimitado dos seios paranasais é parte da fisiopatologia do resfriado comum, porém de 0,5 a 2% das infecções do trato respiratório superior em adultos e de 5 a 13% nas crianças são complicadas por rinossinusite bacteriana aguda. A diferenciação entre os sintomas do resfriado comum e uma rinossinusite bacteriana pode ser difícil.

Importante frisar que não existem evidências de que o tratamento sintomático do resfriado venha a prevenir as complicações acima descritas.

Em indivíduos com asma, a frequência, a intensidade e a duração dos resfriados são iguais àquelas de indivíduos não asmáticos, porém, há maior e mais grave acometimento quanto às infecções das vias aéreas inferiores.

Em pacientes imunocomprometidos (diabetes, HIV, neoplasias malignas ou transplantes) a manifestação clínica é mais severa, semelhante à provocada por H1N1 *Influenzavirus*, e o índice de internação e óbitos é maior.

Diagnóstico diferencial

É importante diferenciarmos o resfriado comum da gripe causada pelo vírus *Influenza,* o qual é responsávelpor 5 a 15% das causas de infecções respiratórias agudas, configurando o principal diagnóstico diferencial dessa doença. Esta é frequentemente associada à sintomatologia mais exuberante, como febre alta, mialgias, cefaleia e risco maior de complicações, especialmente em crianças (Tabela 28.1).

◀ Tabela 28.1 – Diagnóstico diferencial entre resfriado comum e gripe

Sinais e Sintomas	Gripe	Resfriado Comum
Tempo de início	Súbito	Gradual
Febre	Alta (duração(duração 3-4 dias)	Raramente
Tosse	Seca / produtiva	Irritativa
Cefaléieia	Forte Intensidade	Raramente
Mialgias	Comum (geralmente intensa)	Intensidade Leve
Astenia	Duração de até 3 semanas	Muito leve

Importante lembrarmos ainda da gripe causada pelo *Influenza* do tipo A, o H1N1, resultado da combinação de segmentos genéticos do vírus humano da gripe e do vírus da gripe suína. Os sintomas da gripe H1N1 são semelhantes aos causados pelos vírus de outras gripes. No entanto, requer cuidados especiais com o paciente que apresentar febre alta de início repentino, dor muscular intensa, cefaleia, odinofagia e artralgias.

O grupo de indivíduos de maior risco para complicações por infecção pelo vírus *Influenza* A H1N1 é semelhante ao já conhecido para o *Influenza* sazonal e inclui crianças menores de 5 anos, crianças e adolescentes de até 18 anos recebendo tratamento com aspirina, gestantes, idosos com mais de 65 anos, imunossuprimidos e doentes crônicos (doenças pulmonares, cardiovasculares, neurológicas, metabólicas, hepáticas, hematológicas e renais).

Outros diagnósticos diferenciais incluem rinite alérgica e rinossinusite bacteriana. Algumas doenças podem iniciar de forma semelhante ao resfriado comum, entre elas o sarampo e a coqueluche. No entanto, ainda que o curso inicial possa ser indistinguível do resfriado comum, os sintomas iniciais são seguidos rapidamente pelos sintomas próprios de cada doença. Por isso, é importante orientar o paciente quanto à provável evolução da doença, explicitar os sinais de gravidade e realizar reavaliações em caso de dúvida. Corpo estranho nasal, também diagnóstico diferencial de resfriado comum em crianças, apresenta-se como rinorreia unilateral, fétida e purulenta.

Tratamento

O tratamento da nasofaringite aguda é primordialmente sintomático, sendo a terapêutica guiada para os sintomas que mais incomodam o paciente.

Muitos pacientes, diante de um resfriado, vão à consulta médica com a pretensão de adquirir antibióticos. Sabe-se que não existem recomendações que embasem tal uso. Felizmente, o uso de antibióticos sem necessidade já vem diminuindo: comparando o período de 1995/96 com 2009/10 nos Estados Unidos, a prescrição de antibióticos em consultas médicas com o diagnóstico de resfriado, diminuiu de 44,7% para 27,1% (NCHS).

Medicações efetivas

A administração intranasal de brometo de ipratrópio (anticolinérgico) diminui a rinorreia, mas não tem efeito sobre a obstrução nasal.

A utilização terapêutica de zinco oral reduz a duração e a gravidade dos sintomas do resfriado quando tomado dentro de 24 horas do início dos sintomas. O uso profilático de zinco oral reduz a incidência de absenteísmo no trabalho e o índice de prescrições de antibióticos nos Estados Unidos. Efeitos adversos, tais como mau gosto e náuseas, são comuns. Faltam dados acerca da efetividade do zinco em crianças com nasofaringite aguda. Altas doses de vitamina C não previnem resfriados, porém, quando utilizadas profilaticamente, reduzem a duração de resfriados em 8% dos casos, especialmente em crianças.

As drogas anti-inflamatórias não esteroidais tendem a reduzir a dor associada ao resfriado comum, mas não têm efeito no curso da doença.

Medicações possivelmente efetivas

A preparação líquida da erva *Pelargonium sidoides* pode reduzir a duração da tosse em adultos e crianças. O uso terapêutico de *Echinacea purpurea* pode melhorar sintomas de resfriado em adultos (baixa evidência científica). Lavagem nasal com solução salina pode produzir benefício sintomático limitado em adultos. O ato de assoar o nariz dissemina fluidos contendo vírus para os seios paranasais, enquanto espirro e tosse não provocam pressão suficiente. Os seios maxilares e etmoidais são os mais acometidos durante um resfriado. Tal mecanismo pode justificar o benefício da lavagem nasal com soro fisiológico por realizar a limpeza das fossas nasais drenando a secreção no sentido anteroposterior.

Medicações com eficácia incerta

Não há evidências suficientes para avaliar a eficácia de alho, mel, ácido linolênico conjugado, líquidos quentes, ar umidificado, *ginseng*, ervas medicinais chinesas, homeopatia e acupuntura no tratamento da nasofaringite aguda.

Medicações ineficazes

O uso isolado de anti-histamínicos, profilaxias com preparações de *Echinacea* e antibióticos são ineficazes para o tratamento dos sintomas. Após o início dos sintomas, a vitamina C também não é efetiva.

Medicações em que os riscos ultrapassam os benefícios

Medicamentos de venda livre para tosse e resfriados são ineficazes, contraindicados em crianças com menos de 6 anos, e ainda associados a *overdose* e toxicidade. O uso do zinco intranasal pode causar anosmia permanente.

Outras recomendações

O *Food and Drug Administration (FDA)* recomenda que as medicações de venda livre para tosse e resfriado não devem ser utilizadas em crianças menores de 2 anos, por conta de efeitos adversos potencialmente fatais. A Academia Americana de Pediatria faz uma recomendação semelhante e mostra estudos em que esses medicamentos têm pouco benefício em crianças menores de 6 anos.

Prevenção

O *Rinovirus* é transmitido através de contato (direto ou indireto) e aerossol (partículas pequenas e grandes), e tem como porta de entrada a mucosa nasal ou conjuntival. A boca não é via eficaz de infecção e a saliva normalmente não carrega o vírus. O vírus pode sobreviver no ambiente externo por horas ou até dias em temperatura ambiente e por até 2 horas na pele humana. As estratégias de prevenção baseiam-se em lavagem das mãos, distanciamento de pessoas doentes e, ocasionalmente, uso de máscaras. Não existe no mercado vacina ou medicamente profilático.

Alguns autores recomendam manter as narinas aquecidas como forma de prevenção. Estudos mostram que a replicação viral é máxima em 33°C e menor em 37°C, o que explica sua predominância em vias aéreas superiores e sua maior casuística nos meses mais frios.

Bibliografia consultada

1. D'Alessio DJ, Peterson JA, Dick CR, Dick EC. Transmission of experimental rhinovirus colds in volunteer married couples. J Infect Dis [Internet].

2. 1976;Jan[cited 2015 Feb 9];133(1):28–36. Available from: http://www.ncbi.nlm.nih.gov/pubmed/173761

3. Eccles R. Understanding the symptoms of the common cold and influenza. Lancet Infect Dis [Internet]. 2005; Nov[cited 2015 Jan 17];5(11):718-25. Available from: http://www.ncbi.nlm.nih.gov/pubmed/16253889

4. Fendrick AM, Monto AS, Nightengale B, Sarnes M. The economic burden of non-influenza-related viral respiratory tract infection in the United States. Arch Intern Med [Internet]. 2003;Feb 24[cited 2015 Feb 9];163(4):487-94. Available from: http://www.ncbi.nlm.nih.gov/pubmed/12588210

5. Gwaltney JM, Hendley JO, Phillips CD, Bass CR, Mygind N, Winther B. Nose blowing propels nasal fluid into the paranasal sinuses. Clin Infect Dis [Internet]. 2000;Feb[cited 2015 Feb 9];30(2):387-91. Available from: http://www.ncbi.nlm.nih.gov/pubmed/10671347

6. Jacobs SE, Lamson DM, St George K, Walsh TJ. Human rhinoviruses. Clin Microbiol Rev [Internet]. 2013; Jan[cited 2014 Dec 7];26(1):135-62. Available from: http://www.pubmedcentral.nih.gov/articlerender.fcgi?artid=3553670&tool=pmcentrez&rendertype=abstract

7. 6. Kosugi EM, Neto PS PS. Resfriado Comum/Gripe. In: Piltcher OB, Costa SS, Maahs GS et al. (eds). Rotinas em Otorrinolaringologia. Porto Alegre: Artmed; 2015. p. 172-8.

8. 7. Science M, Johnstone J, Roth DE, Guyatt G, Loeb M. Zinc for the treatment of the common cold: a systematic review and meta-analysis of randomized controlled trials. CMAJ [Internet]. 2012; Jul 10[cited 2015 Feb 9];184(10):E551-61. Available from: http://www.pubmedcentral.nih.gov/articlerender.fcgi?artid=3394849&tool=pmcentrez&rendertype=abstract

Rinite Alérgica e Não Alérgica 29

Giuliano Bongiovanni
Suemy Cioffi Izu

Rinite é a inflamação da mucosa de revestimento nasal, caracterizada pela presença de um ou mais dos seguintes sintomas: obstrução nasal, rinorreia, espirros e prurido.

Etiologicamente, pode ser dividida em rinite alérgica e não alérgica, de acordo com a participação de IgE entre seus mecanismos fisiopatológicos.

Rinite alérgica

Definida como inflamação da mucosa nasal mediada por IgE, cujos sintomas são desencadeados após a exposição a alérgenos em pacientes previamente sensibilizados. Acomete cerca de 60 milhões de pessoas nos Estados Unidos e seus custos em 2005 foram estimados em US$ 11,2 bilhões. Pode estar associada a outras comorbidades como asma, conjuntivite alérgica, eczema.

Fisiopatologia

1. Sensibilização: pacientes são expostos a microdoses de antígenos. Através de células apresentadoras de antígenos ou macrófagos, é desencadeada uma resposta imunológica do tipo Th2 com produção de diversas citocinas, principalmente IL-4 e IL-13, que promovem a diferenciação dos linfócitos B em plasmócitos, responsáveis pela produção de IgE específica para o antígeno em questão. Essa imunoglobulina se distribui pelos tecidos e se liga à parede de diversas células do sistema imune, em especial aos mastócitos, tornando-os sensibilizados.

2. Resposta alérgica imediata: ocorre em 10 a 30 minutos após uma segunda exposição ao antígeno. Suas moléculas se ligam ao IgE fixado nos mastócitos da mucosa nasal, ocasionando sua degranulação e liberação de mediadores químicos

pré-formados (histamina, triptase, protease) e recém-sintetizados (leucotrienos e prostaglandinas). Esses mediadores são responsáveis por alterações na fisiologia nasal, levando a prurido (histamina e prostaglandinas), espirros, rinorreia (histamina e leucotrienos) e obstrução nasal (histamina, leucotrienos, TNF-alfa).

3. Resposta alérgica tardia: ocorre dentro de 4 a 12 horas após a exposição ao alérgeno. Caracterizada pela migração de células inflamatórias, principalmente eosinófilos, para o local da reação alérgica. Essas células liberam enzimas como proteína catiônica eosinofílica e a proteína básica principal, causando lesão tecidual, além de outros mediadores químicos como citocinas, leucotrienos, TNF-alfa, que aumentam a resposta imunológica local. O sintoma predominante nessa fase é a obstrução nasal.

◀ Tabela 29.1 – Principais aeroalérgenos

Ácaros da poeira	*Dermatophagoides pteronyssinus, Dermatophagoides farinae, Blomia tropicalis*
Fungos	*Alternaria sp, Penicilium notatum, Aspergillus sp*
Baratas	*Periplaneta americana, Blatella germanica*
Animais	Gato, cachorro, hamster
Pólen	Gramínea

Quadro clínico

Os sintomas característicos da rinite alérgica são:
- obstrução nasal bilateral contínua ou em báscula;
- rinorreia hialina;
- prurido nasal, faríngeo e palatal;
- espirros em salva;
- sintomas oculares, tais como hiperemia conjuntival, lacrimejamento, prurido.

Sinais de alerta

Sugestivo de rinite alérgica:

- sintomas irritativos: prurido, espirros;

- sintomas desencadeados ou agravados por aeroalérgenos específicos.

Ao exame físico, o paciente pode apresentar:
- hipertrofia de cornetos nasais;
- palidez/cianose mucosa;
- coriza;
- "saudação do alérgico" (depressão sobre o dorso nasal decorrente do prurido intenso e persistente);
- linhas de Dennie-Morgan (dobras ou rugas na pálpebra inferior);
- olheiras secundárias à deposição de hemossiderina resultante da congestão venosa.

Para auxílio na escolha terapêutica, a rinite alérgica é classificada quanto à gravidade (leve ou moderada/grave) e ao tempo de duração (persistente ou intermitente).

Duração dos sintomas	
Intermitente	< 4 dias por semana ou <= 4 semanas
Persistente	> 4 dias por semana e >= 4 semanas
Intensidade	
Leve	Sono normal Atividades, esporte, lazer, trabalho, escola normais Sintomas não incomodam
Moderada/grave (um ou mais itens)	Sono comprometido; Atividades – esporte, lazer, trabalho, escola – comprometidas; Sintomas incomodam.

Diagnóstico

O diagnóstico é clínico, com base nos sinais e sintomas do paciente. Exames subsidiários podem auxiliar na identificação da etiologia da rinite, conforme Tabela 29.2.

◀ Tabela 29.2

Testes cutâneos Intradérmico Epicutâneo (*prick test*)	Teste *in vivo* de estimulação direta Fácil realização Identifica alérgenos pelos quais o paciente é sensibilizado
Testes Radioalergossorventes (RAST)	Teste *in vitro* Identifica IgE específico no sangue Indicação: Pacientes com doenças dermatológicas Impossibilidade de suspender medicamentos que alteram resposta cutânea
Citologia nasal	Aumento da eosinofilia na rinite alérgica
Dosagem de imunoglobulinas A,E,M, G	Identificação de imunodeficiências humorais IgE sérica total elevada pode indicar alergia ou parasitoses
Hemograma	Eosinofilia (maior que 5% ou mais de 400 eosinófilos/mm3) pode estar relacionada com rinite alérgica

Tratamento

◀ Medidas não farmacológicas

Controle ambiental
• Evitar tapetes, carpetes, cortinas, estantes, bichos de pelúcia.
• Evitar animais com pelos ou penas. Preferir animais como peixes ou tartarugas para crianças alérgicas.
• Preferir pisos de cerâmica ou madeira
• Preferir cortinas como persianas.
• Não fumar nem deixar que fumem dentro de casa ou automóvel.
• Combater o mofo e a umidade.
• Evitar utilizar vassouras, espanadores. Utilizar pano úmido para limpeza.

◀ Medidas farmacológicas

- *Anti-histamínicos orais:* efetivos para o controle dos sintomas irritativos: espirro, prurido, coriza. Rápido início de ação, são indicados nas crises agudas de rinite alérgica. Como a ação sobre a obstrução nasal é limitada, podem ser administrados em associação com descongestionantes no início do tratamento, ou com corticoides tópicos a longo prazo.

a) Anti-histamínicos de primeira geração (cetotifeno, dexclorfeniramina, hidroxizine, prometazina): apresentam muitos efeitos colaterais como sonolência e sintomas anticolinérgicos, como ressecamento de mucosa, retenção urinária, constipação.

b) Anti-histamínicos de segunda geração (loratadina, desloratadina, fexofenadina, ebastina, bilastina, cetirizina, levocetirizina): Menos efeitos colaterais como sedação.

Anti-histamínico	Apresentação	Posologia
Dexclorfeniramina	Xarope: 2 mg/5 mL Comprimido: 2 mg	2 mg a cada 8 horas
Hidroxizine	Xarope: 2 mg/ mL Comprimido 10 e 25 mg	Até 150 mg/dia
Loratadina	Xarope: 5 mg/ mL Comprimido 10 mg	10 mg/dia
Desloratadina	Xarope: 0,5 mg/ mL Comprimido: 5mg	5 mg/dia
Fexofenadina	Xarope: 6 mg/ml Comprimido: 30, 60, 120 e 180 mg	60 mg a cada 12 horas 120 mg/dia
Levocetirizina	Gotas: 2,5 mg/10 gotas Comprimido: 5 mg	10 mg/dia
Bilastina	Comprimido: 20 mg	20mg/dia

- *Anti-histamínicos tópicos:* efetivos contra sintomas irritativos (prurido, coriza, espirros) e obstrução nasal. Início de ação mais rápido que os anti--histamínicos orais.

Anti-histamínico	Apresentação	Posologia
Azelastina	*Spray* nasal: 1mg/mL	1 jato em cada narina a cada 12 horas

- *Corticosteroides tópicos nasais:* medicação mais eficaz no tratamento da rinite alérgica. Altas doses da medicação atingem os receptores nasais com baixos efeitos colaterais. São efetivos no controle de todos os sintomas da rinite alérgica, principalmente a obstrução nasal. Sua ação se inicia 7 a 8 horas após a aplicação, e o pico de ação ocorre após 2 semanas de uso.

Corticosteroide	Apresentação	Posologia
Beclometasona	50 a 100 mcg/jato	100 a 400 mcg/dia
Budesonida	32, 64, 50 e 100 mcg/jato	64 a 400 mcg/dia
Propionato de fluticasona	50 mcg/jato	100 a 200 mcg/dia
Furoato de fluticasona	27,5 mcg/jato	55 a 110 mcg/dia
Ciclesonida	50 mcg/jato	200 mcg/dia
Mometasona	50 mcg/jato	100 a 200 mcg/dia

- *Corticosteroioides sistêmicos:* podem ser usados por curto período de tempo em crises de rinite alérgica agudas e graves. O uso contínuo traz os riscos de alterações metabólicas típicas dessas medicações como alterações na glicemia, pressão arterial, metabolismo lipídico e ósseo, síndrome de Cushing.
- *Antileucotrienos:* efetivo no controle da rinorreia e obstrução nasal. Utilizado em pacientes intolerantes à medicação tópica nasal, em pacientes com asma e rinite alérgica concomitante e em pacientes com intolerância ao ácido acetilsalicílico.

Antileucotrieno	Apresentação	Posologia
Mostelucaste	Comprimido 4, 5 e 10 mg Sache: 4 e 5 mg	10 mg/dia

- *Bromento de ipratrópio:* indicado para o controle da rinorreia. Não atua nos outros sintomas da rinite alérgica. A formulação nasal não está disponível no Brasil.
- *Cromoglicato dissodico:* atua como estabilizador da membrana dos mastócitos impedindo sua degranulação, portanto age na profilaxia da crise alérgica. Pode ser utilizado em gestantes e crianças abaixo de 2 anos.

- *Descongestionantes:* Estimulantes adrenérgicos ou adrenomiméticos, cuja função é a vasoconstrição. Atuam basicamente na obstrução nasal. As formulações orais pertencem à família das catecolaminas, a exemplo da fenilefrina e pseudoefedrina, enquanto as formulações tópicas podem conter catecolaminas ou imidazólicos, como a oximetazolina. Ambas as apresentações devem ser usadas com cautela: os descongestionantes tópicos, pelo risco de rinite medicamentosa e os orais, pelos efeitos colaterais sistêmicos, que incluem hipertensão arterial, tremores, palpitações e arritmias cardíacas.

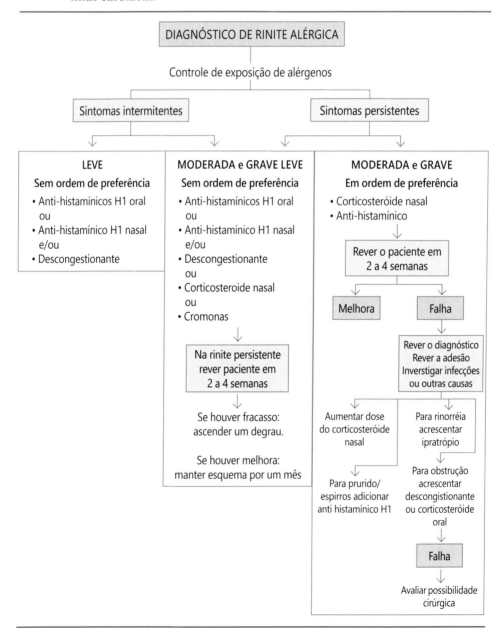

- *Imunoterapia específica:* consiste na administração de doses crescentes de antígenos induzindo uma tolerância imunológica. Indicada quando medicações tópicas nasais e anti-histamínicos não controlam os sintomas, em pacientes que não desejam continuar exclusivamente sob farmacoterapia, ou quando o uso das medicações provoca reações adversas.
- *Solução salina:* utilizado como medida adjuvante auxiliam na limpeza e remoção dos aeroalérgenos da mucosa nasal e na diminuição da viscosidade do muco nasal.

Rinites não alérgicas

Rinite não alérgica é o conjunto de diagnósticos que envolvem a presença de sintomas nasais cuja fisiopatologia não envolve mediação inflamatória por IgE. Não se trata de enfermidade única, mas de um grupo heterogêneo de doenças com sintomas que incluem congestão nasal, rinorreia, espirros e gotejamento posterior. A rinite não alérgica acomete cerca de 200 milhões de pessoas no mundo, sendo responsável de 20 a 50% dos pacientes com sintomas nasais. O sexo feminino é o mais acometido (60% dos casos) e o início do quadro se dá após os 20 anos em 70% dos pacientes.

Não há consenso sobre quais doenças podem ser incluídas sob a classificação de rinites não alérgicas. Neste capítulo, serão abordados os casos com maior relevância em serviços de urgência, como rinites infecciosas, rinite idiopática, rinite eosinofílica não alérgica, rinite hormonal, rinite ocupacional, rinite induzida por drogas, rinite medicamentosa, rinite associada à alimentação e rinite induzida por irritantes.

Rinites infecciosas

São de causa viral na grande maioria das vezes, sendo os vírus mais frequentemente envolvidos: *rinovírus, coronavírus, adenovírus, parainfluenza vírus* e vírus sincicial respiratório. São geralmente autolimitadas com resolução dentro de 7 e 10 dias. O quadro clínico inclui rinorreia, que varia de halina a mucopurulenta, dor facial, hiposmia, rinorreia posterior e tosse. A duração mais longa dos sintomas ou o sinal da dupla piora, com agravamento dos sintomas entre o quarto e quinto dia de infecção sugerem infecção bacteriana secundária. Seu tratamento baseia-se no uso de sintomáticos e é pormenorizado em outro capítulo deste livro.

Rinite idiopática (antiga rinite vasomotora)

Caracterizada pela hiperreatividade nasal a determinados estímulos como exposição a cheiros fortes, mudanças de temperatura ou da umidade do ar, fumaça de cigarro. Os mecanismos para a ocorrência dos sintomas ainda não são complemente elucidados. O paciente, geralmente, queixa-se de obstrução nasal e rinorreia, sendo prurido e espirros mais raros. O diagnóstico é de exclusão, quando não há dados sugestivos de alergia, de sinais infecciosos, de uso de drogas ou de alterações hormonais que possam explicar o quadro. Para o alívio dos sintomas do paciente que procura o pronto-socorro, desde que não haja contraindicações, pode-se utilizar vasoconstritores orais ou tópicos por período menor que 5 dias, corticoides orais, também por curto período, corticoides tópicos ou anti-histamínicos.

Rinite eosinofílica não alérgica (RENA)

Em alguns estudos, a RENA é responsável pelo diagnóstico de até 15/33% das rinites não alérgicas. A doença, apesar de se apresentar isoladamente na maioria dos casos, pode estar associada à tríade de Widal, quando se manifesta com polipose nasossinusal, asma intrínseca e intolerância à aspirina. Os pacientes se apresentam com sintomas intensos de congestão e prurido nasal, coriza, espirros e hiposmia. São tipicamente indivíduos de meia-idade, com sintomas perenes e surtos de paroxismos da doença. A RENA é caracterizada por testes alérgicos (cutâneo/RAST) negativos, mas com eosinofilia na secreção nasal, geralmente entre 10 e 20%. No pronto-socorro, preconiza-se o uso de corticoides sistêmicos, quando os sintomas são muito exuberantes. Os corticoides tópicos podem não oferecer boa resposta, sendo os antileucotrienos mais utilizados no tratamento a longo prazo.

Rinite hormonal

Sugerem rinite hormonal os sintomas que ocorrem associadamente a desbalanços hormonais. As causas mais comuns são gravidez, menstruação, puberdade, uso exógeno de estrógeno e hipotireoidismo. Seus principais sintomas são congestão nasal e rinorreia, sendo incomuns os sintomas irritativos como prurido e espirros.

Os estrógenos são conhecidos por afetar o sistema nervoso autônomo por diversos mecanismos, como aumento dos níveis de acetilcolina decorrente da diminuição da atividade da acetilcolinesterase. Além disso, os estrógenos aumentam os níveis de ácido hialurônico na mucosa nasal. A progesterona relaxa a musculatura lisa dos vasos nasais, aumentando o volume sanguíneo.

Na gravidez, a rinite hormonal começa a se manifestar por volta do segundo trimestre e melhora até 2 semanas após o parto. Para o tratamento da rinite gravídica, as medicações indicadas (categoria B quanto ao risco de malformações) são budesonida e os anti-histamínicos loratadina e cetirizina, além do cromoglicato e das soluções salinas.

No hipotireoidismo, o hormônio tireotrófico aumenta a produção de ácido mucopolissacarídeo, levando a edema de mucosa nasal, hipertrofia de glândulas mucosas, com consequente obstrução nasal.

Rinite ocupacional

Caracteriza-se por sintomas, nasais que ocorrem somente no ambiente de trabalho. O mecanismo de doença pode ser alérgico ou não alérgico. Os fatores desencadeantes do quadro são geralmente irritantes inalatórios como sais metálicos, látex, serragem, produtos químicos com cheiros fortes ou aeroalérgenos, encontrados no ambiente de trabalho como pelos de animais e poeira. Não é incomum a ocorrência de asma ocupacional, concomitantemente às crise de rinite. O diagnóstico se baseia na história clínica e, em algumas vezes (casos alérgicos), pode ser comprovado por testes cutâneos ou RAST. O tratamento deve incluir medidas de higiene ambiental com afastamento dos agentes desencadeantes das crises. Quadros exacerbados podem ser controlados com o uso de corticoides tópicos ou orais e anti-histamínicos, dependendo da intensidade dos sintomas.

Rinite induzida por drogas

Diversas medicações estão relacionadas com a ocorrência de rinite como efeito colateral de seu uso. As mais conhecidas são os inibidores da enzima conversora de angiotensina (IECA), a reserpina, guanetidina, fentolamina, metildopa, betablo-queadores, clorpromazina, gabapentina, penicilamina, aspirina, anti-inflamatórios não esteroidais e contraceptivos. Entre as drogas ilícitas, a cocaína inalada é a que mais está relacionada com sintomas nasais, podendo inclusive levar a problemas mais graves associados à necrose tecidual do revestimento nasal.

Rinite medicamentosa

É um subtipo de rinite induzida por drogas. Está relacionada com o uso de descongestionantes nasais simpatomiméticos por longos períodos. A mucosa nasal possui receptores adrenérgicos do tipo alfa (provoca vasoconstrição) e do tipo beta (provoca vasodilatação). O estímulo adrenérgico dos medicamentos atua sobre os dois tipos de receptores, entretanto, o efeito alfa-adrenérgico é mais curto e po-tente, de modo que, há um mascaramento do efeito vasodilatador causado pelos receptores beta. Após um tempo, o estímulo sobre os receptores alfa cessa, per-manecendo apenas a vasodilatação provocada pelo estímulo aos receptores beta. Além disso, por mecanismos de *feedback* negativo, o uso prolongado da medicação pode levar a uma diminuição da produção de catecolaminas endógenas na muco-sa nasal, levando a uma diminuição do tônus adrenérgico da musculatura. Esses efeitos combinados levam ao chamado efeito rebote, causando a obstrução nasal típica da rinite medicamentosa. Ao exame, a mucosa nasal pode tanto se apresen-tar edemaciada (quando normal) ou atrófica, dependendo de quão recente foi a última aplicação do medicamento. A função simpática nasal normaliza-se entre 7 e 21 dias após a suspensão do uso do descongestionante. Porém, a transição entre o uso e a suspensão da droga costuma ser difícil para o paciente, devido à congestão nasal intensa provocada pelo efeito rebote. Assim, recomenda-se iniciar o tratamento da causa da obstrução nasal (rinite alérgica, desvio de septo nasal, hipertrofia de cornetos), concomitantemente à redução gradual do vasoconstritor.

Rinite associada à alimentação

Assim como na rinite ocupacional, o mecanismo causador dos sintomas na ri-nite associada à alimentação pode ou não ser alérgico. A rinite gustatória variante vasomotora dessa categoria de rinites ocorre após a ingestão de alimentos quentes ou apimentados. O paciente apresenta rinorreia profusa secundária à vasodilata-ção nasal. O tratamento pode ser feito com brometo de ipratrópio administrado de forma tópica.

Rinite induzida por irritantes

Associada aos mecanismos fisiopatológicos diversos que causam irritação do revestimento nasal. São fatores relacionados: o ar frio e seco, substâncias poluentes como ozônio, dióxido sulfúrico, formaldeído, compostos orgânicos voláteis, cinzas e fumaça de cigarro e serragem. Ocorre significativa inflamação da mucosa nasal que se manifesta por sensação de queimação local, hipersecreção de muco, obstrução nasal e ulceração local. A pele e as mucosas de boca e olhos também podem estar acometidas. O controle ambiental é a base do tratamento, e a terapia médica deve incluir a realização de lavagem nasal com solução salina para a remoção de partículas acumuladas.

Bibliografia consultada

1. Braido F, Arcadipane F, Marugo F, Hayashi M, Pawankar R. Allergic rhinitis: current options and future perspectives. Curr Op Allergy Clin Immunol. 2014 Apr;14(2):168-76.

2. Bousquet J, Khaltaev N, Cruz AA et al. Allergic Rhinitis and its Impact on Asthma (ARIA) 2008 update (in collaboration with the World Health Organization, GA(2)LEN and AllerGen). Allergy. 2008 Apr;63(Suppl 8):8-160.

3. Dykewicz MS. Management of rhinitis: guidelines, evidence basis, and systematic clinical approach for what we do. Immunol Allergy Clin North Am. 2011 Aug;31(3):619-34. Available from: http://www.ncbi.nlm.nih.gov/pubmed/21737045

4. Doshi J. Rhinitis medicamentosa: what an otolaryngologist needs to know. European archives of oto-rhino-laryngology : official journal of the European Federation of Oto-Rhino-Laryngological Societies (EUFOS) : affiliated with the German Society for Oto-Rhino-Laryngology - Head and Neck Surgery. 2009 May;266(5):623-5.

5. Ganança FF, Pontes P. Manual de Otorrinolaringologia e Cirurgia de Cabeça e Pescoço. Manole; 2011.

6. Hoyte FCL, Meltzer EO, Ostrom NK, Nelson HS, Bensch GW, Spangler DL, et al. Recommendations for the pharmacologic management of allergic rhinitis. Allergy and asthma proceedings : the official journal of regional and state allergy societies. 2014;35 Suppl 1:S20–7.

7. Lieberman P, Pattanaik D. Nonallergic rhinitis. Current allergy and asthma reports [Internet]. 2014 Jun;14(6):439.

8. Ostrom NK. The history and progression of treatments for allergic rhinitis. Allergy and asthma proceedings : the official journal of regional and state allergy societies.2014;35 Suppl 1:S3-10.

9. Settipane RA, Kaliner MA. Chapter 14: Nonallergic rhinitis. Am J Rhinol Aallergy. 2013;27(Suppl 1)(3):S48-51.

10. Solé D, Sakano E. III Consenso Brasileiro sobre Rinites. Braz J Otorhinolaryngol. 2012;75(6).

Rinossinusite Aguda 30

José Arruda Mendes Neto
Luciano Lobato Gregorio

Introdução

A rinossinusite (RS) é a ocorrência de um processo inflamatório da mucosa do nariz e dos seios paranasais. Nos Estados Unidos, estima-se que um em cada sete indivíduos são acometidos todos os anos, gerando custo anual direto de 5,8 bilhões de dólares ao sistema de saúde. Indiretamente, mais de 73 milhões de dias de trabalho são dados como perdidos, sendo o absenteísmo por RS igual ao de asma aguda (5,67 dias *vs.* 5,79 dias, respectivamente).

De acordo com as Diretrizes Brasileiras de 2014, a RS em adultos é caracterizada por:

- Dois ou mais dos seguintes sintomas, sendo obrigatórios um dos dois primeiros:
  - obstrução nasal;
  - rinorreia anterior ou posterior;
  - dor ou pressão facial;
  - redução ou perda do olfato.
- Um ou mais achados endoscópicos:
  - pólipos;
  - secreção purulenta drenando do meato médio;
  - edema obstrutivo da mucosa no meato médio.
- E/ou alterações de mucosa no complexo osteomeatal (COM) ou nos seios paranasais visualizadas na tomografia computadorizada (CT).

Já em crianças, há uma substituição do sintoma de hiposmia/anosmia por tosse.

A RS pode ser classificada em RS aguda (sintomas < 12 semanas), RS aguda recorrente (sintomas < 12 semanas, com período intercrise assintomático, com quatro ou mais crises por ano) ou RS crônica (sintomas > 12 semanas).

A intensidade dos sintomas na RS pode ser categorizada de acordo com a escala visual analógica (EVA) (0-10) em leve (0-3), moderada (3-7) e acentuada (7-10). Classificação importante para definir o tratamento mais adequado.

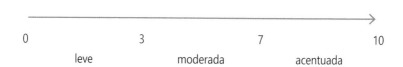

A RSA também pode ainda ser classificada em RSA viral, RSA pós-viral e RSA bacteriana, de acordo com a evolução temporal e a presença de sintomas. Essa divisão também contribui para instituir o tratamento adequado.

◀ Tabela 30.1 – Resumo das definições e classificações da RSA.

Definição	Classificação por Tempo de Aparecimento, Intensidade de Sintomas e Agente Etiológico
2 ou + : – Obstrução nasal – Rinorreia anterior ou posterior – Dor ou pressão facial. – Redução ou perda do olfato (* tosse em crianças*)	Diretrizes Brasileiras e Consensos Internacionais: Aguda < 12 semanas Crônica > 12 semanas
1 ou + – Pólipo – Secreção purulenta drenando do meato médio – Edema obstrutivo da mucosa no meato médio	– Leve – Moderada – Acentuada
E/ou alterações de mucosa no complexo osteomeatal (COM) ou seios paranasais visualizadas na tomografia computadorizada (TC)	– Viral – Pós-viral – Bacteriana

Epidemiologia

Estudos internacionais apontam a prevalência da RSA de 6-15%, dependendo dos parâmetros de análise utilizados nos diversos trabalhos. Estima-se que ocorram cerca de dois a cinco quadros de rinite infecciosa viral por ano em um adulto saudável e que cerca de 0,5 a 2% destes apresentarão evolução desfavorável para processos infecciosos bacterianos. Segundo o IBGE, a população brasileira no início do ano de 2015 era composta de mais de 137.000.000 de adultos. Aplicando-se estas estimativas a este grupo, calcula-se que poderão ocorrer cerca 6.000.000 de episódios de RSA em 2015 nessa faixa etária. Esses episódios infecciosos podem contribuir para onerar de maneira significativa o sistema de saúde público brasileiro, devido aos inúmeros gastos com diagnóstico e tratamento para esses pacientes. Além disso, contribui para sobrecarregar o sistema produtivo, devido ao aumento do absenteísmo, principalmente nos dias iniciais de tratamento. Infelizmente, não há um sistema nacional fidedigno para a coleta dos dados sobre esse processo infeccioso.

Fatores preditivos

Há diversos fatores que podem propiciar o desenvolvimento da RSA. Entre eles, destacam-se: exposição ambiental, alterações anatômicas, alergia, distúrbio no transporte mucociliar, tabagismo, presença de doenças crônicas. Outros fatores como ansiedade/depressão e refluxo laringofaríngeo também podem ser possíveis fatores predisponentes, embora haja necessidade de melhores estudos para investigar estas associações.

Exposição ambiental

A exposição persistente a alguns agentes infecciosos e não infecciosos pode levar a uma maior probabilidade de RSA. São eles:
- contato com indivíduo com doença respiratória aguda;
- elevados níveis de umidade no ambiente;
- meses de inverno;
- exposição a irritantes: poluentes, fumaça de queimada de florestas, produtos químicos etc.

Alterações anatômicas

Algumas alterações anatômicas podem levar a uma maior dificuldade na circulação do muco no interior das cavidades nasais, devido a um importante estreitamento de espaços fundamentais para o adequado transporte mucociliar. Destacam-se: presença de células de Haller (Figura 30.1), concha média bolhosa (Figura 30.2), desvio de septo nasal (Figura 30.3) e atresia de coana (Figura 30.4).

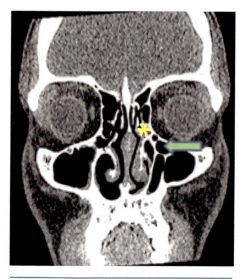

◀ **Figura 30.1** – Célula de Haller à esquerda (seta), estreitando a região do infundíbulo etmoidal (asterisco).

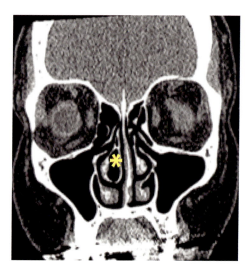

◀ **Figura 30.2** – Concha média bolhosa à direita.

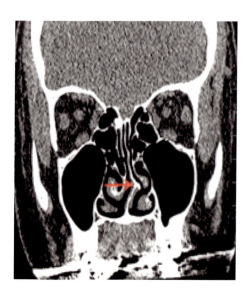

◀ **Figura 30.3** – Desvio de septo nasal para esquerda (seta), insinuando-se entre a concha nasal inferior e a concha nasal média. Observa-se também pequeno osteoma no teto do etmoide posterior à direita.

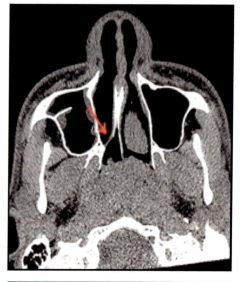

◀ **Figura 30.4** – Atresia de coana mista na fossa nasal do lado direito (seta).

Doenças inflamatórias e infecciosas

É fundamental, durante a avaliação de paciente com diagnóstico de RSA, afastar a presença de RSC com pólipo nasal, já que a abordagem terapêutica nessa situação deverá ser diferente. Além disso, naqueles pacientes com RSA maxilar de repetição, é necessária uma boa investigação de doença periapical, principalmente naqueles indivíduos que apresentam uma projeção das raízes dos dentes no interior deste seio.

Alergia

A relação entre rinite alérgica (RA) e RSA é alvo de muitos debates na literatura. Os possíveis mecanismos que relacionam a RA como fator predisponente para a RSA estão identificados no Quadro 30.1.

◀ **Quadro 30.1 – Associação entre RA e RSA**

RA e RSA – Mecanismos Patogênicos	
• ICAM – 1	• Molécula de adesão aumentada na RA e utilizada pelo *Rhinovirus*
• TLR – 9	• Receptor tipo *toll like* (imunidade inata) aumentado na mucosa de paciente com RA e RSA de repetição
• Transporte mucociliar	• Pacientes com RA e RSA apresentam transporte mucociliar reduzido, devido a um maior edema de mucosa

Distúrbios do transporte mucociliar

Diversos fatores levam a uma diminuição no transporte mucociliar: perda de cílios, lesão direta da célula ciliada e alteração da proporção entre a fase sol/gel do muco encontrado no interior das fossas nasais. A rinite infecciosa viral, a rinite alérgica e não alérgica, e a discinesia ciliar primária são doenças que comumente podem provocar alteração nessa propriedade da mucosa nasal, predispondo a RSA, que por sua vez, acentua ainda mais a lesão dos cílios e células ciliadas do epitélio nasal.

Tabagismo

Tabagismo ativo ou passivo pode predispor ao aumento do número de infecções respiratórias agudas, principalmente de RSA. Os possíveis mecanismos patogênicos do tabaco estão listados no Quadro 30.2.

◀ **Quadro 30.2 – Associação entre tabaco e RSA**

Tabaco e RSA – mecanismos patogênicos	
• MM-9 (matriz metaloproteinase)	• Enzima envolvida no remodelamento tecidual e aumentada nas secreções nasais de tabagistas
• Disfunção ciliar	• Comprometimento da ciliogênese de maneira dose dependente
• Colonização da nasofaringe	• Colonização da nasofaringe por microrganismos potencialmente patogênicos

Doenças crônicas

A presença de doenças crônicas (bronquite, asma, DM, doença cardiovascular, tumores malignos) principalmente em crianças, aumenta a predisposição para o desenvolvimento de RSA após uma infecção por influenza.

Diagnóstico

O diagnóstico de RSA é clínico. É caracterizada por obstrução nasal e/ou rinorreia purulenta anterior ou posterior (pelo menos um destes dois achados são obrigatórios), associados ou não a hiposmia e/ou dor/pressão facial, com evolução < 12 semanas.

É classificada em:

- Rinossinusite aguda viral (resfriado comum) – duração dos sintomas menos de 10 dias (Figura 30.5; número 1). A grande maioria das infecções virais tem seu pico de intensidade de sintomas em torno do segundo ao terceiro dia de evolução.
- Rinossinusite aguda pós-viral – duração dos sintomas de cinco a dez ou mais dias. Pode ser uma infecção viral – causada pelo *Rhinovirus*, por exemplo (Figura 30.5; número 3+5) – ou uma infeção bacteriana (Figura 30.5; número 3+4) inicial (rinossinusite bacteriana aguda) – pequena proporção dos casos ("dupla piora"). A infecção viral provoca obstrução dos óstios naturais de drenagem dos seios paranasais; promove o crescimento de patógenos bacterianos que colonizam o nariz e os seios paranasais, e permite a inoculação destes agentes infecciosos no interior dos seios paranasais durante o ato de assoar o nariz. Esta "transformação" bacteriana ocorre em 0,5 e 22% dos casos.
- Rinossinusite bacteriana aguda – é sugerida pela presença de pelo menos três sintomas/sinais:
  - rinorreia anterior (com predominância unilateral) e/ou posterior;
  - febre (> 38°C);
  - dor facial (com predominância unilateral);
  - elevação de marcadores inflamatórios (VHS/PCR);
  - "dupla piora" ou piora contínua dos sintomas.

A RSA bacteriana pode se apresentar de três formas, segundo a evolução temporal dos sintomas:

- piora contínua dos sintomas por mais de 10 dias (Figura 30.5; número 2);
- dupla piora (Figura 30.5; número 3+4);
- início súbito dos sintomas com piora significativa do terceiro ao quarto dia de evolução, com febre elevada e rinorreia purulenta abundante (Figura 30.5; número 6).

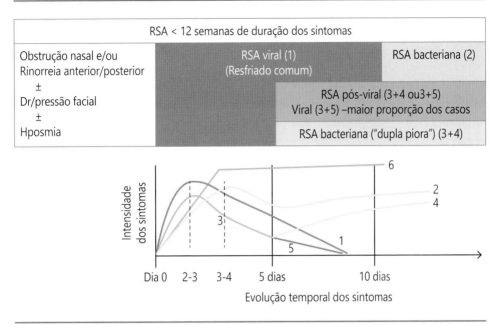

Figura 30.5 – Rinossinusite aguda – classificação, sintomas e evolução temporal.

A rinoscopia anterior deve ser realizada em todo paciente com possibilidade de RSA. Pode revelar sinais de processo inflamatório nasal (hiperemia de mucosa nasal, secreção purulenta, pólipo nasal e edema de mucosa) e alterações anatômicas.

Habitualmente, não há necessidade da realização de endoscopia nasal e nem de exames de imagem para o diagnóstico de RSA. No entanto, diante de uma possibilidade de complicações ou de uma RSA bacteriana de difícil tratamento, esses exames tornam-se fundamentais para a avaliação do paciente.

A análise microbiológica das secreções nasais coletadas da região do meato médio através de *swab* ou aspiração ou através da punção do seio maxilar (*Gold Standard*), deve ser realizada em pacientes com doença severa, apresentação atípica ou na RSA bacteriana recorrente (quatro ou mais episódios por ano, com ausência de sintomas no intervalo entre as crises). Estudos recentes indicaram que houve concordância de 84% entre os agentes infecciosos encontrados na rinofaringe – coletados através de *swab* – e os microrganismos recuperados em aspirados de meato médio – guiado por endoscopia nasal, indicando que aquele método diagnóstico pode ser uma alternativa para a identificação das bactérias patogênicas em pacientes com RSA.

Valores normais ou pequenas alterações nos marcadores inflamatórios, principalmente o PCR e o VHS, podem identificar aqueles pacientes com baixa probabilidade de ocorrência de RSA bacteriana.

Diagnóstico diferencial

Na prática clínica, a RSA bacteriana deve ser diferenciada das seguintes doenças listadas no Quadro 30.3.

◀ Quadro 30.3 – Diagnósticos diferenciais mais comuns da RSA bacteriana

- Resfriado comum (RSA viral ou rinite viral) – sintomas < 10 dias
- Gripe – sintomas < 10 dias
- Rinite alérgica – sintomas irritativos nasais, intermitentes, presença de fatores desencadeantes
- Infecções odontogênicas – sintomas na cavidade oral
- Enxaqueca/cefaleia em salvas – ausência de infecção viral prévia
- Rinossinusite fúngica invasiva – paciente imunossuprimido

Sinais de alerta para complicações de RSA bacteriana

As complicações da RSA bacteriana ocorrem de maneira precoce no curso da doença e independem do uso de antibiótico. Pode haver complicações orbitárias, ósseas e neurológicas, que serão objeto de estudo em outro capítulo. A tomografia computadoriza (TC) com contraste endovenoso é fundamental na avaliação desses pacientes. Os sinais de alerta para esta evolução desfavorável estão identificados no Quadro 30.4.

◀ Quadro 30.4 – Sinais de alerta para complicações da RSA bacteriana

• Complicações orbitárias	• Edema e hiperemia periorbitário/palpebral
	• Proptose/quemose
	• Diminuição da motricidade ocular extrínseca
	• Diminuição da acuidade visual
• Complicações neurológicas	• Sinais meníngeos/focais
	• Redução/alteração do nível de consciência
• Complições ósseas	• Dor intensa + abaulamento+flutuação local

Tratamento

Conhecimento básico sobre o nível de evidência dos tratamentos e manejo da RSA tem grande impacto na estratégia de como os pacientes serão tratados (Tabelas 30.2 a 30.4). Grande parte das RSA (65% dos casos) tem resolução sem o uso de antibióticos. É estimado que apenas de 0,5 a 2% dos episódios de RSA são de etiologia bacteriana. O uso indiscriminado de antibióticos no tratamento da RSA adiciona custos ao tratamento, reações adversas e aumenta a chance de resistência bacteriana.

Não se devem indicar antibióticos para casos leves e/ou RSA pós-viral como tratamento inicial. O uso dessa medicação deve ser reservado para aqueles pacientes que apresentem falha das medidas iniciais ou piora da intensidade dos sintomas, nos casos de RSA bacteriana leve. Além disso, deve ser indicado naqueles indivíduos com RSA bacteriana moderada/severa com sintomas intensos (febre e/ou dor facial importantes). Pacientes imunossuprimidos, independente da duração e da intensidade dos sintomas, devem receber antibióticos. A duração do tratamento é controversa, variando entre 7 e 14 dias. Amoxicilina é a medicação de escolha; em pacientes alérgico a penicilina, macrolídeos (neste caso, administrar por 14 dias). Portanto, deve ser escolhido o antibiótico de menor espectro possível e tendo com alvo os patógenos com maior incidência (*Streptococcus pneumoniae, Haemophilus influenza* – 70% dos casos). Para pacientes com infecções de repetição com suspeita de resistência à penicilina, indivíduos com doença severa e/ou apresentando muitas comorbidades, devem ser escolhidos antimicrobianos de largo espectro de ação.

Para paciente com RSA pós-viral e indivíduos com RSA bacteriana com sintomas leves sem febre e sem dor facial intensa, mostra-se eficaz o uso de corticosteroides nasais como monoterapia. A dose e o tempo ainda são objetos de estudo, porém parece haver melhor benefício quando se usam estas medicações por 14 dias.

Já para pacientes com indícios de RSA bacteriana com sintomas severos, os corticosteroides por via oral (por 3-5 dias) podem ser usados para alívio de dores faciais, cefaleias e outros sintomas agudos, caso não haja restrição ao seu uso.

Lavagens nasais podem ser prescritas apenas para alívio sintomático.

◀ Tabela 30.2 – Sumário dos tratamentos com grau de recomendação e nível de evidência de RSA.

RSA geral	RSA viral presumida / RSA bacteriana não complicada
Corticoide Intranasal (Ib/A)	Leve (Sintomas < 5 dias ou melhora) Alívio dos sintomas: Descongestionantes (Ib/D), Lavagem com soro fisiológico (Ib/D) Analgésicos.
Corticosteroide oral (Redução de dor em casos severos - Ib/A)	
Antihistamínicos orais (pacientes "alérgicos" - Ib/B)	Moderada (Sintomas persistindo ou piora após 5° dia) Adicionar corticosteroides intranasal Sem melhora após 14 dias Reconsiderar diagnóstico Considerar cultura/imagem Prescrever antibiótico oral se indicado (Ib/a)
Descongestionantes (Ib/D)	
	Severa (Dor acentuada, febre >38° C) Adicionar antibióticos (Ia/A) e corticosteroides intranasal por 7-14 dias (Ib/A)

Não há estudos randomizados e controlados para confirmar a eficácia de fitoterápicos, acupuntura e homeopatia, apesar de serem comumente utilizados. Já para antagonistas de leucotrienos não há recomendações para o uso em RSA.

◀ Tabela 30.3 – Recomendações do uso de antibióticos na RSA bacterina para adultos

	Primeira Indicação	Se Alergia a Beta-lactâmicos (Falha de 20-25%)
RSA leve em adultos com necessidade do uso de ATB, sem uso prévio de antibiótico (4-6 semanas)	Amoxicilina Amoxicilina+ inibidor da beta-lactamase Cefalosporina 2ª geração	Trimetoprim-sulfametoxazol Doxiciclina Macrolídeos
RSA leve em adultos, com uso prévio (4-6 semanas) ou moderada/severa	Amoxicilina (alta dose) + inibidor da beta-lactamase Fluorquinolonas respiratórias Ceftriaxona (IV ou IM)	

◀ Tabela 30.4 – Posologia dos antibióticos para tratamento da RSA

Antibióticos	Dose
Amoxicilina	1,5- 4 g/dia a cada 8 ou 12h
Amoxicilina + Inibidor da Betalactamase	1,5- 4 g/ 250 mg/dia a cada 8 ou 12h

Cefalosporinas
  2ª geração
    Axetilcefuroxima
    Cefprozil
    Cefaclor
3ª geração
    Ceftriaxona
	
	500 mg-1 g/dia a cada 12h
	400-800 mg/dia a cada 12h
	250-500 mg de 8/8h
	
	1 g/dia / 5 dias a cada 24h

Macrolídeos
    Azitromicina
    Claritromicina
	500 mg/dia a cada 12 ou 24h

Sulfametaxasol-trimptoprima	1.600 mg + 320 mg/dia a cada 12h
Doxiciclina	200 mg/dia a cada 12h no 1º dia, após 100 mg a cada 24h

Quinolonas
    Levofloxacino
    Moxifloxacina
    Gemifloxacina
	
	500 mg/dia a cada 24 horas
	400 mg/dia a cada 24 horas
	320 mg/dia a cada 24 horas

Bibliografia consultada

1. A. K. Canadian guidelines for acute bacterial rhinosinusitis. Can Fam Physician. 2014;60:227-34.

2. Anselmo-Lima WT, Sakano E, Tamashiro E et al. Rhinosinusitis: evidence and experience. A summary. Braz J Otorhinolaryngol. 2014;81(1)PÁGINA.

3. Bachert C, Hörmann K, Mösges R. An update on the diagnosis and treatment of sinusitis and nasal polyposis. Allergy. 2003;(4):176-91.

4. Diretrizes Brasileiras de Rinossinusites. Rev Bras Otorrinolaringol. 1999;72(2)(suppl 0).

5. Fokkens W, Lund V, Bachert C, Clement P. European position paper on rhinosinusitis and nasal polyps. Rhinology. 2005;(Suppl 18):1-88.

6. Hauer AJ, Luiten EL, van Erp NF et al. No evidence for distinguishing bacterial from viral acute rhinosinusitis using fever and facial/dental pain: a systematic review of the evidence base. Otolaryngol Head Neck Surg. 2014;150(1):28-33.

7. Lee S, Woodbury K, Ferguson BJ. Use of nasopharyngeal culture to determine appropriateness of antibiotic therapy in acute bacterial rhinosinusitis. Int Forum Allergy Rhinol. 2013;3(4):272-5.

8. Meltzer EO, Hamilos DL. Rhinosinusitis diagnosis and management for the clinician: a synopsis of recent consensus guidelines. Mayo Clin Proc. 2011;86(5):427-43.

9. Rosenfeld RM, Andes D, Bhattacharyya N et al. Clinical practice guideline: adult sinusitis. Otolaryngol Head Neck Surg. 2007;137(Suppl 3):S1-31.

10. Van den Broek MFM, Gudden C, Kluijfhout WP et al. No evidence for distinguishing bacterial from viral acute rhinosinusitis using symptom duration and purulent rhinorrhea: a systematic review of the evidence base. Otolaryngol Head Neck Surg . 2014;150(4):533-7.

Rinossinusite em UTI 31

Rodrigo de Paiva Tangerina
Tatiana de Aguiar Vidigal
Renato Stefanini

A febre é um achado muito comum nos pacientes internados nas unidades de terapia intensiva (UTI) com prevalência que pode variar entre 26 e 70%, dependendo da população estudada e da definição de febre utilizada. Em relação à sua origem, pode ser infecciosa ou não infecciosa, com prevalências semelhantes para ambas.

As infecções mais frequentes nas UTIs são as pneumonias associadas à ventilação mecânica, as infecções relacionadas aos cateteres venosos e as infecções do trato urinário. A febre de origem indeterminada também é bastante comum nesses pacientes e estudos têm demonstrado que a rinossinusite é uma das principais causas. Recentemente, muitos centros estão incluindo nos seus protocolos de investigação de febre de origem indeterminada em UTI métodos para avaliar os seios paranasais.

O diagnóstico da rinossinusite como causa de febre de origem indeterminada na UTI é importante para evitar complicações como pneumonias, meningite e sepse, que podem evoluir para óbito.

Fisiopatologia

A fisiopatologia da rinossinusite nosocomial nos pacientes críticos internados na UTI parece ser multifatorial. Alguns fatores ou condições que possivelmente estão envolvidas na ocorrência da infecção são:

- *diminuição da permeabilidade nasal e obstrução do complexo ostiomeatal:* a presença de sondas nasogástricas ou nasotraqueais provoca um processo inflamatório, levando a edema e hipersecreção da mucosa nasal, além de poder causar compressão na região do meato médio, que leva à obstrução do complexo ostiomeatal. Outros fatores como pressão venosa central elevada, ventilação com pressão positiva e posição supina por período prolongado também estão associados à congestão nasal;

- *comprometimento dos mecanismos de defesa locais:* a obstrução e a congestão nasal comprometem a atividade mucociliar e diminuem a concentração de óxido nítrico. O óxido nítrico estimula o funcionamento mucociliar e a sua diminuição contribui ainda mais para o comprometimento da atividade mucociliar, além de provocar vasoconstrição nos vasos da mucosa e agregação plaquetária, prejudicando as funções de defesa da mucosa. Além disso, toxinas bacterianas podem alterar a integridade do tapete mucociliar e sua função;
- *desenvolvimento de patógenos:* a colonização da via aérea superior por bactérias do ambiente hospitalar e a adesão de bactérias aos tubos endonasais ou orotraqueais, levando à formação de biofilmes, contribuem para a infecção dos seios paranasais;
- *sepse e imunodepressão:* as doenças críticas associadas às comorbidades e à desnutrição implicam no comprometimento do sistema imunológico. A sepse leva à diminuição da produção de óxido nítrico e, consequentemente, ao comprometimento da atividade mucociliar e das defesas da mucosa, contribuindo para a ocorrência de infecção.

Diagnóstico

O diagnóstico de rinossinusite em pacientes de UTI representa um desafio para os otorrinolaringologistas, já que os pacientes são, em sua maior parte, imunodeprimidos, geralmente estão sedados e sem os sinais e sintomas clássicos da doença. O quadro clínico apresentado geralmente é inespecífico com febre e, na maioria das vezes, leucocitose.

Uma vez excluídos outros possíveis focos infecciosos, o diagnóstico será baseado na presença de sinais radiológicos na tomografia computadorizada dos seios paranasais (TCSP) e no isolamento do organismo através da cultura do material purulento obtido pela punção transnasal dos seios maxilar e/ou esfenoidal. Os principais fatores de risco para a ocorrência de rinossinusite na UTI são: ventilação mecânica, intubação nasal (nasotraqueal ou nasogástrica/nasoenteral), trauma craniofacial, posição supina por período prolongado, escala de coma de Glasgow ≤ 7.

A TCSP e a endoscopia nasal são os exames não invasivos mais importantes para a avaliação destes pacientes na UTI. Na TCSP visualiza-se: presença de nível hidroaéreo, presença de opacificação total do seio da face acometido ou o espessamento de mucosa maior do que 6 mm (Figura 31.1). O exame endoscópico nasal é considerado sugestivo de rinossinusite quando é observada a presença de secreção purulenta no meato médio ou recesso esfenoetmoidal (Figura 31.2). Apesar disso, Kountakis e cols. relatam que alterações tomográficas apresentam correlação de apenas 40,3% com o resultado da punção maxilar, sendo o nível hidroaéreo o achado tomográfico que apresenta melhor correlação.

É frequente o acúmulo de secreções nos seios paranasais de pacientes acamados, principalmente quando em ventilação mecânica, sem que haja realmente infecção associada, caracterizando uma situação chamada de "sinusite radiológica". Em consequência desta situação, não é recomendada a utilização da tomografia computadorizada como método exclusivo de diagnóstico da rinossinusite em UTI. Ainda no mesmo estudo de Kountakis e cols., os autores descrevem grande correlação (76,7%) entre a presença de secreção purulenta no meato médio com positividade da cultura obtida na punção maxilar.

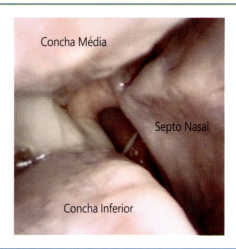

◀ **Figura 31.1** – Secreção purulenta no meato médio.

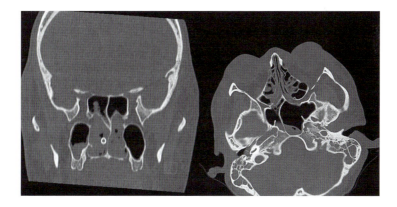

◀ **Figura 31.2** – Tomografia de paciente de UTI com sonda nasoenteral em fossa nasal direita e secreção nos seios maxilar D, etmoidais e esfenoidais.

A punção do seio maxilar é considerada o método diagnóstico padrão para identificar os agentes bacterianos causadores da rinossinusite em pacientes em UTI. Esta intervenção oferece a possibilidade de se confirmar o diagnóstico de rinossinusite, além de ser medida terapêutica com a aspiração e lavagem do seio. O estudo da secreção intrassinusal é realizado após a punção. Considera-se positiva a cultura com mais de 10^3 unidades formadoras de colônia por mililitro (UFC/mL). A punção maxilar perde importância quando a rinossinusite é exclusiva dos seios paranasais posteriores, onde se torna necessária a realização da punção do seio esfenoidal, procedimento que já foi descrito como seguro e possível de ser realizado no ambiente de UTI. O fluxograma para o diagnóstico da rinossinusite em UTI está representado na Figura 31.3.

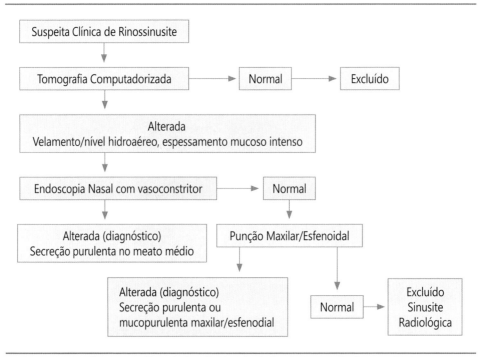

◀ Figura 31.3 – Fluxo para diagnóstico de sinusite infecciosa através da correlação entre tomografia, achado endoscópico nasal e punção sinusal.

Na tomografia computadorizada dos seios paranasais, os seios mais acometidos são os esfenoidais e maxilares, seguidos pelos etmoidais e frontais. Alguns autores descreveram correlação positiva entre a progressão da doença nasossinusal e o período de intubação, ou seja, quanto maior o período de ventilação mecânica, maior o número de seios paranasais acometidos.

Em estudo realizado na Universidade Federal de São Paulo (UNIFESP), a distribuição do acometimento dos seios paranasais na UTI está demonstrada na Tabela 31.1.

Capítulo 31 – Rinossinusite em UTI

◀ Tabela 31.1 – Distribuição dos pacientes de acordo com os seios paranasais acometidos (n = 29)

Seio Paranasal Afetado	Pacientes (n = 29)	Bilateralidade
Esfenoidal	27 (93,1%)	22 (81,5%)
Maxilar	24 (82,7%)	15 (62,5%)
Células etmoidais	21 (72,4%)	20 (95,2%)
Frontal	13 (44%)	11 (84,6%)

Microbiologia

A microbiologia da rinossinusite nosocomial em pacientes de UTI é bastante diversa. Predominam infecções multibacterianas, com duas e até três espécies concomitantes. A maioria dos trabalhos mostra prevalência de organismos aeróbios gram-positivos como *Staphylococcus aureus, Streptococcus pneumoniae, Enterococcus faecalis*, e também gram-negativos como *Pseudomonas aeruginosa, Acinetobacter baumanni, Proteus mirabilis* e outros. Le Moal mostrou alta incidência de organismos anaeróbios que estão presentes em até 60% dos casos, entre eles a *Prevotella sp, Fusobacterium nucleatum* e *Peptostreptococcus anaerobius*.

A punção do seio maxilar com coleta de secreção intrassinusal e estudo microbiológico além de antibiograma, é fundamental para conduzir o tratamento destes pacientes.

Em estudo conduzido na UTI da UNIFESP, a microbiota gram-negativa foi a mais encontrada com predomínio do germe *Pseudomonas aeruginosa* (29% nas punções), seguido de *Proteus mirabillis* (26%) e *Acinetobacter baumanni* (14%) e os índices de resistência bacteriana chegaram a 100%.

A coleta de secreção nasal através de *swab* mostrou ter pouco valor diagnóstico, com concordância de apenas 63% com a cultura de secreção aspirada por punção, podendo ser reservado para casos onde a punção for contraindicada.

Tratamento

Partindo-se do princípio que os pacientes internados em unidade de terapia intensiva que apresentam febre geralmente já estão em uso de antibioticoterapia de amplo espectro sem resolução do quadro, devemos tomar medidas que atuem mais diretamente no foco da infecção, ou seja, sobre as cavidades nasais e paranasais.

O funcionamento adequado da mucosa nasossinusal está fortemente relacionado à satisfatória ventilação e drenagem dos seios paranasais. O comprometimento do *clearance* nasossinusal leva a uma maior incidência de infecção e aumento dos índices de falha do tratamento.

O paciente em UTI está exposto a condições que levam ao aumento da congestão nasal devido ao engurgitamento venoso da mucosa nasal, aumento da pressão venosa central, decúbito dorsal prolongado e ventilação com pressão positiva.

Devemos ter em mente que a correção dessas condições facilitará a resolução do processo infeccioso nasossinussal, embora as condições clínicas do paciente nem sempre permitam mudanças nesse sentido. A elevação do decúbito para 30° quase sempre pode ser realizada.

A presença de corpos estranhos nas cavidades nasais como sondas nasogástricas/nasoenterais, tubo nasotraqueal ou tampões nasais contribui para a congestão nasal e obstrução dos óstios de drenagem dos seios, além de causar traumas na mucosa, tornando-a mais suscetível à adesão bacteriana e formação de biofilmes. Dessa forma, uma das medidas iniciais no tratamento desses pacientes compreende a remoção desses dispositivos das cavidades nasais. Ainda com o intuito de promover a redução da congestão da mucosa e do edema nas áreas próximas aos óstios de drenagem dos seios, o uso de lavagem nasal exaustiva com solução salina e aplicação de vasoconstritores nasais tópicos também deve ser indicado como medida inicial. A aspiração constante das cavidades nasais pode ser recomendada para se evitar o acúmulo de secreção, porém deve ser realizada de forma cuidadosa para não traumatizar a mucosa.

Se após o período de 48 a 72 horas das medidas iniciais o paciente não apresentar melhora da febre, pode-se realizar punção do seio maxilar e/ou esfenoidal para fins diagnóstico e terapêutico. Para acessar o seio maxilar, optamos em nosso serviço pela técnica da punção transnasal via meato inferior. O procedimento pode ser realizado no próprio leito da unidade de terapia intensiva sob anestesia local e sedação, não havendo necessidade de transporte do paciente ao centro cirúrgico.

A punção é realizada por meio de trocarte curvo (Figura 31.4) o qual, após a redução volumétrica da concha nasal inferior por meio de solução com vasoconstritor, é inserido no seio maxilar através da região anterior da parede nasal lateral no meato inferior, lateralmente à concha inferior (Figura 31.5). Através do trocarte é realizada a aspiração da secreção contida no seio maxilar, a qual é enviada para cultura e antibiograma.

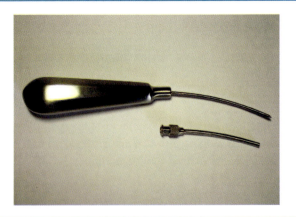

◀ **Figura 31.4** – Trocater curvo.

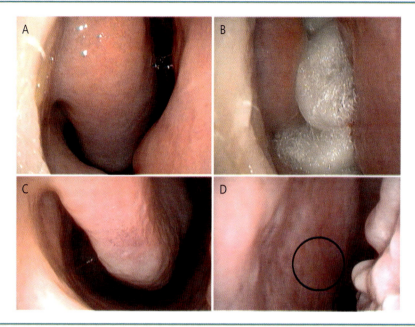

◀ **Figura 32.5.** A – cavidade nasal direita, B – Aplicação de vasoconstritor tópico, C – Concha inferior após vasoconstrição, D – meato inferior e local da punção (circulo).

A punção do seio esfenoidal também pode ser realizada na UTI sob visão endoscópica, utilizando endoscópio rígido de 4 mm e 0° e sistema de vídeo. Acessando a região do recesso esfenoetmoidal, localiza-se o óstio natural do seio esfenoidal e introduz-se um aspirador delicado para a realização da aspiração da secreção e lavagem do seio. Uma vez que os patógenos relacionados à rinossinusite nosocomial são diferentes dos encontrados nas rinossinusites comunitárias e esses pacientes já vêm recebendo antibióticos com persistência da febre, a possibilidade de identificação desses microrganismos e realização do antibiograma é ferramenta muito útil na orientação da antibioticoterapia. A remoção da secreção infectada coletada no seio maxilar por meio da lavagem através do trocarte tem também importante papel terapêutico, o que leva à resolução do quadro em cerca de 70% dos pacientes. A febre tende a melhorar em cerca de 48 a 72 horas, porém há relatos de melhora apenas após o quinto dia do procedimento.

Em caso de falha dessas medidas, é indicada a abordagem cirúrgica desses pacientes, se as condições clínicas e hematológicas assim o permitirem. O procedimento deve ser realizado em centro cirúrgico e visa a ampla abertura de todos os seios paranasais acometidos. O acometimento dos seios pode ser determinado pelos achados da tomografia computadorizada prévia ou pela própria observação intraoperatória. Ressalva se faz ao seio frontal que, além de ser o menos frequentemente acometido, pode apresentar resolução do processo infeccioso apenas com a abertura das células etmoidais. A cirurgia permite ainda, mais uma vez, a coleta de secreções e também a realização de biópsia de fragmentos de mucosa nasossinusal, que podem ser encaminhados para nova cultura e antibiograma.

A grande maioria dos pacientes apresentará resolução do quadro com esses procedimentos e espera-se melhora da febre em cerca de 72 horas. É importante ressaltar que o tempo de observação entre cada procedimento (medidas gerais iniciais, punção e cirurgia) deve ser individualizado para cada paciente segundo suas condições clínicas e doenças de base. A Figura 31.6 demonstra o fluxo do tratamento dos pacientes com sinusite na UTI. A ausência de melhora depois de toda sequência de procedimentos apresentados implica em reavaliação abrangente do caso.

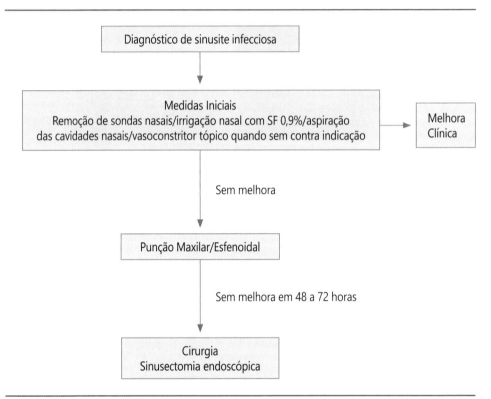

◀ Figura 32.6. Fluxo para tratamento da sinusopatia infecciosa na UTI.

Bibliografia consultada

1. Kountakis SE, Burke L, Rafie JJ, Bassichis B, Stiernberg CM. Sinusitis in the intensive care unit patient. Otolaryngol Head Neck Surg. 1997;117:362-6.
2. Mendes Neto JA, Guerreiro VM, Hirai ER, Kosugi EM, Santos RP, Gregório LC. The role of maxillary sinus puncture on the diagnosis and treatment of patients with hospital--acquired rhinosinusitis. Braz J Otorhinolaryngol. 2012;78(4):35-41.
3. Padua FGM, Bezerra TFP, Voegels RL, Bento RF. The efficacy of functional endoscopic sinus surgery in the evolution of fever of unknown origin in ICU patients. Acta Oto-Laryngologica. 2011;131:166-72.

4. Rehman T, de Boisblanc BP. Persistent fever in the ICU. Chest; 2014;145(1):158-65.

5. Riga M, Danielidis V, Pneumatikos I. Rhinosinusitis in the intensive care unit patients: a review of the possible underlying mechanisms and proposals for the investigation of their potential role in functional treatment interventions. J Crit Care. 2010;25(1):171.e9-14.

6. Stefanini R, Vieira FMJ, Tangerina RP. Rinossinusites em UTI. In: Ganança FF, Pontes P. Manual de Otorrinolaringologia e Cirurgia de Cabeça e Pescoço. Barueri: Manole; 2011. p. 751-60.

7. Vieira FMJ, Silva RN, Stefanini Ret al. Safety of sphenoid aspiration for diagnosis and tratment of intensive care unit rhinosinusitis. Am J Rhinol Allergy. 2010;24:389-91.

Rinoliquorreia 32

Rodrigo de Paula Santos
Élcio Roldan Hirai
Camila Atallah Pontes da Silva

Introdução

Rinoliquorreia é definida como o extravazamento de líquido cefalorraquidiano (LCR) através da cavidade nasal. Ocorre normalmente devido a fístula liquórica rinogênica (FLR), em que há rompimento da dura-máter comunicando as fossas nasais ou os seios paranasais ao espaço subaracnóideo e à base do crânio. É possível ainda o extravasamento de liquor através da cavidade nasal em fístulas não rinogênicas (fístulas paradoxais).

As fístulas liquóricas podem ser classificadas, conforme sua etiologia, em traumáticas e não traumáticas, o que determina grande variação em relação à conduta terapêutica. As fístulas traumáticas são ainda divididas em dois grupos: as iatrogênicas e as causadas por trauma craniofacial. As não traumáticas são subdivididas em fístulas de alta pressão e de pressão normal.

Fístulas liquóricas rinogênicas traumáticas

São as de maior ocorrência (80% dos casos), podendo suceder traumatismos cranianos ou cirurgias destinadas ao tratamento de várias doenças inflamatórias ou tumorais da base anterior do crânio. Localizam-se mais frequentemente na placa cribriforme e no teto dos seios etmoidais anteriores, pois o osso nessa área é mais fino e a dura-máter, mais aderida. Nesta região, mais especificamente na lamela lateral da lâmina crivosa, no ponto em que a artéria etmoidal anterior a atravessa e atinge a fossa anterior, está o ponto de menor resistência da base anterior do crânio. A espessura do osso neste ponto pode chegar a apenas 0,05 mm, dez vezes mais fino que o teto etmoidal, portanto muito sujeito a fraturas, seja por traumas craniofaciais ou lesões iatrogênicas durante etmoidectomias. As fístulas traumáticas podem evoluir com fechamento espontâneo. As que permanecem ativas devem ser tratadas cirurgicamente.

Atualmente, a cirurgia endoscópica endonasal utilizada para o tratamento das mais diversas doenças inflamatórias e tumorais dessa região, é responsável pela elevação das taxas de fístula liquórica nasal. Sejam planejadas, como na ressecção de tumores da base do crânio, ou iatrogênicas, como quando causadas inadvertidamente numa etmoidectomia para o tratamento de uma polipose nasal.

Evidentemente, em situações de fístulas iatrogências, nas quais o defeito tenha sido percebido durante a realização de cirurgias endonasais, é indicado o fechamento cirúrgico imediato através das técnicas que serão descritas neste capítulo. O não reconhecimento e fechamento imediato da fístula implica em risco de potenciais complicações graves, como meningite ou pneumocéfalo, entre outras.

Fístulas liquóricas rinogênicas não traumáticas

As fístulas não traumáticas correspondem à minoria dos casos e podem ser subdivididas em fístulas de alta pressão (associadas a tumores, hidrocefalia, hipertensão intracraniana benigna, entre outros) e fístulas de pressão normal (associadas a defeitos congênitos, erosões ósseas por infecções, ou de causas desconhecidas). A fístula liquórica espontânea é mais frequente em mulheres obesas por volta dos 40 anos de idade.

Fístulas liquóricas rinogênicas paradoxais

Secundárias a comprometimentos no osso temporal, como trauma ou malformações. O extravasamento de liquor para a cavidade nasal ocorre através da tuba auditiva, promovendo quadro de rinoliquorreia (Tabela 32.1).

◀ Tabela 32.1 – Classificação das fístulas liquóricas

Traumáticas	Não Traumáticas (espontâneas)
Acidentais	Alta pressão (tumores, hidrocefalia, hipertensão intracraniana benigna)
Cirúrgicas (iatrogênicas ou planejadas)	Pressão normal (defeitos congênitos, erosões ósseas, causas desconhecidas)

Quadro clínico

O paciente apresenta tipicamente rinorreia aquosa, frequentemente descrita na literatura como "água de rocha", geralmente unilateral, constante ou intermitente. A secreção normalmente é descrita pelo paciente como apresentando gosto adocicado. Pode haver acúmulo de liquor nos seios paranasais, determinando drenagem repentina provocada por posições cefálicas específicas (Quadro 32.1).

◀ Quadro 32.1 – Quadro clínico do paciente com rinoliquorreia

Quadro Clínico do Paciente com Rinoliquorreia
Rinorreia hialina unilateral
Cefaleia
Episódios de meningite
Antecedente de trauma cranioencefálico ou cirurgia nasossinusal/base de crânio

Em alguns pacientes, pode haver antecedentes de meningites de repetição e cefaleia crônica, devendo levantar a suspeita de fístula mesmo na ausência de rinorreia. Devido à sua elevada morbimortalidade, a fístula liquórica deve ser prontamente identificada e tratada.

Diagnóstico

O diagnóstico de FLR é feito através de história clínica, exame otorrinolaringológico e neurológico completos, testes laboratoriais e exames radiológicos.

O sinal do duplo halo ou pesquisa do sinal do duplo anel pode ser realizado em casos de trauma. A secreção nasal (geralmente sangue, nesses casos) é colhida em papel de filtro, sendo que o anel externo representaria o liquor e o interno, o sangue.

A dosagem de glicose na secreção nasal pode ser realizada e quando acima de 30 mg/dL ou de 2/3 da glicemia sanguínea sugere a presença de fístula. Os papéis do tipo glicofita não são confiáveis e não devem ser utilizados, pois estudos mostram resultados de até 75% de falso-positivos devido à presença de substâncias redutoras de glicose na lágrima natural.

O exame laboratorial padrão-ouro é a dosagem da proteína $beta_2$-transferrina. Trata-se de proteína encontrada apenas no liquor, na perilinfa e no humor vítreo. Sua identificação na secreção nasal é altamente sugestiva de FLR. Resultados falso-positivos podem ocorrer em pacientes com doença hepática crônica e erros inatos do metabolismo glicoproteico. Entretanto, este exame é realizado em poucos laboratórios no Brasil, sendo que na maioria deles há demora na divulgação do resultado. É possível a coleta direta do líquido a ser analisado, ou ainda sua coleta indireta através de materiais com alto poder de absorção (Merocel) que podem ser centrifugados para análise.

Os exames acima mencionados visam a confirmar o diagnóstico de fístula liquórica. No entanto, a grande dificuldade no diagnóstico e planejamento do tratamento das fístulas é a identificação precisa de seu local de origem. Exames de imagem como a tomografia computadorizada, cisternotomografia e ressonância magnética são muito úteis na busca da localização, especialmente a RNM com imagens ponderadas em T-2, nas quais o liquor apresenta sinal hiperintenso. Tais exames têm a vantagem de ser pouco invasivos, no entanto, nenhum deles oferece 100% de acurácia no topodiagnóstico da FLR.

A fluoresceína sódica intratecal administrada no espaço subaracnóideo é de grande auxílio na localização da fístula por visualização direta do sítio fistuloso corado em amarelo-esverdeado. Dilui-se fluoresceína sódica estéril a 5% para uso endovenoso em 10 mL de água destilada, na dose de 0,1 mL de fluoresceína para cada 10 kg de peso do paciente, num máximo de 1 mL. Tal injeção pode ser realizada através de punção lombar e o paciente pode ficar sentado ou deitado com a cabeceira elevada. Observa-se vantagem importante com o uso da solução hipodensa quanto à diminuição do tempo total do procedimento, uma vez que este método permite a colocação imediata do paciente em posição cirúrgica após a aplicação por punção lombar.

É possível ainda diluir a fluoresceína no próprio liquor ou em soro fisiológico a 0,9%. Nesse caso, o paciente deverá permanecer em posição de Trendelenburg até que a solução hiperdensa alcance a cavidade nasal, o que pode levar horas. Em nosso país, a fluoresceína sódica é frequentemente encontrada em preparação a 20% e deve-se corrigir o preparo de forma a não ultrapassar a dose máxima recomendada. Os colírios oftalmológicos de fluoresceína não devem ser utilizados, pelo potencial de irritação meníngea.

Este método pode ser usado clinicamente como teste diagnóstico e no intraoperatório, situação na qual facilita sobremaneira a identificação da fístula por meio da observação endoscópica da drenagem de líquido corado através do sítio fistuloso. É possível utilizar-se de algumas técnicas para aumento da sensibilidade do método, como o uso do filtro de luz azul na fonte de luz e colocação de cotonoides nos locais de maior prevalência de fístulas. Stammberger e cols. relatam série de 69 pacientes em que a fluoresceína sódica a 5% intratecal foi utilizada para localização intraoperatória do sítio da fístula liquórica. Nenhum caso de complicação foi observado, demonstrando a segurança deste método. Apesar disso, Schick e cols. recomendam utilização da endoscopia nasal com fluoresceína intratecal no pré-operatório apenas após a falha de métodos de imagem menos invasivos como TC de alta resolução e RNM.

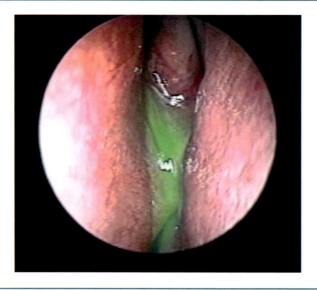

Figura 32.1 – Endoscopia nasal demonstrando o estravazamento de fluoresceína.

Tratamento

O tratamento da FLR é multidisciplinar e a avaliação clínica e radiológica inicial do paciente é determinante para a condução do caso. Defeitos ósseos pequenos com baixo débito de LCR são candidatos ao tratamento clínico inicial, enquanto pacientes com defeitos ósseos maiores e fístulas de alto débito são candidatos ao tratamento cirúrgico precoce.

Clinico

O tratamento clínico da FLR consiste no controle da pressão liquórica. São indicadas medidas posturais (cabeceira elevada a 30 graus), repouso no leito, uso de dieta laxativa, evitar manobra de Valsalva e assoar o nariz. O tratamento medicamentoso pode ser feito com drogas como manitol, corticoides e diuréticos como a acetazolamida, que diminui a produção liquórica em 48%. O uso de antibioticoterapia profilática não é recomendado. Tais medidas são utilizadas como tratamento inicial em casos de fistulas pós-traumáticas.

Quando essas medidas não são eficazes, o uso de dreno lombar pode ser indicado. Tal procedimento diminui eficientemente a pressão intracraniana e apresenta taxas de sucesso descritas entre 84 e 94%. Entretanto, o uso da derivação lombar possui risco de meningite, cefaleia severa e pneumocéfalo. Pacientes que não respondem ao dreno lombar são candidatos ao tratamento cirúrgico.

Cirúrgico

As fístulas traumáticas persistentes (os casos acompanhados de meningites de repetição) e as fístulas não traumáticas devem ser tratadas cirurgicamente.

As opções de tratamento cirúrgico são: derivações liquóricas (nos casos de hidrocefalia), abordagem por craniotomia e abordagem endonasal. Derivações e abordagens intracranianas apresentam morbidade elevada quando comparadas à abordagem endonasal, incluindo altas taxas de infecção, recidiva fistulosa e anosmia. Indica-se a abordagem intracraniana nos casos de doenças associadas que necessitem de craniotomia para o seu tratamento (tumores, hematomas intracranianos, entre outros).

O reparo endonasal com a utilização de endoscópios rígidos angulados permite ótima iluminação e a possibilidade de examinar e operar recessos das cavidades nasais dificilmente acessíveis por outras técnicas, além de ser uma abordagem menos invasiva e com alta taxa de sucesso em uma única intervenção. Schick e cols. relatam sucesso no fechamento de lesões frontobasais da dura-máter de 94,9% na primeira intervenção cirúrgica por acesso endonasal.

A correção do defeito pode ser obtida através da colocação de diversos materiais, isoladamente ou em associação, que proporcionem sua oclusão: mucoperiósteo de concha média ou inferior, fáscia *lata*, fáscia temporal, gordura, cartilagem septal, Surgicel®, selantes de fibrina, retalhos pediculados. O retalho pediculado nasosseptal, descrito em 2006 por Hadad-Bassagasteguy, mudou o prognóstico das fístulas associadas a grandes defeitos ósseos na base do crânio. É de fácil confecção e utiliza mucopericôndrio e mucoperiósteo do septo nasal, com pedículo nutrido pela artéria septal, ramo da esfenopalatina. Reduziu drasticamente os índices de fístula liquórica relacionada à ressecção de tumores da base do crânio.

Em nosso serviço, em fístula traumática ou iatrogênica com pequeno defeito ósseo, optamos pelo fechamento através de multicamadas utilizando enxertos livres e materiais absorvíveis como Surgicel® e selantes de fibrina. Para defeitos maiores ou em cirurgias eletivas de base de crânio optamos pela confecção do retalho nasosseptal, seguido pela colocação de selante de fibrina, Surgicel® e Gelfoam®. Nesses casos, habitualmente posicionamos uma sonda de Folley número 14 sobre o retalho durante 5 dias.

No pós-operatório, o paciente deve ser orientado a manter repouso absoluto no período dos primeiros 3 a 5 dias, passando então a repouso relativo. Em alguns casos pode ser necessária a derivação liquórica temporária ou definitiva, com o intuito de diminuir a pressão do LCR, especialmente nas fístulas não traumáticas recidivadas.

A complicação mais frequente é a meningite. Seu risco varia com a etiologia: menor risco em fístulas espontâneas, risco intermediário (5%-10%) nas pós-traumáticas e o risco alto em cirurgias de sinusite (cerca de 50%). Todo paciente com febre e cefaleia pós-operatória deve ser avaliado quanto à possibilidade de meningite.

De maior gravidade, porém raras em correções endonasais, são as hemorragias intracranianas por sangramentos da mucosa ou de vasos da dura-máter. O risco desse tipo de sangramento é aumentado nas encefaloceles. Pneumoencéfalo e abscessos também podem se apresentar como complicações. Anosmia está presente principalmente na abordagem intracraniana. Os procedimentos endoscópicos podem ainda apresentar complicações locais de menor gravidade, como sangramentos nasais e sinéquias.

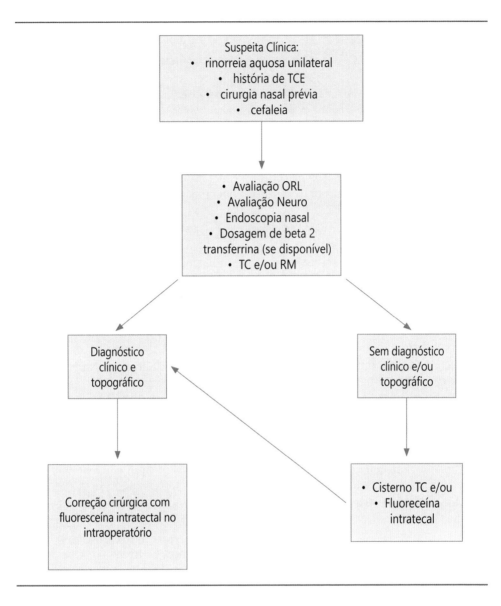

Bibliografia consultada

1. Burns JA, Dodson EE, Gross CW. Transnasal endoscopic repair of cranionasal fistulae: a refined technique with long-term follow-up. Laryngoscope. 1996;106:1080-4.
2. Calcaterra TC. Diagnosis and management of ethmoid cerebrospinal rhinorrhea. Otolaryngol Clin North Am. 1985;18:99-105.
3. Colquhoun IR. CT cisternography in the investigation of cerebrospinal fluid rhinorrhea. Clin Radiol. 1993;47:403-8.
4. Dandy WE. Pneumatocephalus (intracranial pneumatocele por aerocele). Arch Surg. 1926;12:949-982.

5. Dohlmann G. Idiopathic cerebro-spinal rhinorrhea: case operated by rhinologic methods. Acta Otolaryngol. 1948;67:20-23.

6. Eljamel MS, Pidgeon CN. Localization of inactive cerebrospinal fluid fistulas. J neurosurg. 1995;83:795-8.

7. Guimarães R, Becker H. A new technique for the use of intrathecal fluorescein in the repair of cerebrospinal fluid rhinorrhea using a hypodense diluent. Rev Laryngol Otol Rhinol. 2001;122(3):195-200.

8. Herrera A, Caicedo E. Endoscopic Repair of Cerebrospinal Fluid Rhinorrhea. In: Stamm AC, Draf W. Microendoscopic Surgery of the Paranasal Sinuses and the Skull Base. Berlim: Springer Verlag; 2000. p 465-79.

9. Hirsch O. Successful closure of cerebrospinal fluid rhinorrhea by endonasal surgery. Arch Otolaryngol. 1952;56:1-12.

10. Jones DT, Moore GF. Evaluation and management of cerebrospinal fistulas: a logical approach. Otolaryngol Head Neck Surg. 1987.

11. Kainz J, Stammberger H. The roof of the anterior ethmoid: a place of least resistance in the skull base. Am J Rhinol. 1991;3:191-200.

12. Kirchner FR, Proud GO. Method for identification and localization of cerebrospinal fluid rhinorrhea and otorrhea. Laryngoscope. 1960;70:921-31.

13. Lanza DC, O'Brien DA, Kennedy DW. Endoscopic repair of cerebrospinal fluid fistulae and encephaloceles. Laryngoscope. 1996;106:1119-25.

14. Lehrer J, Deutsch H. Intranasal surgery for cerebrospinal fluid rhinorrhea. Mt Sinai J Med. 1970;37:133-8.

15. Manelfe C, Cellerier P, Sobel D, Prevost C, Bonafe A. Cerebrospinal fluid rhinorrhea: evolution with metrizamide cisternography. AJR- Am J Roentgenol. 1982;138:471-6.

16. Mattox BE Kennedy DW. Endoscopic management of cerebrospinal fluid leaks and cephaloceles.Laryngoscope. 1990;100:857-62.

17. McCormack B, Cooper P, Persky M, Rothstein S. Extracranial repair of cerebrospinal fluid fistulas: technique and results in 37 patients. J Neurosurg. 1990;27:412-7.

18. Messerklinger W. Nasendoscopie: Nachweis, Lokalisation und Differentialdiagnose der nasalen Liquorrhoe. HNO. 1972;20:268-70.

19. Papay FA, Benninger MS, Levine HL, Laverto P. Transnasal transseptal endoscopic repair of sphenoidal cerebral spinal fluid fistula. Otolaryngology-Head and Neck Surgery. 1989;101(5):595-7.

20. Pappas DG, Hammerschlag PE, Hammerschlag M. Cerebrospinal fluid rhinorrhea and recurrent meningitis. Clinical Infectious Deseases. 1993;17:364-8.

21. Park JL, Strelzow VV, Friedman. Current management of cerebrospinal fluid rhinorrhea. Laryngoscope. 1983;93:1294-300.

22. Persky M, Rothstein S, Breda SD, Cohen NL, Cooper P, Ransohoff J. Extracranial repair of cerebrospinal fluid otorhinorrhea. Laryngoscope. 1991;101:134-6.

23. Porter MJ, Brookes GB, Zeman ZJ, Kier G. Use of protein eletrophoresis in the diagnosis of cerebrospinal fluid rhinorrhea. J Laryngol Otol. 1992;106:504-6.

24. Prere J, Puech JL, Deroover N, Arrue P, Tremoulet M, Manelfe C. Rhinorrhea and meningitis due to pos-traumatic osteo-meningeal defects in the anterior cranial fossa; diagnosis with water-soluble CT cisternography. J Neuroradiol. 1986;13(4):278-85.

25. Ryall RG, Peacock MK, Simpson DA. Usefulness of beta2- transferrin assay in the detection of cerebrospinal fluid leaks following head injury. J Neurosurg. 1992;77:737-9.

26. Settipane GA. Systemic deseases associated with nasal symptoms. Am J Rhinol. 1987;1:33-44.

27. Stammberger H, Greistorfer K, Wolf G, Luxenberger W. Surgical occlusion of cerebrospinal fistulas of the anterior skull base using intrathecal sodium fluorescein. Laryngorhinoottlogie. 1997;76(10):595-607.

28. Thompson S. The cerebro-spinal fluid: its idiopathic escape from the nose. London: Cassel; 1899. p. 8.

29. Thompson S, Negus VE. Diseases of the nose and throat. 5th ed. New York: Appleton-Century-Crafts; s.d.p. p 104.

30. Voegels RL, Santoro PP, Medeiros IRT, Butugan O. O uso da fluoresceína no tratamento endoscópico das fístulas liquóricas rinogênicas. Rev Bras Otorrinolaringol. 1999;65(4):326-31.

31. Wigand ME. Endoscopic surgery of the paranasal sinuses and anterior skull base. New York: Thieme; 1990. p. 128.

32. Yessenow RS, McCabe BF. The osteo-mucoperiosteal flap in repair of cerebrospinal rhinorrhea: a 20-year experience. Otolaryngol Head Neck Surg. 1989;101:555-8.

Complicações das Rinossinusites

33

Eduardo Macoto Kosugi
Vitor Guo Chen

Introdução

Complicações das rinossinusites são eventos potencialmente graves e fatais decorrentes da extensão extrassinusal da infecção. Geralmente, são decorrentes de infecções agudas, mas a rinossinusite crônica também pode evoluir com complicações.

Epidemiologia

São eventos raros. Estima-se que ocorra uma complicação a cada 32.000 casos de rinossinusites em adultos e uma complicação a cada 12.000 casos em crianças, com incidência de 2,5 a 4,3 casos por milhão de habitantes/ano.

Sua sazonalidade é muito parecida com a da rinossinusite aguda (RSA). No período de 2010–2013, 70 casos de complicações de rinossinusite foram atendidos no Pronto-Socorro de Otorrinolaringologia do Hospital São Paulo, sendo que 43,5% dos eventos ocorreram em apenas 4 meses (abril a julho).

Há claro predomínio masculino. Em nossa casuística, 60% dos pacientes eram masculinos, mas essa preponderância pode chegar a 3:1. Não se sabe o motivo desta discrepância. Há também claro predomínio em crianças. Cerca de 1/3 de nossos casos ocorreram em crianças até 5 anos de idade e quase 2/3 desses pacientes tinham até 15 anos. (Figura 33.1). Alguns fatores poderiam explicar esta ocorrência: crianças pequenas podem não possuir seu sistema imunológico totalmente competente, o que poderia favorecer a evolução desfavorável. As barreiras ósseas também são mais frágeis, como a lâmina papirácea, nesta faixa etária. Além disso, devido ao aumento da pneumatização dos seios, há um claro aumento da vascularização, o que também favorece a disseminação da infecção.

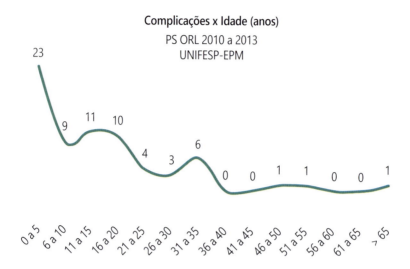

◀ **Figura 33.1** – Distribuição das complicações em faixas etárias. Note claro predomínio dos casos nas menores faixas etárias.

Classificação

As complicações das rinossinusites podem ser divididas em três tipos, a depender do local da extensão extrassinusal:

1. orbitárias;
2. intracranianas;
3. ósseas.

As complicações orbitárias são as mais comuns. Estima-se que entre 60 e 75% dos casos de complicações das rinossinusites são orbitárias, com 15 a 20% dos casos sendo intracranianos. As complicações ósseas das rinossinusites são as mais raras, correspondendo de 5 a 10% dos casos. No período 2010–2013, as complicações orbitárias representaram 87% do total de complicações de rinossinusite no Pronto-Socorro de Otorrinolaringologia do Hospital São Paulo.

Diagnóstico

Apesar de raras, é fundamental que o médico tenha em mente a possibilidade de ocorrerem complicações na evolução da rinossinusite. Principalmente porque, apesar de a complicação ser consequência da rinossinusite, nem sempre a história de rinossinusite é óbvia. Em geral, o paciente acaba procurando atendimento devido ao sintoma da complicação, cabendo ao médico, interrogar e investigar uma possível rinossinusite de base. Existem alguns sinais e sintomas que devem ser considerados alarmes para complicações de rinossinusites. Esses podem ser vistos no Quadro 33.1.

Capítulo 33 – Complicações das Rinossinusites

❮ Quadro 33.1 – Sintomas e sinais de alarme para complicações de rinossinusite

- Edema ou hiperemia periorbitária
- Proptose
- Diplopia
- Oftalmoplegia
- Diminuição da acuidade visual
- Cefaleia frontal uni ou bilateral intensa
- Edema em fronte
- Sinais de meningite
- Sinais neurológicos
- Diminuição do nível de consciência

Os exames de imagem não são recomendados para o diagnóstico de rinossinusite aguda e não devem ser realizados rotineiramente. Por outro lado, na suspeita de complicação de rinossinusite, a investigação com exames de imagem é mandatória. Os exames de imagem são importantes para a confirmação da complicação e, principalmente, para avaliação da extensão e gravidade da doença.

O exame de imagem de escolha para suspeitas de complicações das rinossinusites deve ser a tomografia computadorizada (TC) de seios paranasais e crânio com contraste. A utilização de contraste é fundamental para a correta análise das partes moles, diferenciando adequadamente tecidos com edema e flegmão das coleções. A ressonância magnética (RM) é alternativa válida à TC, já que também é bastante eficaz na avaliação de partes moles. Por outro lado, seu maior custo, maior tempo para execução do exame e incapacidade de avaliar a arquitetura óssea dos seios faz com que a TC ainda seja mais vantajosa na avaliação das complicações das rinossinusites.

Complicações orbitárias

Os seios paranasais estão em contato direto com a órbita, portanto, processos infecciosos sinusais podem se disseminar para estruturas no seu interior de duas maneiras: por passagem direta dos microrganismos dos seios acometidos para a órbita através de deiscências na lâmina papirácea ou por disseminação retrógrada através das veias orbitárias. As complicações orbitárias das rinossinusites são mais comumente associadas às infecções dos seios etmoidais e maxilares, com menor incidência de rinossinusites frontais ou esfenoidais. Os principais patógenos são o *Streptococcus pneumoniae* em adultos e o *Haemophilus influenzae*, seguido pelo pneumococo em crianças.

Normalmente, as complicações orbitárias tendem a acometer pacientes mais jovens do que as intracranianas. Em nossa casuística, a média das idades dos pacientes com complicações orbitárias é de 13,5 anos, enquanto as complicações intracranianas apresentam média de 20,2 anos.

Diagnóstico

A história e o exame físico são fundamentais para o diagnóstico precoce e tratamento adequado. Alguns autores mencionam que as complicações orbitárias costumam ocorrer até 5 dias do início da rinossinusite. Em nosso serviço, aferimos que as complicações orbitárias ocorrem, em média, após 6,8 dias de história (mediana 5 dias).

O quadro costuma se iniciar com edema palpebral, eritema e dor orbital súbitos, que evolui para proptose, quemose e dor à movimentação ocular. Os quadros mais graves e dramáticos envolvem oftalmoparesia e redução da acuidade visual. Importante recordar que, em crianças, a complicação orbitária pode ser indolor, portanto, a presença dos outros sinais deve ser prontamente investigada.

Diante desta suspeita, a TC de seios paranasais (ou de órbitas) com contraste deve ser realizada (Figura 33.2).

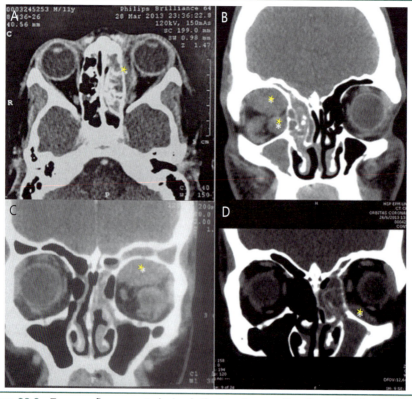

Figura 33.2 – Tomografia computadorizada ilustrando complicações orbitárias. A. Abscesso subperiosteal medial esquerdo (*). B. Dois abscessos subperiosteais simultâneos na mesma órbita, um superior e outro medial (*). C. Abscesso subperiosteal superior (*). Repare a contiguidade do abscesso com o seio frontal, provável causador do abscesso. D. Abscesso subperiosteal inferior (*). Observe o seio maxilar acometido, provável causa deste abscesso.

Classificação

Existem diversas classificações para as complicações orbitárias das rinossinusites. Cada classificação tem seus prós e contras, com o intuito de sistematizar o diagnóstico e padronizar o tratamento.

Os principais sistemas de classificação promovem divisões baseadas em conceitos anatômicos (pré ou pós-septal, subperiosteal ou intraconal, por exemplo) e quanto à afecção (celulite ou abscesso, trombose). Uma categorização bastante clássica diz respeito à localização da infecção quanto ao septo orbital. O septo orbital é uma continuidade do periósteo das estruturas ósseas da órbita e periórbita, separando a cavidade orbitária propriamente dita das pálpebras superior e inferior. Infecções que atingem estruturas pós-septais tendem a ser mais graves, já que possibilitam complicações com maior morbidade.

A classificação mais antiga e com boa aceitação é a de Chandler, publicada em 1970. Interessante observar que a classificação de Chandler não foi baseada em TC, mas em sintomas e sinais clínicos. A classificação de Chandler pode ser vista na Tabela 33.1 e na Figura 33.3.

◀ Tabela 33.1 – Classificação de Chandler das complicações orbitárias das rinossinusites

Classificação de Chandler	
• Grupo 1	• Edema inflamatório
• Grupo 2	• Celulite orbitária
• Grupo 3	• Abscesso subperiosteal
• Grupo 4	• Abscesso orbitário
• Grupo 5	• Trombose de seio cavernoso

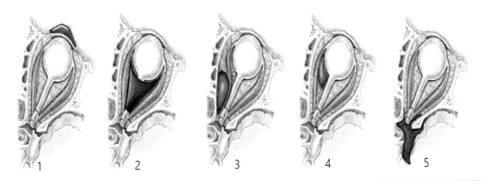

◀ Figura 33.3 – Classificação de Chandler.

◀ Grupo 1 – edema inflamatório

Complicação orbitária mais frequente; apresenta hiperemia e edema palpebral com calor local e ocasionalmente dor. Sintomas sistêmicos como prostração, mal-

-estar e febre podem estar presentes. Sem limitação da mobilidade extrínseca ocular ou diminuição da acuidade visual.

◀ Grupo 2 – celulite orbitária

Há o comprometimento difuso do cone orbitário, invasão de tecido adiposo por células inflamatórias e bactérias, porém sem a formação de abscesso. Além dos sintomas anteriores, o paciente irá apresentar hiperemia e edema conjuntival com proptose. A mobilidade ocular pode estar comprometida.

◀ Grupo 3 – abscesso subperiosteal

Abscesso formado entre a lâmina papirácea e a periórbita (septo fibroso que envolve o conteúdo orbitário). A proptose se torna mais acentuada com deslocamento inferolateral do olho, restrição e dor à movimentação ocular.

◀ Grupo 4 – abscesso orbitário

Abscesso formado dentro do cone orbitário. É a complicação orbitária mais grave, podendo levar à amaurose em questão de horas. O paciente evolui com proptose acentuada, restrição e dor à movimentação ocular, podendo ocorrer alteração da acuidade visual e do reflexo pupilar.

◀ Grupo 5 – trombose do seio cavernoso

Ocorre pela disseminação do processo infeccioso através das vias orbitárias para o seio cavernoso. Seu principal agente etiológico é o *Staphylococcus aureus*. Pode ocorrer o acometimento dos seguintes pares cranianos: III, IV, V e VI. Na fundoscopia pode ser observada a ingurgitação das veias da retina.

A classificação de Chandler tem como grande vantagem promover estadiamento baseado em critérios clínicos, portanto, o médico pode ter uma ideia da extensão da doença considerando apenas sintomas e sinais. Além disso, a classificação de Chandler permite uma segmentação quanto ao diagnóstico e tratamento, já que os grupos 1 e 2, por serem celulites, seriam tratados a princípio clinicamente, enquanto os grupos 3 e 4, por serem abscessos, necessitariam de tratamento cirúrgico. Por outro lado, a classificação de Chandler não está ordenada corretamente por gravidade, já que o grupo 2 (celulite orbitária) pode promover risco maior de perda visual do que o grupo 3 (abscesso subperiosteal). Além disso, a classificação de Chandler inclui a trombose de seio cavernoso, que não é uma complicação orbitária.

Outra classificação que vem ganhando destaque é a do Hospital Groote Schuur, mais conhecida como classificação de Mortimore, publicada em 1997, e que pode ser vista na Tabela 33.2.

A classificação de Mortimore foi criada baseada em TC e envolve também as principais afecções orbitais secundárias às rinossinusites. Tem a vantagem de ser evolutiva, isto é, apresenta gravidade crescente dos seus grupos, e excluiu a trombose do seio cavernoso, que não é uma complicação orbitária. Mas também existem críticas a esta classificação, principalmente em relação ao termo intraconal do Grupo 3. Intraconal se refere ao espaço no cone orbitário delimitado pela

◀ Tabela 33.2 – Classificação de Mortimore das complicações orbitárias das rinossinusites

Classificação de Mortimore	
• Grupo 1	• Pré-septal
	• Celulite
	• Abscesso
• Grupo 2	• Pós-septal (subperiosteal)
	• Flegmão/celulite
	• Abscesso
• Grupo 3	• Pós-septal (intraconal)
	• Celulite
	• Localizado (sd. ápice orbitário)
	• Difuso
	• Abscesso

musculatura extrínseca orbitária, portanto, a classificação de Mortimore excluiria infecções orbitárias extraconais.

Por fim, se considerarmos que a órbita está delimitada pelo septo orbital, o espaço pré-septal não faria parte, em princípio, da órbita. Logo, inflamações pré-septais não deveriam ser considerados complicações orbitárias das rinossinusites. Realmente, ao considerarmos as infecções pré-septais, apenas 10% delas são causadas por rinossinusites. Picadas de insetos, traumas e conjuntivites são causas mais comuns de infecções pré-septais. Portanto, anatômica e etiologicamente falando, parece lógico não considerarmos as infecções pré-septais como complicações de rinossinusites. Pensando nisso, o grupo da Faculdade de Medicina de Ribeirão Preto criou uma nova classificação, mais simplificada, que pode ser vista na Tabela 33.

◀ Tabela 33.3 – Classificação de Velasco e Cruz das complicações orbitárias das rinossinusites

Classificação de Velasco e Cruz	
• Grupo 1	• Celulite orbitária
• Grupo 2	• Abscesso subperiosteal
• Grupo 3	• Abscesso orbitário

Independentemente da classificação utilizada, é importante realizar um diagnóstico preciso do tipo de complicação orbitária para instauração do tratamento adequado. Basicamente, diferenciar celulites de abscessos, topografar o sítio da infecção (pré-septal, subperiosteal ou orbitário) e monitorar a acuidade visual são pontos prioritários, pois irão nortear o tipo de tratamento.

Tratamento

Praticamente todos os quadros de complicações orbitárias das rinossinusites exigem internação hospitalar com antibioticoterapia endovenosa. A exceção são os casos selecionados de celulite pré-septal em adultos, que podem ser tratados ambulatorialmente com antibióticos por via oral, desde que acompanhados de perto.

A antibioticoterapia intravenosa apresenta evidência para seu uso, devendo ser de amplo espectro. A microbiota costuma ser semelhante à da rinossinusite aguda, porém com maior participação de *Staphylococcus* e anaeróbios. Existem vários esquemas terapêuticos sem diferença no sucesso terapêutico. Invariavelmente, sua instalação é empírica, já que não se deve aguardar o resultado de culturas para definir a escolha terapêutica. A duração da antibioticoterapia intravenosa também é variável e não há consenso quanto a duração, podendo seu uso se encerrar em 48 horas após a melhora clínica ou até completar 14 dias. Em nossa instituição, o esquema mais utilizado é de ceftriaxone com clindamicina em adultos, enquanto os pacientes pediátricos costumam ser tratados com ceftriaxone mais oxacilina.

O uso do corticosteroide endovenoso nas complicações orbitárias é bastante controverso. Não há evidência sobre seu uso, mas parece ser benéfico na redução de edema e proptose. Em nosso serviço, utilizamos rotineiramente hidrocortisona ou dexametasona intravenosa em dose anti-inflamatória.

Além do tratamento clínico com internação, antibioticoterapia e corticoterapia intravenosa, alguns pacientes com complicações orbitárias podem se beneficiar de tratamento cirúrgico. A cirurgia pode envolver drenagens palpebrais por via externa, sinusectomias endoscópicas, drenagens subperiosteais e orbitárias por via endoscópica ou externa.

Para acesso endoscópico às infecções subperiosteais, há a necessidade de etmoidectomia ampla com remoção da lâmina papirácea. Abscessos subperiosteais superiores e inferiores podem ser de difícil acesso por via endoscópica, então necessitam de adequado planejamento cirúrgico pré-operatório e experiência do cirurgião. Abscessos laterais não podem ser acessados por via endoscópica, sendo facilmente abordados por via externa. Já para o acesso às infecções orbitárias, além da lâmina papirácea há a necessidade de incisão na periórbita e exposição da gordura orbitária.

As indicações mais comuns para cirurgia nas complicações orbitárias podem ser visualizadas no Quadro 33.2.

◀ **Quadro 33.2 – Critérios para indicação de cirurgia em complicações orbitárias**

- Presença de abscesso
- Diminuição da acuidade visual
- Ausência de melhora após 48h de antibioticoterapia intravenosa
- Piora na vigência de antibioticoterapia intravenosa

Em todos os casos de complicação orbitária das rinossinusites, independentemente de tratamento clínico ou cirúrgico, é importante o acompanhamento do paciente por oftalmologista para a adequada avaliação dos parâmetros oftalmológicos.

Atualmente, tem sido preconizado tratamento clínico isolado em alguns casos selecionados de abscessos subperiosteais. Inicialmente, foi uma conduta utilizada em crianças pequenas, menores que 2 ou 4 anos de idade. Mas, no momento, tem sido utilizado em outras faixas etárias também. Os critérios para tratamento conservador de abscessos subperiosteais podem ser conferidos no Quadro 33.3.

◀ **Quadro 33.3 – Critérios para tratamento conservador em abscessos subperiosteais**

- Visão, pupila e retina normais
- Sem oftalmoplegia
- Pressão intraocular < 20 mmHg
- Proptose ≤ 5 mm
- Largura do abscesso (TC axial) ≤ 4 mm

Vale ressaltar que o tratamento conservador em abscessos subperiosteais é de exceção. A regra é a indicação de cirurgia nesses casos. De qualquer maneira, é um tratamento factível em casos selecionados. Em nossa casuística, 43% dos casos de abscesso subperiosteal puderam ser adequadamente tratados clinicamente.

Complicações intracranianas

A via hematogênica é uma das principais responsáveis pela disseminação da infecção para o SNC, porém ela também pode ocorrer por contiguidade. Infecções frontoetmoidais são as principais causadoras destas complicações, com importante participação do seio esfenoidal. Raramente as rinossinusites maxilares levam a quadros de complicação intracraniana. Estas complicações podem acometer mais em adolescentes e adultos do que as orbitárias, que tradicionalmente acometem crianças pequenas.

São casos potencialmente mais graves e com risco de vida associado, que raramente são vistos nas complicações orbitárias. Quase 1/4 dos pacientes acometidos por complicações intracranianas das rinossinusites pode evoluir com morbidade permanente e até 6% podem evoluir com óbito.

Há grande controvérsia quanto à frequência relativa dos tipos de complicações intracranianas das rinossinusites. Diversas séries de casos reportam a meningite como principal complicação intracraniana, porém uma revisão sistemática publicada por Bayonne e cols. (2009) mostrou que o empiema subdural é a complicação intracraniana mais frequente (33,2%), seguida por abscesso cerebral (27,2%), meningite (24,1%), abscesso extradural (20,6%) e, em menor participação, as tromboses venosas (seio cavernoso e seio sagital superior). Fato mais relevante é que até 1/4 dos casos de complicação intracraniana apresentam múltiplas complicações, aumentando a morbimortalidade do quadro.

Diagnóstico

As complicações intracranianas das rinossinusites são, muitas vezes, diagnosticadas sem serem associadas às rinossinusites. Isto ocorre por vários fatores: inicialmente, pela própria gravidade do quadro intracraniano, o que acaba deixando a investigação sinusal em segundo plano; a rinossinusite pode não ser óbvia nestes casos e a anamnese pode ser de difícil realização, principalmente nos casos que envolvem diminuição do nível de consciência ou estados confusionais; os sintomas podem ser inespecíficos, como cefaleia e febre e, por fim, a rinossinusite pode ser assintomática em até 15% dos casos, sendo diagnosticada apenas pelos exames de imagem.

Os exames de imagem como tomografia computadorizada de crânio e ressonância magnética de encéfalo são fundamentais tanto para o diagnóstico quanto para o seguimento dos casos e fazem parte do arsenal diagnóstico dos neurologistas (Figura 33.4).

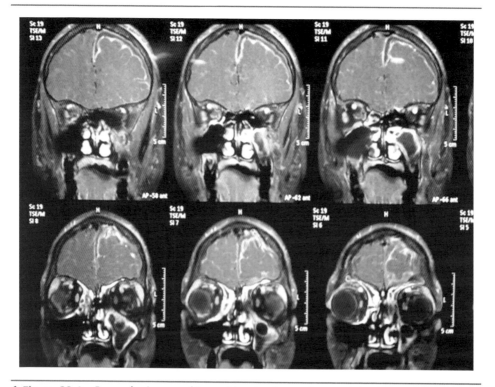

Figura 33.4 – Ressonância magnética evidenciando empiema subdural esquerdo, além de rinossinusite frontomaxiloetmoidal esquerda.

Meningite

É uma complicação intracraniana bastante associada ao acometimento dos seios etmoidal e esfenoidal. O quadro clínico cursa com febre (92%), cefaleia (85%), náusea e vômitos (62%), alteração do nível de consciência (31%), convulsões (31%), hemiparesias (23%), alteração visual (23%) e sinais meníngeos (23%).

Os patógenos mais frequentemente encontrados através da cultura do líquido cefalorraquidiano (LCR) são o *Streptococcus pneumoniae* e o *Staphylococcus aureus*.

Abscesso extradural

Complicação intracraniana de rinossinusite geralmente associada à infecção do seio frontal. Os principais sintomas presentes são febre (> 50%), cefaleia (50-73%), náusea e vômitos, papiledema, hemiparesias e convulsões.

Empiema subdural

É a complicação intracraniana mais frequente. Os principais seios que podem estar acometidos neste quadro são o frontal e o etmoidal.

Sua sintomatologia é mais exuberante que a dos abscessos extradurais, podendo o paciente apresentar-se letárgico e até evoluir para o coma. Apresenta rápida deterioração do quadro e sua mortalidade pode chegar a 25%. Sequelas neurológicas também podem ocorrer em cerca de 35 a 55% dos casos.

Abscesso cerebral

Pode estar localizado em lobo frontal, frontoparietal ou, mais raramente, temporal. Os principais seios acometidos são o esfenoidal e o etmoidal. Quando do lobo temporal, há maior probabilidade de acometimento devido as complicações das otites, tanto agudas quanto crônicas.

Os principais sintomas são cefaleia (70%), rebaixamento do nível de consciência (65%), déficit neurológico focal (65%), febre (50%), náuseas e vômitos (40%), convulsões (25%-35%), meningismo (25%) e papiledema (25%). Sua mortalidade pode chegar até 30% e apresentar sequelas neurológicas em 60% dos casos.

Tratamento

O tratamento das complicações intracranianas das rinossinusites costuma combinar internação hospitalar, antibioticoterapia, corticoterapia intravenosa e cirurgia.

A antibioticoterapia tem evidência favorável, assim como nas complicações orbitárias. Deve incluir drogas eficazes contra germes gram-positivos capazes de atravessar a barreira hematoencefálica, administrados por via endovenosa por um período entre 4 e 8 semanas. Em nossa casuística, a associação de ceftriaxone com drogas com espectro para gram-positivos ou meropenem, foram os esquemas terapêuticos mais utilizados nas complicações intracranianas.

A corticoterapia intravenosa tem maior utilização nas complicações intracranianas do que nas orbitárias, devido à sua ação na redução do edema cerebral, sendo largamente utilizada por neurologistas e neurocirurgiões.

A drenagem cirúrgica dos seios acometidos é obrigatória, juntamente com a drenagem das coleções intracranianas, quando houver, pela equipe de neurocirurgia. A avaliação e o acompanhamento desses casos em conjunto com as equipes de neurologia, infectologia e neurocirurgia são imprescindíveis.

Complicações ósseas

São as complicações mais raras das rinossinusites. O osso frontal é o mais acometido. Apesar da proximidade, a disseminação hematogênica é a mais comum, devido às veias avasculares diploicas. O principal agente etiológico é o *Staphylococcus aureus*, porém pneumococos e anaeróbios também podem estar envolvidos.

É mais frequente em adolescentes e adultos jovens, e seu sinal clínico mais característico é o edema mole em região frontal (*Pott's puffy tumor*). Este edema, por vezes, pode fistulizar e drenar material purulento pela pele.

Devido à sua proximidade com o sistema nervoso central (SNC), complicações intracranianas estão frequentemente associadas, como meningites, abscessos extradural, subdural e intraparenquimatoso.

Por se tratar de doença óssea, a tomografia computadorizada é primordial para confirmação do diagnóstico e do planejamento cirúrgico. São comuns áreas de falhas ou rarefações ósseas na díploe, além de sequestro ósseo. Normalmente, não há necessidade de cintilografia com tecnécio para confirmação diagnóstica, já que a associação do tumor de Pott com achados tomográficos costuma ser suficiente para o diagnóstico. A cintilografia com gálio pode ser realizada para avaliação da atividade inflamatória e monitoramento pós-operatório.

O tratamento é sempre clínico-cirúrgico. Há necessidade de abordagem cirúrgica para debridamento do osso infectado, além de abertura do recesso do frontal. Áreas de sequestro ósseo devem ser removidas. A antibioticoterapia intravenosa deve abranger a microbiota envolvida, atingir o SNC e se estender entre 6 e 12 semanas após o procedimento cirúrgico.

Bibliografia consultada

1. Chandler JR, Langenbrunner DJ, Stevens ER. The pathogenesis of orbital complications in acute sinusitis. Laryngoscope [Internet]. 1970;Sep[cited 2015 Feb 9];80(9):1414-28. Available from: http://www.ncbi.nlm.nih.gov/pubmed/5470225

2. Caversaccio M, Heimgartner S, Aebi C. [Orbital complications of acute pediatric rhinosinusitis: medical treatment versus surgery and analysis of the computer tomogram]. Laryngorhinootologie [Internet]. 2005;Nov[cited 2015 Jan 25];84(11):817-21. Available from: http://www.ncbi.nlm.nih.gov/pubmed/16358188

3. Fokkens WJ, Lund VJ, Mullol J, Bachert C, Alobid I, Baroody F, et al. EPOS 2012: European position paper on rhinosinusitis and nasal polyps 2012. A summary for otorhinolaryngologists. Rhinology [Internet]. 2012;50(1):1-12. Available from: internal-pdf://81/EPOS2012.pdf

4. Hansen FS, Hoffmans R, Georgalas C, Fokkens WJ. Complications of acute rhinosinusitis in The Netherlands. Fam Pract [Internet]. 2012;Apr[cited 2015 Feb 9];29(2):147-53. Available from: http://www.ncbi.nlm.nih.gov/pubmed/21896505

5. Kastner J, Taudy M, Lisy J, Grabec P, Betka J. Orbital and intracranial complications after acute rhinosinusitis. Rhinology [Internet]. 2010;Dec[cited 2015 Jan 20];48(4):457-61. Available from: http://www.ncbi.nlm.nih.gov/pubmed/21442085

6. Piatt JH. Intracranial suppuration complicating sinusitis among children: an epidemiological and clinical study. J Neurosurg Pediatr [Internet]. 2011;Jun[cited 2015 Feb 9];7(6):567-74. Available from: http://www.ncbi.nlm.nih.gov/pubmed/21631191

7. Siedek V, Kremer A, Betz CS, Tschiesner U, Berghaus A, Leunig A. Management of orbital complications due to rhinosinusitis. Eur Arch Otorhinolaryngol [Internet]. 2010;Dec[cited 2015 Jan 25];267(12):1881-6. Available from: http://www.ncbi.nlm.nih.gov/pubmed/20464411

Epistaxe 34

Paulo Saraceni Neto
Thiago Villela Bolzan
Eduardo Macoto Kosugi

Conceito

Epistaxe é definida como qualquer episódio de sangramento proveniente da mucosa nasal. A palavra tem origem grega: (epi = sobre; stag = gotejar).

As epistaxes são responsáveis por importante parcela dos atendimentos de urgência nos serviços de otorrinolaringologia e unidades de pronto-atendimento. Estima-se que 60% das pessoas apresentarão durante a vida algum episódio de sangramento nasal, entretanto menos de 10% irão requerer atendimento médico para o quadro, pois a grande maioria dos episódios é autolimitada.

Existe um padrão de distribuição etária bimodal quanto à incidência das epistaxes, com picos na faixa das crianças entre 3 e 8 anos e nas pessoas acima dos 60 anos. É importante lembrar que o tipo do sangramento em geral é diferente entre estas duas populações citadas. Nas crianças predominam os sangramentos do tipo anterior e nos idosos aumenta a incidência dos sangramentos do tipo posterior, que são mais dramáticos. Esta classificação/diferenciação entre epistaxe anterior e posterior é fundamental para o manejo adequado do quadro, e será mais bem abordada adiante neste capítulo.

Etiologia

As causas de epistaxe são bem variadas e podemos citar causas locais e sistêmicas (Tabela 34.1).

O trauma digital por manipulação da região anterior do nariz ainda é a causa mais frequente, principalmente nas crianças. Alterações de mucosa devido ao ressecamento do ar (baixa umidade relativa, exposição intensa ao ar condicionado

Seção IV – Rinologia

◀ Tabela 34.1 – Etiologia das epistaxes

Causas Locais	Causas Sistêmicas
Traumatismos (trauma digital, fraturas nasais, sondas nasoenterais, medicações nasais, drogas inalatórias)	Vasculopatias (teleangectasias, malformações vasculares, Rendu-Osler-Weber)
Inflamatórios (rinite, sinusites e resfriados, granulomatose de Wegener)	Drogas (AAS, clopidrogrel, anticoagulantes, heparina)
Corpos estranhos	Hipertensão
Tumores (hemangioma, angiofibroma nasofaríngeo juvenil, papiloma invertido)	Coagulopatias (Von Willebrand, trombocitopenias, insuficiência hepática e renal)
Cirurgias nasais (septoplastias e turbinectomias)	
Alterações anatômicas (desvio e perfurações septais)	

ou sistemas de calefação) e os traumas contusos do nariz, que podem ou não se associar a fratura do septo e osso nasal, também são bastante frequentes.

A anamnese orientada pode nos dar valiosas informações na busca pela etiologia da epistaxe. Sangramento associado a rinorreia e congestão nasal pode indicar quadro inflamatório como a sinusite ou a rinite. O uso de corticoides tópicos nasais também pode levar a epistaxe.

Sangramentos unilaterais e recorrentes, associados a outros sintomas como dor e obstrução, podem ocorrer em casos de neoplasias nasais, como o nasoangiofibroma juvenil e os hemangiomas.

A perfuração septal pode se apresentar através de sangramento, geralmente exteriorizado pelas duas narinas. Pode ser consequência de iatrogenia por cirurgia prévia, doença granulomatosa ou ainda pelo uso de drogas, como a cocaína.

Nos pacientes nosocomiais, principalmente em unidades de terapia intensiva ou semi-intensiva, o uso de oxigênio inalatório via cateter nasal, provocando ressecamento excessivo da mucosa, e eventuais traumas na passagem de sondas nasogástricas e nasoentéricas pode causar sangramento nasal importante, haja vista as comorbidades muitas vezes presentes nestes casos.

Entre as causas sistêmicas, o uso de anticoagulantes associado à hipertensão arterial é fator muito frequente entre os pacientes com epistaxe.

O aumento na expectativa de vida da população e a alta incidência de distúrbios cardiovasculares tornaram as medicações anticoagulantes e antiagregantes cada vez mais presentes nas prescrições médicas. Além de predisporem à ocorrência dos sangramentos, essas medicações os tornam de mais difícil controle. Os distúrbios de coagulação secundários a insuficiências renal e hepática também devem ser lembrados.

A hipertensão arterial isolada é frequentemente citada como causa de epistaxe, apesar de diversos estudos falharem na demonstração desta hipótese. Ainda assim, a sua presença, mesmo que devida à ansiedade do paciente frente ao quadro, dificulta o controle do sangramento.

Um causa rara, responsável por um dos quadros mais dramáticos de epistaxe é a telangiectasia hereditária hemorrágica, também conhecida como doença de Rendu-Osler-Weber. A alteração da vascularização da mucosa nasal, que também ocorre no trato gastrointestinal, leva a episódios recorrentes e graves de sangramento.

Anatomia

A importante função de aquecer e umidificar o ar que inspiramos requer intensa vascularização das fossas nasais. O suprimento sanguíneo chega através de dois importantes sistemas arteriais: carótida interna e carótida externa.

O sistema carótida interna contribui principalmente com as artérias etmoidais anterior e posterior, que derivam da artéria oftálmica e irrigam a porção superior das fossas nasais.

O sistema carótida externa, através da artéria esfenopalatina, ramo terminal da artéria maxilar, responde pela maior parte da vascularização nasal.

A artéria esfenopalatina é a responsável pela maioria dos casos de epistaxes em região posterior. Ela emerge na cavidade nasal pelo forame esfenopalatino, geralmente localizado na transição dos meatos médio e superior. Estudos que determinaram sua correta anatomia e localização permitiram grande avanço nas técnicas cirúrgicas para tratamento da epistaxe.

A artéria esfenopalatina na maioria das vezes se divide em dois ramos: o nasosseptal e o nasal lateral posterior. O primeiro ramo irá passar anteriormente ao seio esfenoidal e dirigir-se medialmente para fazer a nutrição da porção posterior do septo nasal. O segundo irá dirigir-se anterior e inferiormente na parede lateral, e fará a nutrição principalmente das áreas do meato médio e corneto inferior.

Apesar das calibrosas artérias nasais e seus ramos, em geral são os pequenos vasos os responsáveis pela maioria dos sangramentos nasais. As epistaxes anteriores se originam, em mais de 90% das vezes, numa região conhecida como área de Little.

É neste local, na porção anterior do septo nasal, que se encontra o plexo de Kiesselbach, grande complexo de anastomoses arteriais entre os sistemas carótida externa e interna. Este plexo recebe nutrição dos ramos septais da artéria esfenopalatina, de ramos descendentes da artéria etmoidal anterior e ainda da artéria labial superior, ramo da artéria facial (Figura 34.1).

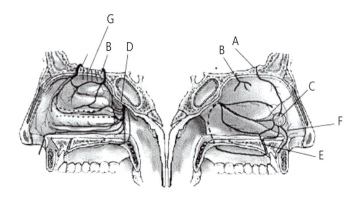

◀ **Figura 34.1** – A) artéria etmoidal anterior; B) artéria etmoidal posterior; C) plexo de Kiesselbach, D) artéria esfenopalatina; E) artéria palatina maior; F) ramo labial superior da artéria facial; G) nervos olfatórios *. Adaptado de Van Cawenberge *et al.*

Propedêutica

A anamnese e o exame físico do paciente com epistaxe devem ser objetivos, preocupando-se inicialmente em garantir a estabilidade hemodinâmica do paciente. Caso haja dúvida sobre essa condição, as medidas de reanimação do ATLS devem ser prontamente executadas.

Perguntas dirigidas como condições prévias, início do quadro, uso de medicações e drogas, fatores desencadeantes e episódios anteriores devem fazer parte do questionário.

A adequada avaliação do paciente sem sangramento ativo ou naqueles com sangramento ativo, porém sem instabilidade hemodinâmica, requer uma infraestrutura mínima na sala de atendimento.

Fazem parte das ferramentas e estrutura necessárias: uma cadeira reclinável, um sistema de aspiração portátil, um fotóforo, espéculos nasais, pinças do tipo baioneta, algodão laminado, solução vasoconstritora e uma cuba rim. A utilização de fibra óptica rígida de 4 mm pode ser fundamental no topodiagnóstico do sangramento (Figuras 34.2, a 34.4).

Quadro clínico

A maioria dos casos de epistaxe é de baixa gravidade, podendo ser atendidos no consultório do otorrinolaringologista. Porém, dependendo do volume de sangue perdido, o paciente pode apresentar instabilidade hemodinâmica e deve ser levado diretamente à sala de emergência em estado grave (Quadro 34.1).

Capítulo 34 – Epistaxe   343

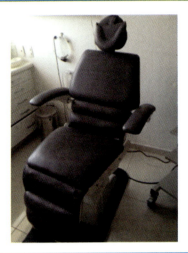

◀ **Figura 34.2** – Cadeira reclinável.

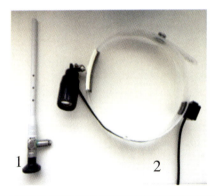

◀ **Figura 34.3** – Óptica rígida (1) e fotóforo (2).

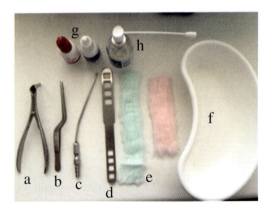

◀ **Figura 34.4** – Espéculo nasal (a), pinça baioneta (b), aspirador (c), abaixador de língua (d), algodão laminado (e), cuba rim (f), solução vasoconstritora (g), anestésico (h).

◀ Quadro 34.1 – Sinais de alerta

Instabilidade hemodinâmica
Sangramento volumoso e recorrente
Epistaxe bilateral e posterior (orofaríngeo)
Pós operatório (cirurgia nasal)
Trauma de face com fratura
Uso de anticoagulantes
Coagulopatias

Diagnóstico

A identificação do local exato do sangramento na fossa nasal é essencial para que se institua o tratamento adequado (Tabela 34.2).

A *epistaxe anterior* é geralmente um sangramento de menor volume, o qual tende a ser facilmente controlado. O paciente pode referir sangramento ativo ou sangramento prévio/recorrente. Nos casos de sangramento prévio, uma simples rinoscopia anterior pode ser suficiente para localizar o ponto sangrante. Nesses casos, é possível ver um segmento de vaso septal exposto e rompido, por exemplo. Também pode haver uma área de anastomose vascular mais exuberante ou uma crosta hemática sobre a área lesada.

Quando o paciente apresentar sangramento ativo, deve-se posicionar um algodão laminado embebido em solução de vasoconstritor com anestésico na fossa

◀ Tabela 34.2 – Resumo

	Anterior	Posterior	Superior
Incidência	Alta	Média/Baixa	Baixa
Lateralidade	Unilateral	Uni/Bilateral	Uni/bilateral
Apresentação	Ativo, pregresso ou recorrente	Ativo	Ativo ou recorrente
Volume	Pequeno/médio	Grande	Médio/Grande
Tratamento	Cauterização ou Tampão anterior	Tampão antero-posterior e Cirurgia	Tampão antero-posterior e Cirurgia
Internação	Não	Sim	Sim
Cirurgia	Não	Ligadura da artéria esfenopalatina	Ligadura da artéria esfenopalatina e da artéria etmoidal anterior

nasal sangrante. Após a redução ou parada do sangramento, pode-se confirmar a sua topografia exata.

A *epistaxe posterior* normalmente apresenta grande volume de sangramento, algo que se exterioriza tanto por via nasal quanto oral. O paciente pode referir epistaxe bilateral, uma vez que o sangue toma a fossa nasal contralateral através da rinofaringe. Para a confirmação de que se trata de sangramento posterior, é necessário aspirar os coágulos retidos nas fossas nasais para se ter uma boa visão de toda a cavidade. Quando há dúvida sobre a origem do sangramento, deve-se realizar o tamponamento anterior. Caso haja persistência de sangramento para orofaringe, pode-se concluir que se trata de epistaxe posterior.

A *epistaxe superior* está muito associada a trauma nasal ou de face com fratura etmoidal. Caso esteja ativa, ao exame é possível determinar que o sangramento está vindo do teto da cavidade, das regiões mais superiores, e aventar a hipótese de que se trata de uma epistaxe de origem nos ramos das artérias etmoidais.

Prognóstico

O prognóstico está diretamente relacionado às comorbidades do paciente, as quais devem ser compensadas, e ao volume de sangue perdido. Portanto, se o topodiagnóstico for feito rapidamente e o tratamento correto for prontamente instituído, o prognóstico desses pacientes será excelente.

Tratamento

Deve-se iniciar o atendimento de um paciente com sangramento nasal seguindo os preceitos do ATLS. Por isso, a abordagem da epistaxe propriamente dita só vai ocorrer com o paciente estável hemodinamicamente e com sua via aérea livre e garantida. Felizmente, a maioria dos pacientes com epistaxe não se apresenta de maneira tão crítica à emergência, podendo ser atendidos de forma mais confortável e tranquila.

Deve-se colocar o paciente sentado em cadeira reclinável, estender uma toalha sobre seu corpo e oferecer-lhe uma bacia para o caso de exteriorizar sangue durante o atendimento. O médico deve estar devidamente paramentado e ter todo o equipamento necessário ao seu alcance. A lista de materiais necessários para o atendimento da epistaxe pode ser vista na Tabela 34.3.

Cauterização química

O tratamento de escolha para o sangramento anterior é a cauterização química, que pode ser realizada com ácido tricloroacético (ATA 50-70%) ou nitrato de prata.

O ATA é aplicado utilizando-se um algodão enrolado à ponta de um fino estilete (porta-algodão). Deve-se realizar a cauterização superficialmente na mucosa, da periferia para o centro da lesão. O bastão de nitrato de prata também pode ser usado da mesma maneira, diferenciando-se por já vir pronto, semelhante a um

◀ Tabela 34.3 – Materiais para atendimento de epistaxe

Equipamentos:
- Avental,
- Máscara,
- Luvas,
- Óculos de proteção,
- Luz frontal (fotóforo),
- Ponteira de aspiração nasal,
- Aspirador
- Abaixador de língua,
- Espéculo nasal,
- Pinça baionetada,
- Estilete (porta-algodão);
- Algodão laminado ou cotonóides;
- Cubas, cúpulas

Vasoconstritor:
- Adrenalina ou Oximetazolina;

Anestésico:
- Lidocaina (solução e gel)

Materiais para cauterização:
- ATA (solução 50-70%) ou nitrato de prata (bastão);

Material hemostático:
- Gelfoam®, Surgicel® ;

Tampões nasais:
- Merocel® ou Rapid Rhino®;
- Fitas de gaze (com vaselina ou antibiótico em creme)
- Dedo de luva cirúrgica + fio de nylon 2.0.
- Sonda de Foley (nº 10-14)

grande palito de fósforo. O anestésico tópico tem importante papel na redução do desconforto causado pela cauterização.

Cauterização elétrica

Em caso de falha da cauterização química, se houver disponibilidade, pode-se utilizar a cauterização elétrica, que pode ser realizada em consultório ou centro cirúrgico. Ambos os tipos de cauterização podem ser associados ao uso de materiais hemostáticos absorvíveis para aumentar sua efetividade, como Surgicel® ou Gelfoam®.

Tamponamento anterior

Caso haja falha na cauterização ou não se localize o sítio do sangramento, pode-se utilizar o tampão nasal anterior. Independentemente do material que o constitui, deve ter superfície suave para a introdução não traumática no nariz e usar algum tipo de anestésico tópico para diminuir o desconforto do paciente.

Os tampões mais modernos já vêm prontos para essa finalidade, por exemplo, o Merocel®, que tende a absorver o líquido ao redor e aumentar seu volume. Já o Rapid Rhino® tem sua superfície composta por carboximetilcelulose, que se torna viscosa ao contato com a água, o que facilita sua introdução e retirada. Ele pode ser composto por um balão interno inflável por *cuff*, por onde se injeta com uma seringa de 10 a 20 mL de ar, comprimindo a fossa nasal (Figura 34.5).

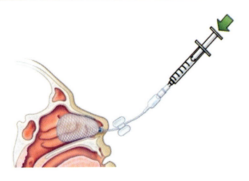

◀ **Figura 34.5** – Tampão anterior (Rapid Rhino®).

Não havendo disponibilidade desse tipo de tampão, pode-se confeccionar um tampão anterior com dedo de luva cirúrgica (preenchido com uma a duas gazes), ou usar tiras de gaze embebidas em creme ATB ou vaselina (Figura 34.6)

O objetivo de todos os dispositivos é o mesmo: preencher a fossa nasal e causar efeito compressivo, controlando assim o sangramento. O tampão anterior deve ser

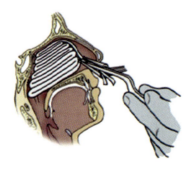

◀ **Figura 34.6** – Tampão anterior com tiras de gaze.

retirado em 48 h e não há necessidade de internação hospitalar. O uso de antibiótico profilático durante a permanência do tampão é obrigatório.

Tamponamento posterior

O tamponamento posterior é realizado no caso de falha do tamponamento anterior ou quando se observa sangramento posterior ativo. O mais comum é o uso de uma sonda vesical de Foley, que deve ser introduzida pelo lado acometido, acompanhando o assoalho da fossa nasal até sua ponta ser visualizada na orofaringe. Nesse momento é insuflada com água destilada gradativamente à medida que é tracionada para fora do nariz. Dessa maneira, ao atingir aproximadamente 15 mL, o balão estará locado ao nível da coana, em contato com septo posterior, causando efeito compressivo (Figura 34.7).

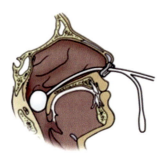

◀ **Figura 34.7** – Tampão posterior (sonda de Foley).

Importante não perder a tração da sonda até sua fixação final no vestíbulo nasal, tomando cuidado para não causar compressão na região alar e columela, o que pode levar a isquemia e necrose da pele.

Existem tampões prontos para essa finalidade (p. ex., Rapid Rhino®) com dois balões acoplados e dois *cuffs* independentes para insuflar a região da coana, posteriormente, e a fossa nasal anteriormente (Figura 34.8).

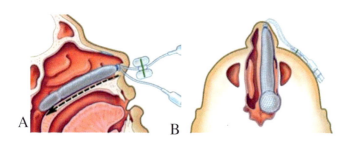

◀ **Figura 34.8** – (A) Tamponamento anteroposterior com balão (Rapid Rhino®); (B) em vista axial (insuflado).

Todo paciente com tampão posterior deve ser internado, monitorado e medicado profilaticamente com antibiótico. Se o mesmo apresentar boas condições clínicas, deverá ser submetido à cirurgia para ligadura arterial. Caso não haja condições, pode permanecer de 48 a 72 h com o tampão até sua retirada.

Tratamento cirúrgico

Indicado nos casos mais graves, em que há falha no tamponamento anterior ou necessidade de tamponamento posterior. A ligadura pode envolver a artéria esfenopalatina e/ou a artéria etmoidal anterior e é feita sob anestesia geral; portanto, o paciente deve apresentar condições clínicas favoráveis para ser submetido à cirurgia.

O paciente com sangramento posterior confirmado ou que teve falha no tamponamento anterior normalmente é beneficiado com a ligadura da artéria esfenopalatina, exclusivamente. Já a ligadura da artéria etmoidal anterior é indicada em epistaxes de origem superior ou sangramento de origem não definida. Recomenda-se sua realização em conjunto com a ligadura da artéria esfenopalatina, o que aumenta sua taxa de sucesso.

No passado era frequente a ligadura da artéria maxilar, que foi abandonada com o advento da cirurgia endoscópica. A ligadura da artéria etmoidal posterior não deve ser realizada devido à proximidade com o nervo óptico e ausência da artéria em alguns pacientes, o que aumenta o risco de amaurose (Figura 34.9).

Ligadura da artéria esfenopalatina

Por via endoscópica nasal (endoscópio rígido 0°, 4 mm), realiza-se boa exposição do meato médio usando um cotonoide com vasoconstritor como anteparo. Palpando-se a parede lateral do meato, identifica-se o final da fontanela posterior e início do osso palatino. Nesse ponto, realiza-se uma incisão vertical na mucosa após infiltração de solução com adrenalina (1:100.000) e anestésico para facilitar a dissecção. É feito, então, um descolamento submucoperiosteal em sentido posterior com o aspirador-descolador, confeccionando-se um *flap*.

Um importante reparo anatômico é a crista etmoidal, que se encontra anteriormente ao forame esfenopalatino. Pode-se remover a crista para ampliar a visão do pedículo vascular, facilitando sua dissecção. Realiza-se a eletrocauterização da artéria exposta, preferencialmente com cautério bipolar, até o rompimento da mesma, com ou sem ligadura prévia (clipagem). A secção da artéria é essencial para evitar que haja recanalização e ressangramento. Deve-se estender o descolamento do *flap* posterior e superiormente ao forame esfenopalatino, uma vez que podem existir outros ramos arteriais, os quais devem ser cauterizados. Não é necessário tampão ao final da cirurgia, mas é comum o uso de material hemostático absorvível sobre o sítio cirúrgico. O procedimento apresenta uma taxa média de sucesso de 98%.

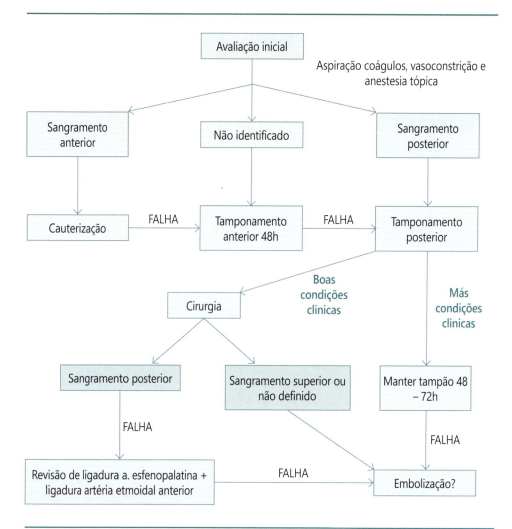

◀ **Figura 34.9** – O algoritmo do tratamento da epistaxe.

Ligadura da artéria etmoidal anterior

Realizada por via externa, através da incisão de Lynch com 1 a 3 cm de extensão, no canto medial do olho. É feito um descolamento subperiosteal até a sutura frontonasal, seguindo posteriormente sobre a crista lacrimal. A artéria etmoidal anterior está a 24 mm desse ponto. Pode-se utilizar um endoscópio rígido de 0° para o descolamento. Após identificada a artéria, realiza-se eletrocoagulação com cautério bipolar até a secção da mesma.

Ligadura da artéria maxilar

A artéria maxilar é exposta via transmaxilar (Caldwell-Luc). Uma janela é aberta na parede posterior do seio maxilar, expondo o conteúdo da fossa pterigopalatina. Os ramos arteriais são dissecados e clipados/cauterizados.

Embolização

Realizada pela equipe de radiologia intervencionista, sob anestesia local. É alternativa nos casos em que há falha após cirurgia de ligadura ou em pacientes com epistaxe grave e contraindicação à anestesia geral. Apesar de seu sucesso chegar a 96%, as complicações são frequentes (17-27%) e potencialmente graves. Através de uma arteriografia identifica-se o vaso sangrante. Então, a artéria maxilar é cateterizada e partículas sintéticas são usadas para embolizar os vasos.

Bibliografia consultada

1. Andrade JSC, Albuquerque AMS, Matos RC, Godofredo VC, Penido NDO. Profile of Otorhinolaryngology emergency unit care in a high complexity public hospital. Braz J Otorhinolaryngol. 2013;79(3):312-6.

2. Barnes ML, Speilmann PM, White PS. Epistaxis: a contemporary evidence based approach. Otolarungol Clin North Am. 2012;45(5):1005-17.

3. Bermuller C, Bender M, Brogger C. Epistaxis bei Antikoagulation-eine klinische und okonomische Herausforderung? Laryngorhinootologie. 2014;93(4):249-55.

4. Fletcher M. Epistaxis. Surgery. 2009;27(12):512-7.

5. Kasperek ZA, Pollock GF. Epistaxis: An overview. Emerg Med Clin N Am. 2013;31:443-54.

6. Klotz D, Winkle MR, Richmon J, Hengerer AS. Surgical management of posterior epistaxis a changing paradigm. Laryngoscope. 2002;112(9):1577-82.

7. Kosugi EM, Nakao LH, Suguri VM. Epistaxe. In: Manual de Otorrinolaringologia e Cirurgia de Cabeça e Pescoço. São Paulo: Manole; 2011. p. 793-810.

8. McLarnon CM, Carrie S. Epistaxis. Surgery. 2012;30(11):584-9.

9. Melia L, McGarry GW. Epistaxis: update on management. Curr Opin Otolaryngol Head Neck Surg. 2011;19(1):30-5.

10. Sacks R, Chandra R. Chapter 3: Epistaxis. Am J Rhinol Allergy. 2013:27(Suppl1):9-10.

11. Saraceni Neto P, Nunes LMA, Gregório LC, Santos RDP, Kosugi EM. Surgical treatment of severe epistaxis: an eleven year experience. Braz J Otorhinolaryngol. 2013;79(1):59-64.

12. Van Cauwenberge P, Sys L, De Belder T, Watelet JB. Immunol Allergy Clin North Am. 2004;24(1):1-17.

Trauma Nasal 35

Vinicius Magalhães Suguri
Pedro Wey Barbosa de Oliveira

Introdução

A fratura de face mais frequente ocorre no nariz. A sua posição central e sua projeção anterior o tornam muito suscetível a lesões frente ao trauma, ocorrendo em 39 e 45% dos traumas de face e constituindo a terceira fratura mais comum do esqueleto humano. Os ossos nasais também são os que apresentam menor resistência a traumas, relativamente aos outros ossos da face. A fratura é importante mecanismo de dissipação de energia, protegendo tecidos nobres como os olhos e o sistema nervoso central de lesões. A rapidez e a intensidade do impacto muitas vezes impedem que ocorra reação muscular de proteção e são determinantes no grau de deformidade e lesão tecidual. O crescente aumento de sua prevalência, assim com as dificuldades do tratamento das fraturas nasais, tornam o tema bastante desafiador para o otorrinolaringologista.

Muitas vezes é considerado um problema menor, principalmente em casos de politraumatizados com instabilidade clínica, o que leva à deformidade póstraumática entre 14 e 50% dos casos. O trauma nasal pode causar apenas contusão e edema com ou sem epistaxe ou fratura nasal com ou sem deformidade, podendo ou não levar a alterações funcionais. A correta avaliação do trauma nasal e seu tratamento são importantes, uma vez que a cirurgia revisional desse tipo de caso é particularmente difícil, por vezes requerendo cirurgiões com habilidade avançada em rinosseptoplastia para um bom resultado funcional e estético.

A complexidade do tratamento do trauma nasal se mostra no índice de deformidades pós-cirúrgicas, que varia entre 15 e 42%, com índice de revisão cirúrgica de 10 a 40%. As fraturas nasais, assim como outras fraturas, são duas vezes mais frequentes em homens que em mulheres, ocorrendo pico de incidências entre 15 e 30 anos e discreto aumento de incidência em idosos, devido às quedas. As causas mais comuns do trauma nos adultos jovens são agressões interpessoais, prática esportiva e acidentes automobilísticos, podendo ou não estar associados ao abuso de álcool.

Diagnóstico

Na avaliação do paciente, além da história clínica deve-se dar atenção especial ao mecanismo de trauma, à existência de fraturas faciais associadas e à presença de deformidades prévias. Torna-se fundamental a avaliação do septo nasal, devido ao risco de hematoma septal e suas complicações (infecção e perfuração), tanto por meio do espéculo nasal quanto pelo exame endoscópico e com uso de vasoconstritores e anestesia tópica, a fim de se avaliar principalmente a parte posterior do septo nasal. A fratura nasal é sugerida pela presença de deformidade facial visível, crepitação dos ossos nasais, mobilidade e/ou instabilidade da pirâmide nasal, equimose periorbitária e presença de lesões de pele devidas ao impacto. A epistaxe e a dor facial são os sintomas mais frequentes, seguidos de obstrução nasal, principalmente quando ocorre deslocamento do septo nasal ou hematoma septal. O local mais comum de fratura da cartilagem septal ocorre na sua sutura com o vômer e a lâmina perpendicular do etmoide (áreas IV e V de Cottle) e, dependendo da energia do trauma, podem ocorrer disjunção com ou sem sobreposição e fraturas comunitivas.

A avaliação estética também é fundamental e, se possível, é recomendado fazer a comparação com fotos prévias ao trauma, a fim de identificar alargamento da base nasal, encurtamento da pirâmide nasal, depressões ou tortuosidades, selamento do dorso nasal, descontinuidade nas linha do terço médio nasal, sustentação da área K e assimetrias da ponta nasal. A palpação e a inspeção são essenciais para se identificar as alterações anatômicas o mais precisamente possível, para um bom planejamento cirúrgico.

Na prática diária deve-se estabelecer uma rotina com alguns dados essenciais sobre o trauma (Figura 35.1) e exame físico sistemático, a fim de se evitar omissões e cirurgias desnecessárias.

A tomografia computadorizada, se possível com reconstrução tridimensional dos seios paranasais, também é importante, tanto para a localização da fratura e de seu desvio quanto para a determinação de fratura facial associada (Figura 35.2A e B). A documentação fotográfica em sete posições é recomendada para uma avaliação do resultado cirúrgico, caso seja indicada.

Classificação das fraturas nasais (segundo Rohrich, 2000):

I. fratura simples do osso próprio nasal (unilateral);
II. fratura simples do osso próprio nasal (bilateral);
III. fratura cominutiva:
    a. unilateral;
    b. bilateral;
    c frontal;
IV. complexa: fratura osteocartilaginosa (osso nasal e septo/cartilagens alares):
    a. associada a hematoma septal;
    b. associada a laceração nasal;
V. associada a fratura orbitoetmoidal ou mesofacial.

Capítulo 35 – Trauma Nasal

FICHA TRAUMA NASAL

NOME: _____ DATA: _____
IDADE: _____ SEXO: _____
MECANISMO DE TRAUMA: _____
 • BAIXA INTENSIDADE
 • ALTA INTENSIDADE
DIREÇÃO: _____
TEMPO DE TRAUMA: _____
HISTORIA CLÍNICA:
_____
_____
_____

OBSTRUÇÃO NASAL: _____
FOTOS ANTERIORES AO TRAUMA: _____
CIRURGIA NASAL PREVIA: _____
EXAME FÍSICO
EQUIMOSE: 1+   2+   3+   4+
EDEMA: 1+   2+   3+   4+
EPISTAXE: Direita   Esquerda
DESVIO SEPTAL: _____
HEMATOMA SEPTAL: _____
DESCRIÇÃO DA FRATURA: UNILATERAL   BILATERAL
                         COMINUTIVA   COMPLEXA
_____
_____

Figura 35.1 – Ficha de Atendimento do Trauma Nasal (UNIFESP).

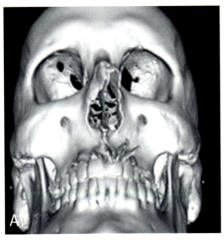
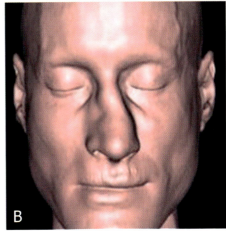

Figura 35.2 – A e B. Reconstrução tridimensional realizada com tomografia computadorizada dos seios da face.

Tratamento

O tratamento do trauma nasal ainda é motivo de discussão, com grande discrepância entre técnica cirúrgica, tipo de anestesia (local – com ou sem sedação; geral), momento da intervenção e acompanhamento pós-operatório. De maneira genérica, temos duas formas de tratamento: redução fechada, em que há manipulação das estruturas nasais sem incisões; e redução aberta, em que há acesso ao septo e à pirâmide nasal de maneira cirúrgica, a rinosseptoplastia. A escolha do tipo de tratamento e do momento da intervenção depende da extensão da lesão tecidual, do edema pós-traumático, que dificulta a avaliação da deformidade, e da precisão da correção cirúrgica. De maneira prática, em fraturas do osso próprio do nariz, com pouco edema, o tratamento é realizado em até 5 dias do trauma de forma fechada, e deformidades osteocartilaginosas são corrigidas de forma tardia, através da rinosseptoplastia. A anestesia local é reservada para casos menos complexos (fraturas dos Tipos I e II), principalmente a redução fechada, e a anestesia geral para a redução aberta, uma vez que promove maior conforto para cirurgias maiores e proporciona maior comodidade ao cirurgião para correções mais precisas e controle da via aérea. Outro fator importante na decisão do tipo de anestesia é a colaboração do paciente: naqueles ansiosos, não cooperativos, ou mesmo em crianças deve-se indicar a anestesia geral. O algoritmo na conduta do trauma nasal pode ser visualizado na Figura 35.3.

A deformidade pós-traumática constitui uma das principais razões para procura por rinosseptoplastia. O objetivo do tratamento é restabelecer a função e a estética, prevenindo estenoses, sinéquias, alterações da válvula nasal, perfurações septais, retração de columela e deformidades. O tratamento do septo nasal é a parte principal, devendo-se fazer boa avaliação do edema e do hematoma, com drenagem sempre que necessária.

A correção de deformidades pós-traumáticas merece atenção em inúmeras situações e defeitos anatômicos que requerem do cirurgião amplo conhecimento de técnicas operatórias para a adequada resolução. As situações mais difíceis estão no selamento do dorso nasal e nos desvios complexos – *crooked nose.*

A forma de redução mais simples consiste em refazer a fratura do osso nasal e colocá-lo em sua posição anatômica. Para isso, pode-se utilizar a pinça de Asch, também útil no reposicionamento do septo nasal, ou o elevador de Boise. Em ambas as situações, deve-se tomar cuidado com as lesões de mucosa da cavidade nasal. A septoplastia tradicional a partir de uma incisão hemitransfixante pode ser indicada no mesmo tempo cirúrgico, sendo possível apenas o reposicionamento da cartilagem em algumas situações. Em alguns casos de lesão da porção anterior do septo, sua estabilização com *splints*, placa de PDS, ou mesmo *spreader grafts* pode ser necessária.

A correção de desvios septais, sejam eles prévios ou adquiridos com o trauma, é de fundamental importância para o sucesso estético e funcional das correções cirúrgicas e para evitar cirurgias revisionais. Nas fraturas dos tipos I, II e III e na ausência de edema significativo que prejudique uma avaliação correta, pode-se fazer a redução aberta ou fechada imediata. Na presença de edema significativo, o

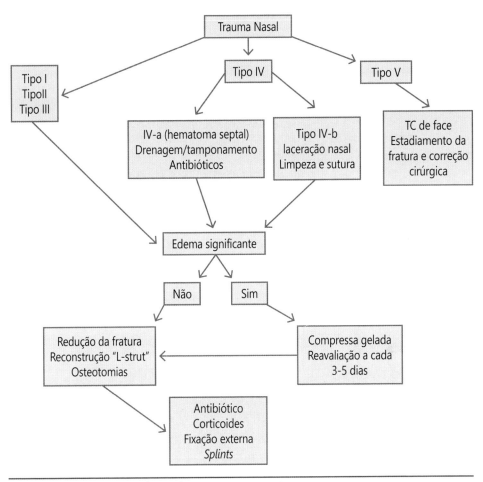

◀ **Figura 35.3** – Algoritmo de conduta no trauma nasal.

paciente é reavaliado a cada 3 a 5 dias, com avaliação da cavidade nasal para evitar a formação de sinéquias, podendo a redução fechada ser realizada até 3 semanas após o trauma. A partir desse período, apenas a redução cirúrgica é indicada, pela dificuldade de reposicionamento das estruturas, mas em casos de exceção esse período pode chegar a 4 semanas. Lesões de pele devem ser imediatamente suturadas. No caso de fraturas do tipo V, a redução nasal cirúrgica deve ser realizada no mesmo ato de correção da fratura facial.

Nos casos mais complexos ou mesmo nos traumas avaliados tardiamente o cirurgião deve dar atenção maior às espectativas estéticas, expondo eventuais limitações e esclarecendo adequadamente o que a cirurgia pode oferecer, a fim de se evitar insatisfação com o resultado cirúrgico. Muitos pacientes desejam apenas retornar ao *status* pré-trauma, outros desejam também uma melhora do aspecto estético. Neste último caso, uma cuidadosa análise estética deve ser realizada, principalmente nas assimetrias, regularidade das linhas sobrancelha-ponta nasal, assimetria de ponta e palpação de irregularidades. Nesses casos está indicada a redução aberta.

Nos casos mais graves, a integridade da cartilagem septal pode estar comprometida e com necessidade de reconstrução ou mesmo reforço da estrutura, muitas vezes com necessidade de outras fontes de enxerto. Neste caso, deve-se utilizar, preferencialmente, enxertos de cartilagem costal, que são mais resistentes e lineares.

Osteotomias laterais, medianas ou mesmo paramedianas podem ser necessárias isoladamente ou em conjunto.

Suturas assimétricas, *spreader grafts* assimétricos (Figura 35.4), reconstrução do *L-strut* septal (Figura 35.5) e enxertos de cobertura são algumas técnicas que podem ser utilizadas nas rinosseptoplastias por trauma nasal. Na reconstrução de *L-strut* septal é fundamental a preservação da conexão posterior com o osso próprio nasal, servindo de referência e fixação do novo enxerto.

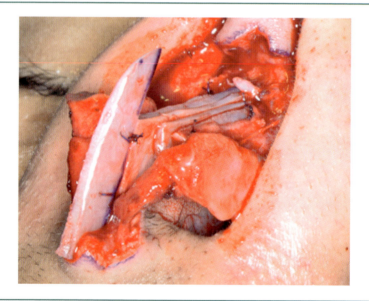

◀ **Figura 35.4** – Estabilização do dorso nasal com *spreader grafts*.

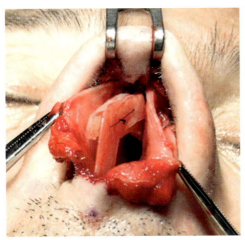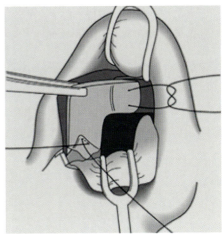

◀ **Figura 35.5** – Reconstrução *L-strut* septal.

Bibliografia consultada

1. Al-Moraissi EA, Ellis E 3rd. Local Versus General Anesthesia for the Management of Nasal Bone Fractures: A Systematic Review and Meta-Analysis. J Oral Maxillofacial Surg. 2014;74(6):1105-6.
2. Chadha NK, Repanos C, Carswell AJ. Local anaesthesia for manipulation of nasal fractures: systematic review. J Laryngol Otol. 2009;123(8):830-6.
3. Coto NP, Meira JBC, Dias RB. Fraturas nasais em esportes: sua ocorrência e importância. Rev Sul-Bras Odontol. 2010;7(3):349-53.
4. Gunter JP, Rohrich RJ. Management of the deviated nose. The importance of septal reconstruction. Clin Plast Surg. 1988;15(1):43-55.
5. Haug RH, Prather JL. The closed reduction of nasal fractures: An evaluation of two techniques. J Oral Maxillofac Surg. 1991;49(12):1288-92.
6. Hussain K, Wijetunge DB, Grubnic S, Jackson IT. A comprehensive analysis of craniofacial trauma. J Trauma. 1994;36(1):34-47.
7. Rhee SC, Kim YK, Cha JH, Kang SR, Park HS. Septal fracture in simple nasal bone fracture. Plast Reconstr Surg. 2004;113(1):45-52.
8. Rohrich RJ, Adams WP Jr. Nasal fracture management: minimizing secondary nasal deformities. Plast Reconstr Surg. 2000;106(2):266-73.
9. Scherer M, Sullivan W, Jr DS, Phillips L, Robson M. An analysis of 1,423 facial fractures in 788 patients at an urban trauma center. J Trauma. 1989;29:388-90.

Corpo Estranho Nasal 36

Leonardo Bomediano Sousa Garcia
Alessandra Stanquini Lopes

Introdução

A presença de corpo estranho (CE) na cavidade nasal é ocorrência comum em unidade de urgências e emergências otorrinolaringológicas e também em prontos--socorros pediátricos. Em um levantamento no pronto-socorro de otorrinolaringologia (ORL), em hospital público terciário de São Paulo, os CE representaram aproximadamente 5% (827 casos em 1 ano) dos atendimentos e, entre esses, quase 20% localizavam-se nas cavidades nasais.

O pronto diagnóstico e a remoção do CE nasal previnem complicações. Na casuística de nosso serviço, elas representaram 2%, sendo 13 casos de rinossinusite aguda e 1 caso de perfuração septal. Corpos estranhos nasais também podem se tornar colonizados por microrganismos causadores de difteria, tétano ou outras doenças infecciosas. Além disso, apesar de rara, a mais temida complicação é a obstrução respiratória aguda, que pode ocorrer quando um objeto solto locado na porção posterior da cavidade nasal é aspirado ou empurrado posteriormente, durante tentativa de remoção.

Epidemiologia

A prevalência de CE nasal e auricular é maior na população de 2-8 anos de idade, sendo a localização nasal menos comum e quase exclusiva das crianças. Levantamento do nosso pronto atendimento mostrou maior concentração dos casos de CE em ORL abaixo de 8 anos com pico aos 3 anos.Em geral, predomina-se no sexo masculino e dentre aqueles de baixo nível socioeconômico. Também são descritos casos em pacientes com deficiência intelectual ou doenças psiquiátricas.

Etiopatogenia

Inúmeros objetos pequenos, o suficiente para adentrar nas narinas, podem eventualmente se tornar CE nasal. Aqueles mais comumente identificados são inanimados e incluem pedaços de borracha, bolinhas de papel, miçangas, pedras, feijões, amendoins, esponjas, giz, partes de brinquedos, entre outros. Dentre os CE nasais, os principais achados no nosso serviço foram feijões (17%), pedaços de esponja (10%) e de plástico (7%). Já foram descritos inclusive materiais endógenos como dentes supranumerários irrompidos na cavidade nasal ou pedaços de osso e cartilagem após manipulações cirúrgicas intranasais. Menos frequentemente podem ser observados CE animados ou vivos como na miíase nasal ou infestação nasal por *Ascaris lumbricoides*, provocada por regurgitação ou tosse em indivíduo portador de ascaridíase.

Quando dentro da cavidade nasal, a maioria dos objetos inanimados inicia congestão e edema da mucosa nasal, com a possibilidade de necrose por pressão e consequente úlcera, erosão de mucosa e epistaxe. A retenção de secreção, decomposição do corpo estranho nasal e ulceração associada resultam em odor fétido. Adicionalmente à associação de edema, tecido de granulação e rinorreia geram fixação do objeto na cavidade. Essa reação inflamatória torna-se ainda mais exuberante com objetos de origem vegetal. Posteriormente, um corpo estranho nasal pode se tornar um rinolito ao receber uma cobertura de cálcio, fosfato de magnésio e carbonato, e apresentar-se radiopaco ao estudo de imagem.

A pior situação, tratando-se de CE nasal, é o caso das minibaterias por iniciarem quase imediatamente destruição tecidual, gerando muitas vezes perfuração septal e alteração do crescimento do nariz. Guiderae cols. observaram a ocorrência de perfuração septal em duas de quatro crianças em uma série de casos e sugerem que o maior risco está no maior intervalo entre inserção e remoção, e talvez a maior espessura da bateria encontrada. Lesão de mucosa já foi evidenciada com exposição de 90 minutos e perfuração septal com intervalo de apenas 4 horas (Figura 36.1). As baterias são compostas por vários tipos de metais pesados: mercúrio,

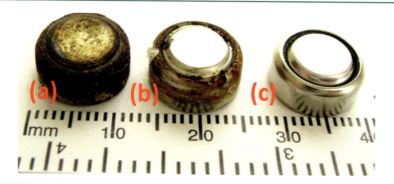

Figura 36.1 – Minibaterias de 1,5 V removidas de cavidade nasal de crianças de 4 anos (a) após 4 h; e (b), após 90 min da inserção; em comparação com (c) bateria nova (Guiderae cols.).

zinco, prata, níquel, cádmio e lítio. A liberação dessas substâncias gera queimadura química, reação tecidual local intensa e necrose liquefativa, principalmente próximo ao polo negativo. Enquanto o circuito elétrico estiver intacto, há também a possibilidade de queimaduras elétrica e térmica. O nível de carga da bateria, o tamanho da fossa nasal e a quantidade de secreção são condições que facilitam o fechamento desse circuito.

Por outro lado, larvas e vermes maduros podem produzir desde uma reação inflamatória localizada a uma destruição maciça do arcabouço nasal, com a formação de ampla caverna supurada e fétida.

Quadro clínico

Em geral, o paciente ou cuidador relata a presença de CE e procura atendimento em menos de 24 horas do ocorrido, ou em até 1 semana. Para CE nasal, a apresentação clínica clássica é a rinorreia fétida mucopurulenta unilateral. Outra pista diagnóstica seria a vestibulite unilateral subsequente, específica da faixa etária pediátrica. Todavia, o CE nasal pode ser assintomático por anos.

Outros sintomas e sinais menos frequentes são dor e cefaleia ipsolateral, epistaxe intermitente e espirros (Tabela 36.1). Contudo, CE vivos podem gerar sintomas bilaterais, tornam-se mais comuns em relatos de obstrução nasal, cefaleia e espirros com rinorreia serossanguinolenta.

A confirmação diagnóstica é possível, pelo exame físico através da rinoscopia anterior e/ou, uso do nasofibrolaringoscópio ou endoscópio nasal rígido de 0°. Em caso de edema ou tecido de granulação que dificulte a visualização do objeto, recomenda-se a instilação de vasoconstritor tópico prévio ao exame. Em crianças muito jovens ou pouco colaborativas, pode ser necessário o exame sob anestesia geral. Destaca-se a importância de avaliar a narina contralateral e os condutos auditivos para excluir a presença de outros CE, especialmente em crianças.

Quanto à localização, o CE nasal pode se encontrar em qualquer parte da cavidade nasal, apesar de tipicamente se situar no assoalho da fossa abaixo do corneto inferior. Outra localização comum é imediatamente anterior à concha média (Figura 36.2).

◀ Tabela 36.1 – Sinais clínicos que devem levar à suspeição quanto à presença de corpo estranho nasal

Sinais de Alerta para Corpo Estranho Nasal
Rinorreia fétida mucopurulenta unilateral
Vestibulite unilateral
Epistaxe intermitente unilateral

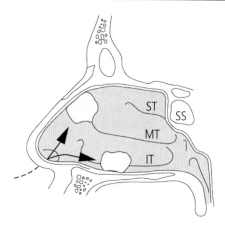

◀ **Figura 36.2** – Sítios comuns de impactação de corpos estranhos nasais. ST= corneto superior; MT = corneto médio; IT = corneto inferior; SS = seio esfenoidal (Kalane cols.) .

Exames complementares dificilmente são necessários pelo diagnóstico basear-se na história e no exame físico. Contudo, exames de imagem como radiografia simples e tomografia de face podem evidenciar CE já calcificados (rinolito), ou baterias com seu duplo contorno característico e densidade metálica (Figura 36.3).

Devem-se lembrar como diagnóstico diferencial de obstrução nasal unilateral: neoplasias benignas e malignas da cavidade nasal, sinusite unilateral, atresia de

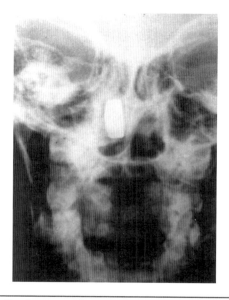

◀ **Figura 36.3** – Radiografia simples evidenciando disco de bateria em cavidade nasal direita (Alvie cols.).

coana unilateral, pólipo nasal unilateral, hematoma septal e infecções, como sífilis e difteria.

Abordagem terapêutica

Para a remoção do CE nasal, o paciente deve ser colaborativo, estar sentado e crianças podem necessitar de restrição por um adulto para manter a cabeça firme. Tentativas repetidas tendem a ser sucessivamente mais difíceis, portanto, deve haver planejamento cuidadoso para possibilitar a remoção na primeira vez. Adicionalmente, o profissional deve ser habilitado, conhecer diversas técnicas e ter os instrumentos necessários disponíveis. É desejável que suprimentos para a obtenção de via aérea de emergência estejam acessíveis para o caso de aspiração durante a tentativa de remoção.

Uso de vasoconstritores pode facilitar a visualização e a remoção do CE, assim como o uso de anestesia local com lidocaína *spray*. Por outro lado, a sedação não é recomendável, pois aumenta a chance de complicações ao inibir o reflexo de vômito e tosse. O emprego de anestesia geral é exceção, porém se torna frequentemente a regra em casos de CE por bateria pela lesão tecidual e adesão da mesma à mucosa.

Prevê-se maior dificuldade de remoção daqueles objetos impactados, incrustados ou inseridos com força, assim como CE vivos. Para isso, também influem o tipo, o tamanho, a localização e a friabilidade do objeto, além da idade do paciente e sua cooperatividade. Por esse motivo, várias técnicas de remoção foram descritas (Tabela 36.2).

Instrumentos de preensão

Trata-se da forma mais comum de remoção e consiste no uso de diferentes instrumentos que apreendem o objeto e puxam-no anteriormente para fora do nariz. Instrumentos de preensão incluem pinças jacaré, Hartmann, baioneta, anatômica, tipo mosquito e hemostática. São mais bem empregados para CE sólidos e localizados anteriormente. A retirada pode ser auxiliada pelo uso de espéculo nasal ou mesmo otoscópio. Complicações possíveis incluem empurrar posteriormente o objeto, sendo maior o risco em objetos grandes, moles, friáveis, redondos e localizados mais posteriormente.

Ganchos

Instrumentos em forma de gancho são usados para puxar o objeto para fora do nariz a partir da sua porção posterior. Podem ser desde ganchos de ângulo reto ou curvados rombos, curetas, sondas de cateterização e insuflação de tuba auditiva (sonda de Itard), ou mesmo clipes de papel moldados. O gancho possibilita locar sua extremidade logo posterior ao corpo estranho e trazê-lo anteriormente e para fora do nariz. Objetos devem estar localizados anteriormente na fossa nasal e ser pequenos o suficiente para permitir a passagem do gancho. Como complicações, pode haver lesão de mucosa e sangramento pela passagem do instrumento.

Seção IV – Rinologia

◀ Tabela 36.2 – Técnicas descritas para remoção de corpo estranho nasal.

Técnica	Exemplo de material	Tipo de corpo estranho	Localização do CE na fossa nasal	Complicações
Instrumentos de preensão	Pinças jacaré, baioneta, Hartmann ou anatômica	Sólidos	Anterior	Empurrar posteriormente o objeto
Ganchos	Gancho de ângulo reto, curetas, sonda de Itard	Pequenos (permitindo passagem do gancho)	Anterior	Sangramento e lesão da mucosa nasal
Sondas com balão	Cateter de Fogarty ou Foley (5, 6 ou 8F)	Maiores e arredondados	Anterior	Sangramento, lesão da mucosa nasal e trauma
Sucção	Aparelhos com pressão negativa entre 100-140 mmHg	Grandes, arredondados e moles	Qualquer região	Lesão tecidual e deslocamento posterior do CE
Pressão positiva	Expiração forçada, boca-a-boca, ambu e máscara, cateter nasal	Grandes que ocluam toda a fossa nasal	Posterior	Barotrauma
Irrigação	Com seringa e soro fisiológico 0,9%	Não usar para minibaterias ou CE de origem vegetal	Posterior	Aspiração, refluxo da solução para as tubas auditivas ou seios paranasais
Adesivos	Cianoacrilato em ponta de haste de madeira ou plástico	Sólidos que aceitem o adesivo	Qualquer local acessível ao método	Aderência nos tecidos nasais e lesão traumática

CE = corpo estranho.

Sondas com balão

Também foi descrito o uso de cateteres de Fogarty ou Foley pequeno (5, 6 ou 8 F) em que, após a introdução da sonda na cavidade nasal até além do corpo estranho, o balão é insuflado com 0,5-2 mL de água ou ar e, só então, a mesma é removida, puxando o objeto anteriormente no trajeto de saída. É especialmente útil para objetos macios e redondos. Complicações possíveis também são trauma, lesão de mucosa e epistaxe.

Sucção

Instrumentos de sucção podem ser usados para a remoção direta do objeto, sendo mais bem empregados para CE grandes, redondos e moles. Para uma vedação firme entre o objeto e a extremidade do instrumento de sucção, a pressão negativa deve estar entre 100-140 mmHg. Também pode haver lesão tecidual pela instrumentação e deslocamento posterior inadvertido do CE.

Pressão positiva

Outra técnica descrita é a pressão positiva que consiste em soprar o CE para fora do nariz através da aplicação de pressão positiva na cavidade nasal posterior, atrás do objeto, forçando sua expulsão pela narina. Essa pressão pode ser gerada de quatro formas: (1) expiração forçada em que o próprio paciente realiza inspiração profunda pela boca e expiração forçada pelo nariz enquanto a narina não envolvida é ocluída; (2) boca a boca ou "beijo dos pais", na qual o cuidador da criança pode abrir sua boca enquanto estabiliza seu queixo com uma mão e usa a outra para ocluir a narina não envolvida, para então selar sua boca sobre a da criança e realizar uma ventilação rápida e forte; (3) ambu e máscara acoplada apenas na boca da criança podem ser alternativa à ventilação boca a boca; (4) cateter nasal de oxigênio adaptado apenas à narina não envolvida com pressão de O_2 10-15 L/min. É mais bem indicado para CE posteriores, grandes, que ocluam a fossa nasal. Complicação teórica é o barotrauma, porém não há lesões significativas descritas na literatura para essas técnicas.

Irrigação nasal

Trata-se de uma variante das técnicas de pressão positiva em queuma seringa com 20 mL de soro fisiológico estéril é inserida na fossa nasal não afetada até ocluir a narina e então esvaziada com força para provocar a expulsão do CE da fossa nasal contralateral. Apesar dos excelentes resultados na literatura, há a preocupação quanto a possíveis complicações como aspiração e refluxo de solução salina e secreção nasal para a tuba auditiva e os seios paranasais. Em vista disso, não se recomenda essa técnica para crianças pequenas ou aqueles com problemas neurológicos ou de via aérea. Adicionalmente, é contraindicada para minibaterias e deve ser evitada para CE de origem vegetal.

Adesivos

Outra técnica descrita para CE de difícil remoção é a aplicação de pequena quantidade de cola (cianoacrilato) na extremidade de uma haste de plástico ou madeira (em geral, *swab* previamente cortado), e então colocá-la em contato com a superfície anterior seca do objeto por 30-60 s. Posteriormente se realiza a remoção cuidadosamente da haste e do objeto para fora do nariz. É indicada para objetos sólidos de material passivo de aceitar o adesivo. Como complicações, há a aderência da cola aos tecidos nasais e lesão traumática da cavidade nasal.

Corpo estranho vivo

CE vivos, como larvas e vermes, requerem instilação de solução de clorofórmio 25% nas cavidades nasais para matar as larvas. A posterior remoção pode ser por pressão positiva, sucção, irrigação ou curetagem, podendo o paciente estar ou não acordado. Esse processo pode levar semanas com repetidas aplicações e remoções. Em nosso serviço, utilizamos ivermectina como adjuvante no tratamento de miíase (Quadro 36.1). Para ascaridíase, é mandatório o tratamento sistêmico para erradicar a infestação intestinal.

Cuidados e recomendações de alta

Após a remoção do CE, deve-se proceder à inspeção cuidadosa da cavidade nasal envolvida. Atenção especial deve ser dada para seios paranasais e ouvido ipsilaterais, principalmente se o CE esteve presente por período prolongado, em vista da possibilidade de sinusite e otite média agudas secundárias. Adicionalmente, epistaxe provocada pelo procedimento de remoção do objeto intranasal deve ser apropriadamente tratada. É essencial orientar os pais para minimizar a exposição das crianças a CE em potencial.

Algoritmos para abordagem do corpo estranho nasal

◀ **Quadro 36.1** – Algoritmo de tratamento de corpo estranho nasal vivo.

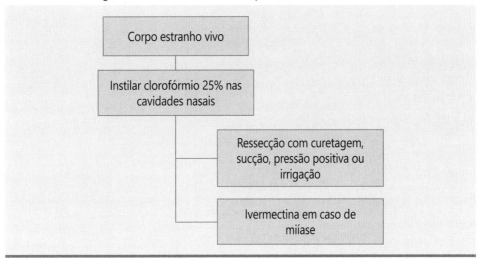

◀ **Quadro 36.2** – Pontos importantes na anamnese frente a um corpo estranho nasal

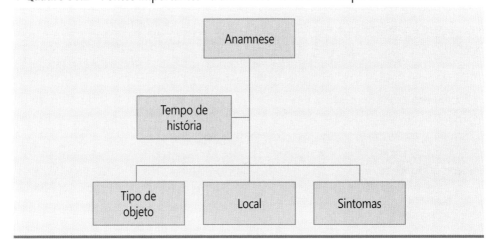

◀ Quadro 36.3 – Abordagem diagnóstica e terapêutica no corpo estranho nasal

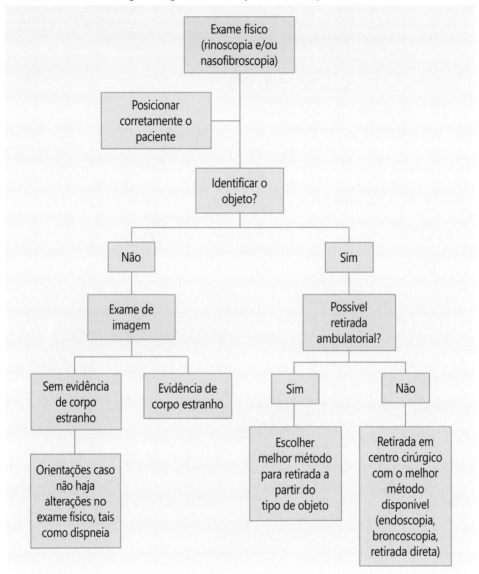

Bibliografia consultada

1. Alvi A, Bereliani A, Zahtz GD. Miniature disc battery in the nose: a dangerous foreign body. Clin Pediatr (Phila) [Internet]. 1997 Jul [cited 2015 Feb 9];36(7):427-9. Available from: http://www.ncbi.nlm.nih.gov/pubmed/9241483
2. Burduk PK, Garstecka A, Betlejewski S. Nasal foreign body in an adult. Eur Arch Otorhinolaryngol [Internet]. 2005 Jun [cited 2015 Feb 9];262(6):517-8. Available from: http://www.ncbi.nlm.nih.gov/pubmed/157359533.

3. Chan TC, Ufberg J, Harrigan RA, Vilke GM. Nasal foreign body removal. J Emerg Med [Internet]. 2004 May [cited 2015 Feb 9];26(4):441-5. Available from: http://www.ncbi.nlm.nih.gov/pubmed/150938524.

4. Davies PH, Benger JR. Foreign bodies in the nose and ear: a review of techniques for removal in the emergency department. J Accid Emerg Med [Internet]. 2000 Mar [cited 2015 Feb 9];17(2):91-4. Available from: http://www.pubmedcentral.nih.gov/articlerender.fcgi?artid=17 25343&tool=pmcentrez&rendertype=abstract

5. Guidera AK, Stegehuis HR. Button batteries: the worst case scenario in nasal foreign bodies. N Z Med J [Internet]. 2010 Apr 30 [cited 2015 Feb 9];123(1313):68-73. Available from: http://www.ncbi.nlm.nih.gov/pubmed/20581897

6. Heim SW, Maughan KL. Foreign bodies in the ear, nose, and throat. Am Fam Physician [Internet]. 2007 Oct 15 [cited 2015 Feb 9];76(8):1185-9. Available from: http://www.ncbi.nlm.nih.gov/pubmed/17990843

7. Kalan A, Tariq M. Foreign bodies in the nasal cavities: a comprehensive review of the aetiology, diagnostic pointers, and therapeutic measures. Postgrad Med J [Internet]. 2000 Aug [cited 2015 Feb 9];76(898):484-7. Available from: http://www.pubmedcentral.nih.gov/article-render.fcgi?artid=1741675&tool=pmcentrez&rendertype=abstract

8. Mangussi-Gomes J, Andrade JSC de, Matos RC, Kosugi EM, Penido N de O. ENT foreign bodies: profile of the cases seen at a tertiary hospital emergency care unit. Braz J Otorhinolaryngol [Internet]. 2015 Jan [cited 2015 Feb 9];79(6):699-703. Available from: http://www.ncbi.nlm.nih.gov/pubmed/24474480

9. Patil PM, Anand R. Nasal foreign bodies: a review of management strategies and a clinical scenario presentation. Craniomaxillofac Trauma Reconstr [Internet]. 2011 Mar [cited 2015 Feb 9];4(1):53-8. Available from: http://www.pubmedcentral.nih.gov/articlerender.fcgi?artid =3208336&tool=pmcentrez&rendertype=abstract

SEÇÃO V
Laringologia

COORDENADORES

Noemi Grigoletto de Biase
•
Leonardo Haddad

Disfonia Aguda 37

Gustavo Polacow Korn
Noemi Grigoletto De Biase

Introdução e conceitos

A voz pode ser definida como a produção sonora que resulta da associação dos sons gerados pelas vibrações das pregas vocais, modificados pelos efeitos de ressonância durante passagem do fluxo de ar expiratório pelas constrições das cavidades supraglóticas, constituindo o suporte acústico para a comunicação verbal.

A disfonia pode ser conceituada como toda e qualquer dificuldade na emissão vocal que impeça a produção natural e harmoniosa da voz. De acordo com o tempo de história, a disfonia pode ser classificada como aguda ou crônica, quando esse sintoma tem duração inferior ou superior a 14 dias. Para a finalidade desse capítulo, vamos nos ater aos quadros de disfonia aguda, as que geralmente levam o paciente a procurar um serviço de pronto-atendimento.

Nesse capítulo não podemos deixar de conceituar os termos "voz profissional", definido no Consenso Brasileiro de Voz Profissional, em 2004, como a forma de comunicação oral utilizada por pessoas que dela dependem para exercer suas atividades laboriais, e a voz ligada à *performance* artística, como no caso de cantores e atores. O conceito de "emergência vocal" é particularmente importante neste último grupo, uma vez que nos artistas uma alteração vocal pode limitar parcialmente ou mesmo impedir a realização de uma *performance*.

Uma das causas de disfonia aguda é a paralisia de pregas vocais, algo que será abordado em um capítulo próprio. Outras causas, os quadros infecciosos na laringe, serão abordadas no capítulo de laringites agudas.

Quadro clínico

Geralmente, a queixa é de uma voz rouca ou, em algumas situações, a afonia (voz sem nenhuma sonorização). No caso dos profissionais da voz, a queixa pode ser mais sutil. E nessa condição a história deve ser mais detalhada. No caso de cantores, a queixa pode estar na voz falada, na voz cantada ou em ambas. Pode ser de uma dificuldade em agudos, perda de potência, presença de quebra, entre outras. É fundamental a anamnese. Algumas perguntas como "o que sua voz está fazendo que não deveria fazer?" ou "o que sua voz não está fazendo e deveria fazer?" podem ser de grande valia.

Em muitos casos, a presença de outras queixas associadas é de auxílio valioso para o diagnóstico, como nos pacientes com sintomas que sugerem um quadro infeccioso de faringite, rinossinusite, bronquite ou outra infecção de vias aéreas baixas. Assim, dor em região de face, cefaleia frontal em peso, dor ou irritação na garganta, tosse, falta de ar e febre sugerem um quadro infeccioso. Por essas possibilidades diagnósticas também, o paciente disfônico deve ser submetido ao exame otorrinolaringológico completo e não apenas ao exame da laringe. Os diagnósticos de resfriado comum, rinossinusite e tonsilite agudas estão detalhados em capítulos próprios.

Pacientes com história de asma podem ter uma exacerbação do quadro, o que também pode interferir na produção vocal, e pacientes que fazem uso crônico de corticoides inalatórios podem apresentar infecção fúngica no trato vocal. A infecção fúngica pode se manifestar igualmente em pacientes imunodeprimidos.

Outros sintomas como rinorreia, tosse, pigarro e sensação de bolo na garganta também sugerem outros quadros como a síndrome faringolaríngea do refluxo gastroesofágico e rinite alérgica, sendo o último quadro descrito em capítulo específico.

Outro ponto fundamental é saber sobre o início, se insidioso ou súbito, especialmente se ocorreu durante a fonação. Nessa situação dois diagnósticos devem ser lembrados: a hemorragia de prega vocal e a laceração de prega vocal.

No caso de uma disfonia caracterizada por voz soprosa, a paralisia recorrencial unilateral de prega vocal deve ser considerada. Porém, no caso da paralisia do nervo laríngeo superior unilateral, a queixa, especialmente nos profissionais da voz, pode se ater a uma limitação nos agudos. Por esse motivo, na avaliação clínica, a inspeção estática da laringe não é suficiente para um diagnóstico mais preciso. Ainda no caso de uma voz sem emissão ou muito soprosa, outra situação a ser lembrada é a disfonia por conversão ou disfonia psicogênica. Geralmente relacionada a uma situação prévia de estresse emocional, a alteração ou perda da voz é o reflexo desse estresse ou conflito psicológico.

A situação mais comum que pode gerar a disfonia é a presença de lesão decorrente do uso abusivo da voz, o fonotrauma. Ou uma situação na qual já existe uma alteração na prega vocal e a presença de edema nessa região compromete ainda mais a qualidade vocal.

Alterações hormonais também podem interferir na produção vocal, entre elas, as alterações hormonais ovarianas que, além de alterarem a qualidade vocal, podem em alguns casos predispor à hemorragia de prega vocal. Essas alterações geralmente passam despercebidas, porém em profissionais da voz podem comprometer sua *performance*.

O uso de medicamentos ou outras drogas deve ser sempre pesquisado. Sabe-se que atualmente é comum o uso de anabolizantes que, sobretudo no sexo feminino, modificam de modo irreversível a qualidade vocal. São causa de disfonia com voz de característica grave e rouca, principalmente observada em mulheres.

Avaliação clínica

A avaliação da laringe e do trato vocal realizada em consultório pelo médico otorrinolaringologista se dá pela laringoscopia indireta. Esta é realizada por procedimentos como a endoscopia rígida ou telelaringoscopia, e a endoscopia flexível, que permitem a visibilização e avaliação funcional da laringe, com o paciente acordado, utilizando-se ou não de anestesia tópica. Tanto no laringoscópio rígido quanto no flexível, é possível conectar fonte de luz e câmera, permitindo a magnificação e documentação da imagem.

Durante a laringoscopia rígida, introduz-se o laringoscópio pela boca e solicita-se ao paciente que coloque a língua para fora da cavidade oral, mantida pelo examinador com o auxílio de uma gaze (Figura 37.1). Durante a endoscopia flexível, introduz-se o aparelho por uma das narinas, permitindo a avaliação do trato vocal, desde as cavidades nasais até a laringe (Figura 37.2). Também nos dois aparelhos é possível acoplar o equipamento estroboscópico, que permite a visualização dos padrões de vibração das pregas vocais por meio de uma luz pulsátil. A coaptação glótica, o comportamento da onda mucosa e suas características, como simetria de fase e amplitude, são avaliados, e dessa forma fornecem informações para um diagnóstico mais preciso.

Infelizmente, esses equipamentos não estão presentes na maioria dos atendimentos de emergência, restando apenas o espelho de Garcia. Este pode fornecer informações menos detalhadas, mas em uma situação de tomada de decisão, pode

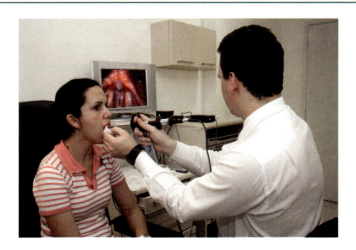

◀ **Figura 37.1** – Avaliação por meio da telelaringoscopia.

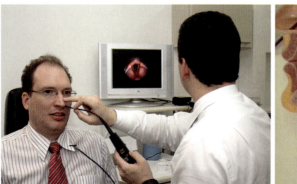
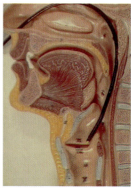

◀ **Figura 37.2** – Avaliação por meio da fibronasolaringoscopia.

ser útil na definição diagnóstica ou na exclusão da maioria das causas de disfonia aguda.

Por meio da telelaringoscopia é possível analisar com mais detalhes a estrutura da laringe e de suas pregas vocais, mas o uso concomitante da nasofibrolaringoscopia é fundamental para avaliar a parte fisiológica, ou seja, a fonação, e no caso de cantores ou atores permite avaliar um trecho de atuação ou do canto. Na suspeita de disfonia por conversão ou psicogênica, a nasofibrolaringoscopia é o exame de escolha para o diagnóstico.

A hemorragia de prega vocal geralmente decorre de um fonotrauma, podendo ocorrer durante a fala, no canto, durante um grito ou ainda em qualquer situação que aumente a força de coaptação glótica, podendo também aparecer após a tosse com muito esforço. Pessoas em uso de anticoagulantes, na presença de quadro infeccioso (viral ou bacteriano), em uso de corticoides ou anti-inflamatórios e mulheres no período próximo da menstruação estão particularmente mais suscetíveis. A presença de ectasias nas pregas vocais também é fator predisponente. Nessa situação ocorre a ruptura de um vaso e extravasamento de sangue para a lâmina própria (Figura 37.3), especificamente a camada superficial da lâmina própria (espaço de Reinke). Pacientes notam mudança súbita da voz após o evento.

A laceração de mucosa, muito mais rara, também provoca alteração súbita e é decorrente de um uso vocal muito intenso. A laceração pode ser acompanhada de hemorragia. No exame, observa-se uma separação de tecido que inclui epitélio e camada superficial da lâmina própria do restante da prega vocal, unido a ela por uma das extremidades, ou a presença de borda irregular da prega vocal.

Lesões fonotraumáticas são causas comuns de disfonia aguda e nesses casos, pode-se observar edema nas pegas vocais e irregularidade de bordos livres. Em alguns casos, as pregas vocais podem apresentar-se convexas devido ao edema.

Os quadros de laringites, também causas comuns de disfonia aguda e infecciosa em geral do trato vocal, estão descritos em capítulos específicos, da mesma forma como os casos de paralisia de prega vocal.

A disfonia psicogênica geralmente se apresenta como um quadro de instalação aguda. Nem sempre o paciente a consegue relacionar a algum fato ou evento desencadeante, ou omite o fato durante a anamnese. Para o diagnóstico de disfonia psicogênica, a pista mais importante é a presença de disfonia/afonia durante a fonação, com tosse e pigarro de sonorização normal. Durante a nasofibrolaringoscopia observa-se a presença de mobilidade de pregas vocais com fenda à fonação, em geral triangular anteroposterior, e medialização de pregas vestibulares. No entanto, mais raramente o quadro pode assemelhar-se ao observado nas distonias de adução, com predomínio de instabilidade vocal.

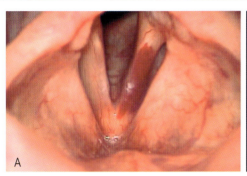 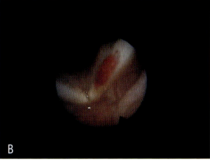

◀ **Figura 37.3** – Hemorragia de prega vocal esquerda. A. Por meio da telelaringoscopia; B. por meio da nasofibroscopia (em diferentes pacientes).

◀ **Quadro 37.1** – Diagnóstico diferencial na disfonia aguda

- Fonotrauma com edema (quadro agudo isolado, ou em uma alteração prévia)
- Hemorragia de prega vocal
- Laceração de prega vocal
- Laringite (viral, bacteriana, fúngica)
- Refluxo faringo-laríngeo
- Exacerbação de um quadro de asma
- Alteração endócrina
- Uso de medicamentos
- Paresia/paralisia de prega vocal
- Disfonia psicogênica

Conduta

Nos casos de hemorragia de prega vocal e laceração, a conduta é o repouso vocal absoluto. Nessa situação, nem mesmo a voz cochichada pode ser utilizada, pois essa gera mais esforço vocal do que a fala habitual. No caso de alguma *performan-*

ce, a mesma deve ser cancelada. O uso de corticoide na hemorragia é controverso, e optamos pela não utilização do mesmo, devido a risco de sangramento, além de poder piorar um quadro de refluxo preexistente. No caso de laceração, em que exista edema, o corticoide pode ser prescrito, mas o paciente sempre deve ser orientado quanto aos riscos.

O paciente deve ser esclarecido igualmente sobre a possibilidade de resolução com fibrose na prega vocal, o que resultará em uma voz áspera. Geralmente a fibrose ocorre quando não há observância pelo paciente do repouso vocal, por isto ele deve ser bem esclarecido quanto ao prognóstico. A hemorragia em alguns casos também pode se organizar e resultar em um pólipo hemorrágico. O evento da hemorragia pode se repetir, motivo pelo qual é fundamental o acompanhamento ambulatorial. Apenas nos casos de hemorragia que provoque abaulamento da prega vocal sem melhora nos primeiros dias há indicação cirúrgica de drenagem por meio de incisão na face vestibular.

Nos casos de fonotrauma agudo, é a intensidade da alteração que norteará a necessidade de repouso vocal, sendo, em geral, suficiente o repouso relativo. O corticoide pode ser prescrito no caso de edema, porém podem ocorrer efeitos adversos como a hemorragia de prega vocal e a geração ou acentuação de um quadro de refluxo faringolaríngeo.

O refluxo gastroesofágico pode estar associado a um fonotrauma e o tratamento deve também ser feito com uso de medicação como bloqueador de bomba de prótons (de 40 a 80 mg ao dia), que pode ser associado a anti-histamínico H_2 como a ranitidina à noite (dose entre 150 e 300 mg, dependendo do quadro clínico).

No caso de resfriado e sinusite, deve-se evitar o uso de anti-histamínicos e descongestionantes, pois ambos podem levar ao ressecamento do trato vocal. Tal situação gera mais esforço vocal, contribuindo para a piora da qualidade vocal, piora de lesão preexistente ou mesmo o aparecimento de nova lesão. O anti-histamínico também tem potencial efeito de sedação, com prejuízo da propriocepção, por isso o paciente pode usar de mais força para a fonação do que parece perceber.

Os tratamentos dos quadros de laringites, paralisias, resfriado comum, rinossinusite e rinite alérgica serão abordados em capítulos específicos.

Além do uso adequado da voz, a hidratação é fundamental, e principalmente nos pacientes portadores de quadro de refluxo os cuidados alimentares são fundamentais.

A disfonia psicogênica é tratada com fonoterapia. Geralmente não há necessidade de abordagem psicológica.

Prevenção

Ao abordar um paciente com uma disfonia aguda, é fundamental no acompanhamento, além das orientações para o tratamento do quadro agudo, comentar sobre prevenção e prognóstico.

Uma boa hidratação é fundamental, assim como alimentação saudável.

Hábitos como tabagismo e abuso de bebida alcoólica devem ser abordados e, sempre que possível, abolidos.

Em profissionais da voz, o aquecimento e desaquecimento são fundamentais.

Em especial a presença de algumas condições associadas merece mais cautela, como é o caso da mulher em período próximo da menstruação, na presença de um resfriado, usando medicação anti-inflamatória.

E por fim, em todos os casos, evitar o abuso do uso da voz, gritar em demasia, falar muito alto, usar a voz sem pausas.

Bibliografia consultada

1. Behlau M, Azevedo R, Pontes P. Conceito de voz normal e classificação das disfonias. In: Behlau M, ed. Voz: o livro do especialista. Rio de Janeiro: Revinter; 2001. p. 53-84.

2. Dursun G, Sataloff RT, Spiegel JR, Mandel S, Heuer RJ, Rosen DC. Superior laryngeal nerve paresis and paralysis. J Voice. 1996;10(2):206-11.

3. Klein AM, Johns MM 3rd. Vocal emergencies. Otolaryngol Clin North Am. 2007;40(5):1063-80, vii.

4. Korn GP, Yazaki RK, Brasil OOC. Avaliação clínica da laringe e voz. In: Dolci JEL, Silva L, eds. Otorrinolaringologia guia prático. São Paulo: Atheneu; 2012. p. 397-420.

5. Sataloff RT, Hawkshaw MJ, Anticaglia J. Patient history. In: Sataloff RT, ed. Professional Voice. The science and art of clinical care. Vol 1. San Diego: Plural Publishing, Inc; 2005. p.323-38.

6. Sociedade Brasileira de Otorrinolaringologia; Academia Brasileira de Laringologia e Voz. Voz e trabalho: uma questão de saúde e direito do trabalhador. 3º Consenso Nacional sobre a Voz Profissional; 2004.

7. Yazaki RK, Korn GP, Brasil OOC. Semiologia laríngea - avaliação clínica da voz. In: Caldas Neto S, Mello Junior JF, Martins RHG, Costa SS, eds. Tratado de Otorrinolaringologia. vol. 1, 2. São Paulo: Roca; 2011. p. 785-793.

Disfagia Aguda 38

Sung Woo Park
Leonardo Haddad

Conceito

Disfagia é um sintoma, uma manifestação clínica de um comprometimento da deglutição. E a deglutição, por sua vez, é o ato de transportar o bolo alimentar da boca até o estômago.

No ato da deglutição estão envolvidas estruturas anatômicas neuromusculares orais, faríngeas, laríngeas e esofágicas coordenadas por um extenso e complicado controle multissináptico, em que há participação dos sistemas estomatognático, digestório, respiratório e nervoso.

Por exemplo, apenas para que ocorra uma mastigação apropriada é necessária a participação do grupo de glândulas salivares e de músculos (masseter, temporal, bucinador, pterigóideos lateral e medial e língua) que obedecem aos sinais nervosos eferentes (nervo trigêmeo, facial e nervo hipoglosso) que, por sua vez, são respostas de estruturas superiores (córtex sensitivo, córtex motor) a sinais nervosos aferentes (propriocepção, gustação, olfato). Qualquer alteração na participação e no encadeamento desses mecanismos pode resultar em disfagia.

Classicamente, divide-se a deglutição em fase oral, faríngea e esofágica. A fase oral é totalmente voluntária e se caracteriza pelo preparo do bolo alimentar na boca. E podemos subdividi-la em fase preparatória e oral propriamente dita.

A fase preparatória dá início ao processo digestivo, por meio da salivação, movimentação de língua e mastigação.

A fase oral propriamente dita é voluntária e consciente, com duração de cerca de 1 segundo. Nessa fase, o alimento é posicionado no terço médio da língua e em seguida há uma elevação da mandíbula e da ponta da língua em direção ao palato. Com isso, ocorre o vedamento do palato pela língua e a propulsão do bolo alimentar em direção à faringe. Consequentemente, existe um mecanismo de pressão sobre a faringe que irá gerar impulsos nervosos, por via aferente, que iniciam o reflexo da deglutição.

A partir daí o movimento já não é mais voluntário e passamos para a fase faríngea, onde ocorre uma elevação da laringe, uma movimentação anterossuperior do osso hioide, favorecendo a passagem do alimento para a faringe.

A fase faríngea é consciente mas involuntária e tem duração de cerca de 0,6 a 1,2 segundo.

Nessa fase ocorre uma contração dos músculos constritores médio e superior da faringe, empurrando o alimento em direção ao esôfago. Ao mesmo tempo, tem-se o fechamento do véu palatino e também o fechamento – tanto da supraglote por meio da posteriorização da epiglote quanto da região glótica pela contração dos músculos tireoaritenóideos –, além da elevação da laringe. Por fim, ocorre relaxamento da musculatura cricofaríngea, o que acarreta a abertura do esfíncter esofagiano superior.

A fase esofagiana é a passagem do bolo alimentar pelo esôfago até o estômago, sob a ação dos movimentos peristálticos, como resultado de impulsos nervosos do nervo vago. Após a passagem do alimento pelo esfíncter esofagiano superior ocorre a volta da laringe à sua posição normal e aumento do tônus do esfíncter. Essa fase é inconsciente e involuntária, e apresenta uma duração média de 0,8 segundo, podendo durar até 20 segundos.

Pares cranianos

Como observado anteriormente, tem-se a participação contínua do sistema nervoso e de nervos cranianos com seus ramos eferentes e aferentes no ato da deglutição. Os nervos que participam ativamente nesse processo são os nervos trigêmeo (V), facial (VII), glossofaríngeo (IX), vago (X) e hipoglosso (XII).

O nervo trigêmeo (V) é responsável pela sensibilidade da cavidade oral, além da sensibilidade dos 2/3 anteriores da língua. É responsável também pela motricidade dos músculos mastigatórios (masseter, temporal e pterigóideos).

O nervo facial (VII) é responsável pela sensibilidade gustatória dos 2/3 anteriores da língua e pela ação dos músculos da expressão facial (músculos orbicular e bucinador).

O nervo glossofaríngeo (IX) atua na sensibilidade tátil, térmica e dolorosa da orofaringe, das tonsilas palatinas e do terço posterior da língua, nesse caso, também gustativo. Ativa o músculo estilofaríngeo, além da inervação parassimpática das glândulas parótidas.

O nervo vago (X) apresenta ramos faríngeo, laríngeo superior e laríngeo inferior. O laríngeo superior é responsável pela sensibilidade da supraglote e da porção anterior da hipofaringe, sendo seu ramo externo responsável pela inervação motora do músculo cricotireóideo. O nervo laríngeo recorrente, por sua vez, é responsável pela sensibilidade abaixo das pregas vocais e da mucosa do esôfago, além da inervação de todos os músculos intrínsecos da laringe, exceto o músculo cricotireóideo.

O nervo hipoglosso (XII) é o nervo puramente motor e dá inervação intrínseca e extrínseca da língua, tanto voluntária quanto reflexa.

Quadro clínico

A participação e a coordenação de todos os elementos já descritos estabelece o equilíbrio para uma boa deglutição. Pacientes com problemas de deglutição usualmente se queixam de engasgos ao se alimentarem, tosse seca ou produtiva e histórico de pneumonias de repetição nos casos mais graves.

Durante a anamnese é possível identificarmos qual a possível fase da deglutição que está acometida. Pacientes com disfagia orofaríngea afirmam que durante a deglutição apresentam tosse e engasgos, enquanto pacientes com disfagia esofagiana sentem que o alimento não progride ou mesmo que ele volta em direção à faringe.

Por se tratar de um sintoma que envolve uma gama imensa de doenças, torna-se fundamental correlacionarmos o quadro clínico com a possível etiologia da disfagia.

A etiologia da disfagia pode ser de causa funcional ou mecânica. As de origem funcional podem ser de ordem neurológica ou muscular. Entre as afecções neurológicas que cursam com disfagia temos observado com maior frequência em nosso ambulatório as decorrentes de acidente vascular cerebral, trauma cranioencefálico, doença de Parkinson, paralisia cerebral e esclerose lateral amiotrófica. Miastenia grave, polimiosite e distrofias musculares perfazem o grupo mais observado de causas musculares.

Às disfagias de origem mecânica estão relacionados fatores compressivos ou restritivos, e podem ter como etiologia os tumores da região da cabeça e do pescoço, bem como a presença de traqueostomia que prejudica a elevação da laringe, ou ainda em decorrência de causa infecciosa.

Diagnóstico

A avaliação da deglutição pode ser realizada tanto de maneira subjetiva através de anamnese e questionários sobre os hábitos relacionados à deglutição (que devem ser respondidos pelo paciente ou acompanhante), ou de maneira objetiva, com o auxílio de exames complementares.

Realizando uma comparação da análise subjetiva com a análise objetiva da disfagia, percebe-se que muitos casos de aspiração e penetração são subdiagnosticados. Esses casos de subdiagnóstico parecem ser mais prevalentes na população com doenças neurodegenerativas, conforme se observa na Tabela 38.1.

◀ Tabela 38.1 – Comparação da análise subjetiva e objetiva da disfagia

	Análise Subjetiva	Análise Objetiva
Doença de Parkinson	15-52%	41- 87%
Alzheimer	7%	13-29%
Demência	19%	57%

Entre os exames complementares, utilizamos estes com maior frequência em nossa prática diária:

- a videoendoscopia da deglutição (VED), que é realizada com o uso da nasofibroscopia e alimentos de diversas consistências corados com corante alimentar nacor azul ou verde;
- o videodeglutograma, que se vale do uso de alimento contrastado com material radiopaco.

Dependendo da alteração, podem ser observados diferentes graus de disfagia (leve, moderada e grave). Esses graus de disfagia dependem dos seguintes aspectos observados durante o exame: estase salivar, resíduo de bolo alimentar na cavidade oral ou faríngea, regurgitação nasal, alteração de sensibilidade, penetração e aspiração.

Penetração se refere à entrada de resíduo alimentar e/ou saliva em estruturas da laringe (prega vestibular, prega ariepiglótica, prega vocal, face laríngea da epiglote) e aspiração designa a passagem do alimento e/ou saliva para estruturas subglóticas e, consequentemente, a região traqueobronquica.

Mais do que urgência em si, a disfagia comumente aparece junto a outras doenças comuns na urgência, tais como acidente vascular cerebral (até 55%), abcesso cervical, trauma cranioencefálico (20-40%) e outras, como neoplasias de faringe e laringe, doenças degenerativas neurológicas, neuromusculares, entre outras.

A disfagia também pode apontar para algumas doenças que podem ter passadas despercebidas na fase inicial, por exemplo, demência e Alzheimer. Esses pacientes podem apresentar múltiplas pneumonias aspirativas sem que se percebesse que se trata de doença neurológica se mostrando em quadros de aspiração.

Na infância e adolescência, as causas de disfagia mais prevalentes são congênitas, por infecções agudas, por ferimento ou atraso do desenvolvimento neuropsicomotor. Em adultos, a ocorrência de disfagia parece ser maior por patologias gastroesofágicas e imunológicas. Em idosos, por sua vez, observamos a maior prevalência de disfagia de origem neurológica e oncológica.

Tratamento

Com o aumento da expectativa de vida da população mundial, fica evidente que o médico generalista irá cada vez mais ter que lidar com pacientes que apresentem algum grau de disfagia. Nesse sentido, o reconhecimento desses pacientes no pronto-socorro, bem como a condução desses pacientes disfágicos devem fazer parte da rotina do médico de plantão. Na hipótese de um paciente disfágico, o médico especialista (otorrinolaringologista) deve ser acionado para o acompanhamento desses pacientes, detectando qualquer sinal de disfagia para que seja evitada alguma complicação que retarde a melhora ou piore o estado geral do paciente, tais como emagrecimento e pneumonias aspirativas.

Nesse sentido, é importante manter a nutrição adequada visando a melhora do estado geral e o ganho de peso. Para isso, o otorrinolaringologista deve lançar mão de algumas alternativas de nutrição naqueles indivíduos que apresentam alteração na deglutição, por exemplo, sonda nasoenteral e gastrostomia. A primeira modalidade tende a ser de caráter temporário, enquanto a gastrostomia é uma opção nos pacientes que necessitam de via de alimentação alternativa por um período mais longo.

Inicialmente, pode-se fornecer nutrição por sonda nasoenteral para o paciente em que foi detectado emagrecimento ou sinais de penetração e/ou aspiração durante o exame clínico, seja durante a internação hospitalar, no ambulatório ou no consultório.

Ainda durante a internação, o otorrinolaringologista (em trabalho conjunto com o fonoaudiólogo) pode indicar terapias para estimular melhor a deglutição, tais como modificação dietética, manobras, ajustes posturais, terapias facilitadoras e higiene oral. É indicado também o acompanhamento psicológico desses pacientes no intuito de orientar sobre o problema e evitar a não adesão às terapias propostas, sejam essas restritas apenas a exercícios ou uma abordagem cirúrgica mais ampla para impedir a entrada de alimento e da saliva na via aérea, assegurando a melhor nutrição do paciente.

Vale lembrar que a única opção que realmente protege a via aérea é a cirurgia de separação laringotraqueal, pois tanto no caso de uso de sonda quanto no caso de gastrostomia ainda há a passagem de saliva para a árvore brônquica, porém, por tratar-se de procedimento radical reservamos para casos extremos.

Conforme observado antes, o tratamento da disfagia merece uma abordagem multidisciplinar em que atue o otorrinolaringologista, o fonoaudiólogo e o gastroenterologista, entre outros. O ato da alimentação, além de vital, é um importante meio de convívio do indivíduo com outras pessoas, inserindo-o no meio social. Temos de estar atentos a esses pacientes no intuito de não apenas evitar as potenciais complicações da disfagia, mas também de oferecer uma melhor qualidade de vida a esse grupo.

Bibliografia consultada

1. Altman KW. Understanding dysphagia: a rapidly emerging problem. Otolaryngol Clin North Am. 2013;46(6):13-6.

2. Altman KW, Richards A, Goldberg L, Frucht S, McCabe DJ. Dysphagia in stroke, neurodegenerative disease, and advanced dementia. Otolaryngol Clin North Am. 2013;46(6):1137-49.

3. Arrese LC, Lazarus CL. Special groups: head and neck cancer. Otolaryngol Clin North Am. 2013;46(6):1123-38.

4. Brady S, Donzelli J. The modified barium swallow and the functional endoscopic evaluation of swallowing. Otolaryngol Clin North Am. 2013;46(6):1009-22.

5. Chokhavatia S, Alli-Akintade L, Harpaz N et al. Esophageal pathology: a brief guide and atlas. Otolaryngol Clin North Am.2013;46(6):1043-57.

6. Costa MMB. Deglutição & Disfagia: Bases Morfofuncionais e Videofluoroscópicas. Rio de Janeiro: LABMOTDIG; 2013.

7. Giraldez-Rodriguez LA, Johns M 3rd. Glottal insufficiency with aspiration risk in dysphagia. Otolaryngol Clin North Am. 2013;46(6):1113-21.

8. Hegland KW, Murry T. Nonsurgical treatment: swallowing rehabilitation. Otolaryngol Clin North Am. 2013;46(6):1073-85.

9. Hindy J, Novoa R, Slovik Y et al. Epiglottic abscess as a complication of acute epiglottitis. Am J Otolaryngol. 2013;34(4):362-5.

10. Iverson C, Flanagin A, Fontanarosa PB et al. American Medical Association manual of style. 9th ed. Baltimore (MD): Williams & Wilkins; 1998.

11. Kuhn MA, Belafsky PC. Management of cricopharyngeus muscle dysfunction. Otolaryngol Clin North Am. 2013;46(6):1087-99.

12. Patel D, Vaezi MF. Normal esophageal physiology and laryngopharyngeal reflux. Otolaryngol Clin North Am. 2013;46(6):1023-41.

13. Rastan S, Hough T, Kierman A et al. Towards a mutant map of the mouse--new models of neurological, behavioural, deafness, bone, renal and blood disorders. Genetica. 2004;122(1):47-9.

14. Roden DF, Altman KW. Causes of dysphagia among different age groups: a systematic review of the literature. Otolaryngol Clin North Am. 2013;46(6):965-87.

Laringites Agudas 39

Maria Luisa Pedalino Pinheiro
José Caporrino Neto

Conceito

Denomina-se laringite todos os processos inflamatórios da mucosa laríngea. Estes costumam ser classificados com base na duração do quadro em agudos e crônicos.

Os processos agudos, em geral, duram dias (em média, 7 dias), costumam ser autolimitados e, geralmente, a etiologia é viral. Nas laringites agudas existe predomínio de edema (congestão), hiperemia (vasodilatação) e muitas vezes presença de infiltrado leucocitário (exsudato). Já nas laringites crônicas há hipertrofia, metaplasia ou mesmo fibrose e a duração pode variar de semanas a meses.

As laringites agudas podem ser graves e até mesmo letais, em especial nas crianças. Por esse motivo, até pouco tempo atrás eram temidas pelos otorrinolaringologistas. Com o passar do tempo, a morbimortalidade das laringites agudas diminuiu por diversos fatores: vacinação contra o *Haemophilus influenzae* tipo B, baixou a incidência das epiglotites entre as crianças; antibióticos tornaram-se mais potentes e a laringoscopia flexível é um exame cada vez mais acessível.

E por que as laringites agudas são mais graves em crianças do que em adultos?

Isso se deve às características anatômicas e histológicas. Nas crianças não estão bem definidas as camadas das pregas vocais observadas nos adultos (conforme menciona Hirano: epitélio, camada superficial, intermediária e profunda da lâmina própria, músculo vocal).

A epiglote da criança é também proporcionalmente mais volumosa e em forma de ômega.

Ainda na população pediátrica, a proporção glótica é menor que 1. Assim, por todas essas características, pequenos edemas da mucosa glótica, em crianças, podem estender-se rapidamente e causar dispneia e, até mesmo, insuficiência respiratória.

Em crianças, é necessário que o diagnóstico seja feito e que o tratamento seja implantado o quanto antes. As laringites agudas costumam inaugurar seus sintomas de forma similar a um quadro gripal, com coriza, odinofagia, obstrução nasal e tosse seca. A infecção aguda da laringe pode ocorrer por invasão direta ou por contiguidade de processos infecciosos da faringe, assim, é muito raro o acometimento laríngeo isolado.

Exames laboratoriais como hemograma e provas inflamatórias (PCR e VHS) ajudam no diagnóstico e no acompanhamento durante o tratamento, por isso devem ser solicitados. Isolar o patógeno por meio de culturas ou hemocultura é difícil em grande parte dos casos e muitas vezes não corresponde ao agente causal. Assim, esse procedimento nem sempre é de grande valia.

Os quadros de laringites agudas mais comuns, suas características clínicas, seu diagnóstico, evolução e tratamento estão descritos a seguir.

Laringotraqueíte ou laringotraqueobronquite ou crupe viral

Apesar de haver uma associação do termo crupe à laringite diftérica, hoje se acredita que vários agentes virais possam ser os causadores dessa enfermidade. Os vírus mais comumente associados são parainfluenza tipos 1 e 2, vírus sincicial respiratório, rinovírus e enterovírus.

A crupe viral é considerada a maior causa de obstrução de vias aéreas em crianças entre os 6 meses e os 6 anos de idade. Ocorre mais frequentemente no outono e inverno, especialmente em crianças de 1 a 3 anos, e a duração média do quadro costuma ser de 3 a 7 dias. Quando ocorre em menores de 1 ano, quando a duração é maior que 7 dias ou ainda quando não há resposta ao tratamento podemos chamá-la de atípica.

Quadro clínico

A doença desenvolve-se gradualmente. Inicia-se com 1 ou 2 dias de congestão nasal, rinorreia, odinofagia, febre. Evolui com tosse tipo "latido de cachorro" (devido ao edema subglótico) e rouquidão.

Alguns casos têm evolução benigna, com duração de 3 a 7 dias, mas naqueles com obstrução respiratória persistente podem surgir outros sintomas como estridor inspiratório e expiratório, retração intercostal e supraesternal e, até mesmo, insuficiência respiratória.

Diagnóstico

Na laringoscopia indireta a supraglote encontra-se normal, porém há inflamação na glote e edema importante da subglote. A ausculta pulmonar é geralmente normal. A radiografia ajuda no diagnóstico diferencial com corpo estranho. Na laringite viral, a epiglote é normal e há diminuição da luz do segmento subglótico (sinal da ponta do lápis), já o corpo estranho só é percebido se for radiopaco.

A broncoscopia flexível não é indicada em casos de laringite viral.

Como diagnósticos diferenciais devemos pensar em corpo estranho, epiglotites, estenose subglótica e doenças pulmonares (asma, pneumonia).

Tratamento

O tratamento deve ser rapidamente iniciado. Deve-se umidificar o ar, podendo fazer uso de corticoides e até mesmo de adrenalina (sob forma de nebulização naqueles pacientes internados). O oxigênio deve ser suplementado e a monitoração da oximetria é obrigatória. Se com todas as medidas o padrão respiratório piorar, deve-se proceder à intubação orotraqueal (IOT) e esta deve ser mantida por pelo menos de 2 a 3 dias. A extubação deve ser, se possível, realizada com laringoscopia indireta. Caso não seja possível a IOT, preconiza-se a realização de traqueostomia (Tabela 39.1).

◀ Tabela 39.1 – Características principais da laringotraqueíte, laringotraqueobronquite ou crupe viral

Etiologia: Parainfluenzae tipo 1 e 2, vírus sincicial respiratório, rinovírus e enterovírus.
Quadro clínico: congestão nasal, rinorreia, odinofagia, febre. Evolui com tosse tipo "latido de cachorro", rouquidão e estridor.
Laringoscopia: supraglote normal / edema importante da subglote/glote.
Tratamento: Iniciar rapidamente!   umidificar o ar   Corticoides   Adrenalina (sob forma de nebulização)   Oxigênio   Monitorização da oximetria   Intubação oro traqueal (IOT) ou traqueostomia, se necessário.

Crupe espasmódico ou laringite estridulosa ou falso crupe

Ainda sem etiologia definida. Acredita-se existir associação com refluxo gastroesofagiano, alergias, história familiar e predisposição à asma nesses pacientes.

Quadro clínico

Manifesta-se com dispneia súbita e quase sempre no período noturno em crianças. Normalmente, a criança deita-se em boas condições e evolui com quadro de sufocação, tiragem esternal, respiração ruidosa, tosse rouca, sudorese e agitação que dura minutos ou poucas horas, e declina progressivamente até a normalidade. Durante o dia a criança é assintomática, mas o quadro pode se repetir por algumas noites.

Diagnóstico

Com base no quadro clínico e na nasofibroscopia: em geral, encontra-se edema subglótico isolado. Oximetria normal.

Tratamento

O tratamento é feito com a umidificação do ar. Em casos com sintomas mais acentuados, pode-se usar corticoides (dexametasona). É importante conscientizar os pais sobre o caráter benigno da doença e tranquilizá-los no caso de novos episódios (Tabela 39.2).

◀ Tabela 39.2 – Características principais do crupe espasmódico ou laringite estridulosa ou falso crupe

Etiologia: sem etiologia definida

Quadro clínico: criança deita-se em boas condições e evolui com: tiragem esternal, respiração ruidosa, tosse rouca, sudorese e agitação que dura minutos ou poucas horas e declina progressivamente até a normalidade.

Laringoscopia: edema subglótico isolado

Tratamento:
Orientar e acalmar os pais
Corticoides

Laringite catarral aguda

É considerada uma das formas mais comuns de laringite aguda. Acredita-se que alguns fatores como tabagismo, abuso vocal, ingestão de bebidas alcoólicas e refluxo faringolaríngeo possam favorecer o aparecimento de quadros gripais e laringite catarral aguda.

O agente etiológico mais comumente envolvido é o bacteriano (especialmente *Haemophilus influenzae* e *Branhamella catarrhalis*), sendo os vírus (rinovírus, coronavírus, etc.) menos frequentes.

Quadro clínico

O paciente inicia com quadro de infecção de via aérea superior e evolui rapidamente com dor em região laríngea, sensação de corpo estranho e tosse (inicialmente seca e após, produtiva). Instala-se rouquidão que pode evoluir para afonia. O estado geral costuma ser bom e a febre, quando presente, é baixa.

Diagnóstico

A laringoscopia confirma o diagnóstico. Observam-se edema, congestão e hiperemia em supraglote e principalmente glote, onde muitas vezes se vê exsudato depositado.

Tratamento

O tratamento deve afastar os fatores predisponentes já mencionados; o uso de antibioticoterapia (amoxicilina com clavulanato, quinolonas ou macrolídeos) é indicado. Pode-se usar corticoterapia nos casos mais graves (dexametasona 0,15

Capítulo 39 – Laringites Agudas

a 0,6 mg/kg). Nebulização com soro fisiológico puro, associado a corticoides ou agentes mucolíticos costuma ser eficiente.

Em geral, trata-se de enfermidade com curso benigno e com melhora progressiva, em torno de 48 h após o início do tratamento (Tabela 39.3).

◀ **Tabela 39.3 – Características principais da laringite catarral aguda**

Etiologia: bacteriana (*Haemophilus influenzae*).
Quadro clínico: quadro gripal, evolui com dor laríngea, sensação de corpo estranho, tosse, rouquidão/afonia.
Laringoscopia: edema, congestão e hiperemia em supraglote e principalmente glote.
Tratamento: antibióticoterapia Corticoides Nebulização com soro fisiológico puro ou associados a corticoides/mucolíticos

Supraglotite ou epiglotite

Trata-se de infecção que acomete a supraglote e provoca a instalação de quadro de angústia respiratória. Se não tratada adequadamente pode ser letal.

A etiologia é bacteriana, especialmente pelo *Haemophilus influenzae* tipo B (nas crianças). Com a vacinação iniciada em 1985, a incidência da doença declinou muito, tornando-se rara entre as crianças, porém, segundo trabalhos recentes, permanece constante em adultos.

Quadro clínico

Inicialmente os sintomas são discretos, com odinofagia e febre baixa. Aos poucos, iniciam-se disfagia de sólidos, líquidos, febre acima de 38,5 graus Celsius e sialorreia, podendo evoluir com dispneia e estridor.

Nas crianças a evolução pode ser rápida, com instalação do quadro em período de 2 a 6 horas. Já no adulto os sintomas instalam-se rapidamente. Apresenta dor de garganta (região anterior do pescoço), disfagia, sialorreia, dispneia, rouquidão, febre e agravamento do estado geral. O paciente, muitas vezes, assume a posição trípode (sentado, hiperextensão da cabeça, protrusão da mandíbula e apoio nos braços).

Diagnóstico

Na laringoscopia (recomendada nos adultos) observam-se epiglote edemaciada, congesta, hiperemiada, associado a inflamação nas pregas ariepiglóticas. O diagnóstico presuntivo de supraglotite aguda é realizado clinicamente com base na história e no exame físico, com presença de sinais de toxemia importante, dispneia e febre. O exame da laringe na sala de emergência, em crianças, pode precipitar obstrução respiratória, por isso não é recomendado.

A radiografia lateral cervical revela espessamento de tecidos moles (sinal do "polegar" = epiglote edemaciada) e pode contribuir para o diagnóstico, mas não deve retardar o início da terapêutica. Alguns autores recomendam que a criança suspeita seja levada diretamente ao centro cirúrgico, anestesiada, observada a epiglote para confirmação diagnóstica, e a partir daí realizada a IOT.

Isso porque se deve fazer o diagnóstico diferencial com asma, corpo estranho em via aérea alta e faringite, entre outros, afinal, o diagnóstico errado contribui para a mortalidade.

Tratamento

Uma vez feito o diagnóstico, deve-se iniciar o tratamento imediatamente. O paciente deve permanecer sentado, em repouso, com suplementação de oxigênio, umidificação e antibioticoterapia (cefalosporina de terceira geração endovenosa ou ainda penicilinas, clindamicina, macrolídeos). Corticoides podem ser usados (dexametasona intramuscular ou, em casos menos graves, pode-se usar via oral). Inalação com soro fisiológico e adrenalina também pode ser usada. O paciente deve ser internado e monitorado (especialmente com oximetria) e, preferencialmente, em sala de emergência sob os cuidados intensivos de seu médico.

É importante manter a via aérea; portanto, em caso de insuficiência respiratória deve-se proceder à IOT e se esta não for possível, realizar traqueostomia. A extubação deve ser realizada após 12 a 48 h do início da medicação endovenosa.

O abscesso epiglótico é complicação rara de epiglotite e exclusiva do adulto. O local mais frequente é a face lingual da epiglote e pode resultar em obstrução respiratória. Os agentes etiológicos costumam ser espécies de estreptococos ou estafilococos, e o tratamento deve ser realizado com traqueostomia, seguida de drenagem do abscesso (Tabela 39.4).

◀ Tabela 39.4 – Características principais da epiglotite

Etiologia: bacteriana (*Haemophilus influenzae tipo B*)
Quadro clínico: Crianças: Inicialmente odinofagia e febre baixa. Após, disfagia a sólidos, líquidos, febre acima de 38.5 graus Celsius, sialorréia, dispneia, estridor. Adultos: dor em região anterior do pescoço, disfagia, sialorréia, dispneia, rouquidão, febre e agravamento do estado geral.
Laringoscopia: Crianças – não fazer Adultos – epiglote edemaciada, congesta , hiperemiada, inflamação nas pregas ariepiglóticas.
Tratamento: Imediato!! Paciente internado e monitorizado em sala de emergência sob os cuidados intensivos de seu médico Paciente sentado, em repouso, oxigênio e umidificação do ar antibioticoterapia (cefalosporina de terceira geração endovenosa ou ainda penicilinas clindamicina, macrolideos). Corticoides Inalação com soro fisiológico e adrenalina Manter via aérea : IOT ou traqueostomia.

Doenças sistêmicas com manifestações agudas na laringe

Angioedema

O angioedema é reação inflamatória aguda da laringe, mediada pela histamina. É desencadeada por determinadas substâncias (alérgenos) que podem ser alimentos, produtos de uso pessoal, medicações, entre outros.

Quadro clínico

Edema de face, cavidade oral e orofaringe. Quando há edema de laringe pode levar à disfonia e mais raramente à dispneia.

Diagnóstico

O diagnóstico é feito a partir da história clínica e dos sintomas.

Deve se iniciar o tratamento prontamente com: adrenalina, corticosteroides, anti-histamínicos e aminofilina endovenosa. Manter a via aérea é importante, assim, em caso de insuficiência respiratória deve-se tentar intubação orotraqueal, e se esta não for possível, traqueostomia (Tabela 39.5).

◀ Tabela 39.5 – Características principais angioedema

Etiologia: alérgenos (resposta desencadeada pela histamina)
Quadro clínico: edema de face, cavidade oral, orofaringe, laringe. Disfonia, dispneia
Tratamento: Iniciar prontamente! Adrenalina, corticoides, anti-histamínicos, aminofilina Garantir via aérea: intubação oro traqueal ou traqueostomia

Bibliografia consultada

1. Bailey BJ et al. Laryngitis. Otolaryngol Head Neck Surg. 2006;5(59)830-6.

2. Capasso R, Monteiro ELC. Laringites agudas e crônicas inespecíficas. In Tratado de Otorrinolaringologia. São Paulo: Rocca; 2002.

3. Diretrizes IVAS ABORL – Disponível em: http://www.aborlccf.org.br/imageBank/guidelines_completo_07.pdf Acessado em:

4. Hirano M. Surgical anatomy and phisiology of the vocal folds. In: Gould WJ, Satallof RT, Spiegel JR. Voice Surgery. St Louis: Mosby; 1993. p. 135-58.

5. Jones KR. Infections and manifestations of systemic disease of the larynx. Otolaryngol Head Neck Surgery. 2005;7(90).

6. Monteiro LCM, Capasso R, Pereira PHM. Laringites Agudas e Cronicas Inespecificas. Tratado de Otorrinolaringologia. São Paulo: Ed. Rocca; 2011. Cap. 32.

7. PitrezI PMC, PitrezI IJLB. Infecções agudas das vias aéreas superiores – diagnóstico e tratamento ambulatorial – artigo de revisão. J Pediatr (Rio J). 2003;79(suppl1).

Paralisia de Pregas Vocais 40

Grazzia Guglielmino
Noemi Grigoletto De Biase

Conceito

A laringe é essencial à vida. Sua função primordial é a esfincteriana, ou seja, aspiração de substâncias e preservar a via aérea inferior. A respiração também é função da laringe, assim como a fonação.

O nervo vago é responsável pela inervação da laringe, por meio de seus ramos laríngeo superior e laríngeo recorrente.

As paralisias recorrenciais de pregas vocais acarretam alterações na mobilidade de fechamento e abertura da região glótica da laringe, decorrentes de comprometimento do nervo laríngeo recorrente.

São consideradas urgências/emergências, pois indivíduos com esta disfunção podem ter dificuldades na capacidade de respirar ou deglutir, dependendo da localização e do grau de acometimento dos nervos laríngeos.

A paralisia do nervo laríngeo superior não coloca diretamente risco à vida, mas pode ser uma urgência para profissionais da voz, artistas, em especial os cantores, pois compromete seriamente a capacidade de emissão de agudos.

Etiologia

Os nervos laríngeos responsáveis primordialmente pela sensibilidade e motilidade laríngea são, respectivamente, o nervo laríngeo superior e o nervo laríngeo recorrente.

Nervo laríngeo superior
- Ramo do nervo vago (X par craniano).
- Nervo misto, com inervação sensitiva pelo ramo interno das regiões supraglótica, glótica e motora por meio de seu ramo externo, responsável

pela motricidade do músculo cricotireóideo. Esse músculo aproxima as cartilagens tireóidea e cricóidea anteriormente e, assim, promove o estiramento das pregas vocais com consequente aumento de seu comprimento e tensão. É o músculo que permite a emissão de sons agudos, sendo por isso importante no canto e na modulação da voz falada.

Nervo laríngeo recorrente

- Ramo do nervo vago.
- Nervo misto, responsável pela inervação sensitiva da face inferior da glote e subglote e inervação motora de todos os músculos intrínsecos da laringe, exceto o cricotireóideo. Assim, inerva os músculos responsáveis pelos movimentos de adução e abdução das pregas vocais, principalmente por meio da rotação da cartilagem aritenóidea.
- O ramo esquerdo tem trajeto maior, estando por isto mais suscetível a lesões.

A causa mais comum de paralisia de pregas vocais em adultos é a iatrogênica, geralmente por lesão do nervo laríngeo recorrente após tireoidectomias, cirurgias cardíacas, de carótida e de coluna. As alterações neurológicas também podem levar às paralisias, como acidentes vasculares cerebrais, traumatismos cranioencefálicos, tumores de fossa posterior, abcessos cerebrais, meningites, doenças neurodegenerativas (esclerose lateral amiotrófica, esclerose múltipla), entre outras.

O nervo laríngeo superior, por possuir trajeto pequeno e mais alto no pescoço, está mais protegido das lesões iatrogênicas e traumáticas, embora estas possam ocorrer, podendo a causa da paralisia ser viral ou idiopática.

Quando o comprometimento do nervo não é completo (denervação parcial), é denominado paresia.

Quadro clínico

Com a lesão unilateral do nervo laríngeo recorrente ocorrerá diminuição da mobilidade de uma hemilaringe e dificuldade em maior ou menor grau da coaptação glótica. Essa dificuldade acarreta em disfonia com voz soprosa, tempo curto de fonação, cansaço para falar e também disfagia, pois compromete a função esfincteriana da laringe. A prega vocal paralisada pode assumir posição mediana, paramediana, intermediária ou lateral. O quadro clínico vai depender em grande parte da posição assumida pela prega vocal paralisada. Nos casos de posição mediana ou paramediana, a prega vocal móvel pode compensar com maior força de adução e o comprometimento da voz e da deglutição pode ser mínimo ou mesmo ausente. Já as paralisias em posição intermediária ou lateral geralmente comprometem muito a voz e, por vezes, a deglutição.

O quadro clínico nas paralisias vagais unilaterais é mais intenso devido ao comprometimento dos dois ramos, principalmente quanto à gravidade da disfagia. Ocorre dificuldade do fechamento glótico completo durante a deglutição, bem como perda da sensibilidade da supraglote, o que facilita a penetração e aspiração.

As pregas vocais nas paralisias bilaterais permanecem na posição mediana ou paramediana e comprometem seriamente a respiração. A voz geralmente é normal ou quase normal. A queixa é de dispneia e o paciente pode apresentar estridor além da retração de fúrcula à inspiração. Se no repouso o paciente se encontra equilibrado, durante o exercício, mesmo pequeno, os sintomas se exacerbam, o que costuma também ocorrer nos quadros infecciosos de vias aéreas.

Paralisias recorrenciais bilaterais em posição intermediária ou lateral são raras. A voz estará comprometida, bem como a deglutição, mas geralmente não ocorre dispneia.

Nas paralisias isoladas unilaterais de nervo laríngeo superior as queixas são relacionadas à dificuldade na emissão de agudos, geralmente observadas por profissionais da voz, sobretudo cantores. No entanto, a voz pode apresentar grau leve de rouquidão, o que é notado por todos os pacientes. Nas paralisias isoladas bilaterais de nervo laríngeo superior, o quadro é dramático. A rouquidão geralmente é mais intensa e a dificuldade nos agudos repercute até mesmo na fala encadeada, com restrição importante na modulação da voz.

Diagnóstico

O diagnóstico das paralisias é feito pela laringoscopia indireta ou nasofibrolaringoscopia flexível. Estes exames podem ser realizados em ambiente ambulatorial com ou sem colocação de *spray* oral ou nasal (xilocaína a 10% ou neotutocaína a 2%, respectivamente) e verifica-se a alteração de mobilidade das pregas vocais. Na ausência desses equipamentos, algo que costuma ocorrer nos atendimentos de pronto-socorro, o espelho de Garcia geralmente permite o diagnóstico no caso de paralisias recorrenciais.

As paralisias de pregas vocais podem ser unilaterais ou bilaterais e deve-se verificar a posição encontrada à fonação sustentada, que pode ser:
- mediana;
- paramediana;
- intermediária;
- lateral.

É importante a solicitação de exames de imagem, especialmente tomografia de pescoço e tórax, ou ao menos raios X de tórax (Figura 40.1) para verificação do trajeto do nervo laríngeo recorrente nos casos de paralisias sem justificativas definidas à anamnese. A elucidação de possíveis diagnósticos com compressões do nervo, como tumores de ápice pulmonar, paragangliomas, cardiopatias, malformações arteriovenosas, entre outros, é essencial.

A eletromiografia laríngea pode ser utilizada para prognóstico das paralisias e diferenciação entre paralisia e imobilidade das pregas vocais por fixação, mas não em casos de urgência. O videodeglutograma e a videoendoscopia da deglutição são exames complementares, e podem auxiliar na indicação do tratamento cirúrgico de urgência.

Na suspeita de paralisia isolada do nervo laríngeo superior, os exames a serem feitos são a nasofibroscopia flexível ou a laringoscopia indireta, as quais permitem avaliar o movimento da laringe durante a emissão de sons graves e agudos. No comprometimento unilateral, pode-se observar a rotação da parede posterior da laringe para o lado contralateral ao da lesão durante a emissão de sons agudos ou glissando ascendente. O exame com telescópio e estroboscopia geralmente mostra assimetria de fase, mas este sinal não é patognomônico de paralisia de nervo laríngeo superior, nem é um sinal pouco observado.

As paralisias bilaterais isoladas de nervo laríngeo superior são quase exclusivamente iatrogênicas. A prega vocal apresenta-se encurtada, não há possibilidade de emissão de sons agudos, mas a mobilidade encontra-se preservada.

O exame eletrofisiológico dos músculos intrínsecos da laringe confirma o diagnóstico de paralisia pela presença de sinais de denervação, sendo essencial para o diagnóstico nas lesões de nervo laríngeo superior.

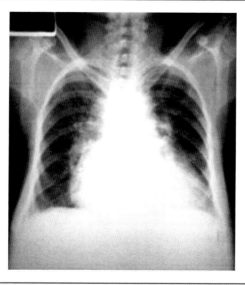

◀ Figura 40.1– Raios X de tórax evidenciando cardiomegalia em paciente com paralisia de prega vocal esquerda. (Arquivo pessoal dos autores.)

Tratamento

O tratamento das paralisias de pregas vocais depende do tipo de paralisia (unilateral ou bilateral), posicionamento das pregas vocais e grau de comprometimento respiratório e deglutitório. Nas paralisias unilaterais recorrenciais pode-se esperar por volta de 6 meses para qualquer tratamento definitivo, se não houver riscos de complicações para os pacientes, pela possibilidade de retorno da função neural se não houver axoniotmese. No entanto, cada caso deve ser analisado individualmente, considerando a necessidade do paciente, idade, presença de outras doenças associadas e grau de disfagia.

Nas paralisias bilaterais a respiração é a função comprometida, o que dirige a urgência na intervenção.

Em casos de urgência com acometimento da respiração ou deglutição, temos as opções de tratamento descritas a seguir.

1. *Paralisia unilateral em abdução* (posição intermediária ou lateralizada)
   - Injeção de substâncias em pregas vocais (ácido hialurônico, Gelfoam[R], colágeno, gordura, fáscias ou pré-fáscias, etc.). Estas são substâncias de tratamento reversível e muitas vezes não duradouro. Em nossa experiência, não costumamos utilizá-las nas urgências devido à má coaptação glótica nestes casos de posições de paralisias mais laterais.
   - Tireoplastia tipo I de Isshiki (cirurgia do arcabouço laríngeo com colocação de prótese de silicone ou Silastic[R] para medialização de prega vocal acometida). Realizada geralmente sob sedação, com anestesia local, em centro cirúrgico. Pode-se realizar a rotação da cartilagem aritenóidea quando houver desnivelamento das pregas vocais ou quando o molde não for suficiente para a adução. Normalmente apenas a tireoplastia é suficiente para uma aproximação satisfatória com resultados muito bons. É, geralmente, o tratamento de eleição para as paralisias permanentes (Figura 40.2). Em nossa experiência obtemos melhor coaptação glótica com próteses de silicone moldadas de acordo com a posição da paralisia, sendo confeccionadas no ato cirúrgico (Figura 40.3). A utilização da nasofibrolaringoscopia para verificação de posicionamento da prega vocal pós-procedimento é facultativa.
   - Reinervação muscular gera resultados reservados, principalmente pela dificuldade técnica. Não a utilizamos.

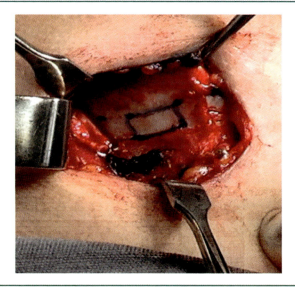

◀ **Figura 40.2** – Tireoplastia tipo I. Exposição da cartilagem tireóidea para colocação da prótese de silicone. (Arquivo pessoal dos autores.)

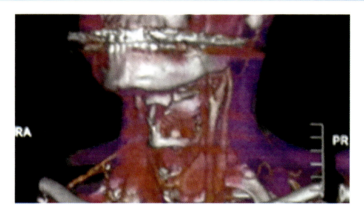

◀ **Figura 40.3** – Imagem de tomografia 3D pós-tireoplastia com prótese de silicone. (Arquivo pessoal dos autores.)

As tireoplastias são cirurgias praticamente definitivas, enquanto as injeções de substância são temporárias, sendo escolhidas de acordo com o critério da necessidade da coaptação glótica, principalmente nas paralisias de prega vocal em posições menos laterais, diante da possibilidade do quadro ser reversível.

2. *Paralisia bilateral em adução*
   - Aritenoidectomia parcial com cordotomia posterior transversa (abertura de região glótica posterior para aumento de área respiratória). Realizada com laringoscopia direta de suspensão, em centro cirúrgico, sob anestesia geral. É a cirurgia de eleição para os casos crônicos.
   - Na urgência ou emergência, a via aérea tem que ser liberada rapidamente, podendo ser realizada a cricotireoidostomia ou a traqueostomia, ambas na impossibilidade de intubação orotraqueal devido à obstrução glótica. A cricotireoidostomia pode ser realizada rapidamente, assim que identificada a membrana cricotireóidea, inferiormente à margem inferior da cartilagem tireóidea e superiormente à cartilagem cricóidea (mais proeminente no pescoço). Desobstruída a via aérea, programa-se a traqueostomia e/ou aritenoidectomia em centro cirúrgico.
3. *Paralisia bilateral em abdução*
   - A ocorrência é extremamente rara. O paciente geralmente não apresenta dispneia. A voz é soprosa e pode haver disfagia com penetração e/ou aspiração. Deve ser acompanhado ambulatorialmente, pois as pregas vocais podem medializar, levando a um quadro de dispneia. A disfagia também deve ser investigada e tratada, se necessário.
   - É importante ressaltar que os tratamentos de urgência em geral, visam a manter a boa função respiratória e da deglutição, em detrimento da função vocal. Nos casos unilaterais a melhora da coaptação reflete também na melhora da fonação.

4. *Paralisias de laríngeo superior*
   - Sejam uni ou bilaterais, não há tratamento eficaz. O uso de corticosteroides sistêmicos nos casos idiopáticos é controverso e deve ser definido individualmente junto com o paciente.
   - Concluindo, o atendimento ao paciente depende de uma boa avaliação e diagnóstico preciso para melhor orientação ao tratamento adequado.

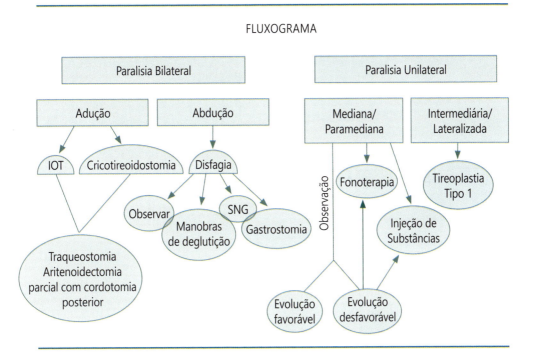

FLUXOGRAMA

Bibliografia consultada

1. Brasil OOC, De Biase NG, Behlau M, Melo EC. Paralisias Laríngeas. In: Campos CAH, Costa HOO, orgs. Tratado de Otorrinolaringologia: vol. 4. 1a ed. São Paulo: Roca; 2002. p. 477-93.
2. Cummings CW, Flint PW, Harker LE, Haughey BH, Richardson MA, Robbins KT et al. Cummings Otolaryngology Head and Neck Surgery: vol. 3. 4th ed. Philadelphia: Elsevier Mosby; 2010. p. 2032-33, 2057, 2192-93.
3. De Biase NG, Korn G, Brasil OOC. Imobilidade Laríngea. In: Ganança FF, Pontes P, orgs. Manual de Otorrinolaringologia e Cirurgia de Cabeça e Pescoço. vol. 1. 1a ed. Barueri: Manole; 2011. p. 63-81.
4. Eckley CA, Sataloff RT, Hawkshaw M, Spiegel JR, Mandel S. Voice range insuperior laryngealnerve paresis and paralysis. J Voice. 1998;12(3):340-48.
5. Isshiki N, Tsuji DH, Sennes LU. Tireoplastias. Deslocamento medial da prega vocal. Fundação Otorrinolaringologia – FAPESP; 1999. p. 79-84.

6. Rubin AD, Sataloff RT. Vocal fold paresis and paralysis. In: Sataloff RT, ed. Professional voice: The science and the art of clinical care. 3rd ed. San Diego: Plural Publishing; 2005. p. 871-86.

7. Sataloff RT. Professional Voice: The science and art of clinical care: Vol. 1. 3rd ed. San Diego: Plural Publishing; 2005.

8. AUTOR. Tratado de Otorrinolaringologia e Cirurgia Cervicofacial. vol. 4. 2ª ed. São Paulo: Roca; 2011. p. 385-88.

Trauma Laríngeo 41

Bruno de Rezende Pinna
José Eduardo Pedroso

Introdução

A laringe é responsável pela respiração, deglutição e fonação. Nela encontramos a porção mais estreita do aparelho respiratório. O trauma laríngeo, se não reconhecido prontamente, representa grande ameaça à vida, além de poder causar sérias alterações tardiamente, como aspirações crônicas, disfonia e estenose.

O trauma de laringe é raro, devido à posição anatômica dessa estrutura, que é protegida naturalmente pela mandíbula na porção superior, lateralmente pelos músculos esternocleidomastóideos, inferiormente pelas clavículas e pelo manúbrio esternal, e posteriormente pela coluna cervical.

Devido à sua raridade, existem poucas séries de casos descritas.

Mecanismos de trauma

Os traumas podem ser divididos em externos ou internos.

O trauma interno ocorre por intubação orotraqueal prolongada, sonda nasogástrica, ingestão e aspiração de agentes corrosivos (principalmente soda cáustica), cirurgias endoscópicas e, queimaduras por fumaça e produtos de incêndio.

O trauma laríngeo externo é incomum, ocorrendo um em cada 30.000 atendimentos de emergência. A calcificação da laringe, que começa a ocorrer por volta da terceira década de vida, principalmente em homens, pode predispor à fratura de laringe em traumas dessa região. Devido ao fato dessa calcificação ocorrer de maneira desproporcional, tanto na direção anterossuperior quanto da parte interna para a parte externa, há uma maior chance de ruptura do arcabouço laríngeo durante o trauma.

Seção V – Laringologia

O mecanismo de lesão do trauma externo pode ser contuso ou penetrante. Historicamente, acidentes de automóvel têm sido a principal causa de trauma laríngeo. No trauma contuso, a hiperextensão cervical que pode ocorrer durante o impacto de um condutor com obstáculo eleva o arco mandibular e expõe a laringe, tornando-a vulnerável. Outras causas de trauma contuso são lesões do esporte, estrangulamento e acidentes de motocicleta. As lesões penetrantes são causadas, principalmente, por ferimentos por arma de fogo (FAF) e ferimentos por arma branca (FAB).

Nas últimas 4 décadas, a proporção de traumas contusos e penetrantes mudou bastante nos EUA. Na década de 1960, 80% dos traumas eram contusos, principalmente por acidentes de carro. Devido às políticas públicas para aumento do uso de cinto de segurança, e também devido ao aumento da violência urbana com uso de armas, em 2005 essa relação se inverteu, sendo os traumas penetrantes responsáveis por 80% das lesões laríngeas.

Em muitos casos podem ocorrer lesões associadas, como trauma torácico, facial ou craniencefálico grave, que podem comprometer as vias aéreas superiores. As lesões associadas podem mascarar os sinais e sintomas decorrentes do trauma laríngeo e retardar o seu diagnóstico. A abordagem diagnóstica deve avaliar a estabilidade respiratória e hemodinâmica, e a integridade da região ou zona lesada do pescoço. Mediante esses fatos, as peculiaridades no diagnóstico e tratamento a ser instituído, o trauma de laringe apresenta alta taxa de mortalidade, algo que na lesão penetrante chega a atingir 20% e nas lesões contusas, 40%.

Mecanismos de proteção da laringe

1. Estrutura laríngea de cartilagens hialinas móveis, com relativa elasticidade.
2. Músculo esternocleidomastóideo: proteção lateral.
3. Coluna vertebral: proteção posterior.
4. Mobilidade laríngea: movimentos vertical e lateral.

Quadro clínico

O principal sintoma do trauma laríngeo é a rouquidão, seguido de disfagia, dor e dispneia (Tabela 41.1).

◀ Tabela 41.1 – Principais sintomas do trauma laríngeo (Juutilainen, 2008)

Sintomas	Número de Casos (%)
Rouquidão	28 (85)
Disfagia	17 (52)
Dor	14 (42)
Dispneia	7 (21)
Hemoptise	6 (18)

Exame físico

1. *Inspeção:* atenção para escoriações cutâneas, equimose, hematomas, perda de proeminência cartilaginosa.
2. *Palpação:* dor à palpação e à mobilização laríngea (aspectos sugerem fratura) e enfisema subcutâneo.

Classificação

Citamos aqui duas classificações para estudar o trauma laríngeo: Lee-Eliashar e Scaefer-Fuhrmann. A mais usada é a segunda:

- grupo I – hematomas e lacerações endolaríngeas, ausência de fratura;
- grupo II – edema, hematoma ou lesões menores de mucosa, sem descobrimento de cartilagens, alteração de trato respiratório de grau variável, sem fraturas;
- grupo III – grande edema, lacerações mucosas graves, descobrimento de cartilagem, fraturas, imobilidade de pregas vocais;
- grupo IV – com perda de continuidade da comissura anterior; fratura instável com 2 ou mais linhas de fratura;
- grupo V – desinserção laringotraqueal.

Conduta

A principal abordagem do paciente com suspeita de fratura de laringe deve priorizar a perveidade da via aérea. A manipulação do pescoço deve ser evitada até a completa estabilização da coluna cervical. Nasofibrolaringoscopia deve ser realizada sempre que possível. O exame permite avaliação objetiva e direta da laringe e faringe, bem como observar a integridade da via aérea, a mobilidade das pregas vocais e a patência da via aérea.

Por outro lado, a dificuldade técnica de realização desse exame na sala de emergência muitas vezes não permite evidenciar a real condição da via aérea. Dessa forma, em 2004, Brennan, analisando traumas em soldados americanos feridos no Iraque e no Afeganistão, propôs outra abordagem. Se o paciente com Glasgow acima de 8 não conseguisse responder à simples pergunta: "Como você está?" em som claro e audível, deveria ser prontamente avaliado para a realização de uma via aérea alternativa.

Quando se optar pela realização de traqueostomia, a mesma deve ser sempre realizada com anestesia local e sem hiperextensão cervical. Intubação orotraqueal deve ser sempre evitada, uma vez que pode causar avulsão de tecidos, laceração mucosa, falso trajeto ou completar uma desinserção laringotraqueal incipiente.

Diagnóstico por imagem

No trauma laríngeo, após a estabilização da via aérea e do sangramento e já realizado o exame físico, iniciamos nova etapa na qual iremos confirmar as suspeitas diagnósticas e optar pelos tratamentos adequados. Dentre os exames de imagem, o de primeira escolha é a tomografia computadorizada (TC) que poderá ser complementada com a ressonância nuclear magnética (RNM).

A TC bidimensional e a reconstrução tridimensional podem fornecer detalhes anatômicos que vão auxiliar muito na avaliação dos danos causados pelo trauma. Para podermos realizar a interpretação das imagens é necessário o conhecimento de alguns pontos relevantes da anatomia radiológica e da evolução da ossificação das cartilagens.

A laringe contém três cartilagens ímpares (tireóidea, cricóidea, e epiglote) e três pequenas cartilagens pares (aritenóidea, cuneiforme e corniculada) que estão conectadas a músculos, ligamentos e membranas. A epiglote, o processo vocal da aritenoide, a cuneiforme e a corniculada são compostas por tecido elástico fibro-cartilaginoso que não sofre processo de ossificação. As cartilagens tireóidea, cricóidea e aritenóidea são compostas por cartilagem hialina, que sofre esse processo com o aumento da idade. O grau de ossificação é maior no sexo masculino. Na cartilagem tireóidea, o processo de ossificação se inicia por volta dos 18 anos pela borda posteroinferior, estando totalmente calcificada até os 65 anos. Na cartilagem cricóidea, esse processo se inicia na lâmina superior, mas ela não sofre processo tão intenso de ossificação como a cartilagem tireóidea. A cartilagem aritenóidea sofre uma ossificação assimétrica, sendo que seu processo vocal nunca se ossifica. Assim, quando realizamos a TC bidimensional ou a reconstrução tridimensional, podemos observar falhas nas cartilagens que podem ser confundidas com fraturas ou alterações devidas ao trauma.

O osso hioide é outro elemento importante na estrutura anatômica da laringe. Sofre ossificação total até aproximadamente os 18/20 anos, mas podem-se observar falhas, principalmente na porção posterior (região com conexões fibrosas entre o corpo e os cornos posteriores) que se confundem com fraturas. Sua posição mais alta ou mais baixa no pescoço também é importante, pois pode significar lesão da musculatura supra ou infra-hióidea.

As cartilagens tritíceas localizam-se entre os cornos superiores da cartilagem tireóidea e os cornos posteriores do osso hioide; devido ao seu tamanho, podem ser confundidas com fragmentos de cartilagens que foram avulsionadas.

As lesões de mucosa, submucosa, partes moles e de espaços paraglótico e pré-epiglótico devem ser analisadas com muito cuidado, pois podem simular fratura ou avulsão das cartilagens. O espaço paraglótico contém gordura até o nível da prega vestibular e causa atenuação e assimetria, podendo ser confundido com hematoma. No nível glótico, também há gordura na região lateral do músculo tireoaritenóideo e na região medial às cartilagens tireóidea e cricóidea. No espaço pré-epiglótico, localizado entre a epiglote, a membrana tíreo-hióidea e a cartilagem tireóidea anterior encontramos tecido gorduroso e, portanto, o encontro de atenuação ou observação de aspecto reticulado nesta região sugere hematoma.

A TC deve ser realizada com cortes de 1 a 1,2 mm com reconstruções bidimensionais e tridimensionais nos planos axial e coronal, levando-se em conta as condições do paciente no momento do exame. A janela óssea e para partes moles

Capítulo 41 – Trauma Laríngeo

também é mandatória. Deve-se indicar o exame com contraste, pois em traumas mais intensos é possível identificar lesões vasculares.

A RNM não é usada com muita frequência nos casos de trauma de laringe. Nos casos em que o paciente tem pouca idade e o processo de ossificação ainda é pequeno ou clinicamente há dúvidas sobre o comprometimento de partes moles ou mesmo de pequenas fraturas, essa pode ser útil. Nesses casos, normalmente o paciente já se apresenta há cerca de 24 h do trauma, com estabilização da via aérea com traqueostomia ou intubação orotraqueal. O protocolo para a realização da RNM inclui: axial T2, T1 com saturação de gordura após injeção de gadolínio. Se a condição clínica do paciente permitir, pode-se incluir T1 ou T2 sagital ou coronal. Há muita dificuldade para diferenciar o hematoma, edema e laceração de partes moles e o contraste pode ajudar. Para a visão de pequenas linhas de fraturas em cartilagens não ossificadas, é necessária uma imagem de alta definição.

Os métodos endoscópicos também são exames importantes na avaliação, seja com laringoscopia por fibra flexível ou rígida ou ainda laringoscopia de suspensão, dependendo das condições gerais e da via aérea do paciente.

Nos pacientes que estão com intubação orotraqueal, a avaliação por esses métodos é mais difícil, a não ser que a cânula seja trocada por uma fina o bastante para que se possa visibilizar a laringe pelos métodos acima citados, provavelmente por tempo limitado e com risco de complicações.

Esses exames podem ser muito úteis quando o paciente apresenta via aérea livre ou está traqueostomizado: pode-se observar a região da laringe (supraglótica, glótica e subglótica) chegando até a traqueia, também realizar a traqueoscopia retrógrada, em que fazemos o exame através da traqueostomia.

Com esses exames é possível observar o grau de edema, presença de lacerações, fístulas (em alguns casos), fraturas das cartilagens, hematomas, enfim, lesões mais superficiais da mucosa e das cartilagens. Se o paciente estiver acordado, podemos fazer uma avaliação funcional observando a movimentação das pregas vocais ou mesmo uma avaliação da deglutição. As fibras flexíveis e mesmo as rígidas nos permitem avaliar o paciente à beira do leito, dependendo das suas condições clínicas.

Nos casos em que há suspeita de lesão esofágica pode-se solicitar exames contrastados (esofagoduodenografia) ou endoscopia digestiva alta.

Tratamento cirúrgico × tratamento não cirúrgico

A decisão em realizar um tratamento conservador ou cirúrgico baseia-se na estabilidade e integridade do arcabouço laríngeo, na integridade da mucosa, na integridade da junção laringotraqueal e na preservação da mobilidade das pregas vocais. Geralmente pacientes dos grupos III, IV e V da classificação de Scaefer-Fuhrmann evoluem para tratamento cirúrgico.

Tratamento conservador

Pacientes com endoscopia normal, com preservação do arcabouço laríngeo visível ao exame físico e confirmada pela TC e patência da via aérea também confirmada pelos exames podem ser mantidos em observação por pelo menos 24 horas em unidade de terapia intensiva. Endoscopia seriada e uso de nebulização, oximetria de pulso, repouso vocal e cabeceira elevada devem ser realizados. Os corticosteroides devem ser introduzidos nas primeiras 24 horas, a fim de se prevenir qualquer edema da via aérea. Os bloqueadores de bomba de prótons devem ser administrados a todos os pacientes para prevenção de lesões causadas por refluxo gastroesofágico.

Caso seja encontrado algum sinal de laceração de mucosa, o uso de antibiótico deve ser considerado. O paciente deve ser mantido inicialmente em jejum. Da mesma forma que a intubação orotraqueal, a passagem de sonda deve ser evitada a fim de se impedir lesões adjacentes.

Tratamento cirúrgico

O objetivo do tratamento cirúrgico é restabelecer a função laríngea. Laceração da mucosa envolvendo mais de um sítio, fratura do arcabouço, exposição da cartilagem, lesões que expõem a comissura anterior, separação cricotraqueal, retrodeslocamento da epiglote, enfisema subcutâneo progressivo e obliteração da luz laríngea são condições que favorecem a indicação de tratamento cirúrgico.

Preconiza-se a abordagem cirúrgica até 24 horas após o trauma. Maran observa que quanto mais cedo é realizada a cirurgia, a chance de o paciente permanecer com a traqueostomia reduz em 40%. Bent observou que cerca de 30% dos pacientes que foram submetidos ao tratamento cirúrgico depois de 24 horas evoluíram com qualidade vocal ruim, comparados com 2% dos pacientes que foram submetidos a ela antes de 24 horas. Muitas vezes, a abordagem cirúrgica não pode ser feita rapidamente devido às condições clínicas do paciente. Entretanto, sempre que possível, o tratamento cirúrgico precoce previne maiores complicações laríngeas.

O acesso externo é feito preferencialmente por laringofissura. As lacerações de mucosa são suturadas com fio absorvível 4.0 ou 5.0. O uso de enxertos é aconselhável quando não se conseguir realizar o fechamento primário. Os hematomas, quando volumosos, devem ser drenados. O reparo do arcabouço laríngeo deve ser feito com fio não absorvível, fio de aço ou mesmo placa. Todos os fragmentos cartilaginosos livres devem ser removidos.

Os moldes devem ser usados mais tardiamente quando já houver formação de sinéquias, lesões da região anterior das pregas vocais, levando a aderências e lesões da comissura. Alguns aspectos podem ser considerados na colocação de moldes: o material do molde, sua posição e tempo de permanência. Ko e cols. observaram que quanto mais próxima das pregas vocais a borda superior do molde estiver, maior o risco de aspiração e formação de granulação. Eles devem se estender desde as pregas vestibulares até o primeiro anel traqueal, e lá permanecerem por até 14 dias.

O esquema a seguir traz um fluxo de atendimento simplificado para o paciente com trauma laríngeo.

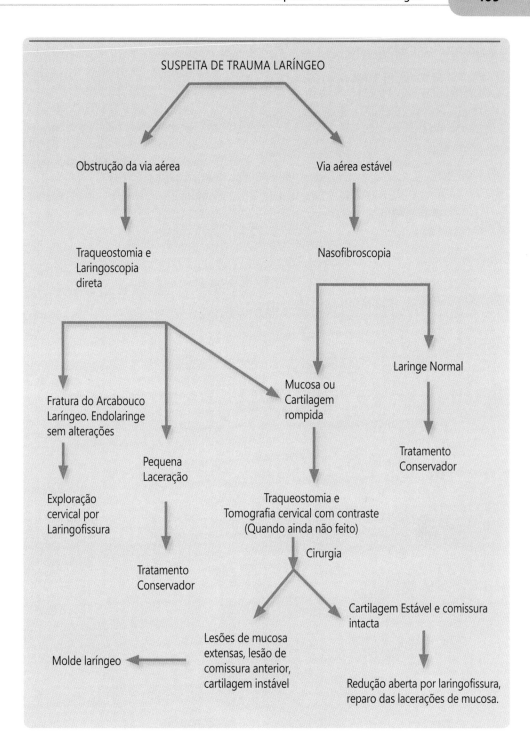

Bibliografia consultada

1. Becker M, Leuchter I, Platon A, Becker CD, Dulguerov P, Varoquaux A. Imaging of Laryngeal trauma. Eur J Radiol. 2014;83(1):142-54.

2. Juutilainen M, Vintturi J, Robinson S, Back L, Lehtonen H, Makite AA. Laryngeal fractures: clinical findings and considerations on suboptimal outcome. Acta Otolaryngol. 2008;128:213-8.

3. Nouraei SA, Sandhu S. Laryngeal and Esophageal Trauma. In: Cummings Otolaryngology Head & Neck Surgery: vol. 1. 5th ed. Philadelphia: Elsevier; 2010. p. 933-42.

4. Schaefer SDV. Management of Acute Blunt and Penetrating External Laryngeal Trauma. Laryngoscope. 2014;124:233-44.

Corpo Estranho em Faringe e Laringe 42

Cristiana Vanderlei de Melo Lins
Leonardo Haddad

Introdução

Os corpos estranhos (CE) em via aérea são uma emergência e um desafio nos pronto-socorros, tanto para o médico generalista quanto para o otorrinolaringologista, o que denota a importância do tema. A detecção e a extração de corpos estranhos na via aérea datam de tempos remotos. O primeiro relato descrito por chineses é de 3.000 anos atrás e em 1897, Killian divulgou a remoção de CE localizado na traqueia por meio de laringoscopia direta. O advento da endoscopia flexível, introduzido em 1968 por Shigeto Ikeda, revolucionou o manejo desses casos.

O termo "corpo estranho", no âmbito da otorrinolaringologia, corresponde a qualquer elemento animado ou inanimado introduzido de forma voluntária ou involuntária dentro do ouvido, nariz, faringe, laringe ou brônquios. A introdução normalmente é voluntária em crianças e pacientes excepcionais, e acidental em adultos.

Este capítulo irá discutir a importância do reconhecimento e da gravidade da obstrução das vias aéreas superiores e seus métodos de avaliação.

Avaliação e abordagem

É muito importante obter uma anamnese mais completa possível do paciente . O exame físico requer certo tempo e deve ser detalhado, dependendo da região onde se encontra o elemento. O primeiro passo, se possível, é determinar se a obstrução se localiza na faringe, laringe, ou ainda nas vias aéreas inferiores.

O quadro clínico é característico a cada região anatômica acometida e modifica-se de acordo com o tamanho do corpo estranho, o tempo de permanência, a localização obstrutiva na via aérea e o fato de haver liberação ou não de substâncias tóxicas na mucosa. Sementes de amendoim, por exemplo, em contato com a mucosa respiratória úmida, liberam substância oleaginosa altamente irritante, que pode desencadear espasmos e quadros de bronquite e asma, assim como as baterias de lítio que podem causar complicações por erosão da mucosa. O exame radiológico é um grande aliado no diagnóstico de CE metálico, que deve ser prontamente retirado após identificação, a fim de evitar complicações tais como estenose e fístula traqueoesofágica, devido ao seu potencial erosivo.

Faringe

São mais comuns nos extremos de vida, em crianças ou idosos. Usualmente são espinhas de peixe ou ossos delgados de galinha. Costumam localizar-se na parede posterior da faringe, nas tonsilas palatinas, na base da língua, na hipofaringe ou na valécula. Provocam grande desconforto, causando dor, disfagia, odinofagia e sialorreia.

O diagnóstico geralmente é fácil, sendo realizado por visão direta com iluminação adequada do CE na orofaringoscopia; exceção feita aos pequenos espinhos, que podem passar despercebidas, ou então àqueles que penetram na integridade da mucosa faríngea, não se fazendo visíveis. Nestes casos, pode-se palpar a faringe e a base da língua com dedo enluvado ou examinar com telescópio que amplifica a imagem. Muitas vezes, o paciente necessita ser reexaminado em um segundo momento, quando há a possibilidade de exteriorização do CE na mucosa, promovendo seu diagnóstico e sua remoção.

A remoção é simples, com a retirada por pinças apropriadas, associado a anestesia tópica. As pinças mais usadas são as anatômicas do tipo "baionetas", "jacaré" e a pinça hemostática.

CE diminutos ou submucosos ocultos na mucosa, porque penetram totalmente no tecido faríngeo, podem se exteriorizar pela própria via digestiva ou mais raramente pela pele, após período prolongado de meses ou anos. Muitos CE em valécula e hipofaringe, principalmente em pacientes nauseosos ou não colaborativos, necessitam de visão endoscópica para sua retirada com nasofibroscópio. Porém, em ambientes sem tal recurso podem ser retirados com o paciente em decúbito dorsal, usando um laringoscópio do anestesista e pinça tipo "saca-bocado" longa. Este laringoscópio tem a vantagem de fixar a língua, impedindo a deglutição e facilitando a apreensão do CE. Excepcionalmente, é necessária a anestesia geral para retirada de CE de faringe, sobretudo em crianças não colaborativas.Caso esses CE não sejam removidos ou migrem para o interior da mucosa, podemos ter como complicações abscessos cervicais, celulites craniofaciais, mediastinite, pneumopatias de aspiração e migração para órgãos e estruturas vizinhos.

Laringe

A aspiração de CE para a laringe é acidente comum que pode ocorrer em adultos durante engasgos ou em crianças, podendo, nesse caso, acontecer sem a percepção dos pais. Suspeita-se pela aparição imediata de disfonia ou sintomas obstrutivos altos. O sintoma dominante é a disfonia em grau variável. CE maiores podem evoluir com dispneia por se prenderem nas pregas vocais, causando edema de mucosa e obstrução respiratória aguda progressiva.

É essencial realizar a inspeção e o exame físico da região torácica à procura de tiragem intercostal e taquidispneia. Caso a condição seja progressiva e o paciente evolua mal, apesar de medidas de suporte com oxigênio e corticoterapia (para redução do edema da mucosa), deve-se atuar de maneira urgente a fim de se evitar hipóxia severa e suas consequências. Nestas situações pode ser necessária a cricotireoidostomia ou traqueostomia de urgência, antes mesmo do diagnóstico.

A investigação deve ser realizada por meio do exame da laringe por laringoscopia indireta com o espelho de Garcia, com telescópios rígidos ou por nasolaringoscopia flexível (Figura 42.1). A radiografia pode ser utilizada, embora a maioria dos CE seja radiotransparente.

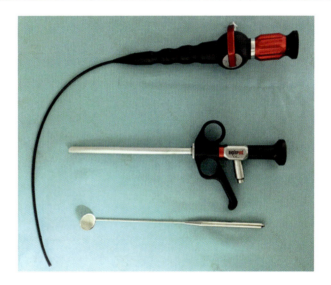

◀ Figura 42.1 – Espelho de Garcia, endoscópio rígido e nasofibrolaringoscópio flexível.

A retirada é realizada por laringoscopia direta em crianças sob anestesia geral, e em adultos muitas vezes se consegue sob anestesia tópica e sedação. A intubação para o procedimento é opcional, dependendo da destreza e rapidez do cirurgião para a retirada, assim como o grau de obstrução da laringe pelo CE. Com frequência passa-se um cateter para manter apenas a ventilação. Após inspeção e identificado o CE, sua remoção se faz por meio de pinças longas de apreensão (Figura 42.2).

A permanência do CE por longos períodos sem pronta abordagem, seja garantindo a via aérea por meio de uma traqueostomia ou pela sua remoção, pode levar desde a atelectasia pulmonar, estenose subglótica até mesmo a consequências fatais.

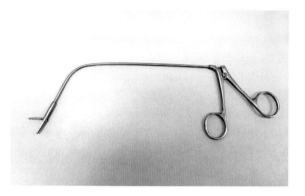

◀ Figura 42.2 – Pinça de apreensão para laringe.

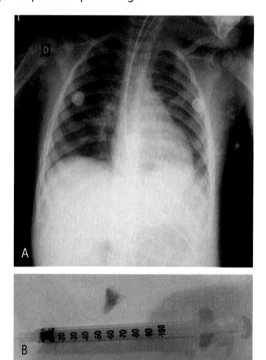

◀ Figura 42.3 – A e B. Radiografia de tórax de paciente de 1 ano e 7 meses com evolução favorável da atelectasia pulmonar após aspiração de espinha de peixe removida por broncoscopia de brônquio-fonte direito.

Considerações finais

Os CE em otorrinolaringologia são frequentes nas urgências, devendo receber atenção dos profissionais para seu diagnóstico/identificação, para que a retirada seja realizada de maneira eficaz, minimizando os danos ao paciente e evitando complicações.

Algumas medidas podem ser tomadas para se evitar complicações, tais como a orientação da população quanto à procura imediata por assistência médica especializada, se possível, nos casos de corpos estranhos, especialmente nos corpos estranhos animados. O médico assistencialista deve ter atenção nos casos mais difíceis e naqueles que podem evoluir com aspiração, casos em que a remoção sob sedação ou anestesia geral deve ser considerada.

Bibliografia consultada

1. Belafsky PC, Cates D. Transnasal esophagoscopy. Operative Techniques in Otolaryngology. Head Neck Surg. 2012;23(2):86-91.

2. Bent J. Pediatric Laryngotracheal Obstruction: Current Perspectives on Stridor. Laryngoscope. 2006;116(7):1059-70.

3. D'Souza AR, Fenton JE, Russell JD. Unusual cause of subglottic stenosis in an adult. J Laryngol Otol. 2000;114(7):543-4.

4. Figueiredo RR et al. Complicações de corpos estranhos em otorrinolaringologia: um estudo retrospectivo. Rev Bras Otorrinolaringol. 2008;74(1).

5. Mahafza TM. Extracting coins from the upper end of the esophagus using a Magill forceps techinique. Int J Pediatr Otorhinolaryngol. 2002;62(1):37-9.

6. Philip A, Sundaresan R, George P, Dash S, Thomas R, Job A et al. A Reclusive Foreign Body in the Airway: A Case Report and a Literature Review. Case Reports in Otolaryngology. Volume 2013 (2013), Article ID 347325, 4 pages. Disponível em: http://dx.doi.org/10.1155/2013/347325.

7. Roda J, Nobre S, Pires J, Estêvão MH, Félix M. Corpos estranhos na via aérea: Experiência de um quarto de século (Foreign bodies in the airway: A quarter of a century's experience). Rev Port Pneumol. 2008;14(6):787.

8. Simonin M, D'Agostino I, Lebreton M, Jughon O, Hamza J, Oualha M. Bilateral vocal palsy following coin cell lithium battery ingestion: a case report and review. Eur J Pediatr. 2013;172:991-993. DOI 10.1007/s00431-012-1899-x.

SEÇÃO VI
Cirurgia de Cabeça e Pescoço

COORDENADORES

Onivaldo Cervantes

•

Rodrigo Oliveira Santos

Via Aérea Cirúrgica 43

Paula Demétrio de Souza França
Roberto Massao Takimoto
Onivaldo Cervantes

Histórico

Os métodos de se obter controle da via respiratória datam da antiguidade, existindo referências a esta técnica nas figuras mitológicas, nos hieróglifos egípcios e na cultura hindu.

Durante muito tempo a traqueostomia foi utilizada unicamente como procedimento extremo, devido à alta taxa de morbimortalidade encontrada na época. Era realizada em pessoas com obstrução iminente da via respiratória, principalmente as provocadas por traumas ocorridos nas guerras. Posteriormente, passou a ser utilizada para salvar os pacientes com outras afecções como lesões iatrogênicas da laringe, corpos estranhos e infecções laríngeas, por exemplo, a difteria e a angina de Ludwig.

No século XIX, a traqueostomia voltou a ser discutida devido ao ressurgimento do interesse na intubação oral, estimulando os debates acerca do método mais apropriado para o controle da via respiratória. Além disso, com o surgimento dos tubos flexíveis e de melhor formato e contorno, a traqueostomia passou a ser substituída pela intubação nos casos de crupe e de difteria.

Chevalier Jackson, em 1909, padronizou as indicações de traqueostomia, os instrumentos apropriados e a própria técnica. Nesta época, condenou veementemente outros métodos de controle da via respiratória, principalmente a cricotireoidotomia que, em sua opinião, causava complicações excessivas. Hoje, sabe-se que elas ocorriam porque as operações eram realizadas em pacientes com doenças infecciosas, o que resultava na disseminação da infecção e complicações de difícil tratamento, entre elas a estenose subglótica. A concepção de Chevalier Jackson dominou o pensamento médico durante muitos anos, e apenas mais recentemente a cricotireoidotomia foi reintroduzida.

O desenvolvimento de técnicas percutâneas de traqueostomia tornou-se possível quando, na década de 1980, surgiram, em outras especialidades, procedimentos mini-invasivos e percutâneos.

Atualmente, as traqueostomias são procedimentos com técnicas e indicações bem definidas, e com baixo índice de complicações (Figura 43.1).

Introdução

O manejo cirúrgico da via aérea em urgências é crucial para a sobrevivência de muitos pacientes. Embora a intubação orotraqueal seja a via de acesso preferida, ela nem sempre é factível. Lesões faciais severas em trauma, obesidade, edema de glote, tumores laríngeos ou cervicais extensos, trismo, entre outros, são situações que sugerem dificuldade ou impossibilidade na colocação do tubo endotraqueal, e requerem procedimento mais invasivo.

Aproximadamente 1% dos manejos de via aérea exigem acesso cirúrgico. A realização desse procedimento requer certo grau de habilidade e, se realizado de maneira incorreta ou intempestivamente, pode levar à morte.

Conceitos

- *Cricotireoidotomia:* método cirúrgico de emergência para acesso da via aérea superior por meio de abertura da laringe na membrana cricotireóidea.
- *Traqueostomia:* método cirúrgico eletivo ou de urgência para acesso da via aérea superior por meio de abertura da traqueia.
- *Traqueostomia aberta ou convencional:* método cirúrgico clássico, em que é realizada a abertura por planos, dissecando-se desde a pele até a traqueia. Normalmente realizado em centro cirúrgico, entretanto, pode também ser realizando no leito da UTI, desde que se disponha de condições técnicas adequadas. É amplamente utilizado atualmente.
- *Minitraqueostomia:* método cirúrgico semelhante ao convencional, exceto pelo tamanho da abertura, que é reduzido. Esse procedimento é pouco utilizado atualmente pela falta de vantagem em relação aos demais métodos.
- *Traqueostomia percutânea:* método cirúrgico em que não há abertura de todos os planos (da pele à traqueia), sendo feita punção da traqueia seguida de dilatação do trajeto e colocação da cânula de traqueostomia. É amplamente utilizado sendo realizado, na maioria das vezes, no leito da UTI.
- *Traqueostomia definitiva:* procedimento realizado após laringectomia total ou disjunção laringotraqueal. A traqueia é totalmente separada da laringe, sendo suturada a pele.
- *Traqueostomia de proteção:* traqueostomia realizada após procedimento cervicofacial extenso, onde se previne edema importante na via aérea superior e possível insuficiência respiratória obstrutiva. Tem caráter temporário.
- *Traqueostoma:* é a abertura realizada intencionalmente de comunicação entre a traqueia e pele.

- *Fístula traqueocutânea:* é a comunicação residual, indesejada, que permanece após a decanulação. Muitas vezes necessita de tratamento cirúrgico para sua correção.

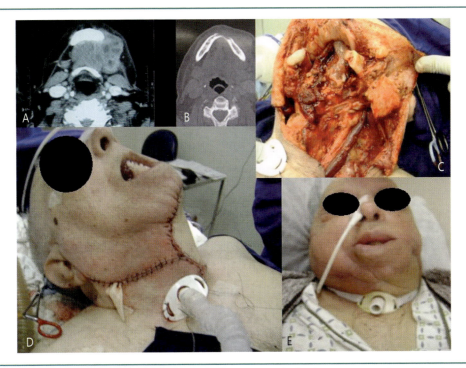

Figura 43.1 – A – Corte axial de tomografia computadorizada com contraste, evidenciando metástase linfonodal de carcinoma espinocelular (CEC), envolvendo a mandíbula sem acometimento de via aérea. B – Corte axial de tomografia computadorizada na janela óssea, confirmando o acometimento da mandíbula. C – Intraoperatório de esvaziamento cervical radical estendido. D – Pós-operatório imediato, mostrando traqueostomia de proteção. E – Pós-operatório mostrando grande edema cérvico-facial que obstrui a via aérea superior.

Indicações

As indicações de traqueostomias são (Figura 43.2):
- Obstrução de via aérea superior:
    - Tumores avançados da laringe, traqueia cervical, faringe e boca;
    - Trauma grave da laringe, faringe e traqueia cervical;
    - Estenoses e malácias laringotraqueais;
    - Infecções graves de via aérea superior (supraglotite aguda, laringite estridulosa, difteria e tuberculose);
    - Paralisia bilateral de pregas vocais;
    - Corpo estranho na via aérea superior;
    - Causas congênitas (laringomalácia e membrana laríngea).

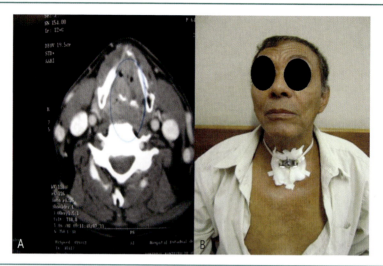

◀ **Figura 43.2** – A – Corte axial de tomografia computadorizada evidenciando obstrução da via aérea em nível glótico de paciente com CEC. B – O referido paciente já traqueostomizado, respirando através de uma cânula metálica.

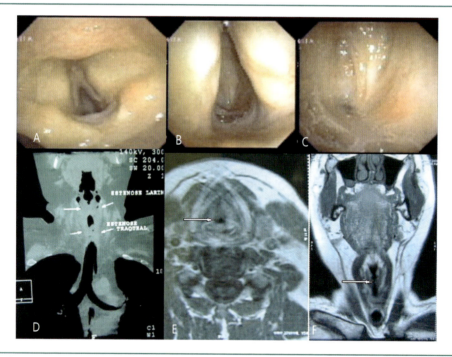

◀ **Figura 43.3** – A, B e C – Imagens de laringoscopia direta evidenciando supraglote e glote normais (A) e estenose "em fundo cego" da subglote (B e C). D – Corte coronal de tomografia computadorizada, evidenciando estenose laringotraqueal "em fundo cego" (setas). E – Corte axial de ressonância magnética mostrando estenose subglótica (seta). F – Corte coronal de ressonância magnética mostrando estenose "em fundo cego" da subglote.

- Proteção da via aérea superior de aspiração:
  - Pacientes com sequelas neurológicas.
  - Proteção da laringe em pacientes em intubação traqueal prolongada (UTI).

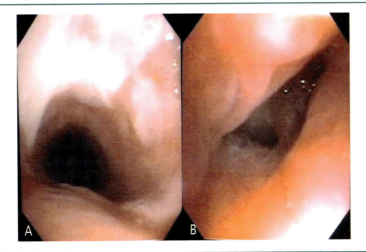

Figura 43.4 – A – Traqueia proximal durante o repouso respiratório. B – Traqueia proximal, durante a inspiração, evidenciando malácia com acentuada redução do diâmetro da via aérea.

Técnica cirúrgica

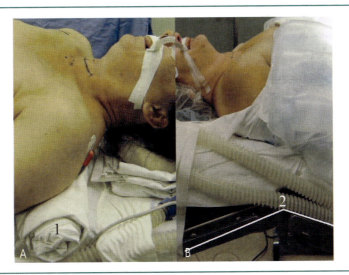

Figura 43.5 – A – Hiperextensão cervical obtida por meio de coxim subescapular (1). B – Hiperextensão cervical obtida por meio de angulação da cabeceira com o dorso (2), e elevação em 45° do dorso do paciente. A posição ideal (decúbito dorsal e em hiperextensão cervical) nem sempre pode ser obtida em virtude do grau de desconforto do paciente.

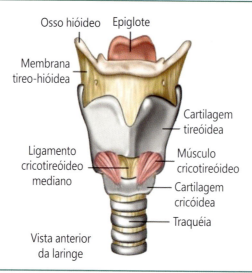

Figura 43.6 – Ilustração evidenciando a membrana cricotireóidea, a cartilagem cricoide e os anéis traqueais.

Traqueostomia convencional

- *Posição:* o paciente deve, sempre que possível, ficar em decúbito dorsal em hiper-extensão cervical, para que ocorra a anteriorização da traqueia.
- *Anestesia:* preferencialmente geral, exceto se a intubação for de extrema dificuldade como em tumores avançados da laringe. Nesse caso, opta-se por anestesia local.
- *Descrição da técnica:* o procedimento inicia-se pela antisepsia e colocação de campos estéreis.

A incisão da pele deve ser feita entre a cartilagem cricóidea e a fúrcula esternal. Pode ser longitudinal na linha média ou transversal. O tamanho varia com o grau de dificuldade, tendo cerca de 2 cm nos casos habituais. O próximo passo é a abertura dos planos, tecido celular subcutâneo e musculatura pré-tireoidiana (na rafe mediana), até atingirmos o istmo da tireoide. Se o istmo tireoidiano estiver localizado sobre o anel traqueal em que será realizada a abertura da traqueia, pode-se rebatê-lo superiormente ou fazer uma istmotomia.

Para evitar perfuração no balonete do tubo orotraqueal, o que pode deixar a via aérea superior do paciente exposta e dificultar sua ventilação, pode-se solicitar ao anestesista que, momentaneamente durante a abertura da traqueia, se desinfle completamente o balonete. Outra opção para evitar a perfuração é, ao invés de usar o bisturi para perfurar a membrana que une os anéis traqueais, pode-se dilatar a mesma com pinça de Halsted e, cuidadosamente, usar a tesoura de Metzsembal para seccionar o anel traqueal.

- *Local de abertura da traqueia*: usualmente o anel escolhido é o segundo ou terceiro traqueal. Em algumas situações especiais opta-se por outros, como:
  - *1º anel:* deve ser escolhido quando o paciente for candidato a uma laringectomia total ou a uma disjunção laringotraqueal, em um se-

gundo tempo cirúrgico. Isso se faz para "poupar traqueia", ou seja, deixar o maior número possível de aneis traqueais para baixo da incisão. Quanto maior for o seguimento traqueal remanescente, mais fácil e sob menor tensão será a sutura da traqueia na pele, na ocasião da abordagem definitiva.

— *4º ou 5º anel:* deve ser escolhido quando o paciente for candidato a uma laringectomia parcial horizontal em um segundo tempo cirúrgico. A traqueostomia, nestes casos, é mais baixa pois, durante a laringectomia horizontal, faz-se necessário suspender a porção inferior da traqueia para reconstruir o defeito causado pela ressecção completa da porção superior do segmento laríngeo. Neste momento, quando a laringe remanescente subir, a traqueia também subirá e, consequentemente, a traqueostomia ficará no nível da base do pescoço.

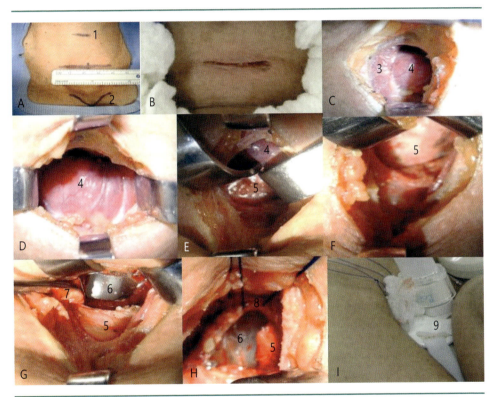

◀ **Figura 43.7** – A – Paciente posicionado com a incisão transversal marcada entre a cartilagem cricóidea (1) e a fúrcula esternal (2). B – Pele já incisada. C – O tecido subcutâneo e a musculatura pré-tireoidiana (3) estão rebatidos, evidenciando a glândula tireoide (4). D – Exposição ampla da glândula tireoide. E – Deslocamento superior da glândula tireoide (4), com exposição da traqueia (5). F – Exposição ampla da traqueia (5). G – Traqueia (5) aberta pela ressecção do 2º anel traqueal (7), com exposição do balonete (6) do tubo orotraqueal. H – Pontos de reparo (8) na traqueia (5) com balonete (6) vazio. I – Cânula de traqueostomia (9) já posicionada.

- *Tipos de abertura da traqueia:* existem diversas maneiras de se abrir a traqueia: em "U", em "U" invertido, em "T", em "T" invertido, em "H", longitudinal, em "S", e através da ressecção da porção anterior do anel traqueal. No adulto, nenhuma das técnicas de incisão mostrou-se superior às demais. Desse modo, a escolha do tipo de abertura é prerrogativa do cirurgião. Já na criança, não se deve optar pela ressecção do anel traqueal, podendo-se fazer qualquer outro tipo de abertura devido ao maior risco de estenose no futuro.

A confecção de reparos com fios na traqueia, para auxiliar eventuais trocas precoces de cânula, também são facultativas.

A hemostasia deve ser rigorosa, com especial atenção aos vasos do istmo tireoidiano e da mucosa traqueal, e realizada antes de se passar a cânula traqueal. Após a passagem da mesma, a correta posição deve ser verificada por meio de ausculta pulmonar, por radiografia simples ou por broncoscopia. Procede-se então a fixação da cânula e curativo.

Traqueostomia percutânea

Este procedimento <u>não deve</u> ser feito em pacientes com as seguintes características:

- Impossibilidade de palpar elementos anatômicos como a cartilagem cricóidea, os aneis traqueais e a fúrcula esternal (obesos mórbidos, pescoço taurino etc.);
- Cirurgias cervicais extensas prévias;
- Presença de discrasia sanguínea, uma vez que a única forma de hemostasia é a compressão exercida pela cânula no orifício de abertura;
- Bócios volumosos;
- Crianças, devido ao tamanho do *kit* (encontrado apenas para adultos);
- Pacientes com sinais de intubação difícil, já que a troca ou repasse da cânula nos primeiros dias é muito difícil.

Essas contraindicações apresentadas acima são relativas, e devem levar em consideração a experiência do cirurgião e do restante da equipe multiprofissional que presta assistência a esses pacientes.

Este procedimento é sempre eletivo, com o paciente intubado. Por ser uma técnica minimamente invasiva é preferencialmente realizada no leito da UTI, evitando, assim, os transtornos causados pelo transporte do paciente.

Técnica cirúrgica

Apesar de existir na literatura descrições desta técnica sem o uso de broncoscopia, os cirurgiões a utilizam sempre que possível, pois:

- Auxilia no posicionamento correto da punção traqueal;
- Evita acidentes de punção como a lesão de parede posterior da traqueia;
- Diagnostica precocemente complicações como hemorragia;
- Verifica sob visão direta o posicionamento da cânula traqueal.

A posição do paciente para assegurar a melhor exposição durante a realização do procedimento é a mesma descrita anteriormente, e pode-se fazer com anestesia local se o paciente estiver apenas sedado.

Descrição da técnica

Após a antissepsia e a colocação de campos estéreis, o broncoscopista retrocede o tubo orotraqueal até o nível da glote e, com visão direta da traqueia, auxilia o cirurgião a realizar a traqueostomia.

O local da incisão é o mesmo descrito na técnica convencional, mas com tamanho menor, cerca de 1,5 cm.

Deve-se palpar o anel desejado e puncioná-lo em sua porção anterior, permitindo-se pequena variação (das 11 h às 13 h). Ao transfixar a traqueia, aparecerá ar na seringa, e a broncoscopia irá confirmar a posição correta da punção. Com o auxílio de fio-guia, passam-se dilatadores (que variam de acordo com a marca do *kit*) até que o diâmetro da cânula traqueal seja atingido. Nesse momento, caso se observe a presença de sangramento, deve-se optar pela conversão do procedimento e a realização da hemostasia sob visão direta.

Procede-se então à passagem da cânula, com o auxílio do insector de cânula, e verificação final da posição pela broncoscopia.

Nesse momento, pode-se, então, realizar a fixação da cânula e curativo (Figuras 43.8 e 43.9).

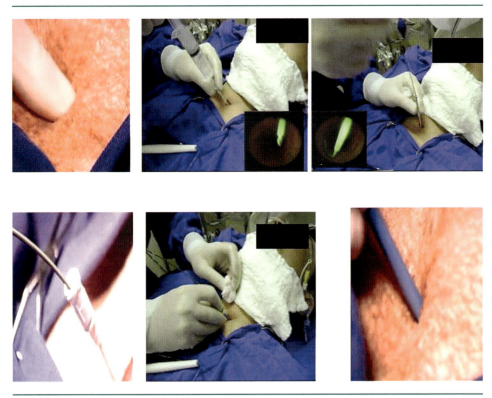

◀ **Figura 43.8** – Ilustração dos passos da traqueostomia percutânea, mostrando a palpação dos elementos anatômicos, a punção da traqueia, passagem do fio-guia e do dilatador. Pode-se observar também a visão do broncoscopista.

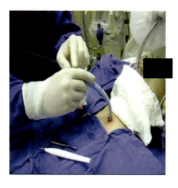
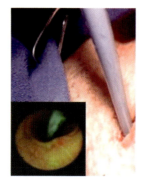
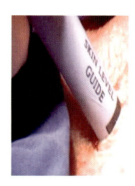
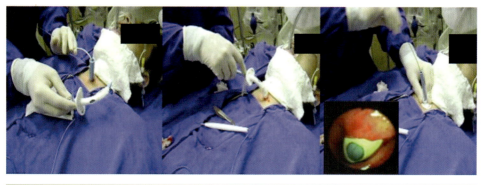

◀ **Figura 43.9** – Continuação dos passos da traqueostomia percutânea. Passagem do dilatador e a cânula traqueal. Pode-se observar, também, a visão do broncoscopista.

Complicações

As complicações encontradas são semelhantes se compararmos as técnicas convencional e percutânea.

Complicações mediatas e imediatas

- *Sangramento:* ocorre em graus variáveis. Pode ser proveniente de qualquer local do leito operatório, entretanto, os sítios mais comuns são o istmo tireoidiano e a mucosa traqueal.
- *Pneumotórax:* manifesta-se por enfisema subcutâneo, dispneia (pacientes fora de ventilação mecânica) ou aumento da pressão de via aérea (pacientes em ventilação mecânica), timpanismo e diminuição ou abolição do murmúrio vesicular do hemitórax acometido e, em casos mais graves, desvio do mediastino. O diagnóstico geralmente é clínico, embora, eventualmente, possa ser necessário o auxílio de diagnóstico por imagem, usualmente radiografia simples do tórax.
- *Enfisema subcutâneo:* antes de se fechar o diagnóstico deve-se, primeiramente, excluir afecções mais graves como pneumotórax e pneumomediastino secundários, a lesão fora do local da incisão traqueal. O enfisema subcutâneo ocorre habitualmente devido ao escape aéreo pela lateral da cânula locada na traqueia. Quando a pele do paciente se encontra hermeticamente fechada ao

redor da traqueostomia, o ar que escapa não encontra saída pela ferida operatória, provocando dissecção dos tecidos pelo acúmulo de ar. Para corrigir este tipo de complicação, deve-se aumentar um pouco a pressão de balonete e abrir um ou dois pontos da ferida operatória.
- *Lesão traumática do esôfago:* este tipo de lesão pode ocorrer em situações de maior dificuldade técnica (dificuldade de canulação). O paciente pode apresentar sangramento pela cânula traqueal, presença de conteúdo gástrico na via aérea e dificuldade de ventilação (em caso de lesão transfixante). O diagnóstico pode ser confirmado por meio de endoscopia digestiva ou respiratória.
- *Infecção de ferida operatória:* as traqueostomias são cirurgias potencialmente contaminadas. Entretanto, em alguns casos, podem ser classificadas como cirurgia contaminada, uma vez que alguns pacientes apresentam secreção purulenta no interior da traqueia.
- *Outras complicações:* lesão de nervo laríngeo inferior, pneumonias, falso trajeto, cânula seletiva, broncoespasmo e pneumomediastino.

Complicações tardias
- *Formação de granuloma:* ocorre com muita frequência. São situados preferencialmente na borda do traqueostoma ou no local onde encosta a ponta da cânula traqueal. Podem ser tratados com corticoide ou por ressecção cirúrgica (Figura 43.10).
- *Estenose da traqueostomia:* pode ocorrer em pacientes submetidos a laringectomia total por cicatrização excessiva, má técnica na fixação da traqueia à pele,

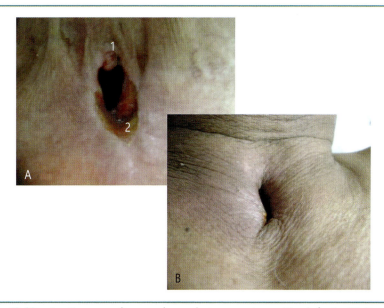

◀ **Figura 43.10** – A – Presença de granuloma de traqueostoma (1) e infeção (2). B – Presença de estenose de traqueostoma.

ou pela realização de radioterapia pós-operatória. Nesses casos, pode-se usar um tutor de traqueostoma com a finalidade de manter o orifício patente ou, até mesmo, ser necessária correção cirúrgica para reposicionamento e maior abertura do traqueotoma.

- *Estenose traqueal:* ocorre habitualmente no local onde se encontrava o balonete, estando diretamente relacionada à pressão deixada no dispositivo e ao tempo de uso da traqueostomia. Para prevenir essa complicação devem ser usados balonetes com baixa pressão, de 20 a 30 cm de H_2O, conferidos por aparelho próprio para esse fim (cuffômetro).

- *Fístula traqueoesofágica:* assim como a estenose, embora menos frequente, a fístula ocorre usualmente no local onde o balonete exerce sua pressão entre a parede da traqueia e a parede esofágica, e está diretamente relacionada ao tempo de uso da traqueostomia. Para preveni-la, devem-se usar balonetes de baixa pressão, 20 a 30 cm de H_2O, aferidos pelo cuffômetro.

- *Fístula traqueoinominada:* complicação grave, rara e de difícil controle que pode levar ao óbito por choque hipovolêmico. Ocorre pela lesão, geralmente causada pela alta pressão do balonete, na parede anterior da traqueia, no ponto onde cruza com a artéria braqueocefálica.

- *Escape de ar:* pode ocorrer por falha na válvula ou por furo no balonete. Para a correção dessa situação basta trocar a cânula antiga por uma nova. Além disso, pode ocorrer em pacientes que necessitam pressão de via aérea aumentada para sua ventilação. Nesses casos, o escape pode dificultar a ventilação, sendo necessário manter uma pressão no balonete um pouco mais alta que a usual. Outra causa de escape aéreo é a presença de malácia traqueal, diagnosticada habitualmente por broncoscopia. Caso a malácia se encontre apenas na região do balonete, pode-se usar cânula de altura ajustável e posicionar o cuff em outra localização (preferencialmente por broncoscopia).

- *Outras complicações:* hemorragia, infecções de ferida operatória, estenose de traqueostoma, traqueomalácia, disfagia, aspiração para via aérea e pneumonias.

Cuidados com traqueostomia

- *Tamanho da cânula:* as cânulas de traqueostomia variam no diâmetro e no comprimento. O tamanho deve ser adequado para cada indivíduo. O cirurgião que realizou a traqueostomia, por saber o diâmetro da traqueia e a distância da mesma à pele, é quem deve escolher a cânula. Caso o paciente não se adapte ao dispositivo, a broncoscopia pode auxiliar na escolha de um novo.

- *Pressão do balonete:* o balonete deve ser de baixa pressão e, com auxílio do cuffômetro, deixar a menor pressão que vede a via aérea protegendo-a de aspiração e permitindo a ventilação mecânica.

- *Higienização:* todas as cânulas de traqueostomia devem ser higienizadas ao menos duas a três vezes no dia. Sempre que o paciente estiver secretivo, essa frequência deve ser aumentada. As cânulas providas de cânula interna (intermediário) facilitam a higienização e são mais seguras, permitindo a desobstrução fácil e imediata em caso de rolhas de secreção.

- *Troca da cânula:* deve ser realizada sempre que apresentar mau funcionamento. Não há prazo fixo para que as cânulas sejam trocadas se estiverem funcionantes. As metálicas devem ser trocadas sempre que oxidarem. Qualquer tipo de cânula deve ser substituído sempre que se perceba que a higienização não é mais efetiva. Há relatos na literatura de pacientes que ficaram longos períodos sem trocá-la, levando a uma forte aderência na traqueia, sendo necessária sua remoção cirúrgica. Por este motivo, os autores recomendam trocar as cânulas plásticas/siliconadas a cada 3 meses.
- *Umidificação do ar:* como o ar não mais é filtrado, umidificado e aquecido no nariz e seios paranasais, é comum o ressecamento do revestimento da via aérea a jusante da traqueostomia. Para amenizar este efeito, podem-se utilizar umidificadores de ar.
- *Curativos:* devem ser confortáveis e absorver as secreções traqueais. Podem-se usar desde gazes até curativos próprios.
- *Fixação:* deve ser confortável e não permitir a extrusão da cânula de traqueostomia. Como o período mais difícil de recanular o paciente são os primeiros dias de pós-operatório, alguns cirurgiões advogam que, além da fixação da cânula com cadarço em volta do pescoço, também podem ser feitos pontos unindo a cânula à pele.

Tipos de cânulas (Figura 43.11)

- *Sem balonete:* ideais para uso em pacientes que não apresentam aspiração para a via aérea. São seguras contra rolhas de secreção por apresentarem cânula interna, o que permite higiene eficaz e desobstrução fácil e imediata, se necessária. Pode ser confeccionada em latão (cânula metálica), em PVC ou em silicone. As duas últimas apresentam a vantagem de não precisarem ser trocadas nas seguintes situações: oxidação da cânula, realização de exames de imagem, como a ressonância magnética e a tomografia computadorizada, ou para radioterapia. Podem variar no comprimento podendo ser curta (para pacientes brevelíneos ou com extrema sensibilidade traqueal), padrão (maioria dos pacientes) e longa (pacientes obesos). Apresentam tamanhos variados (de 0 a 6), com aumento gradativo do diâmetro interno. Podem ter ou não fenestras (furos que auxiliam a fonação do paciente).

   Há cânulas traqueais para uso em crianças, feitas de plástico ou silicone, sem balonete, para uso em respirador mecânico.
- *Com balonete:* ideais para uso em pacientes que precisam proteger a via aérea de aspiração ou que necessitam de ventilação sob pressão positiva. Elas são feitas de plástico ou silicone, e podem apresentar balonete único ou duplo (em desuso). As cânulas podem vir ou não com intermediário (parte interna) que, quando presente, as tornam mais seguras contra rolhas de secreção devido à facilidade para higienização. Podem variar no comprimento (longa ou curta) ou ter altura ajustável, para uso em pacientes obesos. Elas também podem ter ou não fenestra, e, neste caso, exigem válvula fonatória, junto com a cânula, para permitir a fonação. Os balonetes podem ser de alta pressão (em desuso)

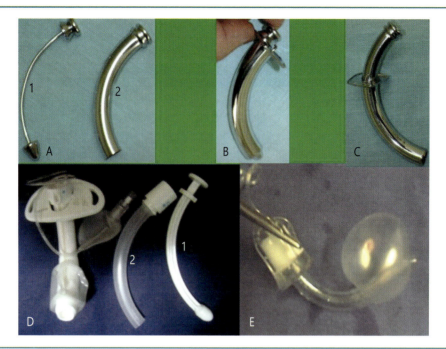

◀ **Figura 43.11** – Tipos de cânulas. A e B – Cânula metálica, composta pelo mandril (1), cânula interna (2) e cânula externa (B). C – A cânula interna encaixa dentro da externa. D – Cânula de PVC, com balonete, cânula interna (2) e mandril (1). E – Cânula plástica com defeito no balonete.

ou de baixa pressão (20 a 30 cm de H_2O). É importante lembrar que, antes de passar a cânula, deve-se sempre testá-la para verificar se o *cuff* não apresenta problemas.
- *Tutores de traqueostoma:* usados em pacientes com traqueostoma definitivo que apresentam algum grau de estenose. Esses pacientes não precisariam de cânula de traqueostomia, entretanto utilizam os tutores para manter o diâmetro do traqueostoma.

Decanulação

Não há regras determinadas para proceder a decanulação, assim como não há consenso na literatura sobre o tema. O que se segue é uma sugestão dos autores.

A decanulação deve ser iniciada sempre que o motivo que indicou a traqueostomia estiver resolvido. Quando, por obstrução, é recomendável que um exame de endoscopia comprove a inexistência de obstruções residuais.

Em pacientes oriundos de unidades de terapia intensiva, deve-se pensar em decanulação quando o mesmo apresentar condições neurológicas e pulmonares para tal, ou seja, quando o nível de consciência for suficiente para a comunicação e não estiver demasiadamente secretivo. O paciente deve ser capaz de entender e seguir instruções da fisioterapia respiratória e da fonoterapia de deglutição.

A primeira medida a ser tomada é descartar a presença de aspiração de saliva. Pode-se dar azul de metileno para o paciente via oral (p. ex., duas gotas a cada hora) e observar se há saída pelo traqueostoma ou pela cânula. Se em 24 horas o paciente não apresentar aspiração, pode-se desinflar o balonete.

O segundo passo é ocluir a cânula e observar se o paciente está confortável. Caso permaneça eupneico e fazendo suas atividades habituais, pode-se retirar a cânula. Entende-se que o paciente não apresenta desconforto respiratório quando é capaz de, em um período de 48 h contínuas, fazer suas atividades habituais como deambular, subir escadas, tomar banho, fazer fisioterapia, dormir etc. Em caso de desconforto respiratório, deve-se desocluir a cânula imediatamente e, se existir melhora após a abertura da cânula, torna-se obrigatório o estudo da via aérea por meio de endoscopia com a finalidade de determinar o motivo do desconforto (p. ex., estenose, granulomas etc.).

Na opinião dos autores, não há necessidade imperativa de, antes da decanulação, trocar por cânula sem balonete (metálica ou de PVC), nem de trocar por cânulas sucessivamente menores. O fechamento do traqueostoma ocorre por segunda intenção, sendo necessários apenas curativos oclusivos. Logicamente orifícios menores cicatrizam mais rápido e com menor retração da pele.

Devem-se aguardar ao menos 30 dias antes de se considerar possível o não fechamento completo da ferida (fístula traqueocutânea persistente) e indicarmos a correção cirúrgica.

Cricotireoidostomia

A cricotireoidotomia é um procedimento realizado sempre em condição de emergência pelo médico que estiver assistindo ao paciente. Ela é comum nas salas de emergência, mas também pode ser realizada fora do ambiente hospitalar (Figura 43.12).

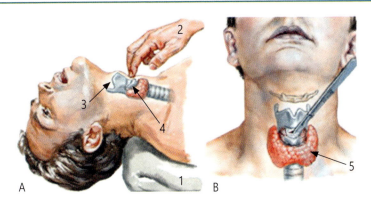

◀ **Figura 43.12** – Ilustração de realização de cricotireoidostomia na urgência. (A) Preparo para a realização do procedimento na urgência. (1) Colocação do coxim subescapular. (2) Palpação da membrana cricotireóidea. (3) Cartilagem tireóidea. (4) Cartilagem cricóidea. (B) Incisão na urgência. (5) Glândula tireoide.

Técnica cirúrgica

O paciente deve ser posicionado em hiperextensão cervical obtida por meio de coxim subescapular e elevação em 45° do dorso. A posição ideal (decúbito dorsal e em hiperextensão cervical) nem sempre pode ser obtida em virtude do grau de desconforto do paciente.

Sabendo que a membrana cricotireóidea está acima da cartilagem cricoidea pode-se, após palpar a cartilagem, puncionar a membrana com um jelco calibroso e iniciar a ventilação do paciente antes de abri-la, procedimento conhecido como cricotireoidostomia por punção.

A incisão deve ser longitudinal acima da cricoide, com cerca de 2 cm. Perfura-se e dilatam-se os planos com uma pinça de Halsted na linha mediana até atingir a via aérea. Por fim, passa-se uma cânula ou um tubo traqueal e ventila-se o paciente.

Após a estabilização do mesmo e já fora da emergência, deve-se trocar o acesso por uma traqueostomia a fim de proteger a laringe de complicações como a estenose.

Complicações

Tendo em vista a característica de urgência para a realização desse procedimento, as possíveis complicações são potencialmente fatais, pois podem causar morte por hipóxia. Entre elas podemos citar: falha em conseguir a via aérea por dificuldade técnica levando ao colapso respiratório; demora em acessar a via aérea (mais de 2 minutos); incisão inicial no local abaixo da projeção da membrana cricotireóidea, sendo necessária uma segunda incisão; criação de falso trajeto com colocação do tubo no subcutâneo; sangramento e dano à parede posterior da via aérea, levando a possível lesão esofágica.

Bibliografia consultada

1. Jackson C. Tracheotomy. The Laryngoscope. 1909;19(4):285-90.
2. Goldstein SI, Breda SD, Schneider KL. Surgical complications of bedside tracheotomy in an otolaryngology residency program. The Laryngoscope. 1987;97(12):1407-9.3. Watts JM. Tracheostomy in Modern Practice. Br J Surg. 1963;50:954-75.
3. Grillo HC. Development of tracheal surgery: a historical review. Part 1: techniques of tracheal surgery. Ann Thorac Surg. 2003;75(2):610-9.
4. Wenig BL, Applebaum EL. Indications for and techniques of tracheotomy. Clin Chest Med. 1991;12(3):545-53.
5. Jackson C. High tracheotomy and other errors. The chief causes of chronic laryngeal stenosis. Surg Gynecol Obstet. 1923;32:392.
6. De Leyn P, Bedert L, Delcroix M, Depuydt P, Lauwers G, Sokolov Y et al. Tracheotomy: clinical review and guidelines. Eur J Cardiothoracic Surg. 2007;32(3):412-21.
7. Perfeito JAJ, Mata CAS, Forte V, Carnaghi M, Tamura N, Leão LEV. Traqueostomia na UTI: vale a pena realizá-la? Scielo. 2007:687-90.
8. Hsiao J, Pacheco-Fowler V. Cricothyroidotomy. N Engl J Med. 2008;358:e25.

9. El-Sayed IH, Bhatki AM, Khabie N, David WE et al. Complications of Tracheostomy and Tracheal Surgery. Complications in Head and Neck Surgery. 2ª ed. . Philadelphia: Mosby; 2009. p. 405-24.

10. Quick JA, MacIntyre AD, Barnes SL. Emergent Surgical Airway: Comparasion of the three--step method and convencional cricothyroidotomy utilizing high-fidelity simulation. J Emerg Med. 2014;46(2):304-7.

11. Bach JR, Martinez D. Duchenne Muscular Dystrophy End-Stage Respiratory Muscle Failure: Prolongation of Survival by Noninvasive Interventions. Respir Care. 2011;56:744-50.

12. Yoo DB, Schiff BA, Martz S, Fraioli RE, Smith RV, Kvetan V et al. Open bedside tracheotomy: impact on patient care and patient safety. Laryngoscope. 2011;121(3):515-20.

13. Hojaij FC. Obstrução das Vias Aéreas Superiores. In: Ganança FF, Pontes P, (eds). Manual de Otorrinolaringologia e Cirurgia de Cabeça e Pescoço. Barueri: Manole; 2011; p. 1375.

14. http://www.lookfordiagnosis.com/mesh_info.php?term=Cartilagens+Lar%C3%ADngeas&l ang=3 (disponível em 19/01/2015 às 20:00)

15. Meininger D, Walcher F, Byhahn C. [Tracheostomy in intensive care long-term ventilation: indications, techniques and complications]. Chirurg. 2011;82(2):10710 112-5.

16. Lu YH, Qiu XH, Guo FM, Yang Y, Qiu HB. [Timing of tracheotomy on the prognosis of patients with prolonged mechanical ventilation: a meta-analysis of randomized controlled trials.]. Zhonghua Wai Ke Za Zhi. 2011;49(2):166-171.

17. Beltrame F, Zussino M, Martinez B, Dibartolomeo S, Saltarini M, Vetrugno L et al. Percutaneous versus surgical bedside tracheostomy in the intensive care unit: a cohort study. Minerva Anestesiol. 2008;74(10):529-35.

18. El-Sayed IH, Ho JE, Eisele DW. External light guidance for percutaneous dilatational tracheotomy. Head Neck. 2011;33(8):1206-9.

19. Dinsmore J, Heard AM, Green RJ. The use of ultrasound to guide time-critical cannula tracheotomy when anterior neck airway anatomy is unidentifiable. Eur J Anaesthesiol. 2011;28(7):506-10.

20. Newhouse E, Ondik MP, Carr M, Goldenberg D. Who is performing percutaneous tracheotomies? Practice patterns of surgeons in the USA. Eur Arch Otorhinolaryngol. 2011;268(3):415-8.

21. Trouillet JL, Luyt CE, Guiguet M, Ouattara A, Vaissier E, Makri R et al. Early percutaneous tracheotomy versus prolonged intubation of mechanically ventilated patients after cardiac surgery: a randomized trial. Ann Intern Med. 2011;154(6):373-83.

22. Scales DS, Cuthbertson BH. Percutaneous dilatational tracheostomy safe, but do benefits outweigh risks? Scales and Cuthbertson. Crit Care. 2014;18:117.

23. Mitchell RM, Eisele DW, Goldenberg D. The tracheotomy punch for urgent tracheotomy. Laryngoscope. 2010;120(Suppl 4):S198.

24. Kraft S, Patel S, Sykes K, Nicklaus P, Gratny L, Wei JL. Practice Patterns After Tracheotomy in Infants Younger Than 2 Years. Arch Otolaryngol Head Neck Surg. 2011;137(7):670-4.

25. Lebiedz P, Suca A, Gumus E, Radke RM, Kaya E, Hilker E et al. 7-year survey after percutaneous dilatational tracheotomy on a medical intensive care unit. J Investig Med. 2010;58(8):977-81.

26. Massick DD, Yao S, Powell DM, Griesen D, Hobgood T, Allen JN et al. Bedside Tracheostomy in the Intensive Care Unit: A Prospective Randomized Trial Comparing Open Surgical Tracheostomy With Endoscopically Guided Percutaneous Dilational Tracheotomy. Laryngoscope. 2001;111(3):494-500.

27. Rosseland LA, Laake JH, Stubhaug A. Percutaneous dilatational tracheotomy in intensive care unit patients with increased bleeding risk or obesity. A prospective analysis of 1000 procedures. Acta Anaesthesiol Scand. 2011;55(7):835-41.

28. Conklin LD, LeMaire SA, Casar GJ, Coselli JS. Tracheal erosion by an innominate artery graft: presentation and surgical repair. Ann Thorac Surg. 2003;75(2):573-5.

29. Desvant C, Chevalier D, Mortuaire G. Tracheotomy bleeding from an unusual tracheo--arterial fistula: involvement of an aberrant right subclavian artery. J Laryngol Otol. 2010;124(12):1333-6.

30. Gangadharan SP, Bakhos CT, Majid A, Kent MS, Michaud G, Ernst A et al. Technical aspects and outcomes of tracheobronchoplasty for severe tracheobronchomalacia. Ann Thorac Surg. 2011;91(5):1574-81.

31. Koitschev A, Simon C, Blumenstock G, Mach H, Graumueller S. Surgical technique affects the risk for tracheostoma-related complications in post-ICU patients. Acta Otolaryngol. 2006;126(12):1303-8.

32. Scheenstra RJ, Muller SH, Vincent A, Hilgers FJ. Heat and moisture exchange capacity of the upper respiratory tract and the effect of tracheotomy breathing on endotracheal climate. Head Neck 2011;33(1):117-24.

33. Scott K Epstein. Late Complications of Tracheostomy. Respir Care. 2005;50(4):542-9.

34. Martinez GH, Fernandez R, Casado MS, Cuena R, Lopez-Reina P, Zamora S, Luzon E. Tracheostomy Tube in Place at Intensive Care Unit Discharge Is Associated With Increased Ward Mortality. Respir Care. 2009;54(12):1644-52.

35. Jaryszak EM, Shah RK, Amling J, Pena MT. Pediatric tracheotomy wound complications: incidence and significance. Arch Otolaryngol Head Neck Surg. 2011;137(4):363-6.

36. Summaries for patients: Tracheotomy in patients who require prolonged mechanical breathing support. Ann Intern Med. 2011;154(6):I-38.

37. de Mestral C, Iqbal S, Fong N, Leblanc J, Fata P, Razek T et al. Impact of a specialized multidisciplinary tracheostomy team on tracheostomy care in critically ill patients. Can J Surg. 2011;54(3):167-72.

38. LeBlanc J, Shultz JR, Seresova A, de Guise E, Lamoureux J, Fong N et al. Outcome in tracheostomized patients with severe traumatic brain injury following implementation of a specialized multidisciplinary tracheostomy team. J Head Trauma Rehabil. 2010;25(5):362-5.

39. Arabi YM, Alhashemi JA, Tamim HM, Esteban A, Haddad SH, Dawood A et al. The impact of time to tracheostomy on mechanical ventilation duration, length of stay, and mortality in intensive care unit patients. J Crit Care. 2009;24(3):435-40.

40. Truong A, Truong DT. Late tracheostomy tube decannulation by progression of a laryngeal tumour: an approach for airway control. Can J Anaesth. 2011;58(8):771-2.

41. O'Connor HH, White AC. Tracheostomy decannulation. Respir Care. 2010;55(8):1076-81.

42. Bishop S, Hopper J, Greig D. Elective use of cannula cricothyroidotomy. Anaesthesia. 2011;66(2):137.

43. Bair AE, Panacek EA, Wisner DH, Bales R, SaklesJC. Cricothyrotomy: A 5-year experience at one institution. J Emerg Med. 2003; 24(2):151–6.

44. http://www.lookfordiagnosis.com/mesh_info.php?term=Cartilagens+Lar%C3%ADngeas&lang=3 (disponível em 19/01/2015 às 20:00)

Nódulo Cervical 44

Murilo Catafesta das Neves
Marcello Rosano
Rodrigo Oliveira Santos

Introdução

O atendimento de urgência e emergência realizado principalmente em pronto-socorro (PS) quase sempre é um atendimento singular. Diferentemente do que aprendemos ao longo da nossa formação, uma anamnese rápida e direcionada, um exame físico objetivo e o mínimo de exames complementares são exigidos para esses atendimentos.

No que tange aos nódulos cervicais, a dificuldade é que um grande número de doenças pode cursar com nodulação cervical e, em virtude disso, a investigação diagnóstica pode se tornar tarefa complexa e laboriosa para um PS.

É importante também ressaltar que a simples identificação de uma massa cervical gera tanta ansiedade no paciente que não é incomum ele procurar a emergência no lugar de um consultório.

O objetivo desse capítulo é apresentar uma forma dirigida e prática de realizar a propedêutica clínica em atendimento de urgência ou emergência de pacientes com nódulo cervical.

Vale lembrar que os nódulos cervicais que aparecem durante a evolução de sialoadenites e abcessos cervicais serão abordados em capítulos específicos.

Acredito que a forma mais prática é iniciar definindo-se as principais causas de nódulos cervicais. São elas, na ordem dos motivos:

- inflamatório ou Infeccioso;
- congênito;
- neoplásico (benigno/maligno).

Essa divisão deve ser realizada sempre para todos os pacientes. Ela orienta toda a propedêutica clínica, e é o passo inicial na padronização do atendimento, conforme veremos a seguir.

Seção VI – Cirurgia de Cabeça e Pescoço

Em relação à incidência, as causas inflamatórias e infecciosas são as mais comuns em PS, seguidas pelas causas congênitas e, por último, pelas neoplásicas.

História clínica

Muitas informações relevantes podem ser obtidas com uma boa anamnese. Porém, em se tratando de nódulo cervical, existem alguns sinais de alerta que devemos estar atentos.

Sinal de alerta: idade

A importância da idade na condução de casos de nódulo cervical é tanta que esta deve ser a primeira informação obtida. Vamos dividir os pacientes em três faixas etárias:
1. Pediátricos – entre zero e 15 anos.
2. Adultos jovens – entre 16 e 40 anos.
3. Adultos – mais de 40 anos.
O motivo dessa divisão é porque, para cada faixa etária, a incidência dos agentes causadores dos nódulos cervicais muda. Observe a Tabela 44.1.

◀ Tabela 44.1 – Incidência de cada etiologia por faixa etária

Faixa Etária	Pediatrico	Adultos Jovens	Adultos
1	Inflamatório/infeccioso	Inflamatório/infeccioso	Neoplásico
2	Congênito	Congênito	Inflamatório/infeccioso
3	Neoplásico	Neoplásico	Congênito

Assim, em pacientes pediátricos com queixa de massa cervical, devemos ter em mente que a maioria é por causa inflamatória ou infecciosa (cerca de 75%), seguida pelas causas congênitas em 20% e neoplásicas em apenas 5%. Vale ressaltar que na população até os 2 anos, a incidência de massas de origem congênita supera as de origem inflamatória.

Os adultos jovens têm a etiologia inflamatória como a mais frequente, assim como na população pediátrica. Contudo, as taxas de incidência dos congênitos e neoplásicos representam uma proporção maior dos casos quando comparados ao grupo pediátrico.

Por sua vez, pacientes adultos têm a etiologia neoplásica como a mais comum, sendo as outras causas bem mais incomuns. Essa relação entre etiologia e faixa etária é tão representativa que já em 1952 Martin e Romieu assim relataram: "*Asymetric enlargement of one or more lymph nodes in an adult is almost always cancerous and usually is due to metastasis*".

Vale ressaltar que essas faixas de incidência se referem a todos os pacientes, e não apenas aos atendidos no PS.

Sinal de alerta: tempo de evolução

Outra importante informação é relativa ao tempo de evolução.

Massas de crescimento rápido, associadas à infecção de via aérea superior atual ou recente e com sintomas flogísticos locais, estão mais propensas a serem causadas por agentes infecciosos. Por sua vez, massas de evolução lenta estão mais relacionadas a causas neoplásicas e congênitas.

Sinal de alerta: local de acometimento da região cervical

O pescoço apresenta uma lógica anatômica e embriológica que determina a forma como as doenças progridem.

Nódulos cervicais, que surgem no pescoço em topografia da glândula submandibular ou junto ao terço superior do pescoço, apresentam alta probabilidade da causa do nódulo cervical estar efetivamente na região de cabeça e pescoço. O exemplo seria uma amigdalite ou um abcesso dentário causando uma linfonodomegalia nesta parte do pescoço.

Por sua vez, nódulos cervicais que surgem nos andares inferiores do pescoço, por exemplo, junto à clavícula, muitas vezes têm sua causa fora da região do pescoço. Nódulos nessa região podem estar relacionados a patologias em pulmão e mama e até mesmo em abdome. O exemplo é o linfonodo supraclavicular do lado esquerdo, ou linfonodo de Virchow, que pode estar relacionado a carcinomatose abdominal.

Outro bom exemplo da importância da topografia são as lesões de origem congênita, tais como o cisto tireoglosso, que aparece na linha média, e o cisto branquial, que aparece na borda anterior do músculo esternocleidomastóideo.

Assim, com a identificação desses três sinais de alerta, mesmo em uma consulta mais direta em atendimento de urgência, o profissional já terá condições de estabelecer algumas hipóteses diagnósticas, completando a anamnese de maneira dirigida, a saber:

- hipótese de etiologia infecciosa – início súbito, febre, *rash* cutâneo, diarreia, astenia, anorexia, rinorreia, faringite;
- hipóteses de etiologia congênita – idade mais jovem, evolução lenta, recorrência, inflamação local;
- hipóteses de neoplasia – evolução lenta, perda de peso, tabagismo, etilismo, odinofagia, disfagia, dispneia, sangramento oral, dor, entre outros.

Exame físico

Como na maioria das vezes o motivo do surgimento do nódulo cervical está efetivamente na região de cabeça e pescoço, o exame físico deve começar diretamente pelo exame dessa região.

Iniciar com oroscopia, otoscopia e rinoscopia anterior. Sugiro reservar a palpação cervical como último passo do exame físico em função de sintomas álgicos, que podem interferir no restante do exame, ou na eventualidade de uma palpação cervical muito sugestiva de alguma patologia específica resultar em exame físico incompleto.

Essa fase inicial do exame visa identificar sinais de processos inflamatórios locais e descartar a presença de alguma lesão suspeita de neoplasia.

Em relação ao nódulo cervical, o exame físico se inicia com a inspeção estática. Esse tempo do exame serve para topografar o nódulo, estabelecer algumas relações anatômicas. O passo seguinte é o exame dinâmico com deglutição e movimentação cervical.

Se o nódulo cervical for móvel à deglutição, ele está relacionado a laringe, traqueia, tireoide ou musculatura pré-laríngea. As principais lesões móveis à deglutição são o cisto de duto tireoglosso e os nódulos de tireoide.

O passo seguinte é a palpação cervical. Com ela podemos definir tamanho, consistência, fixação a outras estruturas ou tipo de mobilidade, transmissão de pulsação e dor associada.

Nódulos firmes e aderidos a planos profundos remetem a neoplasia maligna. Já lesões fibroelásticas com dor ao exame remetem a processos inflamatórios. Sinais como flutuação estão mais relacionados a processos infecciosos e pulsação a tumores de origem vascular.

É importante lembrar que as massas cervicais de origem neoplásicas são em geral metastáticas, e 90% das vezes o tumor primário está localizado na via aérea e digestiva superior. Portanto, a nasofibroscopia faz parte do exame físico em pacientes com nódulos cervicais. Poder confirmar ou excluir a presença de tumores primários e deve ser realizada sempre que possível na avaliação inicial.

Exames complementares

Os exames subsidiários para confirmar sua hipótese, apesar de não serem indispensáveis, acabarão sendo solicitados na maioria dos casos. Fica claro nesse ponto que o exame a ser solicitado dependerá das hipóteses realizadas até o momento.

O hemograma completo com provas inflamatórias ajuda na avaliação inicial e no acompanhamento, principalmente nos casos suspeitos de infecção.

Sorologias são importantes e devem ser solicitadas. Apesar de o resultado demorar alguns dias e não ajudar no atendimento inicial, são importantes para confirmar o diagnóstico retrospectivamente. As mais comumente relacionadas com nódulos cervicais são: mononucleose, toxoplasmose, rubéola, citomegalovírus, doença da arranhadura do gato, aides, sífilis.

O ultrassom cervical talvez seja o exame de imagem com melhor custo benefício. É pouco invasivo e pode avaliar massas cervicais com elevada acurácia. A Tabela 44.2 mostra algumas características ultrassonográficas usadas na distinção entre linfonodos reacionais e metastáticos.

As lesões congênitas são, em geral, císticas e ocorrem em regiões específicas do pescoço. A utilização do Doppler na avaliação de fluxo sanguíneo tem especial valor nas malformações vasculares.

A tomografia computadorizada (TC) e a ressonância magnética (RNM) também são boas opções de imagem. Apresentam especial importância na avaliação das relações anatômicas, no planejamento cirúrgico e na investigação de um even-

◀ Tabela 44.2 – Comparativo entre características ultrassonográficas dos linfonodos

Caracteristica	Reacional	Metastático
Tamanho	Pequeno a moderado	Grande
Quantidade	Múltiplos	Único
Forma	Elípticos	Arredondados
Limites	Precisos	Imprecisos
Hilo hiperecogênico	Sim	Não
Vascularização	Central	Periférica
Necrose central	Não	Sim

tual tumor primário. Uma metanálise de 15 anos mostrou que a acurácia da TC em detectar massas cervicais patológicas é de 91%. A RNM, em geral, apresenta resultados piores que a TC com sensibilidade entre 57 e 67%.

A realização de outros exames complementares é incomum no âmbito do atendimento de urgência. Raramente biópsias ou outros exames serão essenciais no atendimento inicial, devendo, sua indicação, ser determinada de maneira individual.

Etiologia do nódulo cervical

Será apresentada a seguir uma breve descrição das principais causas dos nódulos cervicais que mais comumente são atendidos em caráter de urgência.

Por conta de quadros virais e processos odontogênicos, as principais causas de nódulos atendidos no pronto-socorro são por linfonodomegalia secundária a processos inflamatórios ou infecciosos. Vale ressaltar que essas etiologias representam a principal causa de linfonodopatia cervical até os 40 anos de idade.

Linfadenite reacional viral

É a causa mais comum de linfonodomegalia cervical inflamatória. Está relacionada à infecção viral das vias aérea superiores, principalmente por adenovírus, influenza, rinovírus e enterovírus. É processo autolimitado, que evolui com múltiplos linfonodos bilaterais, móveis, fibroelásticos e pouco dolorosos. O tratamento é apenas com sintomáticos.

Síndromes mononucleose-*like*

Representa um grupo de doenças de sintomatologia muito semelhante. Os principais representantes são:

- mononucleose infecciosa: causada pelo vírus Epstein-Barr;
- citomegalovírus (CMV);
- toxoplasmose: causada pelo protozoário *Toxoplasma gondii*.

Apresentam-se clinicamente de maneira bimodal, com pico de incidência em crianças, e outro pico em adultos jovens. Inicialmente são semelhantes a outros quadros de infecção das vias aéreas superiores, no entanto, evoluem para quadros mais arrastados com prostração, queda do estado geral e apatia.

Apresentam intensidade variável com frequente acometimento de tonsilas e amígdalas e até *rash* cutâneo. Evoluem com linfonodomegalia cervical e sistêmica, por vezes de maneira exuberante. Podem apresentar hepatoesplenomegalia e fadiga crônica. O achado de linfócitos atípicos (mais de 10%), com leucocitose no leucograma, aumenta a suspeita clínica.

A distinção entre os três patógenos é difícil em atendimento de PS. No que se refere à transmissão, a toxoplasmose tem relação com ingestão de alimentos contaminados, enquanto a mononucleose e o CMV são através do contato íntimo. Quanto ao exame físico, usualmente a mononucleose evolui com linfonodomegalia cervical mais exuberante em relação às outras. A sorologia é a melhor maneira de diferenciar entre os três, porém, é pouco prática para o PS.

O tratamento é com sintomáticos. Atenção aos casos de CMV e toxoplasmose em pacientes gestantes pelo risco de transmissão vertical.

Apesar de antibióticos não ajudarem diretamente, muitas vezes são utilizados em função de infecções bacterianas secundárias, que frequentemente se somam ao quadro inicial.

Antibióticos da família das penicilinas devem ser evitados em pacientes com suspeita de mononucleose, por poderem desencadear ou acentuar *rash* cutâneo.

SIDA

Pacientes infectados pelo HIV evoluem com adenopatia cervical em 12 a 45% dos casos. A maioria das vezes não tem fatores patogênicos associados, sendo chamada de hiperplasia folicular idiopática. No entanto, com a progressão da imunossupressão, agentes oportunistas podem causar linfonodomegalia, entre eles a tuberculose e *P. carinni*.

Neoplasias como o linfoma e o sarcoma de Kaposi também podem causar nódulos cervicais no contexto do HIV. O tratamento é voltado ao controle do HIV e das etiologias associadas.

Linfadenite supurativa

Representada por infecção pelo *Stahylococcus aureus* e *Streptococcus* do grupo A como os agentes mais relevantes. O quadro clínico é de infecção de vias aéreas superiores, febre, odinofagia com acometimento de tonsilas e amígdalas. Acomete as cadeias linfáticas bilateralmente, com massas dolorosas por vezes coalescidas. Não cursa com hepatoesplenomegalia e pode apresentar neutropenia no leucograma, o que ajuda a diferenciar da *monolike*.

Exames de *swab* da mucosa da orofaringe para pesquisa do *Streptococcus* (*Strep Test*) ajudam no diagnóstico em PS, uma vez que o quadro clínico pode se confundir com os causados por agentes virais.

Podem evoluir com abscesso local. O tratamento é com antibioticoterapia e, se necessário, drenagem cirúrgica da coleção cervical ou faríngea.

Tuberculose

Comum em nosso meio, a tuberculose pode evoluir com amplo espectro de sinais e sintomas. O acometimento dos linfonodos cervicais é frequente, principalmente na forma ganglionar, sendo a população pediátrica mais suscetível. O quadro clínico cursa com linfonodomegalia generalizada, febre, tosse, astenia, entre outros.

O paciente pode procurar o PS por queda do estado geral, febre e linfonodomegalia que, muitas vezes, pode cursar com drenagem espontânea de secreção.

Neste atendimento inicial é importante avaliar e tratar o estado geral do paciente, avaliar eventual necessidade de drenagem de linfonodos com necrose, e orientar o paciente quanto ao processo de investigação.

Ambulatorialmente, devem-se avaliar aspectos epidemiológicos, exame de escarro, Rx de tórax e testes cutâneos. As massas cervicais podem ser investigadas pela punção biópsia, que apesar de não firmar o diagnóstico com cultura, pode sugerir tal etiologia com base em achados indiretos de necrose caseosa. Para o diagnóstico definitivo, muitas vezes será necessária a realização de biópsia excisional do linfonodo e da cultura para *Mycobacterium sp.*

Processos odontogênicos

Paciente com dentes em mau estado de conservação são frequentadores assíduos de PS. Cáries, gengivites e outras infecções cursam frequentemente com linfonodomegalia. Pacientes com ou sem história de manipulação dentária podem evoluir com abscessos e infecções cervicais graves. Os processos de origem odontogênica serão descritos em capitulo específico.Pacientes com nódulo cervical de etiologia congênita frequentemente procuram atendimento no pronto-socorro, uma vez que não é incomum aparecerem durante o curso de uma infecção de vias aéreas, ou apresentarem crescimento inicial rápido em função de infecção local.

Cisto tireoglosso

O cisto do duto tireoglosso é uma malformação da embriogênese da glândula tireoide, sendo a mais comum malformação cística congênita do pescoço.

A glândula tireoide origina-se na faringe primitiva, de invaginação da endoderme que se inicia na terceira semana de vida intrauterina. Essa posição corresponde à futura base da língua e o ponto de invaginação ao forame *cecum.* Nas próximas 4 semanas ocorre a migração desse tecido tireoidiano até atingir sua posição à frente da traqueia. Esse período coincide com a fusão dos arcos branquiais na linha média, motivo pelo qual existe intima relação do duto com o osso hioide. Na oitava semana ocorre a atrofia e a obliteração do duto. O cisto tireoglosso ocorre quando restos de tecido permanecem no trajeto, e a obliteração do duto é prejudicada.

O quadro clínico é singular, e consiste numa lesão nodular cística na linha média do pescoço que, por característica, é móvel com a protrusão da língua (manobra de Sistrunk). Em até 70% dos pacientes, o cisto está abaixo do osso hioide, mas o cisto pode aparecer desde a base da língua até a porção mais inferior do pescoço.

Usualmente, o paciente procura o PS por conta do aparecimento do cisto. História prévia ou atual de IVAS geralmente está presente. A infecção oblitera o forame *cecum* promovendo edema da mucosa, o cisto pode infectar e até fistulizar pela pele.

No atendimento inicial, o exame físico é altamente sugestivo. Um ultrassom com identificação de lesão central cística ajuda. Antibióticos muitas vezes são necessários para evitar drenagem espontânea do cisto. O tratamento definitivo é a exérese cirúrgica (técnica de Sistrunk).

Cisto ou fístula branquial

As malformações branquiais ocorrem entre a quarta e a sétima semana de vida uterina quando os arcos branquiais se formam. Erros nas fusões centrais dos arcos originam essa malformação.

As anomalias dos arcos branquiais podem ser:

- *cistos:* restos de células epiteliais presas durante o desenvolvimento;
- *sinus* ou fístulas incompletas: um "saco de fundo cego" que apresenta apenas uma abertura, que tanto pode ser para a pele (mais frequente) quanto para a faringe (mais raro);
- *fístula completa:* comunicação entre a pele e a faringe.

Em termos de frequência, os cistos são os mais comuns, seguidos pelas fístulas completas e por último os *sinus*. As anomalias do segundo arco branquial são as mais comuns, representando cerca de 90% de todas as malformações branquiais. E são essas anomalias do segundo arco que determinam a clássica lesão cística na borda anterior do músculo esternocleidomastóideo.

Assim como o cisto tireoglosso, aparecem relacionados a IVAS como massa cística paramediana. Muitas vezes apresentam sinais flogísticos locais com dor, calor e hiperemia. A tomografia computadorizada é o melhor exame.

Com sinais flogísticos locais e borramento dos planos gordurosos na tomografia, o tratamento cirúrgico é a melhor opção. Apenas drenagem ou completa ressecção do cisto são boas opções. Na ausência desses achados, antibioticoterapia é o melhor indicado.

A etiologia neoplásica mais infrequentemente leva o paciente ao PS exclusivamente por conta de nódulos cervicais. Tanto as neoplasias benignas como as malignas, em geral, apresentam evolução insidiosa.

As neoplasias benignas cervicais mais comuns são os nódulos em tireoide, lipomas e neoplasias de glândulas salivares.

Várias neoplasias malignas podem acometer a região cervical durante sua evolução. Quando um paciente apresenta uma metástase cervical, até 85% das vezes o tumor primário está localizado na região de cabeça e pescoço.

A neoplasia maligna mais relevante de cabeça e pescoço é o carcinoma espinocelular (CEC), que acomete a mucosa do trato aéreo digestivo e cursa com metástases cervicais. Cerca de 15% dos pacientes com CEC podem apresentar linfonodo cervical como primeiro sintoma, procurando o atendimento por esse motivo.

Apesar da importância do CEC na região de cabeça e pescoço, talvez a neoplasias malignas com maior relevância para o atendimento em PS sejam as leucemias e os linfomas.

Os sintomas dessas neoplasias são múltiplos, mas podem envolver linfonodomegalia cervical, aumento de tonsilas e amígdalas, febre, astenia, queda do estado geral, entre outros. Como os sintomas podem simular um quadro infeccioso, não é incomum os pacientes como essas neoplasias passarem em atendimento em PS.

Bibliografia consultada

1. Bapuraj JR, Kochhar R, Nijhawan R, Khandelwal N, Sodhi KS, Suri S. Kimura disease: an unusual cause of cervical lymphadenopathy with salivary gland involvement. J Otolaryngol. 2007;36(6):E100-2.

2. Chen CC, Jiang RS, Chou G, Wang CP. Castleman's disease of the neck. J Chin Med Assoc. 2007;70(12):556-8.

3. Crespo NA. Massas Cervicais. In: Tratado de Otorrinolaringologia. São Paulo: Roca; 2003. p 238-44.

4. Estimativa 2014: Incidência de Câncer no Brasil/Instituto Nacional de Câncer José Alencar Gomes da Silva, Coordenação de Prevenção e Vigilância. Rio de Janeiro: INCA; 2014.

5. Franzi SA. Diagnóstico diferencial das massas cervicais. In: Carvalho MB (ed). Tratado de cirurgia de cabeça e pescoço e otorrinolaringologia. São Paulo: Atheneu; 2001. p 115-24

6. Graham RM, Thomson EF, Woodwards RT, Sloan P. Lateral dermoid cyst. Br J Oral Maxillofac Surg. 2008;46(2):131-2.

7. Laranne J, Keski-Nisula L, Rautio R, Rautiainen M, Airaksinen M. OK-432 (Picibanil) therapy for lymphangiomas in children.Eur Arch Otorhinolaryngol. 2002 May;259(5):274-8.

8. Layfield LJ. Fine-needle aspiration in the diagnosis of head and neck lesions: a review and discussion of problems in differential diagnosis. Diagn Cytopathol. 2007;35(12):798-805.

9. Lin DT, Deschler DG. Neck masses. In: Lalwani AK (ed). Current diagnosis & treatment in otolaryngology – head & neck surgery. New York: McGraw-Hill Companies; 2004. p 413-424.

10. Lo CP, Chen CY, Chin SC, Lee KW, Hsueh CJ, Juan CJ et al. Detection of suspicious malignant cervical lymph nodes of unknown origin: diagnostic accuracy of ultrasound-guided fine-needle aspiration biopsy with nodal size and central necrosis correlate. Can Assoc Radiol J. 2007;58(5):286-91.

11. Losurdo G, Natalizia AR, Amisano A, Bertoluzzo L, Mantero E, Giacchino R. Difficulty in diagnosing pediatric tuberculosis. Infez Med. 2007;15(4):267-71.

12. McGuirt WF. Differential diagnosis of neck masses. In: Cummings CW, Fredrickson JM, Harker LA, Krause CJ, Richardson MA, Schuller DE (eds). Otolaryngology - head and neck surgery. 3a ed. St. Louis: Mosby; 1998. p. 1686-99.

13. Niu LJ, Hao YZ, Zhou CW.Value of high-resolution ultrasonography in differential diagnosis of cervical cystic lesions. Zhonghua Zhong Liu Za Zhi. 2006;28(12):928-31.

14. Rose DB, Rush JM. Uptodate online 16.1[base de dados na internet]; atualizada em Janeiro 2008; acesso em março 2008. Thyroglossal duct cysts and ectopic thyroid [aproximadamente 5 p]. Disponível em: www.uptodate.com/online.

15. Rose DB, Rush JM. Uptodate online 16.1[base de dados na internet]; atualizada em Janeiro 2008; acesso em março 2008. Management of infantile hemangiomas [aproximadamente 5 p]. Disponível em: www.uptodate.com/online.

16. Rose DB, Rush JM. Uptodate online 16.1[base de dados na internet]; atualizada em Janeiro 2008; acesso em março 2008. Skin nodules in newborns and infants [aproximadamente 5 p]. Disponível em: www.uptodate.com/online.

17. Rose DB, Rush JM. Uptodate online 16.1[base de dados na internet]; atualizada em Janeiro 2008; acesso em março 2008. Etiology and clinical manifestations of cervical lymphadenitis in children[aproximadamente 5 p]. Disponível em: www.uptodate.com/online.

18. Salaun PY, Abgral R, Querellou S, Couturier O, Valette G, Bizais Y et al. Does 18 fluoro--fluorodeoxyglucose positron emission tomography improve recurrence detection in patients treated for head and neck squamous cell carcinoma with negative clinical follow -up?. Head Neck.2007;29:1115-20.

19. Salles Y, Fabre M, Guitterez MC, Chaudier B, Soler C. Cervical adenitis caused by Mycobacterium kansasii: advantage of the INNO-LiPA V2 test in diagnosis of nontuberculous mycobacterial diseases.Pathol Biol (Paris). 2007;55(10):543-5.

20. Silva Filho GB. Doenças congênitas da cabeça e pescoço. In: Araújo Filho VJF, Brandão LG, Ferraz AR (eds). Manual do residente de cirurgia de cabeça e pescoço. São Paulo: Keila & Rosenfeld, 1999. p. 93-104.

Sialoadenites 45

Giulianno Molina de Melo
Onivaldo Cervantes
Juliana Maria Anton

Introdução

As glândulas salivares iniciam seu desenvolvimento a partir da 6ª-12ª semana de gestação, e apenas as glândulas maiores derivam de invaginações do tecido ectodérmico para a mesoderme adjacente, criando os ductos intercalados e células actínicas. As glândulas salivares menores iniciam seu desenvolvimento a partir da 12ª semana, derivadas da ectoderme, culminando nas unidades tubuloacinares.

As glândulas maiores são envoltas por fáscia de tecido denso e, no caso das parótidas, possuem linfonodos intraglandulares, ausentes nas submandibulares, que ajudam a compor a diversidade do quadro clínico nas suas patologias.

Definição

A sialoadenite é um dos processos inflamatórios mais comuns na região da cabeça e do pescoço, sendo ocasionada por diversas doenças inflamatórias, autoimunes, infecciosas, neoplásicas, obstrutivas, algumas de causas pós-operatórias e também actínicas. É caracterizada pelo aumento da glândula salivar acompanhado ou não de dor.

Epidemiologia

As glândulas mais comumente afetadas são as parótidas e submandibulares, e o quadro clínico pode ser muito variado, determinado pela etiologia. A incidência tem variado entre 0,01 e 0,02% de todos os atendimentos hospitalares nos Estados Unidos (no Brasil ainda não temos essa estatística), e, destes, cerca de 10% são de acometimento da glândula submandibular.

Sialoadenites agudas

O termo denota processo inflamatório agudo, em qualquer uma das glândulas salivares maiores, em sua maioria de etiologia autoimune, seguido de causa viral e bacteriana. A glândula afetada aumenta de volume, com edema, dor local e hiperemia em alguns casos. Podem ocorrer trismo acentuado, otalgia, piora típica dos sintomas com a alimentação e, em casos mais severos, cursar com sintomas sistêmicos como febre, queda do estado geral, anorexia, taquicardia e sepse.

Sialoadenites crônicas

Podem afetar adultos e crianças, ser dolorosas ou não, caracterizadas pelo aumento de volume da glândula acometida de maneira repetida, usualmente mais de três vezes, dependendo da etiologia. Podem ocorrer às vezes bilateralmente, associadas ou não à alimentação. O aumento do volume pode durar de poucos minutos a dias, e a saliva pode ter gosto alterado. Normalmente são associadas a doenças crônicas ou obstrutivas, e os casos de agudização em doença crônica por base também podem ocorrer.

Etiologia

As sialoadenites podem se originar de diferentes causas: doenças congênitas, infecciosas, inflamatórias, autoimunes, obstrutivas, neoplásicas, degenerativas e também por má higiene, desidratação e alcoolismo, variando sua incidência entre os adultos e as crianças. Na população pediátrica, em cerca de 36,4% a etiologia é infecciosa e inflamatória.

Quadro clínico e tratamento

As sialoadenites podem se apresentar em todas as idades, do recém-nascido ao idoso, com um polimorfismo, dependendo da etiologia, traduzindo-se não somente como doença localizada das glândulas, mas sendo também manifestação localizada de doenças sistêmicas.

Em comum apresentam aumento de volume da glândula acometida, unilateral ou bilateral, sincrônica ou não, podendo se acompanhar ou não de dor local, com edema da pele ou mucosa correspondente, com a presença ou não de hiperemia ou vermelhidão da pele ou mucosa adjacente, e podendo ser acompanhada ainda de sintomas sistêmicos.

Procuramos agrupar as principais etiologias como quadro clínico e tratamento correspondente, servindo como uma orientação para o diagnóstico (Tabelas 45.1 a 45.7).

● Tabela 45.1 – Etiologia e quadro clínico das sialoadenites virais

Etiologia	Parótida	Submandibular	Uniglandular	Poliglandular	Pediátrico	Adulto/ Idoso	Aumento volume	Dor	Flegmão	Remissão rápida	Sintomas sistêmicos
Caxumba (Paramyxovirus)	***	*	***	*	***	Raro ausente	***	***	*	raro ausente	***
Coxsackie A e B	**	*	*	**	***	*	*	**	Raro ausente	raro ausente	***
Epstein-Barr vírus (EBV)	**	Raro Ausente	raro ausente	*	***	*	*	*	Raro ausente	raro ausente	***
Citomegalovírus (CMV)	**	*	*	**	**	**	**	**	Raro ausente	*	***
Influenza A	**	*	*	**	**	*	**	*	Raro ausente	raro ausente	***
Echovirus	**	*	*	**	**	*	**	**	Raro ausente	raro ausente	***
Herpes vírus	***	*	*	**	**	*	***	**	Raro ausente	raro ausente	***
Parainfluenza I e II	***	Raro Ausente	*	**	*	**	***	*	*	raro ausente	***
HIV	***	Raro ausente	*	**	***	**	***	*	Raro ausente	raro ausente	***

◀ Tabela 45.2 – Etiologia e quadro clínico das sialoadenites bacterianas

Etiologia	Parótida	Submand.	Unigland.	Poligland.	Pediátrico	Adulto/ Idoso	Aumento do vol.	Dor	Flegmão	Remissão rápida	Sintomas sistêmicos
Staphylococcus aureus	***	raro ausente	***	raro ausente	raro ausente	***	***	**	***	raro ausente	**
Streptococcus viridans	***	raro ausente	***	raro ausente	raro ausente	***	***	**	***	raro ausente	**
Pseudomonas aeruginosa	***	raro ausente	***	raro ausente	raro ausente	***	***	**	***	raro ausente	**
Escherichia coli	***	raro ausente	***	raro ausente	raro ausente	***	***	**	***	raro ausente	**
Moraxella catarrhalis	***	raro ausente	***	raro ausente	raro ausente	***	***	**	***	raro ausente	**
Mycobacterium tuberculosis	***	*	***	raro ausente	raro ausente	***	***	raro ausente	raro ausente	raro ausente	**
Mycobacteria sp	***	*	***	raro ausente	*	***	***	raro ausente	raro ausente	raro ausente	**
Actinomicose	***	raro ausente	***	raro ausente	raro ausente	***	***	*	***	raro ausente	Raro ausente
Bartonella henselae (Arranhadura do gato)	***	*	***	raro ausente	***	raro ausente	***	raro ausente	*	raro ausente	*

◀ Tabela 45.3 – Etiologia e quadro clínico das sialoadenites nas doenças autoimunes

Etiologia	Parótida	Submand.	Unigland.	Poligland.	Pediátrico	Adulto/ Idoso	Aumento do vol.	Dor	Flegmão	Remissão rápida	Sintomas sistêmicos
Síndrome de Sjögren	***	*	*	***	Raro ausente	***	***	*	raro ausente	raro ausente	***
Sarcoidose	***	*	*	***	***	*	***	raro ausente	raro ausente	raro ausente	***
Doença do Enxerto X Hospedeiro	*	*	*	***	Raro ausente	***	*	*	*	raro ausente	***
Sialoadenite Crônica Esclerosante (Tumor de Küttner)	raro ausente	***	***	raro ausente	Raro ausente	***	***	raro ausente	raro ausente	raro ausente	Raro ausente
Granulomatose de Wegener	*	***	*	***	Raro ausente	***	***	**	raro ausente	raro ausente	***
Doença de Kim-Kimura	***	*	***	raro ausente	Raro ausente	***	***	raro ausente	raro ausente	raro ausente	Raro ausente

Seção VI – Cirurgia de Cabeça e Pescoço

● Tabela 45.4 – Etiologia e quadro clínico das sialoadenites por neoplasias

Etiologia	Parótida	Submand.	Unigland.	Poligland.	Pediátrico	Adulto/ Idoso	Aumento do vol.	Dor	Flegmão	Remissão rápida	Sintomas Sistêmicos
Linfomas MALT	***	*	***	*	*	***	***	raro ausente	raro ausente	raro ausente	Raro ausente
Tumor de Wharthin	***	raro ausente	***	raro ausente	raro ausente	***	***	*	***	raro ausente	Raro ausente
Linfoma não Hodgkin	***	**	**	**	*	***	***	raro ausente	raro ausente	raro ausente	**
Primários da glândula salivar	**	**	***	*	*	***	***	raro ausente	raro ausente	raro ausente	Raro ausente
Metastáticos para os linfonodos da glândula salivar	***	raro ausente	***	raro ausente	raro ausente	***	***	*	*	raro ausente	Raro ausente

◀ Tabela 45.5 – Etiologia e quadro clínico das etiologias actínicas

Etiologia	Parótida	Submand.	Unigland.	Poligland.	Pediátrico	Adulto/ Idoso	Aumento do vol.	Dor	Flegmão	Remissão rápida	Sintomas sistêmicos
Teleradioterapia	***	***	***	*	raro ausente	***	**	*	*	raro ausente	Raro ausente
Radioiodoterapia	***	*	*	***	raro ausente	***	***	***	raro ausente	**	Raro ausente

◀ Tabela 45.6 – Etiologia e quadro clínico das sialoadenites obstrutivas

Etiologia	Parótida	Submand.	Unigland.	Poligland.	Pediátrico	Adulto/Idoso	Aumento do vol.	Dor	Flegmão	Remissão rápida	Sintomas Sistêmicos
Cálculos: Sais de Fosfatos, Sais de Oxalatos	**	***	***	*	raro ausente	***	***	***	**	***	raro ausente
Cálculos: material orgânico	***	**	***	*	raro ausente	***	***	***	**	***	raro ausente
Iatrogênicas	**	**	***	raro ausente	raro ausente	***	***	***	**	raro ausente	raro ausente

Infecções virais

É a etiologia mais frequente das sialoadenites, afetando mais crianças e adolescentes, acometendo preferencialmente as glândulas salivares maiores, sendo muitas vezes de difícil diferenciação com as linfonodomegalias reacionais. O exame clínico na faixa etária mais jovem pode ser difícil. Esta infecção pode ser uni ou poliglandular, raramente evoluindo para abscesso intraglandular, mas pode apresentar necrose dos linfonodos acometidos. Frequentemente se acompanha de pródromo infeccioso: febre baixa com mialgia e astenia.

As infecções por Epstein-Barr, *Citomegalovirus*, *Influenza A*, *Coxsackie* e *Echovirus* acometem preferencialmente as glândulas parótidas, com quadro sistêmico presente de febre baixa, linfonodomegalia e astenia.

A parotidite epidêmica (caxumba), causada pelo Paramyxovírus, é a infeção mais comum da infância, entre os 4 e 6 anos, sendo rara antes dos 2 anos de idade. Apresenta-se como aumento do volume glandular, indolor no início, uni ou bilateral, precedidas de quadro de febre, astenia e odinofagia nos 3-4 dias anteriores. Pode ser contagiosa entre 2 e 3 dias antes do aumento do volume glandular, e até 7 dias do término dos sintomas. A recuperação é total na maioria dos casos; no entanto, pode complicar com orquite, encefalite, pancreatite e surdez. O tratamento envolve a prevenção mediante a vacinação, efetiva em até 90% dos casos, e sintomáticos, com analgésicos, anti-inflamatórios não hormonais e antitérmicos, em caso de febre.

A *parotidite por infecção pelo HIV* é a manifestação comum na primoinfeção em crianças e adolescentes, sendo mais rara nos adultos, caracterizada por aumento do volume glandular e xerostomia, linfonodomegalia e astenia. O tratamento é baseado em sintomáticos e com antirretrovirais.

Infecções bacterianas

São mais raras em crianças, mas comuns em adultos, geralmente associadas a imunossupressão, desidratação e má higiene oral. Podem acometer pacientes acamados, severamente debilitados e em UTI. O alcoolismo pode ser causa relacionada, juntamente com a debilidade nutricional e má higiene oral.

A principal causa é a estase salivar, levando à contaminação secundária, por via ascendente e não hematogênica, da glândula salivar por bactérias da flora da cavidade oral. Os organismos associados mais comuns são *Staphylococcus aureus* e *Streptococcus viridans*. A infecção por *Pseudomonas aeruginosa*, *Escherichia coli* e *Moraxella catarrhalis é associada à* desnutrição, flora hospitalar e alcoolismo.

O quadro clínico costuma ser de acometimento glandular unilateral, com sinais flogísticos e dor, aumento do volume e hiperemia. Em alguns pacientes evidencia-se descarga purulenta pelos óstios dos ductos à expressão glandular, e em pacientes debilitados pode haver sintomas sistêmicos. As complicações incluem a evolução para o abscesso local, necessitando drenagem por punção ou abscesso cervical de maior porte e mediastinite, com necessidade de drenagem cirúrgica aberta.

O tratamento inclui a hidratação, antibioticoterapia sistêmica, analgesia e sintomáticos. Se o paciente apresentar sintomas de choque, a terapêutica em regime de UTI será o mais adequado (Tabela 45.2).

A actinomicose é causada pela bactéria saprófita, anaeróbica, gram-positiva e filamentar denominada *Actinomyces sp*, sendo a mais comum a *Actinomyces israelli*, que vive normalmente em cavidade oral, orofaringe e trato digestório. Acomete mais raramente crianças, sendo mais comum em adultos jovens. O quadro clínico é composto por aumento indolor da glândula, evoluindo com pontos de supuração amarelo-esverdeado pela pele. O diagnóstico é feito pela visualização da bactéria pela cultura da secreção ou tecido debridado. O tratamento inclui a drenagem cervical pelo risco de abscesso, e antibioticoterapia de longa duração com penicilinas, clindamicina e tetraciclinas.

Na *doença da arranhadura do gato*, ocasionada pela bactéria *Bartonella henselae*, a inoculação ocorre a partir da arranhadura pelo felino, levando a uma linfadenite, geralmente em glândula parótida, sendo uniglandular na maioria dos casos com aparecimento de flegmão, necessita de drenagem em alguns pacientes. A remissão ocorre geralmente em poucos meses. O tratamento com antibióticos é preconizado em quadros de piora clínica, geralmente com rifampicina e ciprofloxacina.

Doenças autoimunes

Dentre as doenças autoimunes, as mais comuns são a síndrome de Sjögren e a sarcoidose, sendo as restantes mais raras, porém devendo ser mantidas no diagnóstico diferencial.

A síndrome de Sjögren tem esse nome por causa da dissertação de doutorado em 1933, de Henrik Sjögren, suíço, que descreveu a doença em 19 mulheres com xerostomia e conjuntivite seca. A doença ocorre em todo o mundo, com predominância feminina (9:1), ocorrendo em todos os grupos etários, preferencialmente dos 40 aos 60 anos. Os fatores de risco para a apresentação da doença são gênero feminino, múltiplas gestações e familiares com doença autoimune. O quadro clínico consiste de manifestações locais somente ou de doença sistêmica com alteração local, iniciando por xerostomia, ressecamento de mucosas, aumento doloroso intermitente das glândulas parótidas e, raramente, evolução para abscesso local; as glândulas submandibulares são menos afetadas. Os sintomas sistêmicos podem ser de artralgia, mal-estar, fadiga, vasculites, fenômeno de Raynoud e linfadenopatias. O tratamento é paliativo, consistindo de aplicações tópicas de substitutos de saliva, chicletes, hidratação, pilocarpina e acupuntura. O tratamento sistêmico visa ao controle da doença com analgésicos, anti-inflamatórios, corticoides e imunomoduladores, sendo feito pelo reumatologista.

A *sialoadenite crônica esclerosante* (tumor de Küttner) é considerada atualmente como a forma mais localizada da síndrome de Sjögren, ocorrendo exclusivamente na glândula submandibular, indolor e de difícil diferenciação com neoplasia primária da glândula.

A *sarcoidose*, doença de causa desconhecida, que consiste de granulomas inflamatórios com envolvimento sistêmico, aparece mais comumente em pulmões, linfonodos, mucosa oral e nas glândulas salivares. Considerada de etiologia rara, com incidência de 16,5 a 19 por 100.000 habitantes, é mais comum em descendentes de europeus do Norte. O gatilho para a formação dos granulomas ainda não foi descoberto, sugerindo-se exposição ambiental, infecciosos e ocupacionais. Os granulomas determinam o aparecimento de nódulos em mucosa de cavidade oral, aumento das glândulas submandibulares, mimetizando neoplasia e parotidites com sintomas de febre e fadiga (mais raramente). O tratamento consiste em uso de corticoides, azatioprina e metotrexato em casos de severo envolvimento sistêmico. As alterações locais em glândulas salivares costumam resolver espontaneamente em até 70% dos casos.

Na *doença do enxerto x hospedeiro*, encontrada como complicação do transplante de medula óssea, considera-se como autoimune, com incidência de até 25% após 1 ano. O quadro clínico consiste da forma crônica da doença, com destruição do tecido salivar sadio pela resposta imune aos antígenos, determinando sialoadenites crônicas, xerostomia, risco aumentado para abscesso, atrofia de mucosa oral e líquen plano. O tratamento consiste de corticoides (prednisolona) e acompanhamento clínico com hematologista.

Na *granulomatose de Wegener*, de etiologia desconhecida, apresentam-se quadros de vasculite, podendo ser generalizada e com curso fatal. O gênero masculino é o mais afetado, presente em todas as faixas etárias e no mundo todo. O quadro clínico se assemelha a uma infecção de via aérea respiratória, em seguida o aparecimento de vasculite generalizada e as alterações renais na forma de glomerulonefrites fecham o diagnóstico, denotando quadro mais agressivo. As glândulas mais acometidas são as submandibulares, bilateralmente, em oposição à síndrome de Sjögren, com aumento de volume e dor leve. O tratamento consiste de corticoides, azatioprina, micofenolato, metotrexato e rituximabe.

A *doença de Kimura* é de etiologia incerta, de baixa incidência, caracterizada por processo inflamatório eosinofílico, também chamado de linfogranuloma hiperplásico eosinofílico, acometendo preferencialmente asiáticos. A glândula parótida é a mais acometida, com aumento progressivo, indolor, e o gênero masculino é a predominância. O tratamento consiste de corticoides e sintomáticos. A cirurgia é reservada para os casos de falha no controle clínico, podendo ser de difícil execução em consequência da natureza fibrótica da doença.

Neoplásicas

Podemos dividir as neoplasias em primárias, de glândula salivar e de acometimento secundário. Entre as primárias malignas estão os linfomas não Hodgkin e o linfoma de Hodgkin, sendo o mais comum o linfoma MALT.

O linfoma MALT caracteriza-se por proliferação maligna de células B dos linfócitos, encontrados em tecidos do trato digestório, glândulas salivares, pulmão e glândula tireoide. A incidência é baixa, com cerca de 1,5 por 100.000 habitantes/ano e 10% de todos os linfomas não Hodgkin. O quadro clínico presente é de aumento do volume da glândula salivar, mais frequente nas parótidas, uniglandular, sem sinais flogísticos, com a sialoadenite ocorrendo por obstrução dos ductos e com nenhum sintoma B sistêmico. O tratamento consiste na ressecção da glândula acometida.

O Linfoma não Hodgkin apresenta acometimento da glândula como manifestação local em até 25% dos casos, com sintomas B presentes. O quadro é semelhante ao dos linfomas MALT, com exceção de o estadiamento apresentar sinais de envolvimento sistêmico e acometer mais de uma glândula salivar. O linfoma de Hodgkin pode comprometer os linfonodos peri ou intraparotídeos, com quadro clínico maior obstrutivo.

As neoplasias primárias de glândula salivar são em sua maioria benignas. Entre elas, o tumor de Wharthin e o adenoma pleomórfico podem ocasionar a sialoadenite, geralmente por obstrução dos ductos. No entanto, o determinante no diagnóstico é o da neoplasia em si, com aumento do volume, sintomas de paralisia ou paresia do nervo facial, e sinais de invasão da pele e do tecido adjacente nos casos de malignidade.

Actínicas

Entre as causas de sialoadenites actínicas destacam-se a telerradioterapia para tratamento de neoplasias em cabeça e pescoço e a radioiodoterapia para tratamento de carcinomas de tireoide.

A telerradioterapia pode afetar todas as glândulas salivares, embora técnicas mais recentes como a IMRT tenham procurado poupar as glândulas da irradiação. A complicação mais comum após a radioterapia é a xerostomia, sendo irreversível para o tecido glandular com doses acima de 26 Gy. O quadro clínico determinante são os episódios de sialoadenite recorrente, de caráter crônico, até cessar a função glandular, com risco aumentado para as infecções ascendentes. O quadro pode se iniciar até 1 ano após o término da radioterapia, geralmente por uma glândula somente, passando a poliglandular, sem sinais flogísticos ou sistêmicos. O tratamento inclui estimulação de saliva, hidratação, simuladores de saliva e sintomáticos.

A radioiodoterapia se tornou uma importante ferramenta para o controle do carcinoma bem diferenciado de tireoide, observando-se aumento na sua utilização devido ao próprio aumento na incidência da doença. Os sintomas são tardios, cerca de 1 ano após, caracterizados por aumento do volume da glândula, geralmente a parótida, bilateralmente, doloroso, sem sinais flogísticos, levando a xerostomia. O risco de aparecimento é dose-dependente, sendo maior para dose acima de 100 mCi e nos adultos e idosos, com risco de até 22% dos casos tratados. Na maioria dos casos é transitório, podendo ficar definitivo até cerca de 3 anos após o tratamento do radioiodo. O tratamento é sintomático com analgésicos, corticoide em casos selecionados, e cirúrgicos, em algumas situações, para a retirada de sialolitos obstrutivos formados pela degeneração crônica da glândula. Recentemente, o uso de sialoendoscópio para lavagem e dilatação dos ductos tem obtido bons resultados. Raramente evoluem para abscessos.

Obstrutivas

A principal causa de sialoadenite por obstrução deve-se a cálculos, e menos raramente, por iatrogenia, como manipulação inadvertida das papilas dos ductos ou retração dos mesmos, pela manipulação dos tecidos em área próxima. A literatura é escassa, com poucas séries de número grande de pacientes especificamente sobre os cálculos de glândulas salivares.

Os cálculos ocorrem mais comumente em glândula submandibular, cerca de 80 a 95%, e menos em glândula parótida (5 a 20%). Podem ocorrer em qualquer faixa etária, com predominância entre 40 e 60 anos, no gênero masculino e unilateral. Se não tratados, podem evoluir para abscesso local e cervical. A grande maioria é composta por cálculos de até 1 cm, localizados no terço distal ou no hilo da glândula, sendo os maiores de ocorrência nas glândulas submandibulares.

Cerca de 70-80% dos cálculos é formada por material inorgânico, portanto radiopacos. Como a composição salivar varia entre a glândula submandibular e a parótida, a composição dos cálculos também acompanha essa natureza. Os cálculos não orgânicos são presentes na glândula submandibular em até 82% e na parótida em até 49%. Os cálculos orgânicos são presentes na glândula submandibular em até 18% e na parótida em até 51%.

Os fatores que levam à sua formação ainda são incertos, sendo considerados processos degenerativos autoimunes dos ácinos salivares, estenoses, descamação do epitélio por processos inflamatórios, diminuição do fluxo salivar, alteração da composição salivar pela dieta, alteração do pH bucal, alteração do balanço entre a produção de mucina e a concentração de íons de cálcio. Esses fatores levam à produção de saliva saturada em cristais, e desses para o aumento de tamanho dos cristais por acúmulo e agregação.

O quadro clínico leva em conta a história do paciente, com aumento uniglandular súbito, episódio único ou intermitente, com regressão em minutos ou poucos dias, associado com piora à ingestão alimentar e doloroso quando volumoso. O flegmão pode ocorrer na contaminação secundária por bactérias da flora oral. O tratamento inicial preconizado é com sintomáticos: analgésicos, corticoides, antibióticos, pausa alimentar, correção da dieta se for a causa. O tratamento definitivo necessita da remoção do cálculo por *baskets* ou fórceps via sialoendoscopia, com dilatação das estenoses, se houverem ou, se possível, por abertura e marsupialização do ducto da glândula afetada. A remoção da glândula acometida por via aberta pode ser necessária.

Exames diagnósticos

Para o diagnóstico das sialoadenites precisamos de uma boa história clínica, com atenção e suspeição aos detalhes das etiologias possíveis, faixa etária, se o quadro é único ou intermitente, sintomas antecessores, histórico familiar, alimentar, uni ou poliglandular. A atenção aos detalhes guiará os pedidos de exames subsidiários.

Exames laboratoriais

Os exames laboratoriais devem contar com hemograma completo, VHS e proteína C-reativa, função renal e hepática. Podem ser solicitados em casos de suspeita de envolvimento sistêmico. A dosagem de glicemia e hemoglobina glicosilada é útil para confirmar se há hiperglicemia descompensada em pacientes diabéticos. O exame dos íons cálcio, magnésio, fósforo podem sugerir alterações metabólicas com concentração de cálcio na saliva ou doenças degenerativas.

Podem-se solicitar coagulograma ou tempo de coagulação, de sangria e atividade de protrombina, pensando-se na necessidade de drenagem cirúrgica.

Em casos de suspeita de linfoma, a dosagem de desidrogenase láctica, proteínas totais e frações e dosagem de gamaglobulinas, podem identificar séries monoclonais. O PPD tem pouco valor na investigação em regime de emergência, servindo de exame para o acompanhamento pelo reumatologista.

A dosagem de amilase sérica pode ter valor nas parotidites, sendo parâmetro para seguimento.

As sorologias para *Citomegalovirus*, Epstein-Barr, HIV, *Paramyxovirus*, *Influenza* e *Herpesvirus* podem ser solicitadas e nessas etiologias são diagnósticas.

Os anticorpos anti-RO (SSA) e anti-LA (SB) e as gamaglobulinas são sugestivas de síndrome de Sjögren, e a dosagem alta da enzima de conversão da antiangiotensina pode sugerir a sarcoidose. A dosagem do fator reumatoide e de anticorpos antinucleares podem sugerir doenças autoimunes na etiologia das sialoadenites.

Exames de imagem

Os exames de imagem compreendem:

- Ultrassonografia do pescoço, com ênfase em glândulas salivares e foco na glândula-alvo, objetivando confirmar o aumento glandular, avaliar a presença de coleções intraglandulares, periglandulares ou cervicais, avaliar possíveis dilatações de ductos e fatores dessa dilatação como cálculos, corpos estranhos e linfonodos aumentados. Serve também para acompanhamento do tratamento clínico por não serem invasivos.
- Ultrassonografia do abdome superior pode identificar pancreatite em casos de amilase elevada e sorologia positiva para caxumba, localizando também linfonodomegalias intra-abdominais em casos de suspeita de linfomas e hepatomegalia, sugerindo etiologia alcoólica.
- Tomografia computadorizada de face e pescoço: método de escolha na suspeita de abscesso cervical localiza a(s) glândula(s) acometida(s), com informações sobre a etiologia neoplásica, presença de coleção cervical, extensão do abscesso cervical, linfonodomegalias, presença de cálculos intraglandulares ou em ductos e pode sugerir presença de secreção purulenta intraducto. Serve como planejamento para a abordagem cirúrgica nos casos de abscessos, e de tratamento definitivo na remoção da glândula.
- Sialografia convencional: está formalmente contraindicada nos casos de sialoadenite aguda
- A ressonância nuclear magnética do pescoço para a glândula salivar: método de escolha para a investigação fora da urgência, fornecendo detalhes sobre a anatomia da glândula, indicado para as etiologias neoplásicas, e nos pacientes pediátricos devido a não exposição à radiação.
- Sialografia por ressonância magnética: padrão-ouro atualmente para a investigação de degenerações autoimunes das glândulas, com detalhes sobre estenoses e cálculos.

- Biópsia: deve ser indicada na investigação de etiologias neoplásicas, geralmente por agulha-fina e guiada por ultrassonografia. Raramente, e em casos selecionados, faz-se biópsia aberta. A biópsia de glândula salivar menor em mucosa oral ajuda a fechar o quadro de sarcoidose e síndrome de Sjögren.

Diagnóstico diferencial

O diagnóstico diferencial se faz com as próprias afecções envolvidas, atendo-se a faixa etária, sintomas únicos ou recorrentes, e com as neoplasias de crescimento rápido com obstrução dos ductos. A Tabela 45.7 lista as principais etiologias que fazem parte do diagnóstico diferencial.

◀ **Tabela 45.7** – Diagnóstico diferencial das principais etiologias das sialodenites

Infecções Virais	Infecções Bacterianas
Caxumba (Paramyxovirus)	*Staphylococcus aureus*
Coxsackie A e B	*Streptococcus viridans*
Epstein-Barr vírus (EBV)	*Pseudomonas aeruginosa Escherichia coli*
Citomegalovírus (CMV)	*Moraxella catarrhalis*
Influenza A	*Mycobacterium tuberculosis*
Echovirus	*Mycobacteria sp*
Herpes vírus	Actinomicose
Parainfluenza I e II	*Bartonella henselae* (Arranhadura do gato)
HIV	
Doenças Autoimunes	**Neoplásicas**
Síndrome de Sjögren	Linfomas MALT
Sarcoidose	Tumor de Wharthin
Doença do Enxerto X Hospedeiro	Linfoma não Hodgkin
Sialodenite Crônica Esclerosante (Tumor de Küttner)	Primários da glândula salivar
Granulomatose de Wegener	Metastáticos para os linfonodos da glândula salivar
Doença de Kim-Kimura	
Actínicas	**Obstrutivas**
Teleradioterapia	Cálculos: Sais de Fosfatos, Sais de Oxalatos
Radioiodoterapia	Cálculos: material orgânico
	Iatrogênicas
Outras	
Mudanças no pH oral	
Desidratação	
Desnutrição	
Medicamentoso	
Etilismo crônico	

Conclusões

A sialoadenite é um dos processos inflamatórios mais comuns nas regiões da cabeça e do pescoço, sendo ocasionada por diversas doenças inflamatórias, autoimunes, infecciosas, pós-operatórias, obstrutivas, neoplásicas e actínicas. É caracterizada pelo aumento da glândula salivar acompanhada ou não de dor, uni ou poliglandular. É dividida em sialoadenites agudas e crônicas. É importante investigarmos para obtenção de um diagnóstico diferencial. O tratamento varia conforme essa heterogeneidade, sendo a maioria do tratamento clínico, reservando-se a cirurgia para os casos de abscesso, neoplasia e obstrutivos.

Bibliografia consultada

1. Alvarenga EHL, Rocha FMN, Abrahão M, Cervantes O. Manifestações Otorrinolaringológicas da Síndrome de Sjögren (SS) – Atualização Diagnóstica e Terapêutica. Revista Compacta, São Paulo. 2003;4(3):14-5.Bergé S, Niederhagen B, von Lindern JJ, Appel T, Reich RH. Salivary gland involviment as an initial presentation of wegener's disease: A case report. Int J Oral Amxillofac Surg. 2000;29:450-2.

2. Brook I. Diagnosis and management os parotitis. Arch Otolaryngol Head Neck Surg. 1992;118:469-71.

3. Cervantes O, Abrahão M. Afecções das glândulas salivares em Pediatria. Revista Compacta, São Paulo. 2003;4(3):7-13.

4. Cervantes O, Santos RO, Abrahão M. Afecções das Glândulas Salivares. In: Borges DR, Rothschild HÁ (org). Atualização Terapêutica: Vol 1. 23ª ed.São Paulo: Editora Artes Médicas; 2007. p. 1465-6.

5. Cheng SCH, Wu VW, Kwong DLW, Ying MTC. Assesment of post-radiotherapy salivary glands. Br J Radiol. 2011;84:393-402.

6. Coogan MM, Xu T, Yu Gy, Greenspan J, Challacombe SJ, Jeffer L et al. Viruses and Salivary Gland Disease. Adv Dent Res. 2011;23:79-83.

7. Garcia Puga JM, Ramos RMV, Muwaqued RF, Santos PJL, Vega PS. Submandibular tumor. An Pediatr (Barc). 2006;64:503-4.

8. Jeong SY, Kim HW, Lee SW, Ahn BC, Lee J. Salivary gland function 5 years after radioactive iodine ablation in patients with differentiated thyroid cancer: direct comparison of pre- and postablation scintigraphies and their relation to xerostomia symptoms. Thyroid.2013;23:609-16.

9. Lee SM, Lee JW, Kim SY, Han SW, Bae WK. Prediction of risk for symptomatic sialadenitis by post-therapeutic dual (131)I scintigraphy in patients with differentiated thyroid cancer. Ann Nucl Med. 2013;27:700-9.

10. Mehanna H, Mcqueen A, Robinson M, Paleri V. Salivary gland swellings. Clinical Otolaryngology. 2013;38:58-65.

11. Orlandi MA, Pistorio V, Guerra PA. Ultrasound in sialadenitis. J Ultrasound. 2013;16:3-9.

12. Paliga A, Farmer J, Bence-Bruckler I, Lamba M. Salivary gland lymphoproliferative disorders: a Canadian tertiary center experience. Head Neck Pathol. 2013;7:381-8.

13. Perry RS. Recognition and Management of acute suppurative parotitis. Clin Pharm. 1985;4:566-71.

14. Punia RP, Aulakh R, Garg S, Chopra R, Mohan H, Dalal A. Kimur's disease: clinicopathological study of eight cases. J Laryngol Otol. 2013;127:170-4.

15. Ridder GJ, Boedeker CC, Technau-Ihling K, Sander A. Cat-scratch disease: Otolaryngologic manifestations and management. Otolaryngol Head Neck Surg. 2005;132:353-8.

16. Thakur J, Thakur A, Mohindroo N, Mohindroo S, Sharma D. Bilateral parotid tuberculosis. J Glob Infect Dis. 2011;3:296-9.

17. Valour F, Sénéchal A, Dupieux C, Karsenty J, Lustig S, Breton P et al. Actinomycosis: etiology, clinical features, diagnosis, treatment and management. Infect Drug Resist. 2014;5:183-97.

18. Yoskovitch A. Submandibular Sialadenitis/Sialadenosis. Mesdcape. www.medscape.com

Tireoidites 46

Fabio Brodskyn
Fernando Danelon Leonhardt
Rodrigo Oliveira Santos

Introdução

Tireoidite significa inflamação da tireoide, sendo a doença autoimune a causa mais frequente. Neste caso, temos na chamada tireoidite de Hashimoto, doença insidiosa e muitas vezes assintomática, sua forma mais comum. Há ainda a doença de Graves (bócio difuso, associado a tireotoxicose e muitas vezes com oftalmopatia), e a tireoidite puerperal ou pós-parto. No entanto, por serem quadros mais insidiosos, dificilmente um paciente procurará um serviço de urgência, sendo seu diagnóstico mais frequentemente realizado com exames de sangue (função tireoidiana) e ultrassonografia, durante consultas ambulatoriais.

Este capítulo tratará das outras formas não autoimunes de tireoidite: tireoidite aguda, tireoidite subaguda (também conhecida como de Quervain), induzida por fármacos, e a tireoidite fibrosa (ou de Riedel). Seu objetivo é capacitar o leitor no diagnóstico das tireoidites aguda e subaguda, e fornecer tratamento inicial a estas patologias.

Tireoidite aguda

A tireoidite aguda é uma doença infecciosa e extremamente grave, podendo levar à mortalidade de 10 a 15% daqueles que a contraem, se não tiverem o tratamento oportuno e adequado.

A tireoidite está situada no chamado espaço visceral do pescoço, circundada pela camada média da fáscia cervical profunda, além de contar com cápsula espessa, abundante irrigação sanguínea e drenagem linfática. Essas características anatômicas, associadas ao alto teor de iodo e peróxido de hidrogênio (H_2O_2), geram uma certa proteção às infecções desta região.

Em cerca de 80%, as tireoidites agudas são de etiologia bacteriana, porém também podem ser fúngicas e parasitárias, em geral associadas a pacientes imunossuprimidos. A infecção tireoidiana necessita de uma porta de entrada para ocorrer. A forma mais comum, especialmente em crianças, é através de fístula dos 3º e 4º arcos branquiais (fístula para seio piriforme). Porém, outras causas podem ser um cisto de ducto tireoglosso infectado, ingestão de corpo estranho (trauma hipofaringe), trauma cervical, pós-operatório de cirurgias cervicais, uso de drogas endovenosas, e disseminação hematogênica de infecções de vias aéreas, odontogênicas ou mesmo de endocardites. Mais raramente, pode acontecer após punção aspirativa por agulha fina (PAAF), especialmente se feita com falta de antissepsia rigorosa, ou na presença de dermatite atópica no local da punção (colonização por *Staphilococcus aureus*).

Quadro clínico

O quadro cínico de tireoidite aguda é caracterizado por forte dor em região cervical anterior, associada muitas vezes a sinais flogísticos: hiperemia local, aumento de volume cervical, aumento de temperatura local. Em geral, a dor tende a ser unilateral, mais frequente do lado esquerdo, com piora à extensão do pescoço, e irradiação para as regiões mandibular, auricular e occipital. Pode vir acompanhada de sintomas sistêmicos como febre, astenia e adinamia. Outros sinais e sintomas podem ser disfonia, dispneia, disfagia e estridor.

Ao exame físico, é comum encontrar um tumor com áreas de flutuação na região cervical anterior e linfonodomegalia, além de dor à palpação.

Complicações graves com alta mortalidade podem ocorrer: perfuração traqueal, mediastinite, pericardite esepse.

Diagnóstico

Os pacientes apresentam alterações inflamatórias nos exames de sangue (elevados valores de VHS – velocidade de hemossedimentação – e PCR – proteína C-reativa), além de leucocitose importante. Em termos de exames de imagem, a ultrassonografia é um bom exame: baixo custo, sem radiação, capaz de precisar coleção na glândula tireoide e adjacências. No entanto, não consegue avaliar bem as outras estruturas cervicais nem o mediastino. Assim, o melhor exame é a realização de tomografia computadorizada com contraste: permite avaliar a glândula e suas estruturas adjacentes, bem como o mediastino e a presença de gás (infecções anaeróbias), ajudando na programação cirúrgica quando necessário. É importante ressaltar que sempre é fundamental investigar as causas de imunossupressão nesses pacientes (*diabettes melitus*, uso de drogas imussupressoras, aids).

Em raros casos, a destruição de parênquima tireoidiano pode despejar grande quantidade de hormônio tireoidiano na circulação sanguínea, causando quadro de tireotoxicose.

Tratamento

O tratamento da tireoidite aguda inclui antibioticoterapia de largo espectro (em geral, são polimicrobianas), podendo incluir clindamicina e cefalosporina de terceira geração, penicilina associada a inibidor de betalactamase, carbapenem, ou mesmo metronidazol associado a macrolídeo ou cefalosporina de primeira geração. Em nosso serviço, o esquema de escolha é ceftriaxona 2 gramas endovenoso/dia, associada a clindamicina 600 mg a cada 6 horas, também por via endovenosa.

Na presença de coleção ou abscesso, é indicada a drenagem cirúrgica.

Nos casos de abscessos de repetição, deve-se procurar por fístula do seio piriforme, e tratar essa causa para evitar recidivas. O diagnóstico é feito através de laringoscopia associada a radiografias com ingestão de bário.

O tratamento consiste em fistulectomia com hemitireoidectomia ou, nos casos possíveis, cauterização química ou utilização de cola de fibrina no trajeto fistuloso por via endoscópica.

No caso de tireotoxicose presente, não está indicado o uso de drogas antireoidianas, devendo-se controlar a crise com betabloqueadores (a fisiopatologia não é uma produção aumentada de hormônio, e sim afluxo de hormônio pós-destruição de tecido). As tireoidites de origem fúngica e parasitária são mais raras, e têm um curso um pouco mais prolongado, sendo necessário isolar o agente para direcionar o tratamento: *Aspergillus ssp, Candida ssp* (anfotericina B e Fluconasol)*, Pneumocystis* (*sulfametoxazol –trimetropima*).

Tireoidite subaguda ou de Quervain

A tireoidite granulomatosa subaguda (TGS) foi primeiramente descrita em 1895 pelo médico holandês Holger Mygind como *tiroiditis akuta simplex*. No entanto, seu epônimo é em homenagem a Fritz de Quervain, cirurgião suíço que descreveu seus achados anatomopatológicos (células gigantes multinucleadas e granulomas) em 1904 e 1936. É considerada a principal causa de dor tireoidiana, com incidência de 3:100.000, e é mais comum em mulheres que em homens, em uma proporção de 4:1. Costuma aparecer mais entre os 40 e 50 anos de idade.

É doença viral (CMV, EBC, hepatite B, influenza, entre outros), com uma duração de cerca de 4 a 6 semanas, ocorrendo muitas vezes em forma trifásica: tireotoxicose, hipotireoidismo e, por fim, retornando ao eutiroidismo.

Quadro clínico

Frequentemente, pacientes abrem o quadro com pródromo viral: febre baixa, astenia, dor de garganta, parecendo quadro de faringite. Evoluem com dor severa e edema na região cervical anterior (loja tireoidiana), algo que pode durar de 4 a 6 semanas. Essa dor, frequentemente, tem irradiação que se estende para mandíbulas e ouvidos.

Nessa fase, cerca de 50% podem apresentar também sintomas de tireotoxicose: taquicardia, aumento hábito intestinal, alterações menstruais, insônia, irritabilidade. Isso se deve a aumento de hormônio tireoidiano circulante, decorrente da destruição do tecido tireoidiano, e não por aumento de produção hormonal. Após essa fase, até 30% dos pacientes entram em estado de hipotireoidismo que pode durar até 12 meses para resolver. No entanto, de 5 a 15% desses pacientes podem permanecer com hipotireoidismo definitivo.

Diagnóstico

O diagnóstico é essencialmente clínico pela dor cervical, edema tireoidiano e evolução. No entanto, caso realize ultrassonografia, o achado mais comum é de aumento glandular com áreas hipoecogênicas de permeio, refletindo a inflamação tecidual. Não é necessário exame de punção aspirativa por agulha fina (PAAF) para o diagnóstico. No entanto, caso realize o exame, é comum o achado de inflamação granulomatosa com células gigantes.

Nos exames sanguíneos é comum o aumento das provas inflamatórias (velocidade de hemossedimentação – VHS – e proteína C-reativa – PCR), bem como discreta leucocitose. Pode haver níveis elevados de T4 livre e baixos de TSH na fase de tireotoxicose.

Caso realize cintilografia com Iodo, haverá áreas com baixa captação (destruição tecidual).

Diagnóstico diferencial

Os diagnósticos diferenciais incluem na fase aguda:

- Doença de Graves: pacientes mais jovens, bócio difuso, pode haver oftalmopatia, tireotoxicose. Na cintilografia com iodo mostra intensa captação.
- Hashimoto: na fase de hipotireoidismo, apresentam-se altos níveis de anticorpos, sem história prévia de dor, com curso cônico.
- Outras causas de tireoidite: induzida por contraste iodado, após amiodarona.

Tratamento

O tratamento consiste de anti-inflamatórios não hormonais (AINE) para cessar a dor (3 a 4 semanas), betabloqueadores para os sintomas de tireotoxicose e reposição com levotiroxina no início da fase de hipotireoidismo (por 12 meses até a regularização da produção de hormônio tireoidiano). No caso de falência do tratamento com AINE, podem-se utilizar corticoides (em geral prednisona 30 a 40 mg) por pelo menos 4 semanas. O uso de glucocorticoides, no entanto, pode aumentar a incidência de hipotireoidismo transitório. Iniciar com dose plena e em seguida baixar a dose gradualmente nesse período. Uma vez iniciado o tratamento com corticoide, este não deve ser interrompido precocemente pelo risco de piora da dor e posterior necessidade de tratamento mais longo.

Acompanhamento

O acompanhamento desses pacientes deve ser mantido por pelo menos 1 ano. Cerca de 5 a 15% podem permanecer com hipotireoidismo definitivo, e apesar de raro, de 1 a 4% podem apresentar recorrência da doença. Nos casos recorrentes, tireoidectomia pode ser indicada.

Tiroidite fibrosa ou de Riedel

A tireoidite fibrosa foi descrita inicialmente por Semple, em 1864, e Bolby, em 1858. No entanto, foi cunhada por Bernhard Riedel, que descreveu seu processo inflamatório denominando-o "tiroidite dura como o ferro" *(eisenharte strumitis)*. É doença que afeta três mulheres para um homem, entre os 40 e 60 anos.

Caracteriza-se por tecido fibroso denso que comumente invade os ecidos adjacentes. Estudos recentes tendem a associar a tireoidite fibrosa com doença sistêmica associada a IgG_4: reação inflamatória difusa, com formação tumoral, única ou múltipla, acometendo diversos órgãos e com infiltrado linfoplasmocitário rico em células plasmáticas IgG_4, e com fibroesclerose e flebite ulcerativa. Cerca de 70 dos casos cursam com aumento de IgG_4.

Quadro clínico

Os pacientes se referem a uma sensação de peso no pescoço, associada a disfagia, disfonia, dispneia ou mesmo estridor: compressão e/ou invasão de esôfago, nervos laríngeos recorrentes, traqueia. Pode infiltrar o plexo simpático, manifestando-se com síndrome de Horner (enoftalmia, miose, ptose palpebral).

É comum a manifestação de hipocalcemia por hipoparatiroidismo. Entre 30 e 40 % manifestam também hipotireoidismo. Somente 4% têm sintomas de tireotoxicose.

No exame físico se palpa um bócio pétreo, aderido aos tecidos adjacentes, confundindo-se muitas vezes com carcinoma anaplásico de tireoide.

Diagnóstico

Deve-se realizar dosagem da função tireoidiana, bem como níveis de cálcio e paratormônio (PTH). Frequentemente, os níveis de anticorpos tireoidianos estão elevados. A histologia ajuda, porém, pode confundir com tireoidite autoimune variante fibrosa. A realização de diagnóstico por PAAF é extremamente difícil.

A ultrassonografia mostra as áreas acometidas com aspecto hipoecogênico, infiltração muscular e, muitas vezes, com ausência de fluxo ao Doppler nas áreas afetadas.

Sua evolução é lenta, e pode se estabilizar ou mesmo remitir espontaneamente.

Diagnóstico diferencial

Os principais diagnósticos diferenciais são com a tireoidite autoimune variante fibrosante (infiltração linfocitária difusa, cápsula tireoidiana presente, arquitetura folicular preservada) e o carcinoma indiferenciado de tireoide (anaplásico).

Tratamento

O objetivo principal é tratar o hipotireoidismo quando presente e as complicações da fibroesclerose. Assim, tratamento do hipoparatireoidismo (repor cálcio e vitamina D, conforme necessidade), bem como traqueostomia nos casos graves com estridor e insuficiência respiratória.

O uso de glucocorticoides pode ser útil na redução de sintomas e estabilização da doença. No entanto, é comum a recidiva após sua suspensão. Frequentemente são necessárias doses altas (em torno de 60 mg de metilprednisolona diários).

Recentemente, tem-se estudado o uso de tamoxifeno nessas fibroescleroses com resultados favoráveis.

A tireoidectomia total não é tratamento recomendado, especialmente pela intensa invasão de tecidos, aumentando a morbidade da cirurgia.

Outras formas de tireoidites

Tireoidite traumática

Pode ocorrer após trauma local, palpação vigorosa da glândula tireoidiana, pós-biópsia ou mesmo pós-cirurgia cervical. Cursam com dor cervical e tireotoxicose transitória.

Raríssimos casos descritos pós-ingestão de corpo estranho, evoluindo com infecção local (nesse caso, TC e endoscopia são os exames de escolha).

Tireoidite induzida por radiação

Acontece em menos de 1% dos casos, em geral após a realização de dose de radioiodo. Aparece em torno de 5 a 10 dias após a dose, evoluindo com aumento cervical e dor em loja tireoidiana, com irradiação para mandíbula e ouvidos. É autolimitada, podendo ser necessário o uso de AINE para controlar a dor.

Tireoidite induzida por fármacos

Estas ocorrem de forma indolor, basicamente por meio de dois mecanismos:
- Não autoimune: lesão citotóxica direta pelo fármaco, induzindo destruição do folículo tireoidiano com liberação do hormônio na circulação. Cursa com tireotoxicose e baixa captação de radioiodo.
  - Exemplos: inibidores de tirosina-quinase, amiodarona (diferencial com reação tipo 1 na qual o excesso de iodo da amiodarona leva a um quadro de tireotoxicose em bócios tóxicos).
- Autoimune: agravamento de processo autoimune já existente ou indução pelo fármaco de autoimunidade.
  - Exemplos: interferon alfa, lítio. Tratamento em greral com betabloqueadores.

Bibliografia consultada

1. Alfadda AA, Sallam RM, Elawad GE, Aldhukair H, Alyahya MM. Subacute Thyroiditis : Clinical Presentation and Long Term Outcome. Int J Endolcrinol. 2014.

2. Hallak B, Bouayed S, Leishman C, Sandu K. Case Report Residual Fistula of Fourth Branchial Arch Anomalies and Recurrent Left-Side Cervical Abscess : Clinical Case and Review of the Literature. Case Rep Otolaryngol. 2014.

3. Mou JWC, Chan KW, Wong YS, Houben CH, Tam YH, Lee KH. Recurrent deep neck abscess and piriform sinus tract: A 15-year review on the diagnosis and management. J Pediatr Surg [Internet]. 2014;49(8):1264–7. Available from: http://dx.doi.org/10.1016/j.jpedsurg.2013.10.018

4. Rizzo LFL, Mana DL, Bruno OD. Non-autoinmunes thyroiditis.. Medicina (B.Ayres). 2014;74(6):481-92.

5. Salook MA, Benbassat C, Strenov Y, Tirosh A. IgG4-related thyroiditis : a case report and review of literature. Endocrinol Diabetes Metab. 2014;(July).

6. Samuels MH. Subacute, Silent, and Postpartum Thyroiditis. Med Clin North Am [Internet]. 2012;96(2):223-33. Available from: http://dx.doi.org/10.1016/j.mcna.2012.01.003.

Abscesso Cervical 47

Marcel das Neves Palumbo
Leonardo Haddad
Rodrigo Oliveira Santos

Introdução

As infecções profundas dos espaços cervicais estão entre as principais doenças atendidas nos serviços de urgência, não pela frequência, mas pelo potencial de gravidade devido à alta morbidade e mortalidade da doença. O diagnóstico rápido e o tratamento adequado com cirurgia agressiva e precoce, complementada com antibioticoterapia de amplo espectro, são importantes para a melhor evolução clínica do paciente.

Essas infecções são descritas desde a antiguidade, com registros na época de Hipócrates e Galeno, mas foi a partir dos estudos de Wilhelm Friedrich von Ludwig, em 1836, que houve maior interesse nas manifestações clínicas e no tratamento das infecções profundas do pescoço.

Anatomia

As fáscias cervicais são estruturas constituídas de tecido conectivo fibroso que envolve e divide as estruturas do pescoço, criando espaços virtuais, e são divididas em duas camadas, superficial e profunda. A camada superficial localiza-se imediatamente abaixo da derme e envolve o platisma e os músculos da expressão facial, estendendo-se do crânio ao tórax e às axilas. Já a camada profunda se subdivide em outras três camadas: superficial, média e profunda[2]. Tais camadas delimitam espaços que são subdivididos em supra-hióideos, infra-hióideos e os espaços localizados ao longo de todo o pescoço.

Acima do osso hioide existem os seguintes espaços:

- *submandibular:* subdividido pelo músculo milo-hióideo em espaços submaxilar e sublingual;

- *mastigatório:* contém a musculatura responsável pela mastigação e o ramo ascendente da mandíbula;
- *parotídeo:* contém a glândula parótida e o nervo facial;
- *periamigdaliano:* localizado entre a tonsila faríngea e sua cápsula;
- *parafaríngeo:* em forma de cone invertido, da base do crânio ao osso hioide. Tem comunicação com diversos outros espaços, sendo uma possível via de disseminação das infecções.-O único espaço localizado exclusivamente infra-hioide é o espaço visceral anterior, que contém a glândula tireoide, a laringe, a faringe, a traqueia e o esôfago cervical.

Entre os espaços que se situam ao longo de todo o pescoço, destacam-se:

- *retrofaríngeo:* localizado posteriormente à faringe e ao esôfago, estendendo-se da base do crânio à primeira ou segunda vértebra torácica;• *danger space*: posterior ao espaço retrofaríngeo, tendo como limite cranial a base do crânio e caudal ao nível do diafragma;• pré-vertebral: imediatamente posterior ao *danger space*, com extensão até o cóccix;• espaço vascular: contém o feixe vasculonervoso principal do pescoço (artérias carótidas comum, externa e interna, veia jugular interna e nervo vago).

Etiologia

As causas de abscessos cervicais são bastante variáveis, dependendo da faixa etária. Na faixa pediátrica são tipicamente causados por supuração de linfonodos, decorrentes de infecções de vias aéreas superiores, na maioria deles na região retrofaríngea, e parafaríngea.

Em adultos, observa-se uma maior incidência de abscessos relacionados com infecções odontogênicas, com menor frequência os secundários a tonsilites e faringites.

Outras etiologias menos frequentes incluem cistos congênitos infectados (cisto branquial e cisto tireoglosso, laringocele) (Figura 47.1), sialoadenites (Figura 47.2), trauma cervical, ingestão de corpo estranho (ossos de aves, espinhas de peixe) com perfuração esofágica, sinusites, linfadenite cervical e mastoidite com extensão cervical (abscesso de Bezold). Em até 20% dos casos, não se consegue identificar a causa.

Pacientes com doenças sistêmicas, em especial as que causam imunossupressão (diabéticos descompensados, HIV/aids, uso crônico de corticoterapia, transplantados, pacientes em uso de quimioterápicos), são mais suscetíveis a infecções profundas do pescoço e necessitam de maior atenção.

Atualmente, costumam ser infecções polimicrobianas, envolvendo bactérias gram-positivas (em especial estreptococos beta-hemolíticos), gram-negativas e anaeróbios.

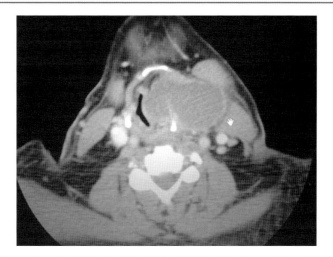

◀ Figura 47.1 – Paciente com laringocele infectada.

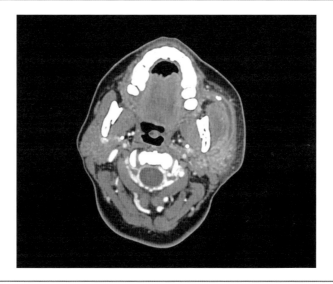

◀ Figura 47.2 – Paciente com celulite de face desencadeada por sialolitíase.

Diagnóstico

O diagnóstico baseia-se, essencialmente, em história clínica, exame físico e exames radiológicos, complementados por provas inflamatórias para seguimento e prognóstico do paciente.

Na história clínica deve-se questionar sinais e sintomas como febre, odinofagia, dispneia, dor cervical, trismo, surgimento de massa cervical com calor e hiperemia local, e tempo de evolução de cada um deles. Investigar antecedentes como procedimentos orais recentes, infecções de vias respiratórias superiores prévias ou atuais, traumatismo cervical ou de via aerodigestiva alta, uso abusivo de drogas intravenosas e possíveis causas de imunossupressão. Ao exame, deve-se avaliar o estado geral do paciente, sinais de sepse, estridores, condição ventilatória, assimetria de face ou cervical, ou torcicolo antálgico. À oroscopia pode ser identificado abaulamento ou assimetria de orofaringe, presença de exsudatos em amígdalas e dificuldade na abertura da boca (trismo); neste momento, avaliar a condição dentária. À palpação cervical devem-se identificar áreas dolorosas, linfonodos, abaulamentos, sinais flogísticos, limitação de movimentos cervicais (Figura 47.3). Muitas vezes, o exame clínico não traz alterações suficientes para o diagnóstico, portanto na suspeita clínica o exame físico com poucas alterações não exclui a possibilidade de abscesso cervical.

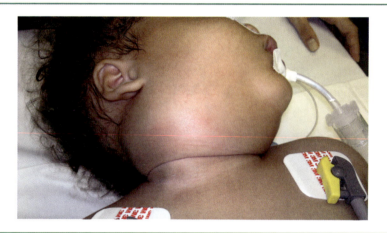

◀ **Figura 47.3** – Criança com abaulamento submandibular.

Na abordagem inicial, deve-se priorizar a manutenção de via respiratória pérvia. Nos pacientes com desconforto respiratório, principalmente por edema de via respiratória ou compressão extrínseca, pode ser necessária intubação orotraqueal, muitas vezes por broncoscopia ou mesmo traqueostomia. Deve-se ter atenção especial nessas situações, já que há importante alteração da anatomia da via aérea superior que dificulta a intubação (Figura 47.4). Muitas vezes deve ser feita com o paciente em ventilação espontânea, sem bloqueador neuromuscular, pois ao aprofundar o nível de consciência para intubação há um relaxamento da musculatura faríngea e colabamento da via aérea, que pode impedir o paciente de ventilar, levando-o a uma parada respiratória.

Deve-se estar alerta quanto à progressão de sintomas como disfagia, disfonia e dispneia. Suspeitar-se de extensão da infecção para o mediastino, em geral, por dor torácica e dispneia intensa, que deve ser confirmada ou excluída com a tomografia computadorizada de tórax (Figura 47.5). A mediastinite é a mais grave das complicações e pode evoluir com mortalidade em 50% dos casos. Outras complicações graves possíveis são a trombose séptica de veia jugular, o aneurisma de carótida e a osteomielite de coluna.

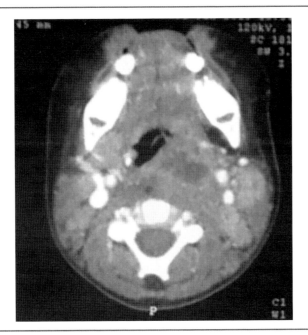

◀ Figura 47.4 – Paciente com estreitamento da via aérea.

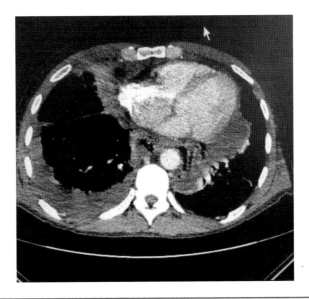

◀ Figura 47.5 – TC de tórax apresenta sinais de mediastinite e empiema pleural.

Os exames laboratoriais consistem em hemograma completo, provas inflamatórias como VHS e PCR, que também serão úteis na evolução do paciente. Hemocultura e cultura de material do local da infecção ajudam na identificação dos agentes etiológicos, e serão úteis em caso de evolução insatisfatória. Os pacientes com sepse devem ser conduzidos conforme protocolo específico.

Dentre os exames de imagem, a tomografia computadorizada de pescoço com contraste é o exame de escolha para o diagnóstico. Os achados mais frequentes são massa com interface líquido/ar, aparência cística ou multilobulada, anel contrastado na periferia e diminuição da densidade e presença de gás nos espaços cervicais (Figuras 47.6 e 47.7).

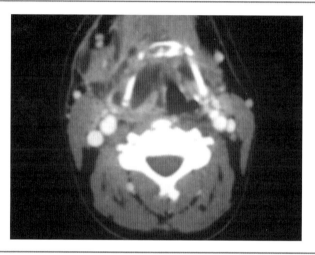

◀ Figura 47.6 – Múltiplas lojas se estendendo pelos espaços cervicais.

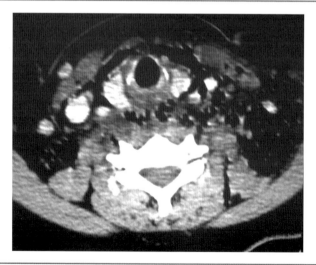

◀ Figura 47.7 – Paciente com laringocele infectada.

A radiografia cervical lateral já foi muito útil para avaliação de tecidos moles retrofaríngeos da parede posterior da hipofaringe, e para demonstrar obstrução da via respiratória; porém, com a facilidade de acesso à tomografia e sua superioridade, é cada vez menos utilizada. A ultrassonografia é mais sensível em infecções superficiais, e é mais acurada para diferenciar celulite de abscesso, mas tem pouca utilidade em infecções profundas. A ressonância magnética, embora ofereça melhor resolução para tecidos moles, é pouco disponível, requer maior tempo de exame e é bem mais onerosa que a tomografia.

Tratamento

O tratamento inicial inclui internação hospitalar, hidratação venosa, antibioticoterapia precoce de amplo espectro e preservação de via respiratória pérvia.

A urgência do tratamento é ditada pela gravidade e progressão dos sinais e sintomas. A drenagem não é necessária durante o estágio de formação de flegmão (Figura 47.2), contudo, um abscesso deve ser cirurgicamente drenado. Alguns autores aceitam uma observação clínica por 48 h em abscessos menores que 3 cm de diâmetro máximo.

O tratamento antibiótico deve ser dirigido para germes gram-positivos, gram-negativos e anaeróbios. Na literatura há descrição de esquemas com penicilina cristalina, metronidazol e clindamicina. Hoje, a utilizada pelo nosso serviço é a ceftriaxona (uma cefalosporina de terceira geração) associada à clindamicina. Rotineiramente, a antibioticoterapia intravenosa é mantida pelo menos até que o paciente permaneça afebril por no mínimo 48 h, em seguida pode-se iniciar o antibiótico por via oral com cefuroxima e clindamicina, para programação de alta hospitalar.

Os corticosteroides são utilizados rotineiramente no nosso serviço, e apesar de não serem consenso na literatura, ajudam no controle da dor e na regressão do edema.

A via respiratória do paciente pode estar sob risco, e o cirurgião deve estar preparado para estabelecer apropriadamente a via respiratória. A mucosa da faringe acentuadamente edemaciada e o trismo tornam a intubação extremamente difícil e perigosa. A traqueostomia eletiva sob anestesia local pode evitar sua realização de modo emergencial.

O planejamento da drenagem deve ser feito de acordo com a localização dos espaços cervicais acometidos, com possibilidade de acesso a todas as lojas e comunicação dos espaços cervicais (Figura 47.8). Nos casos de coleções em espaços supra-hióideos, principalmente em crianças, está indicada a abordagem via oral se esta via contemplar o acesso adequado à loja, caso contrário, está indicada cervicotomia e em alguns casos, abordagem mista. Uma vez abertas e comunicadas as coleções, deve-se proceder à lavagem com solução salina abundante por todos os espaços, e muitas vezes manter a ferida operatória parcialmente aberta com drenos em todos os espaços comunicados (Figura 47.9).

A complementação do tratamento com antibioticoterapia se faz necessária no pós-operatório e em alguns casos é necessária a recuperação em UTI, pelo risco de choque séptico.

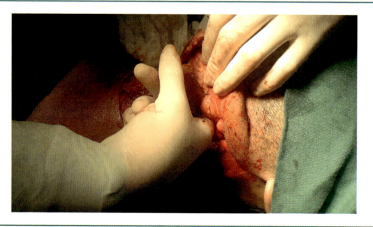

◀ **Figura 47.8** – Comunicação das lojas de coleção.

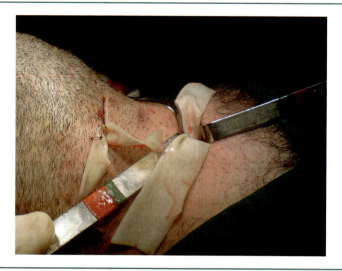

◀ **Figura 47.9** – Drenos em todos os espaços cervicais.

Alguns autores preconizam o uso de câmara hiperbárica como auxiliar no tratamento de fascite necrosante e em pós-operatório, principalmente nos casos mais graves. Na literatura ainda é descrita de forma irregular e não há consenso, apesar de apresentar resultados promissores no seu uso.

Bibliografia consultada

1. Daya H, LS, Papsin BC, Zachariasova a, Murray H, Pirie J, et al. Retropharyngeal and parapharyngeal infections in children: the Toronto experience. Int J Pediatr Otorhinolaryngol [Internet]. 2005;69(1):81-6. Disponível em: http://www.ncbi.nlm.nih.gov/pubmed/15627452. [Acessado em: 2015 Jan 24].

2. Durazzo M, Pinto F, Loures M. Os espaços cervicais profundos e seu interesse nas infecções da região. Rev Ass Med. [Internet]. 1997;4(2):119-26. Disponível em: http://www.scielo.br/pdf/ramb/v43n2/2053.pdf.[Acessado em: 2015 Jan 25].

3. Maroldi R, Farina D, Ravanelli M, Lombardi D, Nicolai P. Emergency imaging assessment of deep neck space infections. Semin Ultrasound CT MR [Internet]. Elsevier Inc. 2012;33(5):432-42. Disponível em:: http://www.ncbi.nlm.nih.gov/pubmed/22964409. [Acessado em: 2015 Jan 25].

4. Osborn TM, Assael L a, Bell RB. Deep space neck infection: principles of surgical management. Oral Maxillofac Surg Clin North Am [Internet]. 2008;20(3):353-65. Disponível em: http://www.ncbi.nlm.nih.gov/pubmed/18603196. [Acessado em: 2015 Jan 4].

5. Powell J, Wilson J. An evidence-based review of peritonsillar abscess. Clin Otolaryngol [Internet]. 2012;(2):136–45. Disponível em: http://onlinelibrary.wiley.com/doi/10.1111/j.1749-4486.2012.02452.x/full. [Acessado em: 2015 Jan 25].

6. Schiodt M. Deep cervical infections–an uncommon but significant problem. Oral Dis [Internet]. 2002;8(7):180-2. Disponível em: http://onlinelibrary.wiley.com/doi/10.1034/j.1601-0825.2002.01822.x/abstract. [Acessado em: 2015 Jan 25].

7. Sennes L, Imamura R. Infecções dos espaços cervicais: estudo prospectivo de AC casos. Rev Bras Otorrinolaringol [Internet]. 2002;68(3):388-93. Disponível em: http://www.scielo.br/pdf/rboto/v68n3/10395.pdf. [Acessado em: 2015 Jan 25].

8. Tschiassny K. Ludwig's angina. Arch Otolaryngol [Internet]. 1943;38(5):485-96. Disponível em: http://onlinelibrary.wiley.com/doi/10.1046/j.1365-2273.1997.00014.x/full. [Acessado em: 2015 Jan 25].

Trauma Facial 48

Max Domingues Pereira
Mário Farinazzo de Oliveira

Introdução

A face é uma região propensa a sofrer traumas devido à sua localização de destaque. A condução adequada do trauma de face em todas as suas fases aumenta as chances de recuperação funcional e estética, minimizando as sequelas e o seu impacto psicológico. O tratamento adequado do trauma de face na fase aguda proporciona o retorno mais rápido ao trabalho, além de menos gastos com o tratamento. A maioria dos pacientes tratados na fase aguda e de forma correta necessita apenas de uma operação. O mesmo não pode ser dito dos casos tratados na fase tardia, em que, na maioria dos casos, há a necessidade de mais de uma operação.

Outros fatores, tais como a utilização rotineira da tomografia computadorizada (TC) para o diagnóstico preciso das lesões, o acesso direto aos ossos fraturados, a fixação com miniplacas e parafusos, a via de acesso coronal para fraturas do terço superior da face e o emprego imediato de enxertos ósseos ou cartilaginosos, melhoram o diagnóstico e o tratamento das fraturas faciais.

Etiologia

A etiologia é diversa e inclui acidentes de trânsito, agressões físicas, quedas, ferimentos por arma de fogo e acidentes de trabalho ou esportivos. Os traumas de face diminuíram de forma significativa após a obrigatoriedade do uso do cinto de segurança, pois os acidentes automobilísticos sempre contribuíram com uma parcela importante dos casos. No entanto, ainda hoje os acidentes com motocicleta representam grande parte dos traumas de face.

Epidemiologia

Predominam entre os pacientes adulto-jovens (20 a 29 anos) do sexo masculino. Na Unifesp, no período de 1999 a 2005, foram avaliados 912 pacientes apresentando 1.223 fraturas da face, com predomínio do sexo masculino e da faixa etária adulta-jovem (Figura 48.1).

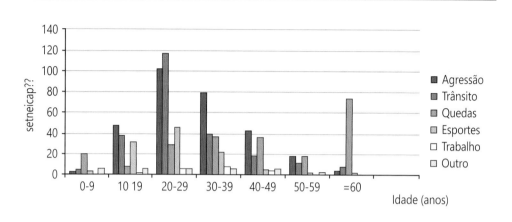

◀ **Figura 48.1** – Distribuição das etiologias por faixa etária das fraturas faciais de 912 pacientes atendidos no Hospital São Paulo (UNIFESP) no período de 1999 a 2005.

Classificação

1. Trauma aberto ou fechado, de acordo com a presença ou não de lesões de pele e/ou mucosa associadas.
2. Baixo, médio ou alto impacto, de acordo com a cinética do trauma.
3. Localização: trauma nasal, orbital, maxilar, mandibular e craniofacial.

Diagnóstico

O diagnóstico é realizado através da anamnese, exame físico e exames de imagem (radiografia e tomografia computadorizada). A tomografia computadorizada (TC) é o melhor exame para avaliação de qualquer tipo de fratura, e onde esse exame se encontra disponível não há necessidade de exames de Rx simples. São informados os tipos de Rx simples que devem ser solicitados para cada tipo de fratura, caso a tomografia computadorizada não seja disponível. Devemos ter em mente que o exame clínico é o principal, e que o diagnóstico pode dispensar o exame de TC. A TC é importante para o planejamento da cirurgia, principalmente a reconstrução 3D.

Tratamento

O tratamento é dividido em três fases: urgência/emergência, precoce e definitivo.

◀ **Tratamento de urgência/emergência**
- Proteção das vias aéreas através do controle da hemorragia, aspiração de sangue e de fragmentos ósseos/dentais da orofaringe, e estabilização temporária

de fraturas. Pacientes com fratura nasal ou de maxila, nessa fase, podem necessitar de tamponamento nasal anterior e/ou posterior, ou até mesmo traqueostomia. Pacientes com fratura bilateral de corpo de mandíbula podem apresentar dificuldade respiratória pelo deslocamento posterior da língua.

- Tratamento de possíveis lesões cerebrais, cervicais, pulmonares e abdominais associadas.

◀ Tratamento precoce

- Realização da anamnese e exame físico completo da cabeça. Pela inspeção e palpação é possível fazer o diagnóstico da maioria das lesões. Degrau ósseo, sangramento nasal, dificuldade de movimentação ocular, má oclusão dental, dor para abrir e/ou fechar a boca, equimoses e edema estão entre os achados importantes.
- Solicitação de exames complementares como radiografias e tomografia computadorizada contendo cortes coronais e axiais em janela óssea, e de partes moles. Quando o paciente apresentar suspeita de trauma de coluna cervical ou dificuldade para estender a cabeça, os cortes coronais podem ser reconstruídos, porém com espessura mínima.
- Avaliação pela equipe de oftalmologia, neurocirurgia e otorrinolaringologia nos casos envolvendo a órbita, o crânio e a região nasal, respectivamente. É de fundamental importância a avaliação interdisciplinar.
- Limpeza e sutura dos ferimentos de partes moles e profilaxia antitetânica.
- Estabilização temporária através de cerclagem com fio de aço no caso de fraturas instáveis que acarretem dor à mobilização (sínfise mandibular).

◀ Tratamento definitivo

- O tratamento definitivo é especifico para cada tipo de fratura. Deve ser realizado nas primeiras 48 horas se o paciente se encontrar estável clinicamente, e o edema não prejudicar a avaliação e a redução adequada.
- Outro ponto fundamental no atendimento é a documentação escrita e fotográfica de todas as lesões encontradas, inclusive dos exames complementares e das avaliações especializadas, tanto para fins de seguimento quanto médico-legais.

Os exames radiológicos específicos de cada paciente operado devem ser solicitados no pré-operatório, no pós-operatório imediato e após 6 meses. O seguimento do paciente deve ser feito no período de 1, 3, 6 e 12 meses após a cirurgia.

Fratura nasal

Devido à sua localização na face, o nariz é muito vulnerável, sendo a região mais comumente traumatizada. As lesões podem envolver as estruturas cartilaginosas isoladamente, ou estas e os ossos nasais. As fraturas nasais podem sofrer deslocamento posterior ou lateral. Falhas no seu diagnóstico ou tratamento tardio e inadequado resultam em prejuízos funcionais e/ou estéticos.

Quadro clínico
- Epistaxe, edema e crepitação dos ossos à palpação.
- Dificuldade respiratória.
- Lacerações e equimose periorbitária bilateral.
- Desvio nasal lateral ou posterior.

Classificação

As fraturas nasais podem ser classificadas de acordo com o nível do deslocamento (Stranc e Roberson, 1979) (Figura 48.2):
- *tipo I:* fratura envolvendo septo cartilaginoso e região mais anterior da pirâmide nasal;
- *tipo II:* envolve septo e fratura cominutiva da pirâmide nasal;
- *tipo III:* envolve septo, pirâmide nasal e outros ossos da face e do crânio (processo frontal da maxila e etmoide).

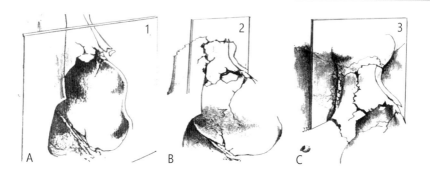

◀ Figura 48.2 – Esquema dos tipos de fratura nasal.

Exames complementares
- Radiografia (Rx) de ossos nasais (perfil) e Waters;
- Rinoscopia para a exclusão do hematoma de septo;
- Tomografia computadorizada (TC) de face: casos com impacto anteroposterior, em razão do risco de lesão da base do crânio.

Tratamento (Figura 48.3)

As fraturas nasais devem ser tratadas imediatamente após o trauma, desde que não haja edema importante que prejudique a avaliação. No caso de edema importante, a redução da fratura deve ser realizada após a diminuição do mesmo (de 3 a 5 dias). Medidas como elevação do dorso, medicamentos anti-inflamatórios e compressas frias estão indicadas.

A redução da fratura da pirâmide nasal é realizada com o auxílio de um cabo de bisturi envolto de dedo de luva, introduzido na cavidade nasal juntamente com manobras digitais externas.

No caso de fratura septal associada, utilizam-se espéculo nasal ou pinças especiais e, em casos mais graves, pode-se dissecar a mucosa nasal para redução aberta

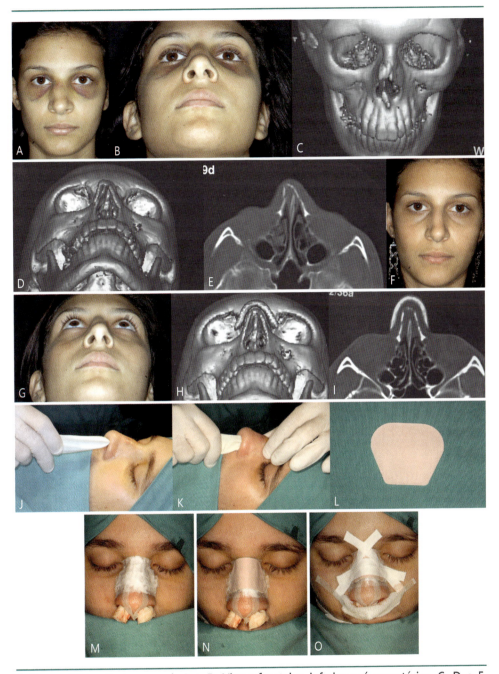

◀ **Figura 48.3** – Fratura nasal. A e B. Vistas frontal e inferior pré-operatórias. C, D e E. Tomografia computadorizada e com reconstrução tridimensional (3D) pré-operatória. F e G. Vistas anterior e inferior pós-redução da fratura. H e I. Tomografia computadorizada 3D e axial de pós-operatório imediato com material de imobilização. J e K. Redução da fratura nasal. L. Placa de alumínio utilizada para imobilização. M. Tamponamento nasal e camada de micropore sobre o nariz. N. Placa de alumínio moldada para imobilização da fratura. O. Fixação da placa com fitas adesivas.

(septoplastia). A imobilização é feita com gesso fixado com micropore ou espara-drapo, e pode-se utilizar tampão nasal, que é retirado em 48 horas.

A principal complicação é a redução inadequada. Outras complicações incluem sangramentos, sinusite, sinéquias entre septo e cornetos e a obstrução nasal crônica.

Fraturas da órbita

Trata-se da segunda fratura mais frequente em muitos hospitais e instituições. Pode cursar com traumatismo ocular associado.

Classificação

São classificadas quanto à localização:
1. fraturas da margem orbital (orbitozigomática, maxilo-orbital, fronto-orbi-tal e nasoetmoidal);
2. fraturas isoladas das paredes da órbita (superior, lateral, inferior e medial);
3. fratura do ápice da órbita.

Diagnóstico

- Anamnese e exame físico.
- Radiografias simples: Waters (mento-placa), Caldwell (frontonasoplaca), per-fil de face e axial para arcos zigomáticos (submento-vértice).
- TC de face com cortes axiais e coronais em janela óssea e de partes moles e a reconstrução tridimensional (3D).

Fraturas da margem orbital

◀ Fratura orbitozigomática (OZ) (Figura 48.4)

É a fratura da órbita que ocorre com maior frequência. Possui, em geral, um padrão tipo "tripé", em razão da relação do osso zigomático com outros ossos (frontal, maxila e esfenoide). Pode ser classificada como isolada de arco, fratura com ou sem deslocamento, e cominutiva.

O quadro clínico pode incluir dor, edema e equimose periorbitais, afundamen-to da região zigomática, trismo (pelo deslocamento medial do arco e dificuldade na exclusão do processo coronoide), deslocamento do canto externo do olho, he-morragia subconjuntival, distopias oculares, alteração da motilidade ocular ex-trínseca (estrabismo e diplopia), enfisema subcutâneo, hipoestesia no território do nervo infraorbital, sangramento pelo nariz devido ao acúmulo de sangue no seio maxilar, degraus ósseos nos locais das fraturas (sutura frontozigomática, margem inferior da órbita e pilar zigomático maxilar).

O tratamento pode ser apenas conservador em casos específicos ou incluir o tratamento cirúrgico com redução e síntese dos fragmentos. O momento ideal para a cirurgia é nas primeiras 48 horas após o trauma, desde que o edema não impossi-bilite o acesso às estruturas ou o aumento da pressão sobre o bulbo ocular durante o procedimento possa significar pior prognóstico de lesão ocular associada.

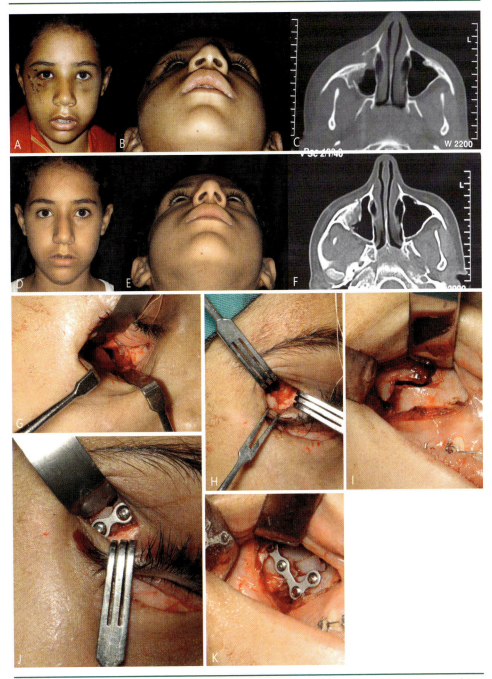

◀ **Figura 48.4** – Fratura orbitozigomática direita. A e B. Vistas frontal e inferior pré-operatórias. C. Tomografia computadoriza axial pré-operatória. D e E. Vistas anterior e inferior pós-redução da fratura. F. Tomografia computadoriza axial pós-operatória. G, H e I. Vias de acesso infraciliar, sulco palpebral superior e intrabucal, fratura e deslocamento. J e K. Fixação da fratura após a redução nas regiões frontozigomática e intrabucal (pilar zigomático maxilar).

Nas fraturas com deslocamento relevante é feita a redução aberta com fixação dos fragmentos ósseos com miniplacas e parafusos de titânio. As vias de acesso podem ser o sulco palpebral superior, infraciliar ou transconjuntival, e o sulco gengivobucal superior (Caldwell-Luc). No intra e pós-operatório, os pacientes recebem antibiótico, analgésicos e corticosteroides sistêmicos. Devem ser realizadas compressas geladas de soro fisiológico e a cabeceira da cama deve ser elevada a 30 graus nas primeiras 48 horas. Entre as complicações, temos as precoces, – que incluem hematoma retrobulbar, sangramentos do seio maxilar, amaurose, e diplopia por lesão muscular ou nervosa –, e as tardias, como o enoftalmo, a hipoestesia, retração da pálpebra inferior, distopias ligamentares, sensibilidade exacerbada nos locais das miniplacas, material ou extrusão, e a sinusite crônica.

◀ Fratura maxilo-orbital (Figura 48.5)

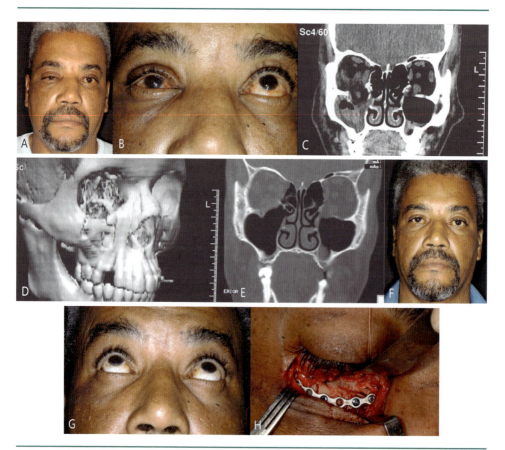

◀ **Figura 48.5** – Fratura maxilo-orbital. A e B. Vistas anterior e na elevação do olho. Restrição na supraversão. C e D. Tomografia computadorizada e 3D. Conteúdo orbital no seio maxilar e fratura maxilo-orbital. E. Tomografia pós-operatória. Reconstrução da parede orbital inferior. F e G. Vistas anterior e na supraversão pós-operatória. H. Via de acesso subciliar, miniplaca fixando a margem orbital e cartilagem costal reconstruindo a parede orbital inferior.

Acomete a parede anterior do seio maxilar e a margem inferior da órbita. Deve ser corrigida nos grandes deslocamentos ósseos. A via de acesso é geralmente a infraciliar.

◀ Fratura fronto-orbital (Figura 48.6)

Frequentemente acompanhantes de lesões cerebrais e de dura-máter, as fraturas fronto-orbitais acometem a margem supraorbital e o osso frontal, mas são mais raras. O deslocamento da parede superior da órbita pode originar distopias oculares, ptose palpebral por contusão do músculo levantador da pálpebra ou do nervo supraorbital, bem como lesões do próprio bulbo e de estruturaas neurovasculares adjacentes. O tratamento é feito pelo acesso coronal.

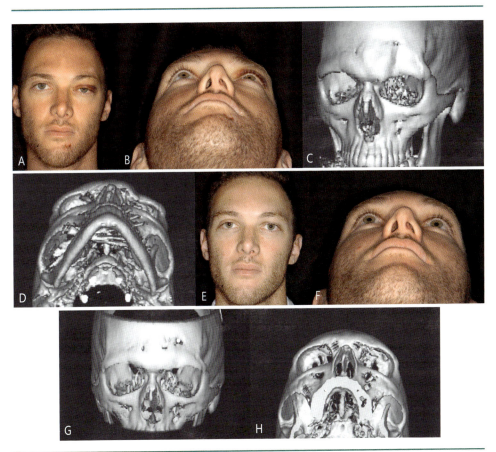

◀ **Figura 48.6** – Fratura fronto-orbital esquerda. A e B. Vistas frontal e inferior pré-operatórias. C e D. Tomografia computadorizada de face com reconstrução 3D pré-operatória. E e F. Pós-operatório vistas anterior e inferior. G e H. Tomografia 3D pós-operatória.

Fratura nasoetmoidal

A região nasoetmoideorbital constitui o terço central do esqueleto facial médio, estando em íntima relação com o assoalho da fossa craniana anterior e com os lobos frontais. O quadro clínico é típico, com perda da proeminência do dorso nasal, presença de ângulo nasolabial obtuso pelo encurtamento do nariz, hemorragia subconjuntival bilateral e deslocamento dos ligamentos palpebrais mediais, resultando em telecanto traumático (distância aumentada dos ligamentos palpebrais mediais).

Além da epistaxe, o paciente pode apresentar anosmia (pelo acometimento da lâmina cribriforme), liquorreia (por lesões da dura-máter), alterações do nível de consciência e lesões do bulbo ocular. A redução aberta, em geral, é realizada pelos ferimentos no dorso ou acesso coronal e/ou infraciliar. Enxertos autógenos podem ser necessários.

Fratura isolada da parede orbital (*blow-out*)

Essa fratura é causada por trauma direto sobre o bulbo ocular. Seu mecanismo é um aumento brusco e violento da pressão intraorbital, que ocasiona ruptura das paredes mais frágeis da órbita, geralmente a parede inferior (medial ao nervo infraorbital) e a parede medial. É uma forma de proteção do bulbo ocular.

No mecanismo tipo *blow-out* puro, a fratura é apenas das paredes (sem fratura das margens), com herniação do conteúdo orbital para o seio maxilar, etmoidal ou raramente frontal. Ocorre aumento da cavidade orbital. No mecanismo tipo *blow-out* impuro, mais frequente, ocorre lesão das paredes e das margens. No mecanismo tipo *blow-in* ocorre diminuição da cavidade orbital.

No quadro clínico típico pode-se observar diplopia, causada pela motilidade ocular prejudicada (encarceramento da gordura periorbital e raramente da musculatura extrínseca do olho) e proptose. O enoftalmo, que consiste no deslocamento posteroinferior do olho pelo aumento da cavidade orbitária, pode ocorrer quando regride o edema.

O teste da ducção forçada consiste na avaliação passiva da musculatura extrínseca do olho. Com o auxílio de uma pinça com dente e após o uso de colírios anestésicos, a inserção do músculo é segura e a movimentação é testada. Essa avaliação é feita por oftalmologista especialista em estrabismo.

Hemorragia subconjuntival e parestesia do nervo infraorbital são achados frequentes. A avaliação oftalmológica é fundamental para pesquisa de ruptura do globo, hifema, deslocamento de retina e outras lesões.

O diagnóstico radiológico é feito com TC em cortes coronais e axiais, tendo grande valor os cortes coronais em janela de partes moles . A presença da fratura da parede não é indicação de operação. As indicações para correção das fraturas da parede são encarceramento e aumento do volume orbital.

A via de acesso para as fraturas da parede inferior é infraciliar (Figura 48.7). Para as fraturas da parede medial, a via de acesso é no canto palpebral, próximo ao ligamento palpebral medial (Linch). No caso de fratura inferomedial, o acesso é combinado. A via coronal, bem como as vias caruncular e endonasal visualizadas por endoscopia, podem também ser utilizadas para o acesso às fraturas mediais.

Encontrado o tecido herniado, o mesmo é dissecado e recolocado no interior da órbita. O defeito ósseo menor é reparado com enxerto de cartilagem da concha da orelha, e defeitos maiores com enxerto de cartilagem costal. Enxertos ósseos do crânio, da costela e do ilíaco podem ser utilizados. Não utilizamos, mas há quem utilize aloplásticos como silicone, polietileno poroso, tela de titânio, etc.

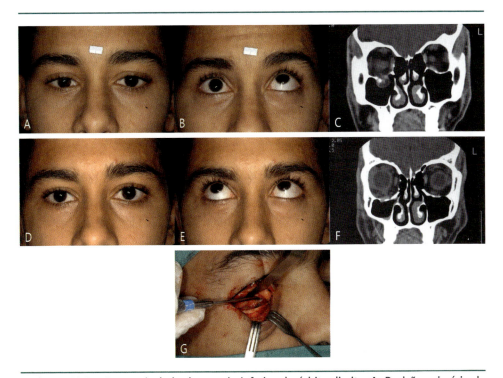

◀ **Figura 48.7** – Fratura isolada da parede inferior da órbita direita. A. Posição primária do olhar pré-operatória. B. Supraversão com restrição no pré-operatório. C. Tomografia computadorizada (TC) corte coronal com tecido orbital herniado para o seio maxilar. D e E. Pós-operatório na posição primária do olhar e na supraversão sem restrição. F. TC pós-redução d fratura. G. Via de acesso infraciliar utilizada para redução da fratura com gordura encarcerada.

Fraturas do ápice

Incluem as síndromes da fissura orbital superior e do ápice da órbita.

Esses tipos de fratura são raros. Na síndrome da fissura orbital superior, a fratura nesse local resulta em paralisia do III, IV e VI nervos cranianos (oftalmoplegia) e anestesia na região do ramo oftálmico do trigêmeo. Na síndrome do ápice orbital ocorre fratura do canal óptico, ainda mais rara, com perda visual.

Fraturas da mandíbula

A fratura da mandíbula é, geralmente, múltipla e associada a outras lesões como traumatismo craniano e cervical. O objetivo do tratamento é o restabelecimento da oclusão dental e da função mastigatória.

As fraturas geralmente ocorrem em áreas de menor resistência, como a subcondilar, o ângulo (devido à presença do terceiro molar), a região dos caninos (em função das raízes longas) e a área do forame mentual. Na mandíbula desdentada as fraturas são mais frequentes no corpo e no ângulo, devido à perda de osso alveolar.

Classificação

1. Conforme a localização:
    - sínfise e parassínfises;
    - corpo;
    - ângulo (Figura 48.8);
    - ramo;
    - processo condilar;
    - processo coronoide;
    - processo alveolar.
2. Quanto ao estado da dentição: dente ausente nos dois lados da fratura; dente ausente em um dos lados da fratura, ou dente presente nos dois lados da fratura.
3. Quanto à comunicação com o meio externo: fratura aberta ou fechada.

Quadro clínico

Os principais sintomas são dor, má oclusão e hipoestesia no território do nervo mentual. Ao exame, podem estar presentes edema, equimoses, escoriações, sangramento, assimetrias, halitose, crepitações, perdas dentárias, trismo e lesões da pele ou da mucosa oral.

Exames complementares

Para a avaliação da mandíbula são solicitadas radiografias simples (posteroanterior, perfil, oblíquas direita e esquerda, e Towne para côndilos), panorâmicas e a TC de mandíbulas. A panorâmica é um dos melhores exames isolados, porém oferece certa dificuldade na avaliação das fraturas de sínfise. A TC (cortes coronais, axiais e reconstrução em 3D) é o exame que fornece mais informações. A avaliação da luxação medial do côndilo não é feita pela panorâmica, mas sim pela TC (cortes coronais) e por Rx na incidência de Towne.

A escolha do tratamento (conservador ou cirúrgico) depende do tipo de fratura e do tipo de paciente. O tratamento conservador é reservado para as fraturas alinhadas e estáveis. Consiste na introdução de dietas líquidas/pastosas ou na imobilização através do bloqueio maxilomandibular (BMM). Esse é mantido por um período variável de 4 a 8 semanas, dependendo do local da fratura e da idade do paciente. Essa forma de tratamento geralmente ocasiona grandes perdas ponderais e maior tempo para retorno às funções mandibulares normais.

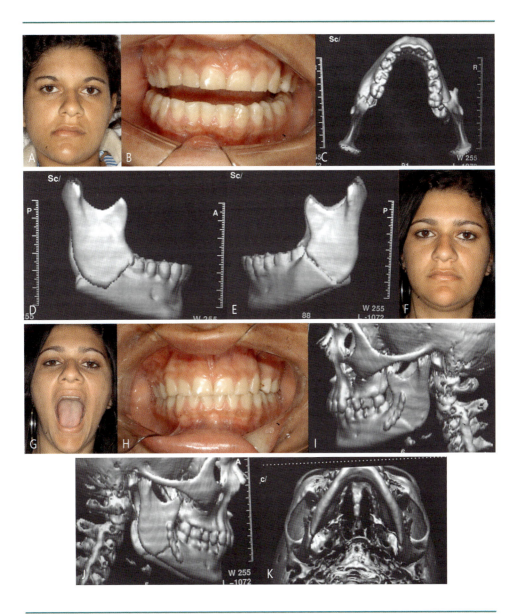

◀ **Figura 48.8** – Fratura da mandíbula. A e B. Vista frontal e da oclusão dental. Má oclusão dental com mordida aberta. C, D e E. TC com reconstrução 3D com fratura bilateral dos ângulos mandibulares. F, G e H. Pós-operatório com abertura de boca e oclusão normais. I, J e K. TC pós-operatória com miniplacas utilizadas para fixação.

Fraturas do côndilo (Figura 48.9)

É uma das fraturas mais comuns da mandíbula, cuja causa principal é o trauma direto na região mentual, ocorrendo transmissão indireta para a região da articulação temporomandibular (ATM). O diagnóstico clínico e radiológico é mais difícil em relação às outras fraturas. A intensidade dos sintomas depende do nível da fratura no processo condilar e do grau de deslocamento dos fragmentos ósseos.

O tratamento ainda é controverso, porém, de maneira geral, o tratamento conservador, com dieta líquida ou BMM seguido de fisioterapia precoce, está reservado para as fraturas sem luxação na tomografia. As fraturas capitais geralmente são tratadas com BMM.

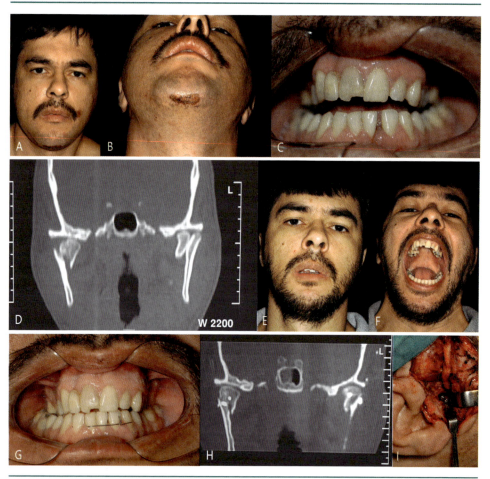

◀ **Figura 48.9** – Fratura subcapital dos côndilos mandibulares direito e esquerdo. A, B e C. Lesão do mento e má oclusão dental. (D) TC corte coronal com fratura bilateral dos côndilos. Apresenta também fratura de sínfise mandibular. E, F e G. Pós-operatório com abertura de boca e oclusão dental normais. H. TC pós-operatória e fixação com placa e parafusos. I. Via de acesso pré-auricular com extensão temporal utilizada para a redução da fratura.

O tratamento cirúrgico com o acesso direito aos focos de fratura oferece algumas dificuldades técnicas, como riscos de lesão vascular e nervosa. Está indicado nos casos de fraturas com luxação ou presença de fragmentos ou corpo estranho intracapsular. A redução e a fixação abertas têm como vantagem a restauração da anatomia original, permitindo a mobilização precoce e a completa recuperação funcional.

A via de acesso depende do local da fratura. Para as fraturas subcapitais, o acesso é o pré-auricular com extensão temporal, e para as subcondilares, o acesso de Risdon (submandibular) ou intraoral com fixação transcutânea ou sistema de contra-ângulo. A intubação traqueal deve ser feita por via nasal com cânula aramada nos casos de fratura de outra região da mandíbula ou da maxila. A fixação é feita com miniplacas e parafusos de titânio, e deve-se utilizar materiais absorvíveis em crianças.

Fraturas de ramo, ângulo, corpo e sínfise

O tratamento conservador pode ser adotado nos casos sem desvios, porém a redução aberta e a fixação com miniplacas e parafusos oferecem uma recuperação funcional mais precoce, dispensando o BMM.

A via de acesso pode ser intraoral ou cutânea, dependendo do local da fratura. Nos casos de ferimentos na pele, essa é a via utilizada. Quando as fraturas são localizadas na região da sínfise e na região anterior do corpo, o acesso é intraoral. Nas fraturas localizadas na região do corpo posterior, ângulo e ramo, o acesso pode ser pela pele ou intraoral.

A fixação é realizada com miniplacas e parafusos bicorticais do sistema 2.0, colocados na margem inferior da mandíbula. Caso o paciente tenha em cada lado do traço da fratura, a estabilização na margem superior da mandíbula é feita ou com cerclagem de um ou dois dentes de cada lado do traço da fratura ou colocando a barra de Erich. Caso não possa ser feita a cerclagem, uma miniplaca com parafusos monocorticais é colocada na margem superior. A fixação, dessa forma, dispensa o BMM. Nas fraturas do ângulo, a fixação pode ser feita também utilizando placas e parafusos monocorticais (sistema Champy).

No pós-operatório é recomendado o uso de antibióticos e antissépticos bucais, no caso de incisões intraorais. Mesmo com fixação rígida, é recomendada dieta pastosa entre 6 e 8 semanas.

As complicações incluem má oclusão, lesão dos nervos facial e alveolar inferior, infecção, cicatrizes inestéticas, extrusão de materiais de síntese, pseudoartroses e anquilose de ATM. As fraturas da mandíbula são as que apresentam maiores índices de complicações infecciosas.

Fraturas da maxila

As fraturas da maxila ocorrem isoladamente em 1/3 dos casos, sendo mais comum a associação com fraturas de outros ossos da face, como as da órbita e da mandíbula.

Classificação (Figura 48.10)

Le Fort (1901) fez um estudo com cadáveres com o intuito de avaliar os pontos mais frágeis e suscetíveis a fraturas na maxila. As fraturas de maxila podem ser classificadas em:

Le Fort I ou fratura da Guerin: fratura horizontal, com traçado acima da região apical dos dentes, prolongando-se até o processo pterigóideo;

Le Fort II ou fratura piramidal: inicia-se no processo pterigóideo e sobe pela região anterior do seio maxilar, atingindo a órbita medialmente na junção nasofrontal;

Le Fort III ou disjunção craniofacial: fratura que passa pela junção fronto-zigomática, parede inferior da órbita e junção frontonasal, separando a face do crânio.

As fraturas de maxila dificilmente são encontradas nessas formas clássicas, sendo mais comum a apresentação unilateral dos tipos, mista ou comunicativa. As fraturas sagitais são mais raras e envolvem o palato na sutura palatina. Outro tipo de fratura da maxila menos frequente em adultos, porém comum em crianças, é a alveolar da maxila.

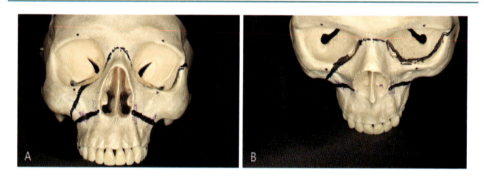

◀ **Figura 48.10** – Esquema (A e B) de traços de fratura Le Fort I bilateral, Le Fort II à direita e Le Fort III à esquerda.

Quadro clínico

O sinal mais importante da fratura da maxila é a mobilidade do arco dental maxilar ao exame físico. O nível no qual essa mobilidade ocorre sugere o tipo de fratura.

◀ Le Fort I

O segmento mobilizado é o infranasal. Geralmente há edema, epistaxe, equimose no sulco gengivobucal superior e má oclusão dental. O deslocamento da maxila é em geral posteroinferior, o que ocasiona mordida aberta por contato prematuro dos molares. Podem ser encontrados alongamento e retrusão da face.

◀ Le Fort II e III

A maxila move-se junto com o segmento nasal (Le Fort II), ou a face inteira é mobilizada com a tração da maxila (Le Fort III). Nessas fraturas, além dos sinais já mencionados, o edema e a equimose periorbitais são mais evidentes, podendo ainda estar presentes crepitação, enfisema subcutâneo e alongamento da face com retrusão maxilar. Liquorreia e pneumoencéfalo podem estar presentes por lesão da lâmina crivosa do etmoide.

A dor não é um sintoma frequente ao repouso, mas sim à mobilização da maxila. Pode ainda estar presente hipoestesia no território do nervo infraorbital, que inclui pálpebras inferiores, lábio superior, asa nasal e dentes incisivos superiores posteriores. Da mesma forma que na Le Fort I, a má oclusão dental é frequente, bem como a epistaxe e a fratura dos ossos e do septo nasal.

Exames complementares

Radiografias da face e do crânio nas incidências posteroanterior, perfil, Waters e axial para arcos zigomáticos auxiliam no diagnóstico do tipo de fratura da maxila. Porém, são imprecisas no estudo da região nasoetmoidal. A TC de face com cortes coronais e axiais e reconstrução em 3D torna-se fundamental, devendo ser solicitada como procedimento de rotina. O exame oftalmológico deve ser solicitado sempre que houver acometimento da região orbital. No caso de fratura alveolar ou dentária, são solicitadas radiografias oclusais de maxila e periapicais.

Os modelos em gesso dos arcos dentais são importantes caso o paciente os tenha, para a construção de goteiras de acrílico a serem utilizadas no intraoperatório.

Tratamento

Os conceitos mais importantes no tratamento das fraturas maxilares é o pronto restabelecimento da oclusão do paciente e a reconstrução dos pilares, restabelecendo as dimensões vertical, transversal e anteroposterior do terço médio da face. O momento ideal para a cirurgia é nas primeiras 48 horas após o trauma, desde que haja condições clínicas para tal.

O tratamento depende do grau de deslocamento dado pela má oclusão dental. Pode ser desde conservador, com dieta líquida, até aberto, com redução e fixação. No caso de fraturas de mandíbula associadas, esta pode ser tratada inicialmente, servindo de guia para a oclusão dentária e o reposicionamento maxilar.

◀ Le Fort I

Quando não há comunicação ou grandes desvios, pode ser feita a redução da fratura e o bloqueio maxilomandibular (BMM). No entanto, a redução aberta permite a exploração dos focos de fratura e sua redução com miniplacas e parafusos, obtendo-se uma maior estabilidade da fratura, sendo desnecessário o BMM no pós-operatório. A via de acesso é no sulco gengivobucal superior. Em caso de perda dentária, o dente deve ser mantido em solução salina e fixado o mais rápido possível.

◀ Le Fort II e III (Figura 48.11)

Tais fraturas são preferencialmente tratadas por meio da exploração cirúrgica, redução e osteossíntese com miniplacas e parafusos. As vias de acesso são o sulco gengivobucal superior, para abordagem dos pilares maxilares, infraciliar, para a margem orbital inferior, e o sulco da pálpebra superior para a junção frontozigomática.

Nas fraturas cominutivas dos pilares maxilares, pode ser necessária a utilização de enxertos ósseos para a sua reconstrução. Os enxertos podem ser obtidos da lâmina externa do crânio, da crista ilíaca e das costelas. Nos casos de grande cominuição da região nasoetmoidal, pode ser necessária a abordagem coronal, que permite melhor exposição e redução dos focos de fratura, principalmente da parede medial da órbita e do arco zigomático.

No pós-operatório imediato, os pacientes devem manter o dorso elevado, o uso de antibioticoterapia, corticosteroides e antissépticos bucais.

As complicações são mais frequentes com o tratamento tardio, e incluem má oclusão, encurtamento/alongamento do terço médio da face, anosmia e enoftalmo. Meningite, sinusite e dacriocistite são complicações mais raras.

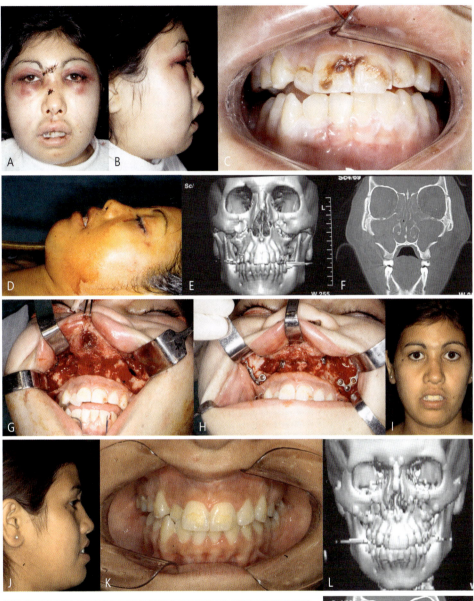

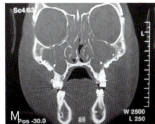

Figura 48.11 – Fratura de maxila. A, B e C. Pré-operatório. Face longa e má oclusão dental. C. Intubação via submentual. E e F. TC pré-operatória com alongamento da face. G e H. Fixação da fratura com miniplacas e parafusos nos pilares faciais. I, J e K. Pós-operatório com correção da altura facial e da oclusão. L e M. TC pós-operatória com material de síntese e redução da fratura.

Bibliografia consultada

1. Hogg NJ, Stewart TC, Armstrong JE, Girotti MJ. Epidemiology of maxillofacial injuries at trauma hospitals in Ontario, Canada between 1992 and 1997. J Trauma. 2000;49(3):425-32.

2. Hollier Jr. L, Kelley P. Soft tissue and skeletal injuries of the face. In: Thorne CH, Beasley RW, Aston SJ, Bartlett SP, Gurtner GC, Spear SL, (eds.). Grabb & Smith's plastic surgery. 6th ed. Philadelphia: Lippincott Williams & Wilkins; 2007. p. 315-32.

3. Hussain K, Wijetunge DB, Grubnic S, Jackson IT. A comprehensive analysis of craniofacial trauma. J Trauma. 1994;36:34-47.

4. Manson PN. Facial fractures. In: Mathes SJ, ed. Plastic surgery. 2nd ed. Philadelphia: Saunders; 2006. p. 77-380.

5. Pereira MD, Kreniski TM, Ferreira LM. Trauma de Face. In: Abib SCV, Perfeito, JAJ, Schor N, eds. Guias de Medicina Ambulatorial e Hospitalar da UNIFESP-EPM - Trauma. São Paulo: Manole; 2012. p. 223-56.

6. Pereira MD, Kreniski TM, Ferreira LM. Fraturas da Face. In: Ferreira LM, Schor N, eds. Guias de Medicina Ambulatorial e Hospitalar - Guia de Cirurgia Plástica. São Paulo: Manole; 2007. p. 369-90.

7. Pereira MD, Kreniski TM, Ferreira LM. Trauma de Face. In: Odo LM, Ferreira LM, eds. Guias de Medicina Ambulatorial e Hospitalar da UNIFESP-EPM, Cirurgia – Urgências e Emergências. São Paulo: Manole; 2011. p. 287-310.

8. Pereira MD, Kreniski TM, Santos RA, Ferreira LM. Trauma craniofacial: perfil epidemiológico de 1.223 fraturas atendidas entre 1999 e 2005 no Hospital São Paulo-Unifesp. Rev Soc Bras Cir Craniomaxilofac. 2008;11(2):47-50.

9. Shultz RC. Soft tissue injuries of the face. In: Aston SJ, Beasley RW, Thorne CHM, eds. Grabb & Smith's plastic surgery. 5th ed. Philadelphia: Lippincott-Raven; 1997. p. 371-82.

10. Stranc MF, Robertson GA. A classification of injuries of the nasal skeleton. Ann Plast Surg. 1979;2:468-74.

Trauma Cervical 49

Onivaldo Cervantes
Fernando Walder
Barbara Greggio

Introdução

Os ferimentos que acometem a região cervical, por sua complexidade e morbidade, certamente merecem atenção dos serviços de emergência que prestam serviços à população. Apesar de figurar uma condição incomum em nosso meio, poucas situações de emergência representam desafio tão grande quanto o trauma cervical.

Anatomicamente, a região anterior do pescoço é composta por uma diversidade de estruturas vasculares, respiratórias, digestivas e nervosas que se dispõem de maneira muito próxima e particular.

Com o pescoço protegido pela coluna cervical posteriormente, pela calota craniana superiormente e pela caixa torácica inferiormente, as regiões anteriores (laringe e traqueia) e lateral são as mais expostas ao trauma.

Uma compreensão clara das relações anatômicas do pescoço e dos mecanismos de trauma é fundamental para a elaboração de estratégia diagnóstica e terapêutica adequada.

Epidemiologia

O tratamento das lesões traumáticas do pescoço evoluiu significativamente ao longo do século passado. A cirurgia do trauma obteve muito progresso durante conflitos militares. As taxas de mortalidade por lesões do pescoço foram de 15% na Guerra Civil americana[1] e 11% na Primeira Guerra Mundial[2], durante os quais houve tendência para a conduta expectante, o que muitas vezes resultou em hemorragia incontrolável ⊠ a maior causa de morte em pacientes apresentando essas lesões. No final da Segunda Guerra Mundial houve mudança da conduta expectante para a exploração cirúrgica mandatória para todos os pacientes com lesões penetrante do pescoço, o que resultou em queda da mortalidade para 7% nesse período[3]. Como resultado, a exploração cirúrgica de rotina no trauma penetrante pescoço foi fortemente aconselhada[3]. Durante a guerra do Vietnã, quando a exploração cirúrgica do pescoço em pacientes vítimas de trauma dessa região era mandatória, a taxa de mortalidade para a população civil era de 4-7%. Hoje, a taxa de mortalidade para a população civil caiu para 2-6%[4].

Atualmente as lesões de pescoço representam um percentual baixo entre todas as injúrias traumáticas graves do corpo (5 a 10%)[5]. No entanto, o persistente aumento da violência nos grandes centros urbanos tem levado a uma elevação da incidência desse tipo de trauma.

O sexo masculino é o mais acometido, com 85 a 90% dos casos[6]. A faixa etária mais acometida está entre 24 e 34 anos.

Anatomia

Dividir o pescoço em zonas ou regiões anatômicas auxilia na avaliação da lesão. O pescoço é então dividido em zonas (I, II e III) e em trígonos (anterior e posterior). A **zona I** está compreendida entre as clavículas e a cartilagem cricóidea. A **zona II** entre a cartilagem cricóidea e a mandíbula, e a **zona III** estendendo-se desde o ângulo da mandíbula até a mastoide[7] (Figura 49.1). O trígono anterior do pescoço é limitado pela borda inferior da mandíbula, o músculo esternocleidomastóideo e a linha mediana anterior do pescoço. Em relação ao trígono posterior, os limites são: face superior da clavícula, músculo trapézio e músculo esternocleidomastóideo.

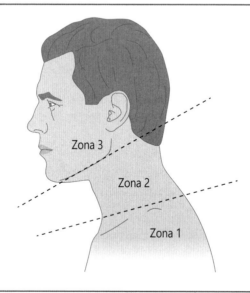

◀ Figura 49.1 – Divisão do pescoço. A zona I está compreendida entre as clavículas e a cartilagem cricóidea. A zona II entre a cartilagem cricóidea e a mandíbula, e a zona III estendendo-se desde o ângulo da mandíbula até a mastoide.

Em relação aos locais de ferimentos, a zona II, com 47 a 82% dos ferimentos, é a área onde mais se observam lesões, seguidas das zonas I (5 a 31%) e III (1 a 30%)[6,8].

Traumas na zona I

As estruturas de maior risco nesta zona são os grandes vasos da base (veias e artérias subclávia, artéria inominada), artérias carótidas comuns, arco aórtico e veias jugulares, traqueia, esôfago, ápices pulmonares, coluna cervical, medula espinal e as raízes nervosas cervicais.

Traumas na zona II

As estruturas importantes nesta região incluem as artérias carótidas e vertebrais, veias jugulares, faringe, laringe, traqueia, esôfago e coluna cervical e a medula espinal. Lesões zona II são suscetíveis de serem mais aparentes na inspeção. Além disso, a maioria das lesões das artérias carótidas está associada a lesões da zona II.

Traumas na zona III

Diversas estruturas, tais como glândulas salivares maiores (parótidas e submandibulares), esôfago, traqueia, corpos vertebrais, artérias carótidas, veias jugulares e nervos cranianos (VII, IX-XII), atravessam esta zona. Lesões na zona III podem se revelar de difícil acesso cirurgicamente.

Mecanismos de trauma

O trauma dessa região do corpo pode ser classificado como penetrante ou contuso.

◀ Trauma penetrante

O trauma penetrante é aquele em que existe a penetração completa do músculo platisma. É ocasionado principalmente por arma de fogo e arma branca (95%)[9], mas também pode ser ocasionado por acidentes trabalhistas, acidentes automobilísticos e eventos esportivos. Geralmente, a ferida feita com arma de fogo causa maior prejuízo que a ferida realizada por arma branca por causa da propensão do projétil de penetrar mais profundamente e causar cavitação, e assim causar também danos às estruturas que se encontram fora do trato do míssil, pela energia cinética.

As lesões vasculares são mais frequentes nos traumatismos cervicais penetrantes (21 a 27%)[6], seguidas das lesões neurológicas (16%) e do trato aerodigestório (6 a 10%).

◀ Trauma contuso

O trauma contuso é aquele em que não existe lesão de continuidade na pele nem penetração do espaço profundo do pescoço. Tipicamente resulta de acidentes automobilísticos, mas também pode ocorrer por estrangulamentos ou golpes por socos, cotoveladas e chutes. O uso incorreto do cinto de segurança se inclui nesse tipo de trauma, que pode provocar esmagamento de cartilagens e morte por asfixia.

O trauma contuso da região cervical é muito mais usual que o penetrante. Porém, a lesão mais constante desse mecanismo é o traumatismo raquimedular (TRM), que se refere a uma condição caracterizada por lesão da medula espinal. É uma das causas mais frequentes de morbimortalidade mundial. A incidência do TRM é de 30 a 40 casos/um milhão de indivíduos, com cerca de 10 mil casos novos/ano, somente nos Estados Unidos[10]. No Brasil, estima-se a ocorrência de 40 novos casos/um milhão de habitantes, somando de seis a oito mil casos por ano, com custo elevado ao sistema de Saúde[10].

Lesões da parte anterior do pescoço são menos frequentes nesse tipo de trauma; não obstante, tais casos merecem receber cautelosa atenção durante sua avaliação. Lesões aparentemente pequenas podem rapidamente se transformar em situações nas quais existe risco de morte, uma vez que um rico sistema de drenagem venoso e estruturas anatômicas delicadas se encontram em um espaço compactado. Muitas vezes a natureza rara desse tipo de lesão pode levar a atraso de diagnóstico de dano importante a estruturas vasculares.

Estudos revelam que cerca de 30% dos pacientes vítimas de trauma contuso na região cervical, que não apresentam sinais positivos ao exame físico inicial hospitalar, têm achados positivos durante a exploração cirúrgica[11].

Situações dramáticas, em que existe risco de morte decorrente do trauma contuso do pescoço, podem ocorrer por três mecanismos conhecidos:

- hemorragia externa;
- hematoma cervical em expansão, causando distorção e oclusão da via aérea e/ou edema de glote importante por bloqueio do retorno venoso;
- prejuízo da circulação cerebral, devido ao bloqueio do retorno venoso.

Quadro clínico

Sinais e sintomas encontrados em vítimas de trauma do pescoço são descritos na Tabela 49.1, conforme a estrutura acometida.

Tratamento

A avaliação inicial deve seguir as orientações do *Advanced Trauma Life Support* (ATLS).

O cuidado do paciente com trauma no pescoço se inicia no departamento de emergência médica com avaliação e estabilização do ABC, começando com a via aérea. Infelizmente, nessas situações, o próprio mecanismo do trauma pode contribuir para dificultar a manutenção de via aérea pérvia e intubação orotraqueal.

◀ Tabela 49.1 – Sinais e sintomas em trauma cervical

Lesão Laríngea ou Traqueal	Lesão Medular ou Plexo Braquial
Disfonia	Diminuição de força na mobilidade de membro superior
Hemoptise	
Estridor	Quadriplegia
Salivação	Reflexos patológicos
Escape de ar pelo leito da ferida	Priapismo e perda do reflexo bulbocavernoso
Enfisema subcutâneo	Retenção urinária, incontinência fecal, íleo paralítico
Dispnéia	
Distorção da aparência anatômica normal	Sd. Horner
Dor à palpação, ao tossir ou ao deglutir	Choque neurogênico
Dor à movimentação da língua	Hipóxia e hipoventilação

Lesão Esofágica ou Faríngea	Lesão de Nervos Cranianos
Saliva sanguinolenta	Paralisia Facial (n. VII)
Aspirado nadogástrico sanguinolento	Disfagia e perda do reflexo de vômito (n. IX)
Resistência à movimentação passiva do pescoço	Disfonia (n. X)
	Perda de força da elevação do ombro (n. XI)
Sangramento ativo oral ou pela sonda nasogástrica	Desvioda protusão da língua (n. XII)

Lesão da Veia Jugular	Lesão da Artéria Carótida
Hematoma	Queda do nível de consciência
Hemorragia	Hemiparesia contralateral
Hipotensão	Hemorragia
	Hematoma
	Calafrios
	Déficit de pulso

Via aérea

Realizar intubação orotraqueal em vítima de trauma penetrante do pescoço pode desencadear reflexo de vômito ou tosse, potencialmente causar embolia com acidente vascular cerebral embólico, e também sangramento ativo do vaso de origem. Ademais, hematoma cervical e edema dos tecidos podem rapidamente distorcer a anatomia normal do arcabouço laríngeo e dificultar, quando não impossibilitar, a intubação oral. Ainda assim, garantir a manutenção de via aérea segura é prioridade.

O preparo adequado antecipado da equipe de profissionais que tratam do paciente é crucial. Isso inclui assegurar a facilidade de acesso a aparelhos de aspiração e ter tubos endotraqueais de múltiplos tamanhos, bem como todas as ferramentas e materiais necessários para realizar o procedimento de cricotireoidostomia ou traqueostomia à mão.

Respiração

Sinais ou sintomas de dificuldade ventilatória podem indicar a presença de hemotórax ou pneumotórax, principalmente se a lesão ocorreu na zona I. Toda restrição ventilatória que persiste pós-intubação indica possível pneumotórax hipertensivo, o que exige descompressão imediata e passagem de dreno de tórax.

Circulação

O controle do sangramento que se origina do pescoço deve ser realizado com pressão digital direta. É importante evitar o clampeamento do vaso lesado na sala de emergência, devido ao risco de ligamento inadvertido de estruturas vizinhas ao vaso em questão.

É também importante não sondar ou explorar essas feridas na sala de emergência, pois tais ações podem causar embolia de ar ou desalojar coágulos, provocando sangramento.

Se houver presença de corpo estranho saliente na região, sua remoção deverá ser realizada no centro cirúrgico pelos mesmos motivos.

Concomitantemente à verificação de sangramento ativo, é necessário estabelecer dois acessos intravenosos calibrosos (agulhas 14 ou 16 gauge). Se houver suspeita de lesão da artéria subclávia ou do tronco braquiocefálico, os locais de acesso intravenosos deverão ser no membro superior contralateral, ao lado da lesão, e no membro inferior.

Existe atualmente um grande debate em torno da conduta a ser adotada em tais lesões, e o tratamento operatório mandatório vem sendo substituído por abordagem mais seletiva e conservadora. Questionamentos têm sido feitos relacionando-se o mecanismo de lesão e a sua conduta, o melhor exame diagnóstico na conduta não operatória, quando optar pelo tratamento cirúrgico, e qual a melhor técnica para o reparo cirúrgico das diferentes lesões encontradas.

Essa preocupação se deve à tentativa de se evitar operações não terapêuticas, que ocorrem em larga escala quando o uso de conduta cirúrgica é mandatório.

No entanto, se o paciente apresentar sinais de instabilidade (comprometimento de via aérea, choque hemorrágico, sangramento ativo, hematoma em expansão, hemoptise), não há controvérsia em relação a que a exploração cirúrgica imediata é, de fato, necessária[6,7,11-14].

Há ainda grande discussão acerca da conduta a ser adotada em relação à zona acometida. Alguns autores advogam o empreendimento dos exames complementares de rotina para pacientes com feridas em zonas I e III, devido à dificuldade da exposição cirúrgica nesses locais[11,12].

Atualmente, os autores acreditam que os ferimentos cervicais são mais bem tratados com a conduta seletiva. O procedimento cirúrgico mandatório "de princípio" deve ser substituído pela operação imediata somente quando as condições do paciente assim o exigirem. A sistematização diagnóstica deve compreender a radiografia simples de coluna cervical, o esofagograma e a esofagoscopia, e a nasofibroscopia nos casos com sinais clínicos de lesão ou ferimentos transfixantes.

Nasofibrolaringoscopia flexível é essencial para exame endolaríngeo em pacientes estáveis hemodinamicamente. Lacerações, hematomas, mobilidade de pregas vocais e edema de glote devem ser identificados no momento da avaliação inicial[12,13]. Exame cuidadoso e documentação da função de nervos cranianos são particularmente importantes.

A tomografia computadorizada desempenha papel importante nos casos inicialmente selecionados para conduta conservadora. Esse exame tem alta sensibilidade (90%)[12] para diagnosticar lesões do trato aerodigestivo. Também fornece informações sobre injúrias vasculares e lesões intratorácicas; permite à equipe médica planejar uma abordagem cirúrgica mais adequada, quando indicada.

Sobretudo, o uso rotineiro da tomografia computadorizada nesses casos tem reduzido o número de cirurgias não terapêuticas[8,12-14].

A tomografia computadorizada de rotina para pacientes estáveis é segura e deve ser feita em todos os casos de lesões cervicais penetrantes.

Reserva-se a traqueobroncoscopia para casos em que há suspeita de lesão de via aérea, e se a nasofibrolaringoscopia for inconclusiva.

O eco-Doppler de artérias carótidas e vertebrais deve ser feito em todo ferimento das zonas I e III. Os exames suspeitos devem ser confirmados por angiotomografia. Quanto à zona II, o eco-Doppler deve ser indicado baseando-se no exame físico inicial.

As cirurgias, quando indicadas, devem ser realizadas por um cirurgião experiente e com conhecimento anatômico da região cervical.

Numa situação de emergência, quando a intubação orotraqueal não for possível ou estiver contraindicada, deve-se realizar a cricotireoidostomia, que é procedimento rápido que não requer material específico. Uma incisão transversa na porção mediana da membrana cricotireóidea dá acesso à via aérea. Às vezes, uma punção na membrana com uma agulha grossa já permite uma ventilação até que se consiga instrumental adequado. Colocando-se uma seringa na agulha usada para a punção, consegue-se ventilar o paciente com a retirada do êmbolo.

A cricotireoidostomia deve permanecer apenas até a saída do estado de emergência, com a realização de traqueostomia assim que possível.

Quando possível, operar o paciente com coxim subescapular, que facilita a exposição cervical e da via aérea.

A incisão para abordagem de um trauma cervical deve ser preferentemente em "J" ou em "U", podendo ser também em "H" quando houver a necessidade de abordagem bilateral do pescoço. Com essas incisões se tem acesso a todas as estruturas anatômicas do pescoço.

A abertura deve ser cuidadosa, com hemostasia eficiente até a abordagem da lesão. Devem-se identificar os nervos para evitar sua secção ou ligadura inadvertida. A correção das lesões deve ser com fios adequados. Ligaduras vasculares preferentemente com fios de algodão 2-0, 3-0 ou 4-0, dependendo do calibre do vaso. Nas reconstruções de artéria carótida, utilizar o Prolene® 6-0 ou 7-0. Na faringe e no esôfago podemos utilizar fio de Vicryl® 4-0, com pontos invaginantes separados. Nas lesões de cartilagens e na traqueia, utilizar este mesmo fio.

Utilizamos dreno de sucção sempre que houver risco de fístula ou de sangramento, sendo mantido ao redor de 48 horas.

O músculo platisma deve ser aproximado com pontos separados ou contínuos de Monocryl® 5-0, aproximando as bordas da ferida operatória. Se houver muito tecido celular subcutâneo, esse também deve ser aproximado com fio de Monocryl® 5-0. A sutura da pele deve ser realizada com fio de *nylon* 5-0 ou 6-0. Se a ferida operatória não for contaminada, pode-se realizar sutura continua com fio de *nylon* 6-0, com resultado estético muito bom.

No pós-operatório utilizamos cefalosporina de 2ª geração (Zinacef, 750 mg de 8/8 h); nos ferimentos não contaminados e naqueles contaminados associamos cefalosporina (Rocefin) e clindamicina (1 g de 12/12 h e 600 mg de 6/6 h, respectivamente). Analgésico, anti-inflamatórios hormonais ou não, antiemético e protetor gástrico também devem ser utilizados no pós-operatório. O curativo oclusivo é mantido por 24 horas.

Sempre que houver lesão de via digestiva e necessidade de colocação de sonda nasogástrica ou nasoenteral, a alimentação poderá ser iniciada no pós-operatório. Se foi realizada traqueostomia preventiva, sem lesão da via aérea, a cânula poderá ser trocada pela de metal assim que o paciente não necessitar de ventilação assistida e a decanulização deve ser realizada o mais precocemente possível, em ambulatório.

Frente ao paciente com trauma cervical, deve-se estar atento a outras lesões concomitantes, priorizando as mais graves. O sucesso do tratamento, evitando-se sequelas, dependerá de um primeiro atendimento adequado e eficaz.

Bibliografia consultada

1. Barnes JK, Woodward JJ, Smart C, Otis GA, Huntington DL. The medical and surgical history of the war of the rebellion (1861-65). In: United States Surgeon-General's Office. Washington: U.S. Government Printing Office; 1870.

2. Lynch C. The medical department of the United States Army in the world war. In: United States Surgeon-General's Office. Washington: U.S. Government. Printing Office; 1921.

3. Beebe GW, DeBakey ME. Battle casualties. Springfield: Thomas; 1952.

4. Brennan J, Lopez M, Gibbons MD, Hayes D, Faulkner J, Dorlac WC et al. Penetrating neck trauma in Operation Iraqi Freedom. Otolaryngol Head Neck Surg. 2011;144(2):180-5 [Medline].

5. Harris R, Olding C, Lacey C, Bentley R, Schulte KM, Lewis D et al. Changing incidence and management of penetrating neck injuries in the South East London trauma centre. Ann R Coll Surg Engl. 2012;94(4):240-244.

6. LCV, Duda JR, Zanatta PDS, Morais AL, Silveira F, Olandoski A. Ferimentos Cervicais: análise retrospectiva de 191 casos. Rev Col Bras Cir. 2003;Set/Out;30(5):374-81.

7. Mattox KL, Feliciano DV, Moore EE. Trauma 4a ed. New York: McGraw-Hill; 2000.

8. Nason RW, Assuras GN, Gray PR et al. Penetrating neck injuries: analysis of experience from a Canadian trauma centre. Can J Surg. 2001;44(2):122-6.

9. Pinto A, Brunese L, Scaglione M, Scuderi MG, Romano L. Gunshot injuries in the neck area: ballistics elements and forensic issues. Semin Ultrasound CT MR. 2009;30(3):215-20.

10. Narayan RK, Wilberger JE Jr, Povlishock JT. Neurotrauma. New York: McGraw Hill; 1996.

SEÇÃO VII

Odontologia

COORDENADORES

Denise C. Abranches

•

Luciano L. Dib

Dor Odontogênica 50

Marcia Regina Ramalho da Silva Bardauil
Denise Caluta Abranches

Conceito

Se perguntássemos às pessoas uma definição para dor, com certeza teríamos respostas variadas e inconclusivas, o que faz com que seja difícil a interpretação da dor em um paciente. Por isso, há a necessidade de um exame cauteloso e até multidisciplinar para considerar os vários sinais e sintomas, correlacionando as doenças possíveis, e chegar a um diagnóstico.

No caso de um paciente que apresenta dor orofacial, devemos considerar a possibilidade de dor dental e/ou das estruturas de suporte. Neste capítulo descreveremos como se manifesta a dor odontogênica, ou seja, de origem dental (uma fonte odontogênica real de dor) e suas variações, para que seja mais facilmente incluída ou excluída de um diagnóstico.

A dor de origem odontogênica é descrita como uma dor somática, profunda e visceral, quando atinge o tecido dental – polpa dentária. No caso do envolvimento das estruturas de suporte dental – tecidos periodontais – é descrita como somática profunda, mas musculoesquelética. Apresenta muitas variações, podendo ser localizada ou difusa e irradiada por toda a face ou cabeça, devido a uma complicada convergência de plexos neuronais.

A polpa dentária é um tecido conjuntivo altamente vascularizado que ocupa todo o espaço interno do dente, da raiz à coroa. Apresenta terminações nervosas livres com fibras amielinizadas (fibras C) que caminham junto ao tecido vascular do forame apical até a porção coronária, ramificando-se num plexo nervoso com fibras mielinizadas (delta A) que se estendem internamente da dentina via túbulos dentinários. A essa interação, nomeamos de complexo dentino-pulpar, cuja principal função é manter a vitalidade do dente e, consequentemente, proteger de agentes agressores com sinais dolorosos deflagrados por uma reação inflamatória.

A resposta inflamatória pulpar depende de fatores como a natureza, intensidade e frequência do agente agressor, levando ainda em consideração a saúde pulpar preexistente, a capacidade de defesa e a idade do hospedeiro. O agente agressor mais comum é a cárie dentária, de natureza microbiológica e com alto grau de intensidade, que pode levar ao tecido pulpar alterações estruturaia e celulares.

A cárie coronária, que avança o esmalte e atinge a dentina, permeia substâncias lesivas para a polpa através dos túbulos dentinários que apresentam nociceptores periféricos (delta A) junto à pré-dentina, transmitindo impulsos dolorosos. Na permanência da cárie, a inflamação pode se estabelecer e desencadear injúrias teciduais pulpares irreversíveis.

Vale lembrar que um dente "jovem" apresenta câmara pulpar e túbulos dentinários mais amplos, portanto mais permeável é a dentina e mais rápida a resposta dolorosa, assim como a possibilidade de reparo tecidual. Quando a polpa envelhece, a resposta dolorosa é mais lenta, a câmara pulpar e os túbulos estão mais estreitos devido à deposição dentinária fisiológica, apresentando mais fibras e menos células, tornando menos provável a reparação pulpar.

Toda reação inflamatória demanda um aumento do fluxo sanguíneo e, consequentemente, o aumento da pressão tissular, já que o espaço pulpar é constituído de paredes mineralizadas rígidas formadas por esmalte, cemento e dentina. O edema inflamatório e um número limitado de forames apicais, responsável pela entrada e saída vascular, acabam por trazer efeitos danosos até a estase sanguínea.

Na dependência da remoção do agente agressor, a polpa pode retornar à normalidade, caso contrário, os efeitos danosos estabelecidos adquirem características próprias e padrões clínicos que permitem a classificação das doenças pulpares. Quando a agressão persiste e o tecido pulpar está totalmente comprometido sem vascularização, a necrose pulpar é iminente e o caminho natural é a contaminação microbiológica com extensão dos danos aos tecidos circunvizinhos periapicais.

Estabelece-se agora outra classificação, a das doenças periapicais.

Etiologia

Os agentes agressores que desencadeiam a dor odontogênica apresentam etiologias distintas: microbiológicas, químicas e físicas.

- Os agentes microbiológicos causam a maioria das doenças dentárias, sendo a cárie dentária a mais frequente entre elas.
- Os agentes químicos representam os ácidos, *primes* e adesivos dos procedimentos de dentística, quando não adequadamente utilizados. Pode-se ressaltar aqui os ácidos de refluxos gástricos e vômitos provocados por pacientes bulêmicos, que levam a uma severa descalcificação dos tecidos minerais, causando inflamação do tecido pulpar.
- Os agentes físicos estão representados pelos traumas que acidentalmente levam à ruptura parcial ou total do feixe vasculonervoso, causando injúrias pulpares em curto e/ou longo prazos. Entre os agressores físicos destacamos o bruxismo – ato de ranger compulsivamente os dentes –, que provoca a perda de tecido mineralizado externamente e estimula a formação de dentina na câmara coronária, obliterando-a e até levando à necrose pulpar.

Diagnóstico e classificação das patologias odontogênicas

A dor odontogênica é considerada primária quando atinge os tecidos pulpares e periapicais, podendo ainda ser percebida em dentes não afetados ou estruturas orofaciais, isto é, a dor é sentida em área diferente do sítio verdadeiro, dor heterotópica.

O conjunto de anamnese, exame clínico, recursos auxiliares e semiotécnicos pode identificar a dor real, o grau de inflamação e degeneração, classificando as patologias pulpares e periapicais e as suas derivações.

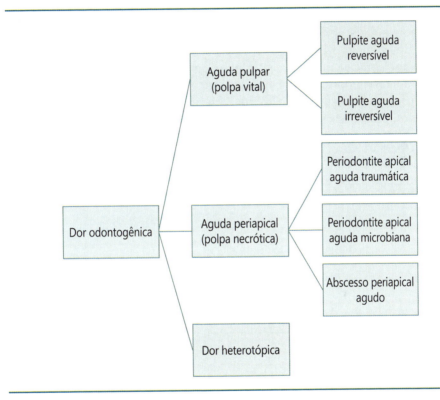

A Tabela 50.1 relaciona as patologias dentárias agudas e sintomáticas de origem odontogênica.

◀ Tabela 50.1 – Classificação das doenças dentárias agudas de origem odontogênica

Doenças Agudas Pulpares	Doenças Agudas Periapicais	Dor Heterotópica
• Pulpite aguda reversível • Pulpite aguda irreversível	• Periodontite apical aguda traumática • Periodontite apical aguda microbiana • Abscesso periapical agudo	• Dor projetada (dente adjacente) • Dor referida (dente na arcada antagonista)

Diagnóstico e classificação das doenças pulpares agudas

As doenças pulpares podem ser classificadas em agudas, crônicas e degenerativas. As doenças crônicas e degenerativas apresentam quadros assintomáticos (quase sempre) e não serão comentadas nesse capítulo.

As doenças agudas são quadros inflamatórios que apresentam manifestações dolorosas, podendo variar de leves a severas: pulpite aguda reversível e pulpite aguda irreversível.

◀ Pulpite aguda reversível

Quando a dor é desencadeada frente a pequenos estímulos como calor, frio ou doces é denominada pulpite aguda reversível. A dor desaparece rapidamente com a remoção do estímulo, não há sensibilidade à percussão e o dente não apresenta mobilidade. Clinicamente apresenta lesão cariosa em dentina e/ou exposição dentinária radicular por retração gengival. Radiograficamente, é possível se verificar lesão cariosa com destruição de parte do tecido dentinário próximo à câmara coronária e/ou problemas periodontais associados. Quando não tratada a tempo, evolui para a pulpite aguda irreversível.

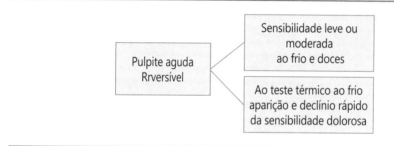

◀ Pulpite aguda irreversível

Na pulpite aguda irreversível a dor é violenta, latejante e não cessa com analgésicos. Normalmente se agrava com estímulos frios de alimentos e bebidas ou estímulos de qualquer outra natureza, de um simples contato dos dentes aos movimentos da mandíbula e da cabeça, permanecendo mesmo quando da remoção do estímulo. Em estágio mais avançado da inflamação frente às estruturas mineralizadas e duras da dentina, a dor torna-se intolerável, a pressão hidrostática tecidual aumenta e a congestão apical vascular é inevitável. Nesse estágio a dor passa a ser aliviada com o frio, devido a uma leve diminuição da pressão tecidual e descompressão apical, não sendo raro o paciente chegar com pedras de gelo dentro e fora da boca, em ato desesperado para amenizar a dor. Em outras situações, a dor pode ser confundida com dor de cabeça, ouvido, sinusite, neurite ou neuralgia facial atípica.

Quando a congestão apical progride, a estase sanguínea ocorre e, consequentemente, há a necrose pulpar. A dor então cessa, o tecido pulpar não responde mais ao estímulo com frio, e está decretada a falência pulpar.

Como consequência da necrose pulpar, o ambiente radicular torna-se favorável à contaminação e colonização de microrganismos por todo o sistema de canais radiculares. As bactérias e suas toxinas alcançam a região perirradicular, envolvendo as estruturas de suporte dental, especificamente o periodonto apical. A dor agora, quando presente, é resultado da inflamação dos tecidos periapicais e é deflagrada por percussão. A infecção está instituída e, assim, a ocorrência das diferentes patologias periapicais.

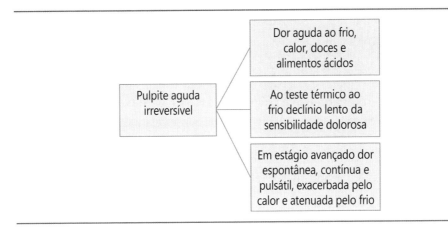

A Tabela 50.2 apresenta as principais características das patologias agudas pulpares.

Tabela 50.2 – Diagnóstico das doenças pulpares agudas

Doenças Agudas Pulpares	Características da Dor	Características Clínico-Radiográficas
• Pulpite aguda reversível	• Sensibilidade leve ou moderada ao frio e doces • Dor provocada, viva e de curta duração • Ao teste térmico ao frio aparição e declínio rápido da sensibilidade dolorosa	• Lesão cariosa invadindo dentina • Restaurações extensas • Exposição dentinária coronária e/ou radicular • Radiograficamente lesão cariosa próximas à cavidade pulpar e/ou envolvimento periodontal
• Pulpite aguda irreversível	• Dor aguda ao frio, calor, doces e alimentos ácidos • Dor acentuada ao teste térmico ao frio, com declínio lento. • Em estágios mais avançados a dor torna-se espontânea, contínua e pulsátil, exacerbada pelo calor e atenuada pelo frio.	• Lesão cariosa invadindo dentina • Radiograficamente lesão cariosa e/ou envolvimento periodontal, pode apresentar a lâmina dura espessada

Diagnóstico e classificação das doenças periapicais agudas

As doenças periapicais podem ser classificadas como agudas e crônicas. As patologias crônicas apresentam quadros assintomáticos e não serão comentadas nesse capítulo.

As doenças periapicais agudas apresentam quadros sintomáticos quando a defesa do organismo é incapaz de combater as bactérias: periodontite apical aguda e abscesso perapical agudo.

◀ Periodontite apical aguda

A periodontite apical aguda é consequência da inflamação pulpar não tratada que se estendeu em direção ao espaço periodontal, provocando inflamação dos ligamentos periodontais. Nota-se pequena extrusão do dente, sensibilidade à percussão e mobilidade dental, razão pela qual o paciente relata dor à mastigação. À palpação apical, a resposta pode ser positiva e radiograficamente pode apresentar reabsorção do osso alveolar apical. A dor é pulsátil, contínua e localizada. A resposta ao frio e ao calor é negativa, lembrando que a polpa responsável por esta função está necrótica.

A periodontite apical aguda pode ser de origem traumática ou microbiana. A periodontite apical aguda traumática acontece em dentes que apresentam contato prematuro, provocado por restaurações em excesso, ou em dentes que sofreram trauma acidental, e ainda em dentes com movimentação ortodôntica indevida. Nestes casos, a polpa pode apresentar vitalidade (mas não necessariamente), e é a única exceção de patologias periapicais em dentes polpados.

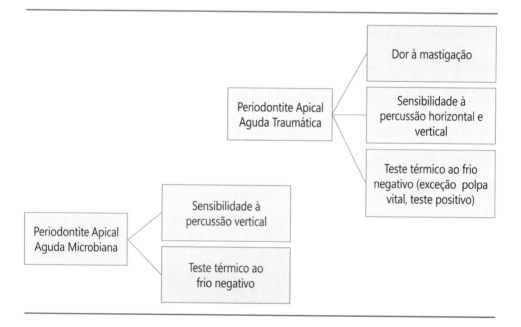

Quando, durante o tratamento endodôntico, manobras operatórias de irrigação e instrumentação ultrapassam o forame apical, levando bactérias e suas toxinas além do forame apical, denominamos periodontite apical aguda microbiana.

◀ Abscesso periapical agudo

O abscesso periapical agudo, outra modalidade periapical aguda, ocorre quando há o desequilíbrio da defesa do hospedeiro frente ao número e/ou à virulência dos microrganismos presentes. A dor é semelhante à da periodontite apical aguda, pulsátil e contínua, porém diferencia-se clinicamente, pois apresenta edema – coleção purulenta.

Esta doença apresenta fases conforme o acúmulo de pus – fase inicial, em evolução e evoluída. Na fase inicial o edema pode ser discreto, próximo ao ápice, identificável visualmente ou à palpação (que deve ser feita cuidadosamente), dando a sensação de pressão na área. Apresenta mobilidade dental e sensibilidade extrema à percussão. A resposta aos testes térmicos é negativa, lembrando que a polpa responsável por esta função está necrótica. Ao calor pode ser sensível, pois aumenta a pressão por vasodiltação. Radiograficamente pode apresentar aspecto normal da área apical ou mostrar ligeiro espessamento do espaço periodontal.

O edema e o pus presentes na região periapical, se não drenarem espontaneamente pelo canal dentário ou pelo ligamento periodontal, terão direção para o osso cortical e região submucosa adjacente; resultando em diminuição da dor instalada (fase evoluída).

No trajeto da coleção purulenta entre a região periapical e submucosa, fase em evolução, também chamada de transóssea, é a fase mais dolorida. Extremamente sensível à percussão vertical e, às vezes, à percussão horizontal. O pus, no entanto, pode seguir outro trajeto, o tecido subcutâneo, e o paciente pode apresentar edema facial com alteração de volume deformante – assimetria facial. Manifestações sistêmicas podem estar associadas, como a bacteremia transitória, linfadenite regional e aumento da temperatura corpórea, deixando o paciente prostrado.

Uma vez atingido o tecido subcutâneo, a infecção pode se disseminar por espaços mais profundos do pescoço, fáscias cervicais e seus espaços, podendo dar

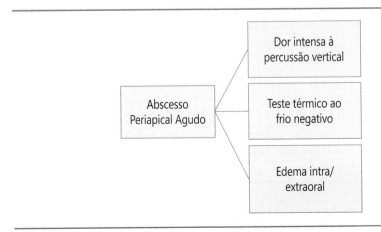

Seção VII – Odontologia

origem à celulite. Quando a infecção envolve o espaço retrofaríngeo é conhecida por angina de Ludwig, caso este que requer atenção e internação imediata, pois pode levar a óbito. Nesses casos, é essencial o diagnóstico precoce e tratamento adequado por otorrinolaringologistas. Quando a infecção envolve os vasos sanguíneos, pode dar origem a tromboflebites. Quando se multiplica e se dissemina no organismo, à septicemia. Quando alcança o osso alveolar como um todo e a base da mandíbula, à osteomielite.

A Tabela 50.3 apresenta as principais características das doenças periapicais agudas.

◀ Tabela 50.3 – Diagnóstico das patologias periapicais agudas

Doenças Agudas Pulpares	Características da Dor	Características Clínico-Radiográficas
• Periodontite apical aguda – traumática	• Ao teste térmico ao frio negativo (quando teste é positivo, estamos com a exceção de polpa vital) • Dor a mastigação • Sensibilidade à palpação apical • Sensibilidade à percussão horizontal e vertical	• Sensação de dente crescido • Restaurações em sobreoclusão • Ocorrência de sobreinstrumentação, injeção acidental de substâncias químicas irritantes
• Periodontite apical aguda – microbiana	• Ao teste térmico ao frio negativo • Percussão vertical positiva	• Sensação de dente crescido • Ocorrência de sobreinstrumentação, ou injeção de substâncias químicas, transporte de microrganismos para a região periapical. • Ausência de trauma oclusal
• Abscesso periapical agudo	• Dor intensa, pulsátil, contínua, altamente sensível à percussão vertical • Palpação positiva • Resposta negativa aos testes térmicos	• Edema intraoral • Em estágio mais avançado, edema extraoral apresentando assimetria facial • Radiograficamente pode apresentar imagem radiolúcida na região periapical • Edema em fáscias musculares do pescoço

Dor heterotópica

Além das patologias pulpares e periapicais, a dor odontogênica pode se apresentar heterotópica, sendo confundida com dor em outros dentes ou estruturas orofaciais. A dor heterotópica é considerada uma dor somática profunda, classificada em dor projetada ou irradiada.

Quando um paciente se queixa de dor em dentes adjacentes, esta é considerada dor projetada, e em dentes do arco antagonista, dor referida. Assim como em outras áreas da face (ouvido, cabeça e pescoço do mesmo lado), ou seja, ocorre em um padrão vertical, não atravessa a linha mediana.

Em geral, são mais frequentes quando provêm de dentes posteriores devido à proximidade anatômica e distribuição da inervação das estruturas orofaciais. Em dentes anteriores e posteriores superiores a frequência de dor está mais relacionada com o globo ocular e o seio maxilar, respectivamente. Em dentes inferiores, os anteriores com o pescoço e os posteriores com o ouvido.

A Tabela 50.4, mostra como a dor heterotópica é classificada e como geralmente é confundida.

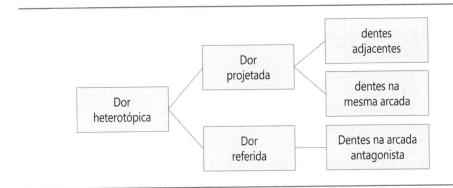

◀ Tabela 50.4 – Classificação da dor heterotópica odontogênica

Dor Heterotópica	Dentes	Estruturas Orofaciais
• Dor projetada • Dor referida	• Dentes adjacentes, mesma arcada • Dentes da arcada antagonista do mesmo lado	• Seio maxilar, globo ocular • Seio maxilar, ouvido e cabeça do mesmo lado

Propedêutica

Para o correto diagnóstico do dente causal da dor odontogênica utilizamos um conjunto de recursos auxiliares na colheita de sinais e sintomas para a identificação da patologia e escolha da terapia mais indicada.

Dentre esses recursos semiotécnicos e auxiliares, os mais utilizados são os testes de palpação, de percussão, ao frio, ao calor, de mobilidade dental, da cavidade dental, da anestesia e de imagens radiográficas, sempre analisando a resposta dente por dente da hemiarcada suspeita, dentes vizinhos ou homólogos, para que possamos compará-los, sendo o dente suspeito sempre o último a ser avaliado.

No teste de palpação utilizando a polpa digital do dedo indicador, apalpamos a região apical, dente por dente, para constatar alguma sensibilidade e/ou edema, denotando inflamação apical.

No teste de percussão utilizamos o cabo do espelho clínico como instrumento para fazer leves toques na borda incisal – percussão vertical – e na face vestibular – percussão horizontal – dente por dente, para verificar o comprometimento das fibras periodontais.

No teste de mobilidade dental utilizamos na face vestibular do dente a polpa digital do dedo indicador, e na face palatina o cabo do espelho clínico para realizarmos movimentos para frente e para trás, a fim de verificarmos se há alteração da fixação do dente, traduzindo comprometimento das fibras do ligamento periodontal.

Nos testes térmicos ao frio e ao calor, o teste ao frio é preferido e realizado primeiramente, a resposta pulpar é mais rápida devido à excitação das fibras não mielinizadas (delta A) presentes próximas aos túbulos dentinários que respondem mais à contração do que à expansão. Por isso, é tido como mais conclusivo do que ao calor.

Entre as teorias mais aceitas que explicam a sensibilidade dentinária às diferenças térmicas está a teoria hidrodinâmica de Brännströn, que propõe a movimentação dos fluidos nos canalículos dentinários, deslocando os odontoblastos e/ou nervos adjacentes no interior da pré-dentina, provocando a sensibilidade. Convém ressaltar que o teste ao frio pretende qualificar a vitalidade pulpar, via sensibilidade, inferindo o grau de reversibilidade do processo inflamatório. Ou seja, quando a resposta é positiva a polpa está vital, quando a resposta é negativa a polpa está necrosada, não há nenhuma sensibilidade. Porém, ao remover o estímulo e a dor demorar a desaparecer, alterações inflamatórias estão presentes e, em uma tentativa de quantificar a inflamação, contamos esse tempo de 1 a 10. Quanto mais próximo do 10, mais inflamada e mais irreversível é o processo. O teste deve ser realizado em dentes da mesma arcada, vizinhos ou homólogos, para comparar o grau de sensibilidade do paciente; cada paciente tem o seu limite de normalidade.

No teste ao frio utilizamos o gás refrigerante diclorodifluorometano e o tetrafluoretano (*Endo-frost spray* – Coltène), que atinge temperaturas aproximadas de –46 a –55°C, seguindo o protocolo de: isolamento da área com rolos de algodão; secagem do dente com gaze; agitação do frasco e vaporização por 5 segundos em uma pence de algodão com auxílio de pinça clínica.

Aplicar a pence de algodão na superfície vestibular dos dentes, na região cervical média da coroa até que o paciente, previamente instruído, levante o antebraço esquerdo em caso de resposta positiva de dor. O estímulo então é retirado, conta-se o tempo oralmente de um a dez, até que o paciente, pré-instruído, abaixe o antebraço quando a dor cessar.

Os testes devem ser realizados nos dentes que servirão de comparação e, por último, no dente mais suspeito. Este procedimento deve ser repetido, caso necessário, em intervalos de 5 minutos.

Quanto mais tempo demorar para a dor cessar, mais comprometido está o tecido pulpar e menos provável é a sua reversibilidade.

No exame da cavidade utilizamos curetas ou brocas para exposição da dentina sem o uso de anestesia, para verificar se o paciente apresenta resposta positiva pulpar. Se necessário, aplica-se gás refrigerante diretamente na cavidade. É o último recurso a ser utilizado por ser muito invasivo.

O exame da anestesia normalmente é realizado quando os outros testes são inconclusivos e o paciente apresenta dor irradiada. Serve para identificar o dente algógeno dentre os suspeitos. Realizamos a anestesia infiltrativa na região distal do ápice radicular do dente mais distante do dente suspeito, caminhamos um a um, até o alívio da dor, quando a identificação fica estabelecida.

O exame por imagem é o exame complementar mais utilizado na clínica diária. A radiografia periapical (técnica da bissetriz e paralelismo) e suas derivações (Clark, LeMaster e triangular de rastreamento) possibilitam a análise da coroa, raiz e estruturas periodontais com bastante definição. Permite observar alterações das características anatômicas, verificando a lesão cariosa, a sua proximidade com a câmara pulpar, o espessamento e/ou rompimento da lâmina dura, a reabsorção óssea apical e o mapeamento de fístulas, o que possibilita a identificação do dente causal.

Outras técnicas como a interproximal, oclusal e panorâmica também têm a sua valia dependendo do caso, quando mais dados são necessários ao diagnóstico.

Outra modalidade já disponível e bastante utilizada em odontologia é a tomografia computadorizada. Embora realizada em laboratórios radiológicos, muitas vezes é necessária em casos de difícil diagnóstico e quando se deseja analisar cortes em todas as dimensões, permitindo uma interpretação tridimensional.

Todos esses dados somados à anamnese e às histórias médica e pregressa dental dependem da habilidade do profissional e de seu conhecimento técnico-científico para guiá-lo ao diagnóstico correto.

Tratamento e prognóstico

Tratamento das patologias pulpares agudas

◀ Pulpite aguda reversível

O tratamento da pulpite aguda reversível está na detecção e remoção do agente agressor. Na maioria das vezes, a cárie é o agressor mais frequente, portanto, o tratamento consiste na remoção da cárie, proteção indireta da polpa e restauração definitiva – tratamento conservador.

Após o tratamento, a remissão dos sintomas anuncia um prognóstico favorável à polpa, e não há necessidade de tratamento endodôntico. Caso a sensibilidade persista, é necessária uma reavaliação, pois o agente agressor pode ter causado injúria tecidual suficiente, tornando a inflamação irreversível, impedindo o retorno da normalidade da polpa.

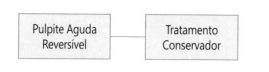

◀ Pulpite aguda irreversível

O tratamento indicado para a pulpite aguda irreversível é a pulpectomia, tratamento endodôntico radical que visa o corte do tecido pulpar em toda a extensão do canal radicular.

Em casos de tratamento de urgência, onde o tempo de trabalho está reduzido devido às dificuldades de acesso radicular ou à anatomia radicular atípica, o tratamento consiste na cirurgia de acesso coronário para estabelecer uma via de drenagem do exsudato inflamatório e corte da polpa coronária – pulpotomia.

A prescrição de analgésicos, eventualmente, pode ser necessária. O prognóstico é favorável e o dente retorna às suas funções normais.

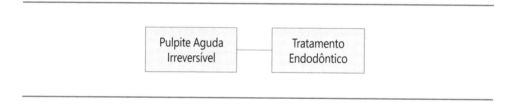

A Tabela 50.5 apresenta os tratamentos mais indicados e os prognósticos mais prováveis para as patologias pulpares agudas.

◀ Tabela 50.5 – Tratamento e prognóstico das doenças pulpares agudas

Doenças Agudas Pulpares	Tratamento	Prognóstico
• Pulpite aguda reversível	**Tratamento conservador** • Detecção e remoção do agente agressor, muitas vezes cárie, proteção dentinária e restauração coronária	• Sem sensibilidade após o tratamento – favorável • Na persistência de sensibilidade – Reavaliação com probalidade de tratamento endodôntico
• Pulpite aguda irreversível	**Tratamento Endodôntico** • Urgência: pulpoctomia – corte do tecido pulpar coronário • Em consulta de tempo regular: pulpectomia	• Favorável

Tratamento das doenças periapicais agudas

O tratamento indicado é determinar e eliminar o agente agressor. As estruturas de suporte apical estão envolvidas e a dor é deflagrada ao trauma ou pela ação tóxica microbiana – periodontite apical aguda traumática, ou microbiana, respectivamente.

◀ Periodontite apical aguda traumática

Embora seja uma doença periapical, a periodontite apical aguda traumática pode estar presente em dentes com polpa vital, como exceção. O contato prematuro de um tratamento restaurador coronário prévio pode desencadear tal patologia. Nesse caso, o trauma oclusal deve ser eliminado e a prescrição de anti-inflamatório está indicada. O prognóstico será favorável ao dente e o tratamento endodôntico não estará indicado caso haja remissão dos sintomas e o dente volte à sua normalidade.

Já em dentes não vitais, em decorrência de procedimentos endodônticos, o trauma da instrumentação e/ou a injeção de substâncias químicas ultrapassando o forame apical podem desencadear a periodontite apical aguda traumática. O tratamento indicado é a penetração desinfetante, o ajuste oclusal e a prescrição de analgésico enquanto houver dor.

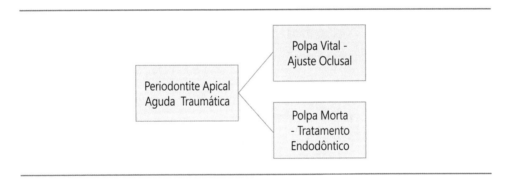

◀ Periodontite apical aguda microbiana

Nos casos de polpa morta, a periodontite apical aguda microbiana pode ser o resultado do transporte de microrganismos para a região periapical durante intervenção endodôntica. O tratamento preconizado objetiva a diminuição microbiana com a manobra de penetração desinfetante e prescrição de analgésico e anti-inflamatório. Caso não haja regressão da dor, reintervir endodonticamente e prescrever antibiótico.

◀ Abscesso periapical agudo

Nos casos do abscesso periapical agudo, o tratamento endodôntico está indicado e tem como principal finalidade a drenagem, logo o acesso à cavidade pulpar e/ou a trepanação periapical com lima de pequeno calibre pode facilitar a saída do exsudato purulento – drenagem via canal radicular.

A drenagem pode ser feita ainda por incisão no ponto de flutuação, quando houver, chamada de fístula cirúrgica. O uso de antibióticos, analgésico e anti-inflamatório é recomendado para auxiliar no processo da diminuição mais rápida do edema e de melhora das condições sistêmicas do paciente – febre e prostração.

O acompanhamento clínico é necessário para confirmar a melhora do quadro, pois em alguns casos a disseminação e o alojamento do pus nas fáscias musculares do pescoço – angina de Ludwig – obriga a internação imediata e o acompanhamento de otorrinolaringologista.

A Tabela 50.6 apresenta os tratamentos mais indicados e os prognósticos mais prováveis para as patologias agudas periapicais.

◀ Tabela 50.6 – Tratamento e prognóstico das doenças agudas periapicais

Doenças Agudas Periapicais	Tratamento	Prognóstico
• Periodontite apical aguda – traumática	• **Polpa viva** – ajuste oclusal e prescrição de anti-inflamatório • **Polpa morta** – tratamento endodôntico: penetração desinfetante e ajuste oclusal; prescrição de analgésico enquanto houver dor	• **Polpa viva** - favorável à polpa, não necessita tratamento endodôntico. • **Polpa morta** – favorável
• Periodontite apical aguda – microbiana	• **Tratamento endodôntico** – Penetração desinfetante • Prescrição de analgésico e antiinflamatório, caso não haja regressão da dor, reintervir endodônticamente e prescrever antibiótico.	• Requer acompanhamento até a remissão dos sintomas - Favorável
• Abscesso periapical agudo	• **Tratamento endodôntico** – Penetração desinfetante • Tentativa de drenagem via canal radicular e via mucosa, fístula cirúrgica • Prescrição de analgésico, antiinflamatório e antibiótico • Necessidade de internação, caso o edema esteja alojado nas facias musculares do pescoço	• Favorável • Requer acompanhamento até a remissão dos sintomas e edema

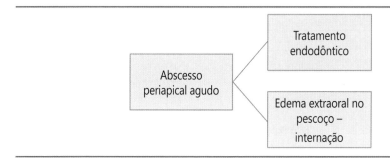

Quadro sinóptico das doenças odontogênicas de urgência

A Tabela 50.7 apresenta as doenças de origem dental que mais usualmente necessitam de tratamento imediato. A dor aguda e a problemática sistêmica fazem com que a pulpite aguda irreversível e o abscesso periapical agudo sejam tratados em âmbito clínico odontológico.

◀ Tabela 50.7 – Sinais de alerta nas doenças odontogênicas

Doenças Agudas	Características da Dor	Tratamento
• Pulpite aguda irreversível	• Dor aguda ao frio, calor, doces e alimentos ácidos • Dor acentuada ao teste térmico ao frio, com declínio lento. • Em estágios mais avançados a dor torna-se espontânea, contínua e pulsátil, exacerbada pelo calor e atenuada pelo frio. • Lesão cariosa invadindo dentina • Radiograficamente lesão cariosa e/ou envolvimento periodontal, pode apresentar a lâmina dura espessada	**Tratamento endodôntico** • Urgência: pulpoctomia – corte do tecido pulpar coronário • Em consulta de tempo regular: pulpectomia
• Abscesso periapical agudo	• Dor intensa, pulsátil, contínua, altamente sensível à percussão vertical • Palpação positiva • Resposta negativa aos testes térmicos • Edema intraoral • Em estágio mais avançado, edema extraoral apresentando assimetria facial • Radiograficamente pode apresentar imagem radiolúcida na região periapical • Edema em fáscias musculares do pescoço – Angina de Ludwig	**Tratamento endodôntico** – penetração desinfetante • Tentativa de drenagem via canal radicular e via mucosa, fístula cirúrgica • Prescrição de analgésico, antiinflamatório e antibiótico • Necessidade de internação, caso o edema esteja alojado nas facias musculares do pescoço

Bibliografia consultada

1. Heir GM. Facial Pain of Dental Origin – A Review for Physicians. Headache. 1987;27(10):540.

2. Hilgenberg PB, Cunha CC, Mendonça LM, Conti PCR.Dor orofacial odontogênica e a importância do diagnóstico diferencial. Relato de caso. Odontogenic orofacial pain and the importance of differential diagnosis. Case report. Rev Dor. 2010;11(2):169-172.

3. Okeson JP. Dores odontogênicas. In: Okeson JP, ed. Dores bucofaciais de Bell tratamento clínico da dor bucofacial. 6ª ed. São Paulo: Quintessence; 2006. p. 259-86.

4. Okeson JP. Tratamento das desordens temporomandibulares e oclusão. 4ª ed. São Paulo: Artes Médicas; 2000.

5. Pertes RA, Gross SG. Tratamento clínico das disfunções temporomandibulares e da dor orofacial. 1ª ed. São Paulo: Quintessence; 2005.

Disfunção da Articulação Temporomandibular 51

Sergio Eduardo Migliorini
Luciano L. Dib

Introdução

A articulação temporomandibular (ATM) é uma estrutura anatômica relacionada aos movimentos mandibulares responsáveis pelas funções orais: mastigação, fala, deglutição, respiração e postura; sendo de fundamental importância para a vida humana.

Estima-se que 65% da população mundial esteja acometida por disfunção da articulação temporomandibular (DTM).

O conhecimento da anatomia, fisiologia, causas multifatoriais mais comuns como fatores congênitos, traumas, doenças sistêmicas, fatores psicológicos e psiquiátricos, doenças infecciosas, má oclusão dentária e bruxismo é condição necessária para um correto diagnóstico e tratamento desta doença.

Anatomia e fisiologia

Classificada como articulação bicondilomeniscartrodia ou ginglimoartroidal, articula o osso temporal ao osso mandibular através da fossa temporal e do côndilo mandibular, que são recobertos por tecido cartilaginoso, denominado cartilagem articular.

Toda a articulação é envolvida por um tecido conjuntivo fibroso denominado capsula articular, que em íntimo contato com a membrana sinovial secreta o líquido sinovial, fluido tissular de alta concentração de ácido hialurônico responsável pela lubrificação e pelo deslizamento das superfícies articulares, evitando-se assim a erosão ou a remodelação patológica das estruturas.

Entre a fossa temporal e o côndilo mandibular existe uma estrutura fibricartilaginosa denominada disco articular, que através de estruturas ligamentares constituídas de tecido conjuntivo denso modelado (ligamentos laterais, esfenomandibulares, temporomandibulares e estilomandibulares), dividem a articulação em câmara superior e inferior, permitindo a manutenção destes espaços articulares, a concordância das superfícies e a dissipação de forças ante os movimentos mandibulares (Figura 51.1).

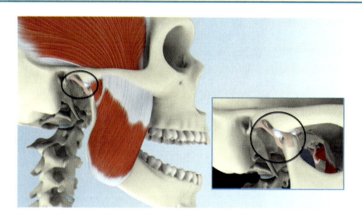

◀ **Figura 51.1** – Articulação temporomandibular.

A dinâmica dos movimentos mandibulares é executada através dos músculos mandibulares que inferem na ATM, na rotação e na translação das superfícies articulares.

Estes músculos são classificados como:
- elevadores da mandíbula (masseter, pterigóideo medial e porção anterior do músculo temporal); depressores da mandíbula (digástrico, milo-hióideo, gênio-hióideo, pterigóideolateral).

A ATM possui uma dinâmica complexa, variada e extremamente ativa, que põe em atividade forças intensas, necessárias para o deslocamento da mandíbula e para a realização de suas funções. Ela é responsável pelos movimentos executados pela mandíbula: abertura, fechamento, lateralidade (deslocamento lateral) e protrusão (deslocamento anterior).

Seu papel no crescimento e na eficiência mastigatória cabe à atividade sensorial que ela desempenha, já que nela existem diferentes tipos de receptores sensoriais, pelos quais se originam estímulos de sensibilidade à dor, de posicionamento mandibular, de distância interdental e de distúrbios interdentais.

Disfunção da articulação temporomandibular

As DTM representam desordens que abrangem os músculos mastigadores, a ATM e suas estruturas associadas. Tais alterações interferem diretamente no cotidiano dos pacientes e na qualidade de vida dos mesmos, estando relacionadas a sinais e sintomas desagradáveis como dores nos músculos da mastigação ou na região pré-auricular, ruídos articulares, limitação de abertura bucal, retração gengival, oclusão inadequada, distúrbios auditivos, cefaleias e sensibilidade em toda a musculatura do sistema estomatognático e cervical, entre outras anomalias.

Alguns sinais não incomuns podem surgir de forma única, isoladamente ou em grupos, tais como: parestesia, vertigem e alteração da audição. A má posição dos côndilos nas fossas articulares ou a pressão exercida por eles nas paredes posteriores pode causar a perda de equilíbrio, porque esta pressão pode ser transmitida ao ouvido médio, com isso causando transtornos ao labirinto e ao sistema neuromuscular.

A parestesia pode ser descrita como alteração transitória da sensibilidade. Nota-se o adormecimento de uma região facial, podendo não estar associada à dor. Quando estiver associada, a parestesia pode preceder a dor ou excedê-la em duração.

A parestesia pode envolver uma sensação térmica ou de queimadura, principalmente na parte posterior do conduto auditivo, quando são realizados os movimentos de abertura da mandíbula. A dor "ardente", frequentemente descrita como sintoma bucal isolado, envolve o rosto, a língua ou a gengiva, e é uma constante nas alterações da ATM, geralmente associada a problemas de má oclusão.

Fase diagnóstica

O correto diagnóstico, além de excluir outras doenças de cunho neurológico, ortopédico e otorrinolaringológico, é fundamental para a remissão dos sintomas de maneira eficaz, principalmente na fase aguda da doença.

◀ Anamnese e aplicação das escalas da dor

Após a correta anamnese, com a coleta dos dados pertinentes aos sintomas apresentados, indica-se a aplicação das escalas da dor, que podem determinar também o estado emocional do paciente nesta fase inicial.

A natureza da dor pode ser mais bem descrita como surda. Sua extensão, duração e intensidade variam de um indivíduo para outro. É, geralmente, unilateral. Quando bilateral, não é simétrica. Há alguns intervalos, sendo a dor perceptível ao acordar, após as refeições (mastigação mais rigorosa) e ao final de um dia cansativo.

O grande desafio do combate à dor inicia-se na sua mensuração, já que a dor é, antes de tudo, subjetiva, variando individualmente em função de vivências culturais, emocionais e ambientais. Torna-se necessária uma abordagem multidimensional na avaliação dos atributos da dor, os quais incluem intensidade, duração e localização da dor, características somatossensoriais e emocionais que a acompanham. Das várias possibilidades de avaliação, destacam-se entre as mais usadas a escala visual numérica (EVN) (Figura 51.2), e a escala visual analógica (EVA) (Figura 51.3).

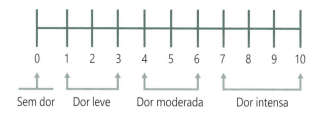

◀ **Figura 51.2** – Zero significa ausência de dor e 10, a pior dor imaginável.

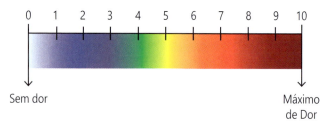

◀ **Figura 51.3** – Numa extremidade a marcação de "ausência de dor", e na outra, "máximo de dor".

Sem dúvida, ambas as escalas têm a vantagem de facilitar o contato médico-paciente, possibilitando que compartilhem a intensidade da dor, além de fornecer ao paciente um instrumento para "se fazer entender".

◀ **Exame clínico**

Deve seguir a sequência normal: ordenado, sistemático e completo. Na anamnese, os sintomas deverão ser registrados com clareza, nada se omitindo, pois todas as informações serão úteis ao diagnóstico, prognóstico e plano de tratamento.

Inspeção dos movimentos mandibulares

A limitação do movimento mandibular é um sinal constante. Isso ocorre apor causa da contração dos músculos mastigadores, em consequência dos estímulos dolorosos. Além da limitação, os movimentos se tornam irregulares, provocando um desvio da mandíbula, tanto em relação à oclusão quanto durante sua abertura e fechamento. Por isso, é mais apropriado considerar esta limitação mandibular como sinal clínico. Observa-se geralmente que a limitação do movimento, quando não associada à dor, deve-se a uma obstrução mecânica no interior da articulação, e sucede a um episódio de estalido sem limitação.

A abertura bucal é considerada normal quando o paciente consegue acomodar a ponta dos três dedos entre as bordas incisivas dos dentes superiores e inferiores, sem acusar dor. Uma abertura interincisal de 35 a 55 mm pode ser considerada normal.

É considerada limitação moderada quando a abertura interincisal é restrita à largura de dois dedos, e limitação extrema quando o paciente não ultrapassa de 1 a 2 mm de abertura interincisal.

Oroscopia

Neste exame deve-se observar a qualificação e a quantificação dentária como também as alterações pertinentes à suspeita de DTM. Ele inclui: a anodontia posterior, a presença de próteses mal adaptadas, as interferências nos movimentos mandibulares, as alterações na mucosa jugal, a presença de linha de mordida ou indentações na língua, as alterações gengivais, a má oclusão da posição dentária, a perda dental, a *overbite* e, a *overjet*, a *ciosibites*, os desgastes dentários e a investigação de bruxismo.

Exame físico

Palpação

A palpação da musculatura da cabeça e do pescoço é importante em pacientes nos quais há suspeitas de distúrbios da ATM. A finalidade deste exame é localizar regiões dolorosas, sensibilidades ou pontos de desencadeamento da dor (área de gatilho). A palpação deverá ser feita de maneira sistemática. Em primeiro lugar, devem ser palpados os músculos da cabeça e do pescoço, isto é, palpação extrabucal.

Em seguida, procede-se à palpação intrabucal dos músculos que compõem a ATM. As alterações poderão ser percebidas mediante informações obtidas do paciente e pela verificação de suas reações à palpação. Estas são avaliadas pela observação dos movimentos dos olhos, resposta pupilar (dilatação ou constrição), pestanejamento, movimentos da cabeça, mudança na expressão facial e movimento do corpo.

O músculo esternocleidomastóideo é palpado em toda a sua extensão com a utilização da ponta dos dedos. O músculo temporal é palpado sobre a fossa temporal com as pontas dos dedos. O músculo masseter é palpado externamente, de modo bilateral. A palpação deve ser feita com os dedos de uma das mãos na boca e os dedos da outra mão sobre o músculo, externamente, apertando-o. A palpação bidigital é feita colocando-se o dedo indicador no interior da boca e o polegar externamente sobre o músculo, pressionando-o. A palpação do pterigóideo medial é feita colocando-se os dedos de uma das mãos na altura da região antigonial da mandíbula e os dedos da outra mão colocados na porção posterior do soalho. Este procedimento deve ser feito bilateralmente.

Grupos musculares mais afastados são dolorosamente envolvidos e a dor pode ocorrer também, com menor frequência, em áreas onde não há ação muscular, como arco zigomático e espaço submandibular.

Auscuta

Crepitações e ressaltos à abertura e fechamento com estetoscópio, distensão articular e subluxações (ruído de grande intensidade).

◀ Imaginologia

Os exames imaginologicos complementares da ATM são destinados a reconhecer ou confirmar as anomalias morfológicas ou funcionais.

É fundamental a sua correlação com o exame clínico completo, para que além da indicação de qual é o melhor exame de imagem, solicitar dentro da hipótese diagnóstica, saber correlacioná-los objetivando uma melhor terapêutica.

Radiografia panorâmica ou ortopantomografia

A técnica radiográfica convencional mais usada é a radiografia panorâmica (Figura 51.4) e sua solicitação é anterior as técnicas mais sofisticadas, pela simplicidade, fácil acesso e baixo custo, embora com informações limitadas. Tem grande importância como auxiliar de diagnóstico e é indicada quando se deseja ampla visão da maxila e mandíbula (os dois ramos ascendentes e côndilos podem ser vistos simultaneamente) e para análise das dimensões e formas anatômicas, ou mesmo quando há a suspeita de processo degenerativo ou de outras doenças ósseas, porém é contraindicada para a interpretação funcional da ATM.

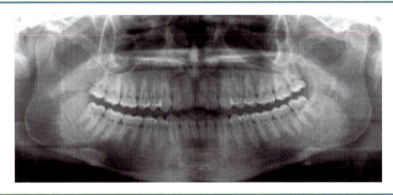

◀ **Figura 51.4** – Ortopantomografia.

◀ Radiografia em projeção transcraniana

Este exame é indicado para avaliação das imagens da ATM quando se suspeita de desordem intra-articular ou para verificar a capacidade de translação condilar. Tem como desvantagens a sobreposição das porções condilares (central e medial) em relação a outras estruturas.

O que se vê realmente da ATM são as estruturas intrinsecamente relacionadas com esta articulação, tais como: o forame auditivo externo, o côndilo, a cavidade glenóidea e o tubérculo articular do temporal (Figura 51.5).

Tomografia linear ou planigrafia

Este exame mostra "fatias" da articulação. Melhor visualização que nas radiografias convencionais, embora apenas a estrutura óssea seja visualizada (Figura 51.6)

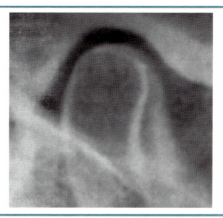

Figura 51.5 – Radiografia transcraniana.

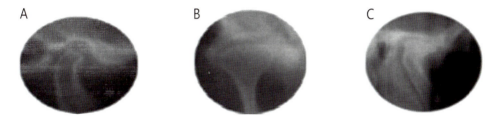

Figura 51.6 – Planigrafia – (A) plano sagital boca fechada; (B) plano coronal boca fechada; (C) plano sagital da cabeça da mandíbula com boca fechada.

Tomografia compuradorizada

É um método que permite obter a reprodução de uma secção do corpo humano com finalidade diagnóstica. Aqui, consiste na tomada em duas posições, boca aberta e fechada, demostrando ao observador detalhes da estrutura óssea e a dinâmica do movimento do côndilo mandibular.

Ressonância magnética

É o padrão-ouro para a visualização dos tecidos moles (disco articular, vasos, músculos); além de não submeter o paciente à radiação ionizante, é extremamente eficaz na observação dos desarranjos intracapsulares (Figura 51.7).

Cintilografia Óssea

Para o diagnóstico, tratamento e investigação de determinadas doenças, utiliza-se da aplicação de diferentes isótopos radioativos.

Apresenta as vantagens de não ser invasivo e capaz de detectar lesões muito antes que as radiografias

A desvantagem é de não ser específica, requerendo frequentemente outro exame para confirmação da natureza do problema e posterior plano de tratamento

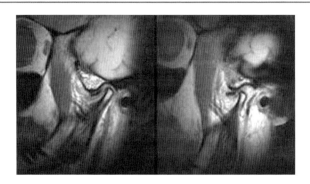

◀ **Figura 51.7** – Ressonância da ATM: (A) boca fechada, (B) boca aberta visualizando discopatia.

Eletromiografia de superfície

A eletromiografia é a técnica em que as fibras musculares em contração são mensuradas e exibidas.

O estudo tem a capacidade de regular, contar e analisar os movimentos grosseiros e refinados da mandíbula, monitorando os sons da articulação e a atividade dos músculos mastigatórios.

O teste permite quantificar assimetrias musculares e atividade muscular em abertura e fechamento.

Artrografia

O objetivo primário do artrograma é avaliar o disco, a extensão do movimento discal e a sua integridade.

Consiste na injeção de um meio de contraste no espaço supra ou infradiscal da ATM, seguida de avaliação radiográfica simples ou tomográfica para a visualização do contorno do disco e das superfícies articulares.

Artroscopia

A artroscopia da ATM pode ser dividida em duas categorias: diagnóstica e cirúrgica.

A artroscopia diagnóstica visualiza diretamente os tecidos articulares. Permite indicações de dores articulares persistentes e inexplicáveis que não respondem ao tratamento conservador; ajuda a confirmar a presença de uma alteração detectada clinicamente, e que não pode ser diagnosticada por outro meio de avaliação; quando necessita de bi**ó**psia de uma lesão ou doença.

Diagnóstico

É mister que o correto diagnóstico seja fundamental e necessário para que o tratamento adequado seja executado.

As DTM são classificadas em três modalidades, didaticamente assim divididas:

- *Miopatia:* considerada como desarranjo externo do sistema estomatognático, em que o componente muscular está envolvido, não havendo ainda o comprometimento intra-articular;
- *Artropatia:* onde já ocorrem desarranjos internos em uma ou ambas as ATM;
- *Mioartropatia:* além do componente muscular há o comprometimento de no mínimo uma das ATM.

A plurifatorialidade e a complexidade dos agentes etiológicos fazem com que o conhecimento amplo da anatomia, fisiopatologia e métodos diagnósticos sejam fundamentais ao correto e eficaz tratamento.

Tratamento

Os tratamentos das DTM são individualizados e dependem das características de cada caso e das associações com alterações emocionais, ou outras comorbidades, daí a importância do correto diagnóstico e estadiamento da doença, previamente à sua fase de tratamento.

Independente de o diagnóstico ser classificado como miopatia, artropatia, ou mioartropatia, ser cirúrgico ou tão somente clínico, obrigatoriamente deve ser executado um programa de tratamento clínico.

◀ Tratamento clínico

Placas de mordida, ou miorrelaxantes, medicamentos como analgésicos e anti-inflamatórios, antidepressivos tricíclicos ou relaxantes musculares como a ciclobenzaprina, e infiltrações de pontos-gatilhos nos músculos de mastigação. A reabilitação oral deve ser considerada durante e após o controle da dor em todo paciente que apresentar alterações dentárias importantes, como alta de dentes posteriores ou próteses totais (dentaduras) inadequadas.

Existem DTM que não respondem à terapia por placas, sendo então necessária a instituição de outras modalidades de tratamento. Deve ser preferível à seleção de placas confeccionadas com material rígido, haja visto que estas demonstraram ser mais efetivas que as confeccionadas com material resiliente.

O objetivo de readequar o sistema estomatognático a um padrão de normalidade individual, em que as interferências das variáveis orais e periorais (anodontias, má oclusão, próteses mal adaptadas, lesões de mucosa, alterações musculares e da posição da mandíbula etc.) serão minimizadas.

Vários tipos de placa têm sido sugeridos para o tratamento de DTM, sendo as de estabilização e posicionamento anterior as mais utilizadas (Figura 51.8). Outros tipos de placas oclusais são: placa de mordida anterior, placa de mordida posterior, placa pivotante e placa macia ou resiliente. Acupuntura e terapia cognitivocomportamental são utilizadas em alguns casos.

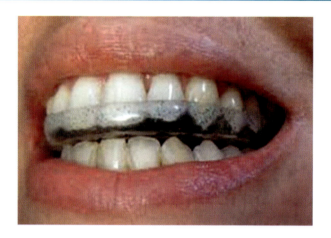

◀ **Figura 51.8** – Placa reposicionadora.

As respostas ao tratamento clínico são individuais. Fatores como dor e abertura de boca podem determinar a evolução da terapêutica ao tratamento cirúrgico, desde que na fase diagnóstica os desarranjos internos tenham sido observados.

◀ Tratamento cirúrgico

A cirurgia da ATM tem indicação precisa nas lesões avançadas com limitação da abertura bucal por alterações de posição do disco articular ou degeneração do mesmo, e em casos específicos, como tumores, luxação recidivante ou anquilose.

A escolha pela terapia cirúrgica depende de todos os fatores diagnósticos avaliados, mas, principalmente, do tipo de desarranjo interno das ATM que ocorrerem.

Várias são as classificações das discopatias e, sendo diagnosticados pela ressonância magnética ou pela artroscopia diagnóstica, determinam após o tratamento clínico o tipo de seguimento cirúrgico.

Artrocentese

Essa técnica emprega uma agulha, introduzida geralmente no compartimento supradiscal, que deposita sob pressão solução fisiológica, anestésico local ou hialuronato de sódio denominado viscossuplementação. Esse procedimento pode estabelecer a normopressão intra-articular e avaliar quais substâncias estão presentes no fluido sinovial.

A artrocentese é técnica simples e de fácil execução, podendo ser realizada sob anestesia local, com ou sem sedação, de baixo custo, replicável, pouco invasiva, de baixa morbidade e com excelentes resultados.

Atroscopia cirúrgica

É uma técnica mais invasiva que a artrocentese, tendo indicações mais precisas aos desarranjos internos da ATM. É realizada com cânula e trocanter que resultam num artroscópio de diminuta dimensão conectado a um sistema de câmeras que projeta a imagem maximizada em um monitor. Pode-se promover a lise de aderências, ou adesões à lavagem e à manipulação do complexo cabeça e disco articular. Pode-se também realizar quando é necessária a miotomia, principalmente da cabeça superior do músculo pterigóideo lateral em relação à banda anterior do disco articular, remoção de material para biópsia, de espículas ósseas, colocação de agentes esclerosantes, entre outras. Intercorrências: lesão nervosa, principalmente do nervo facial, perfuração da orelha média, ou interna, fístula salivar e lesão de grande vaso como o da artéria maxilar. As vantagens da técnica cirúrgica são: a inexistência de cicatriz, ou uma cicatriz diminuta, a visualização do campo operatório quando comparado com a artrocentese e menor tempo de internação, além da melhor recuperação do paciente no pós-operatório, quando comparada com a artrotomia.

Artrotomia

Pode ser subdividida em ancoragem do disco, reposicionamento discal, discectomia com ou sem interposição de material, tuberculotomia, condilectomia com enxerto, ou substituição total da ATM.

Ancoragem do disco

Realiza-se uma perfuração na porção posterolateral da cabeça da mandíbula, fixando nessa uma âncora, que servirá de apoio para que se realize a fixação do disco à mesma. Podem-se empregar, em vez da âncora, parafusos com a mesma finalidade. As indicações são nos casos de deslocamento do disco sem redução, nos quais as terapias conservadoras clínicas, ou as cirúrgicas, pouco invasivas (artrocentese, manipulação mandibular assistida com aumento de pressão hidrostática) tenham falhado, assim como nos casos de deslocamento da cabeça da mandíbula. Empregam-se também nos casos de osteoartrite primária, ou secundária. As maiores desvantagens de tal técnica são a possibilidade de o disco estar muito alterado dimensionalmente, ou mesmo perfurado, podendo em médio prazo ocorrer o desgarramento do disco da cabeça mandibular. Nessa última situação, pode ser necessária uma reintervenção.

Reposicionamento discal

O reposicionamento do disco da ATM está indicado nos casos de leve interferência mecânica da função articular. Quando o disco está intacto, embora fora de posição, o mesmo pode ser reposicionado com sutura, sem tensão, tendo-se o cuidado de remover o excesso de tecido junto à porção posterior do mesmo. Uma plastia óssea da fossa e/ou do tubérculo articular pode ser necessária nos casos de doença degenerativa, ou quando o complexo cabeça mandibular, fossa e disco, no ato transoperatório, apresenta algum ruído articular ou contatos grosseiros. Finalizada essa etapa, lava-se o espaço articular e procede-se o fechamento por planos. No pós-operatório, o paciente pode experimentar dor, edema facial, limitação da abertura da boca e mudança na oclusão na região de molares ipsilaterais do lado operado (leve mordida aberta) que desaparece no período de 15 a 20 dias. Há casos em que o paciente pode ter dificuldade de fechamento total do globo ocular, assim como de enrugar a fronte. Isso pode perdurar entre 30 e 90 dias. A fisioterapia deve ser iniciada tão logo o paciente esteja desperto a fim de evitar a formação de aderências e adesões. A técnica tem se mostrado ser um sucesso entre 80 e 95% dos casos, embora nem sempre o disco se mantenha reposicionado.

A normalização da função é mais importante que a correção da anatomia para o desaparecimento dos sinais e sintomas de uma DTM.

Discectomia

É um procedimento cirúrgico que visa à completa remoção do disco, assim como seus elementos de fixação-ligamentos. Indica-se nos casos de neoplasias benignas, e malignas em casos avançados de deterioração. Após a remoção do disco é recomendável empregar enxertos autógenos à base de fáscia temporal, cartilagem da orelha, músculo temporal, derme e tecido adiposo.

Tuberculotomia

Indicada nos casos de subluxação com quadro de dor associada, ou de deslocamento da cabeça da mandíbula (luxação) de repetição, em que o tratamento clínico produziu pouca ou nenhuma resposta adequada. É procedimento que objetiva a remoção ou redução do tubérculo articular, no qual se procura alterá-lo no sentido lateromedial, propiciando uma superfície plana e suave. Com isso, evita-se o travamento da cabeça da mandíbula junto à vertente anterior desse tubérculo.

Pode-se, também, em vez de eliminar o tubérculo articular, criar uma barreira biomecânica à movimentação da cabeça da mandíbula colocando-se um pino metálico (implante osteointegrado), enxerto ósseo, uma miniplaca fixada por parafusos junto ao tubérculo articular, ou ainda realizar uma fratura em galho verde do arco zigomático.

Condilectomia

Trata-se de uma técnica cirúrgica que envolve a remoção completa da cabeça da mandíbula por acesso extrabucal (pré-auricular e/ou submandibular, ou pós--auricular).

Pode ser realizada por acesso intrabucal por meio de vídeo, com a remoção no mesmo ato cirúrgico do processo coronoide da mandíbula. É indicada nos casos de neoplasias malignas, ou benignas como anquilose óssea, anquilose fibrosa, hiperplasia do processo condilar, doenças degenerativas em evolução. É importante interpor entre o remanescente mandibular e a fossa, uma fina lâmina de silicone, fáscia temporal, músculo temporal ou empregar enxertos ósseos condrocostal, fíbula e próteses metálicas articulares. O objetivo maior é tentar evitar a neoformação óssea e, consequentemente, a recidiva do caso. Independentemente da técnica empregada, é importante instituir um programa de fisioterapia diário por um período não inferior a 6 meses.

Urgências nas disfuncões temporomandibulares

Não é incomum o atendimento de pacientes no pronto-atendimento de portadores de DTM crônicas que, por motivos variados, evoluem para doenças agudas de alta morbidade, impedindo aos pacientes a realização de suas atividades habituais.

Dos atendimentos mais comuns temos:

Luxação da mandíbula

É o resultado de um deslocamemto e travamento uni ou bilateral do côndilo mandibular, anterior e superior à eminência articular, impedindo, o reposicionamento voluntário do processo condilar à fossa articular.

A luxação mandibular pode ser completa ou parcial e, como os ligamentos podem tornar-se mais ou menos estirados ou até mesmo rompidos, a ATM se torna apta para se deslocar novamente. Quando o deslocamento ocorre de forma constante e repetida é denominado recidivante.

A redução desta luxação é realizada com as duas mãos. Com apoio em região trígono retromolar, realiza-se movimento para baixo, para trás e para cima, conhecida como manobra de Hipócrates (Figura 51.9).

Outras manobras de redução:
- pela manobra de Atterbury: rolha de cortiça colocada o mais posteriormente possível (trígono retromolar). Ao elevar o mento para cima, o côndilo vai para baixo.
- manobra de Watson Jones: vários palitos de madeira (abaixador de língua) unidos com esparadrapo. Coloca-se um conjunto de palitos de cada

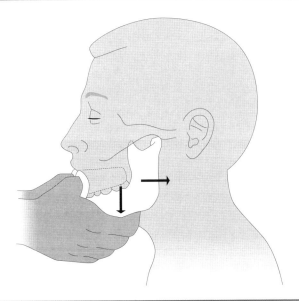

◀ **Figura 51.9** – Manobra de redução da luxação mandibular (Hipócrates).

lado, rodando-os até vencer a altura da eminência. O paciente tem que ter apoio.

- técnica com terapêutica medicamentosa: injetar 1,8 mL de lidocaína na zona bilaminar (retrodiscal) para haver relaxamento nessa zona que é inervada. Outra possibilidade é injetar relaxante intravenoso sistêmico.

Posteriormente deve-se conduzir o tratamento adequado, conforme já descrito neste capítulo.

Dor aguda com ou sem limitação dos movimentos mandibulares

É de fundamental importância que a dor, independente da sua intensidade, seja minimizada o mais breve possível através do arsenal terapêutico disponível.

O correto diagnóstico pode ser um diferencial entre as diferentes respostas da terapêutica medicamentosa, principalmente quando aspectos emocionais estão relacionados a esta fase aguda da dor.

Ansiolíticos, analgésicos potentes, miorrelaxantes, anti-inflamatórios, termoterapia podem ser utilizados nesta fase, de acordo com a experiência do profissional.

Posteriormente, e preferencialmente na fase crônica da doença, o seguimento ao tratamento é fundamental para que a dor aguda não recidive.

Bibliografia consultada

1. De Boever JA, Carlsson GE. Etiologia e Diagnóstico Diferencial. In: Zarb GA, Carlsson GE, Sessle BJ. Mohl ND. Disfunção da Articulação Temporomandibular e dos Músculos da Mastigação. São Paulo: Livraria Santos; 2000. p. 171-207.

2. Glaros AG. Emotional factors in temporomandibular jointdisorders. J Indiana Dent Assoc. 2000-1;79(4):20-3.

3. Humphrey SP, Lindroth JE, Carlson CR. Routine dental care in patients with temporomandibular disorders. J Orofac Pain. 2002;16(2):129-34.

4. Okeson JP. Dor orofacial:guia para avaliação, diagnóstico e tratamento. São Paulo: Santos Livraria; 1998.

5. Pimenta CA de M, Teixeira MJ, Correa CF, Muller FS, GoesFCG, Marcon RM. Alívio da dor crônica não neoplásica com opiáceos. Rev Latinoam Enfermagem. 1999;7(4):65-73.

6. Gavish A, Halachmi M, Winocur E, Gazit E. Oral habitsand their association with signs and symptoms of TMD inadolescent girls. J Oral Reabil. 2000;27(1):22-32.

Traumas Dentoalveolares 52

Eduardo C. Kalil
Luciano L. Dib

Introdução

Chamamos de lesões dentoalveolares as lesões decorrentes de trauma sobre os dentes e estruturas de suporte, como o periodonto e o osso alveolar da maxila e da mandíbula. Elas variam em grau de severidade e intensidade, desde a simples fratura do esmalte dentário até a perda do elemento dentário e do processo alveolar. Essas lesões são frequentes na prática clínica, sejam elas isoladas ou associadas aos traumas do esqueleto facial e lesões dos tecidos moles da face e da cavidade bucal. Ocorrem tanto em crianças quanto em adultos, e as causas mais comuns são as quedas da própria altura, acidentes automobilísticos, agressões interpessoais e acidentes desportivos, entre outros.

A maioria das lesões dentoalveolares deve ser considerada situação de urgência, pois o prognóstico e o sucesso do tratamento dependem do pronto-atendimento da lesão. Assim que diagnosticados, os pacientes devem ser encaminhados para o serviço odontológico, ou especialista em cirurgia e traumatologia bucomaxilofaciais para o tratamento.

Diagnóstico

Para um diagnóstico adequado, o primeiro passo é a realização de uma anamnese detalhada, com o objetivo de se obter uma história precisa do traumatismo e das condições em que ele ocorreu.

O profissional deve obter informações sobre quem é o paciente, seu histórico de sáude geral e outros dados pertinentes. Duas perguntas muito importantes são: quando aconteceu a lesão, pois o fator tempo é decisivo para o prognóstico do tratamento. Quanto mais cedo o diagnóstico da lesão e o tratamento adequado forem aplicados, melhor será o prognóstico; e como aconteceu a lesão, já que o conhecimento da sua origem fornece uma ideia do tipo e intensidade do traumatismo e o grau de dano resultante esperado. Por exemplo, a intensidade de força aplicada sobre os tecidos em um traumatismo oriundo de acidente automobilístico é suscetível de causar um dano maior aos tecidos envolvidos que um episódio de queda da própria altura.

Onde ocorreu o episódio. Informações a respeito do lugar onde o traumatismo aconteceu fornece informações importantes sobre o grau de contaminação bacteriana possível de se esperar.

O próximo passo, e talvez o mais importante do processo de diagnóstico, é um criterioso exame clínico. Através das informações obtidas na anamnese é possível saber se a lesão dentoalveolar é isolada, ou se as lesões a outras estruturas dos maxilares e da cavidade bucal são esperadas. O exame clínico deve ser realizado em busca de lesões dos tecidos moles e duros intra e extrabucais, presença de corpos estranhos no ferimento ou nas estruturas vizinhas, mobilidade e deslocamentos dentários, assim como sua integridade.

Os exames radiográficos são de extrema importância no diagnóstico e acompanhamento das lesões dentoalveolares, e são possíveis de serem realizados com os equipamentos radiológicos encontrados na maioria dos consultórios e clínicas odontológicas. As tomadas radiográficas periapicais, panorâmica e oclusal são as mais utilizadas, e fornecem informações importantes sobre a condição dos tecidos dentários e osso alveolar. Para uma situação que exige maior detalhamento das estruturas, a tomografia computadorizada é indicada (Figura 52.1).

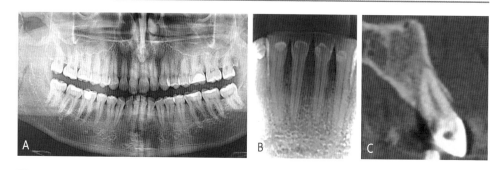

◀ **Figura 52.1** – Tomadas radiográficas panorâmica (A), periapical (B) e corte sagital de tomografia computadorizada de feixe cônico (C).

Classificação e tratamento das lesões dentoalveolares

Contusão dentária

Ocorre quando o dente sofre um traumatismo, porém sem alteração da sua estrutura e sem causar mobilidade anormal.

O tratamento consiste em alívio da sobrecarga oclusal e orientação quanto à dieta, para que se evitem alimentos duros, e prescrição de analgésicos.

Fraturas da coroa dentária

As fraturas coronárias podem limitar-se apenas ao esmalte dentário e à dentina ou podem causar exposição da polpa dentária, situação essa que, nos dentes com vitalidade, causa dor intensa, que não cessa com o uso de analgésicos, sendo necessária a realização de tratamento endodôntico do elemento em questão o mais rápido possível (Figura 52.2A).

Nos casos em que a fratura envolve apenas esmalte ou esmalte e dentina, a restauração do dente em questão com os materiais restauradores apropriados é o tratamento definitivo.

Fraturas radiculares

O tratamento para as fraturas com envolvimento das raízes dentárias depende da localização do traço de fratura. Quanto mais próximo à margem gengival, melhor será o prognóstico.

Nas fraturas radiculares próximas à margem gengival, quando o remanescente radicular é favorável, a reabilitação é possível de ser realizada.

Nos casos de fraturas localizadas nos terços médio e apical das raízes, a exodontia deve ser considerada (Figura 52.2B).

Deslocamento ou luxação lateral

É o deslocamento lateral do elemento dentário do alvéolo, podendo ser acompanhado ou não de fratura da tábua óssea alveolar. Esse tipo de deslocamento normalmente está associado a lacerações do tecido gengival ou da mucosa bucal (Figura 52.2C).

O tratamento consiste no reposicionamento do dente na posição original, seguida de contenção, fixando-o nos dentes adjacentes, alívio oclusal e sutura do tecido gengival adjacente quando necessário. Medicações analgésica e anti-inflamatória são indicadas.

O acompanhamento periódico clínico e radiográfico é realizado, e o tratamento endodôntico posterior pode ser necessário.

Intrusão dentária

A intrusão dentária consiste no deslocamento do dente no sentido apical no processo alveolar. Clinicamente, a coroa do dente envolvido apresenta-se mais curta em relação aos dentes adjacentes e com sangramento gengival, podendo ou não haver laceração do tecido gengival (Figura 52.2D).

Como tratamento, principalmente nos dentes decíduos, aguarda-se a reerupção espontânea do dente, com acompanhamento periódico sem tentar reposicioná-lo manualmente. Tratamento endodôntico posterior pode ser necessário. Nos casos em que a reerupção não acontece, faz-se necessário o reposicionamento com aparelhos ortodônticos.

Medicações analgésica e anti-inflamatória podem ser indicadas.

Extrusão dentária

Ocorre quando o dente desloca-se parcialmente do alvéolo no sentido oclusal ou incisal. Clinicamente o dente envolvido fica alongado em relação aos dentes adjacentes, e o sangramento gengival com ou sem laceração do tecido gengival é observado (Figura 52.2E).

O tratamento no caso dos dentes permanentes é o reposicionamento do dente à sua posição original e sua contenção, fixando-o nos dentes adjacentes, e alívio oclusal.

Medicações análgesica e anti-inflamatória são indicadas.

No caso dos dentes decíduos, a exodontia deve ser realizada.

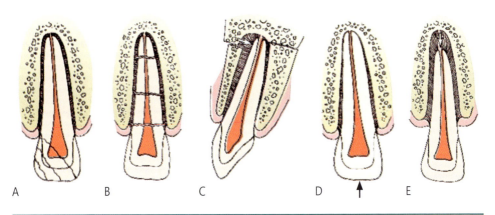

◀ **Figura 52.2** – Fraturas coronárias: (A), fraturas radiculares (B), deslocamentos laterais (C), intrusão (D) e extrusão parcial (E). (Adaptado de Hupp, James R: Contemporary oral and maxilofacial surgery, São Paulo: editora 5, Elsevier; 2008).

Avulsão dentária

Chamamos de avulsão dentária a extrusão total do dente do interior do seu alvéolo, e corresponde à situação mais grave entre os traumas dentários.

Fatores como o tempo em que o dente permaneceu fora do alvéolo, integridade dos tecidos periodontais e osso alveolar adjacentes, e a forma de armazenamento do dente avulsionado até a chegada ao serviço de urgência são determinantes para o sucesso do tratamento. Como já dito anteriormente, quanto antes o dente for reimplantado melhor será o prognóstico. De um modo geral, o reimplante de dentes que permaneceram fora do álveolo por mais de 2 horas estão associados a resultados insatisfatórios no tratamento.

O dente avulsionado deve imediatamente ser limpo com solução fisiológica, água filtrada ou a própria saliva do paciente e recolocado dentro do alvéolo.

O paciente ou responsável deve segurar o dente pela coroa em posição no álveolo até a chegada ao pronto-atendimento. Caso isso não seja possível, o dente deve ser armazenado preferencialmente no leite ou solução fisiológica.

O tratamento da avulsão dentária, quando possível, nos dentes permanentes é o reimplante do dente em seu alvéolo. Os dentes decíduos não devem ser reimplantados e o tratamento consiste apenas na sutura do alvéolo e dos tecidos moles, quando necessário.

Para o procedimento de reimplante, o cirurgião-dentista realizará a limpeza do alvéolo através de irrigação local e aspiração, sem necessidade de curetagem vigorosa.

A raiz dentária nunca deve ser manipulada ou raspada antes do reimplante, pois isso prejudica a vitalidade do tecido periodontal.

Alguns autores preconizam a colocação do elemento dentário em solução de doxicilina e soro fisiológico durante 5 minutos antes do reimplante, quando o dente permanecer fora do alvéolo por mais que 20 ou 30 minutos.

Após reimplantado, o dente deve ser imobilizado com contenção semirrígida e tirado de oclusão. Medicações antibióticas e analgésicas devem ser empregadas e os pacientes devem ser acompanhados regularmente para avaliação da evolução clínica. Em uma segunda etapa, o tratamento endodôntico deve ser realizado.

O resultado esperado é o restabelecimento da inserção dentária com retorno as funções normais.

O paciente deve ser orientado desde o início sobre a possibilidade de insucesso do reimplante e de possíveis complicações tardias, como reabsorções radiculares ou anquilose dentária.

Fraturas alveolares

Associadas as lesões dentárias ou isoladas, as fraturas alveolares correspondem às fraturas do processo alveolar dos ossos maxilares, na maxila e mandíbula, nas faces palatinas e vestibulares, e envolvendo um ou múltiplos dentes.

Em algumas situações, essas lesões são acompanhadas de lacerações do tecido mole bucal, tornando-se expostas.

Podemos citar como sinais clínicos das fraturas alveolares, dor e mobilidade do segmento alveolar, deslocamentos dentários, alterações oclusais, crepitação e lacerações do tecido gengival e da mucosa bucal.

O tratamento, como em qualquer fratura óssea, é a redução do seguimento à sua posição anatômica original e estabilização, e sutura dos tecidos moles quando necessário.

Nos casos de fraturas pequenas, a redução é conseguida com pressão digital, porém nos casos de fraturas maiores e irregulares, a redução cirúrgica faz-se necessária.

Após a redução, o seguimento fraturado é estabilizado nos dentes adjacentes com o auxílio de barras de Erich e fio de aço.

Nos casos de fraturas menores, uma contenção semirrígida igual àquelas utilizadas nos deslocamentos dentários, seguida de alívio oclusal, costuma ser suficiente.

Nos casos que exigem tratamento cirúrgico, quando o tamanho do seguimento fraturado permite, pode-se lançar mão de fixação interna rígida com miniplacas e parafusos do sistema 1,2 ou 1,5 mm.

Medicações analgésica, anti-inflamatória e antibiótica são indicadas e o paciente deve ser orientado quanto à dieta líquida/pastosa nos primeiros dias.

Os dentes envolvidos nas fraturas alveolares normalmente necessitam de tratamento endodôntico posterior.

Assim como nos casos de avulsões dentárias, o paciente deve ser orientado sobre a possibilidade de insucesso do tratamento, e deve ser acompanhado regularmente.

Contenção e imobilização dentárias

Uma variedade de técnicas e materiais pode ser utilizada para a contenção e a imobilização dos elementos dentários envolvidos nos traumas dentoalveolares, como fios de aço, barras metálicas (barra de Erich) e fios ortodônticos com resinas.

A seleção do material técnico deve levar em consideração a possibilidade de higienização da região pelo paciente, a fim de se evitar o acúmulo de placa bacteriana, o que favorece a inflamação local e piora a cicatrização dos tecidos.

A estabilização aplicada ao dente deve ser semirrígida, possibilitando um grau de movimentos fisiológicos dos dentes, evitando-se assim a anquilose e a reabsorção radicular.

A união fibrosa do dente ao osso alveolar é preferível à união óssea, que tende à anquilose.

Uma técnica muito eficaz para a estabilização dos dentes traumatizados consiste em cimentar um fio de aço, com alguma flexibilidade, como um fio ortodôntico, ou até mesmo um clipe de papel, com resina à superfície vestibular dos dentes adjacentes, utilizando-se dois ou três dentes adjacentes para cada lado. O fio deve ficar posicionado longe da cervical dos dentes e da margem gengival, facilitando assim a limpeza da região pelo paciente (Figura 52.3).

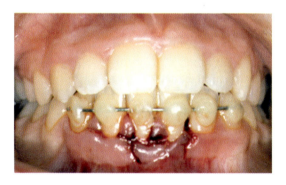

◀ **Figura 52.3** – Contenção semirrígida com fio ortodôntico e resina.

O período de estabilização não deve ser muito prolongado, a fim de se evitar a reabsorção radicular do dente afetado (Tabela 52.1).

Capítulo 52 – Traumas Dentoalveolares

◀ **Tabela 52.1** – Classificação, características e condutas para os deslocamentos dentários.

Lesão Dentoalveolar	Características	Tratamento
Deslocamento lateral	Deslocamento do dente do alvéolo acompanhado ou não por fratura alveolar e laceração do tecido mole e mobilidade.	Reposicionamento digital e contenção semirrígida por 3-4 semanas e alívio oclusal.
Intrusão	Dente com coroa mais curta em relação aos dentes adjacentes e sangramento gengival.	Não reposicionar e aguardar a reerupção espontânea, sem contenção.
Extrusão	Dente com mobilidade, alongado em relação aos dentes adjacentes e sangramento gengival.	Reposicionamento digital e contenção semirrígida por 2-3 semanas e alívio oclusal.
Avulsão	Extrusão total do dente do interior do seu alvéolo. Acompanhado ou não por fratura alveolar.	Reimplante do elemento, ajuste oclusal e contenção semirrígida por 7-10 dias nos dentes maduros e 3-4 semanas nos dentes permanentes com raízes imaturas.

Bibliografia consultada

1. Andreasen JO, Lauridsen E, Andreasen FM. Contradictions in the treatment of traumatic dental injuries and ways to proceed in dental trauma research. Dent Traumatol. 2010;6(1):16-22.

2. Flores MT, Andersson L, Andreasen JO, Bakland K, Malmgren B, Barnett F et al. Guidelines for the management of traumatic dental injuries. II. Avulsion of permanent teeth. DentTraumatol. 2007;23(3):130-7.

3. Hupp J, Ellis E, Tucker M. Contemporary Oral and Maxillofacial Surgery. 5th ed 5. London: Elsevier; 2008. p.468-500.

4. Murray JM. Mandible fractures and dental trauma. Emerg Med Clin North Am. 2013;31(2):553-73.

5. Olynik C, Gray A, Sinada G. Dentoalveolar Trauma. Otolaryngol Clin N Am. 2013;46:807-23.

6. Sanabe EM, Cavalcante L, Coldebella, RC, Abreu, Lima, CP. Urgências em traumatismos dentários: classificação, características e procedimentos. Rev Paul Pediatr. 2009;27(4):447-51.

7. Valente, C. Emergências em Bucomaxilofacial: clínicas, cirúrgicas e traumatológicas. Rio de Janeiro: Revinter; 1999. p.117-33.

Fístulas Oroantrais 53

Marcia Regina Ramalho Bardauil
Denise Caluta Abranches

Introdução

Os seios maxilares foram descritos primeiramente por Nathaniel Highmore (1613-1685), em seu livro "Corporis Humani Disquisito Anatomica". São os primeiros a se desenvolverem embriologicamente entre os seios paranasais e sua expansão somente é completada por volta dos 18 anos com a erupção dos terceiros molares permanentes. Trata-se de uma estrutura em forma de pirâmide de cinco paredes finas, com a base voltada para a parede nasal lateral e seu ápice direcionado para o osso zigomático. Tem volume médio de 15 mL em pessoas adultas dentadas, podendo variar de 9,5 a 20 mL.

Em decorrência do íntimo contato das raízes dos dentes superiores e posteriores com o soalho sinusal, os seios maxilares são seios paranasais de suma importância para a odontologia e a otorrinolaringologia.

Pode ocorrer a abertura do seio maxilar quando os dentes são extraídos ou, ocasionalmente, em consequência de trauma. Neste caso, o seio maxilar fica propenso a se tornar pneumatizado, enfraquecendo todo o alvéolo e trazendo os ápices radiculares para a relação mais próxima com a cavidade sinusal. Outras causas de perfurações do seio maxilar incluem destruição de parte do assoalho e membrana do seio pelo manuseio imprudente de instrumentos. No entanto, é um dos acidentes mais comuns após extrações dentárias na região maxilar posterior, envolvendo principalmente o primeiro molar.

Tipos de fístulas

As fístulas do assoalho do seio maxilar podem ser de três tipos, descritos na Figura 53.1.

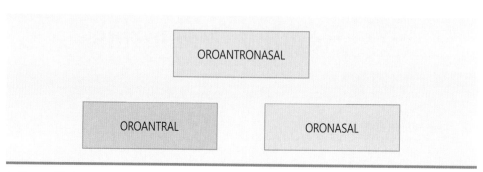

◀ Figura 53.1 – Tipos de fístulas.

Definição

A fístula oroantral é definida como a comunicação patológica entre a cavidade oral e o seio maxilar sendo, na maioria das vezes, do tipo alveolar, decorrente de traumatismo durante tratamento endodôntico ou extração dentária, que deixa como sequela um buraco ósseo no assoalho do seio maxilar. Este cursa com contaminação por bolo alimentar e saliva, sobrevindo infecção bacteriana que não cicatriza e evolui para processo de sinusite crônica.

A fístula oroantral é mais comum nos segundo e primeiro molares e no segundo pré-molar, respectivamente. São mais frequentes em homens do que em mulheres. As alterações ósseas radiológicas mais encontradas incluem a descontinuidade do assoalho do seio, comunicação entre a cavidade oral e o seio, velamento do seio, áreas focais de atrofia alveolar e doença periodontal associada.

Essas ocorrências são frequentemente ocasionadas, durante extrações dentárias de elementos superiores posteriores, cujas raízes possuem íntima relação com o seio maxilar; esses dentes distam apenas de 1 a 7 mm do seio. Os principais dentes superiores envolvidos são, primeiramente, os primeiros molares permanentes, seguidos dos segundos, ocorrendo devido à execução de uma técnica cirúrgica agressiva e excesso de curetagem alveolar após a extração. Há ainda outros fatores etiológicos menos frequentes que acarretam fístula bucossinusal, como destruição do seio por lesões periapicais e remoção de cistos e/ou tumores do palato ou do seio maxilar.

Outras condições contribuintes incluem sequelas da radioterapia de cabeça e pescoço, como osteorradionecrose, fístula decorrente de tratamento deficiente para sinusites e entidades patológicas como leishmaniose e goma sifilítica, que provocam necrose perfurante. No entanto, as extrações são as principais causas do estabelecimento da fístula oroantral, conforme mostra o algoritmo da Figura 53.2.

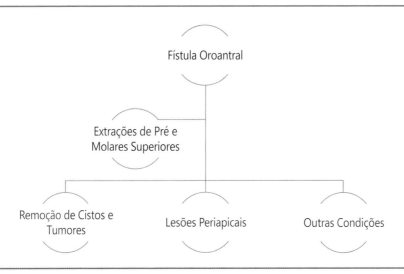

◀ **Figura 53.2** – Principais causas do estabelecimento da fístula oroantral.

Diagnóstico

Sinais de alerta

O diagnóstico das fístulas oroantrais envolve procedimentos clínicos e radiográficos. Um dos procedimentos é a realização da *manobra de Valsalva*, amplamente difundida. Ela é realizada ao se exalar forçadamente o ar contra os lábios fechados e o nariz tapado, forçando o ar em direção ao ouvido médio, se a tuba auditiva estiver aberta. Esta manobra aumenta a pressão intratorácica, diminui o retorno venoso ao coração e aumenta a pressão arterial.

Esta técnica possui esse nome em homenagem a Antonio Maria Valsalva, médico do século XVII de Bologna. Tal manobra consiste na saída, de ar ou pus pela comunicação, dependendo do estado do seio maxilar. O paciente fecha o nariz e faz força para assoar. Caso haja comunicação, deve-se colabar os tecidos e suturá-los, favorecendo cicatrização por primeira intenção, como mostra a Figura 53.3.

Podem ser utilizadas radiografias periapicais, a fim de observar a descontinuidade da linha radiopaca que delimita o assoalho do seio maxilar. Orifícios pequenos, em particular os localizados na parede anterior do seio, poderão ser de difícil evidenciação através dessas radiografias.

As radiografias extrabucais (panorâmica e incidência de Water's) também são limitadas com relação às comunicações pequenas, sendo de grande importância na observação do seio maxilar envolvido, que pode apresentar-se com uma radiopacidade difusa (velamento), quando comparado ao contralateral. É realizado através de métodos clínicos, radiográficos e endoscópicos. Quando a comunicação não é tratada imediatamente ou o seu fechamento não ocorre de maneira espontânea, uma fístula entre o seio maxilar e a cavidade bucal é formada, dando origem a um ducto patológico revestido de tecido conjuntivo fibroso e recoberto de epitélio.

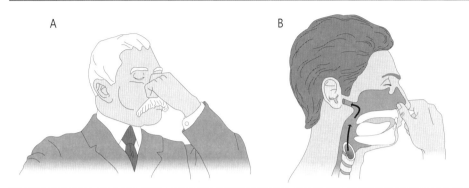

◀ **Figura 53.3** – A e B. Manobra de Valsalva (extraído do livro Manual of Freediving – Pelizzari).

Comunicações oroantrais podem fechar espontaneamente, sobretudo quando o defeito se apresenta menor que 5 mm.

A proximidade do seio maxilar com os ápices de alguns dentes superiores permite que se forme, em algumas circunstâncias, uma comunicação entre o seio e a cavidade bucal, de acordo com a imagem tomográfica da Figura 53.4.

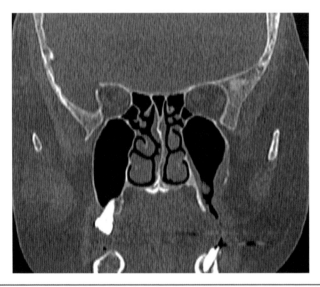

◀ **Figura 53.4** – Tomografia de comunicação oroantral.

Tratamento

O tratamento deve ser efetuado o mais precocemente possível, evitando-se a infecção do seio e instalação de uma sinusite maxilar. A correção cirúrgica tem como objetivo promover a ventilação e o arejamento do seio maxilar, a curetagem do osso enfermo e a ressecção do epitélio espessado das bordas da fístula. O sucesso cirúrgico depende da técnica utilizada, do tamanho e da localização da fístula, e da presença ou não de doença sinusal. Raramente o seio está livre de infecção. Na maioria das vezes, faz-se o tratamento cirúrgico da doença sinusal através de sinusectomia maxilar pela técnica de Caldwell-Luc e meatotomia média. As fístulas se fecham usando retalhos diversos como o alveolar, palatino ou da mucosa jugal, após eliminar toda a mucosa e o osso doente.

Nenhum dos retalhos cirúrgicos é superior aos outros; todos têm vantagens e desvantagens. O retalho de palato tem melhor perfusão sanguínea, mas a técnica é mais laboriosa e difícil. São preferíveis e indicados em fístulas amplas de grande débito. Neles, a estrutura óssea do palato é exposta, demorando para completar a cicatrização com pós-operatório, sendo bem mais incômodo e prolongado. No retalho de mucosa oral ocorre o estreitamento do sulco gengivolabial, que pode requerer segunda operação ou levar à sequela definitiva. Em fístulas com pertuito pequeno pode-se usar retalho alveolar.

O retalho de mucosa jugal tem boa irrigação e maiores chances de cobrir toda a fístula, inclusive o enxerto ósseo. Diversos materiais já foram usados como enxerto no lugar do osso, entre eles as placas de tântalo, ouro, fáscia lata, dura e colágeno liofilizado. De maneira geral, os homoenxertos são preferíveis aos externos. Muito utilizada em reconstruções ósseas faciais e de custo elevado, a hidroxiapatita em bloco poroso não teve bons resultados quando em contato com a mucosa oral, não sendo recomendada para fístulas. Técnica original consiste no transplante do terceiro molar com ápices fechados para a área da extração dentária, ocluindo o buraco e propiciando o fechamento da fístula.

O uso de antibióticos não tem influência no fechamento das fístulas. Fístulas pequenas tendem a cicatrizar espontaneamente, enquanto as maiores raramente fecham. Quando não fecham espontaneamente até 3 semanas, devem ser corrigidas através de reparação cirúrgica.

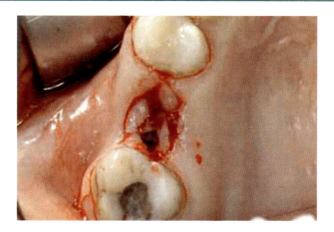

◀ **Figura 53.5** – Comunicação intraoral pós-extração dental.

Considerações finais

Concluímos que as comunicações oroantrais devem ser tratadas de maneira imediata para se obter bom prognóstico. Se o paciente já apresentar a fístula ou sinais e sintomas de infecção, o tratamento visa a eliminar a sinusite maxilar para, posteriormente, realizar-se a cirurgia apropriada.

Bibliografia consultada

1. Boer MC, Otani A, Basaglia F, Moura AAM. Dor em endodontia: revisão da literatura. AONP. 2002;10.
2. Borgonovo AE, Berardinelli FV, Favale M, Maiorana C. Surgical Options in Oroantral Fistula Treatment. Open Dent J. 2012;6(1):94-8.
3. Freitas TMC, Farias JG, Mendonça RG, Alves MF, Ramos JrRP, Câncio AV. Fístulas oroantrais. Rev Bras Otorrinolaringol. 2003;69(6).
4. Magro Filho O, Garbin Jr EA, Ribeiro PD, Felipetti FA. Fechamento de Fístula Buco--Sinusal Usando Tecido Adiposo Bucal. Rev Odontol Bras Central. 2010;19(50).
5. Meirelles RC, Neves-Pinto RM. Fístula oroantral e retalho mucoso geniano – verisão de 25 casos. Rev Odontol Bras Central. 2010;19(50).
6. Santos M, Takahashi A, Bourguignon Filho AM, Heitz C. Treatment of Oroantral Fistula by Palatal Rotation Flap. Rev Cir Traumatol Buco-Maxilo-Fac. 2008;8(1).
7. Silveira RL. Sousa MEB, Andrea E et al. Surgical Options In Oroantral Fistula Treatment. The Open Dentistry Journal. 2012;6: 94-98. PMC. Web. 1 Feb. 2015.

Acidentes e Complicações em Cirurgias Odontológicas 54

Luciano L. Dib
Luis Gustavo Tramontin

Introdução

Acidentes e complicações em cirurgias odontológicas não são tão comuns. Estudos de diferentes pesquisadores mostram que a média é em torno de 5% dos procedimentos realizados. Porém, quando se apresentam tomam toda a atenção, tendo em vista que comprometem a saúde e o bem-estar do paciente.

Principais causas:

- anamnese incompleta;
- planejamento cirúrgico incorreto;
- inabilidade do cirurgião;
- desconhecimento da técnica cirúrgica e/ou da anatomia regional;
- instrumental inadequado;
- uso inadequado do instrumental;
- descuido do profissional/paciente no pós-operatório.

Por acidentes em cirurgias odontológicas classificamos:

1. fraturas de agulhas;
2. lesões de tecidos moles;
3. invasão de estruturas anatômicas circunvizinhas:
   3.1. seios maxilares (fístula bucossinusal/introdução de corpo estranho);
   3.2. fossas nasais;
   3.3. espaço anatômico esfenopalatino;
   3.4. espaços anatômicos submandibular e laterofaríngeo;
4. fraturas ósseas:
   4.1. fratura de mandíbula;
   4.2. fratura de túber da maxila;
   4.3. fraturas alveolares.

Por complicações, classificamos:
1. dor;
2. edema;
3. equimose;
4. hematoma;
5. hemorragias;
6. trismo;
7. deiscência da sutura;
8. parestesia;
9. dor/luxação de ATM;
10. enfisema subcutâneo;
11. aspiração de corpo estranho;
12. osteítes;
13. infecções.

Acidentes

Fratura da agulha

Atualmente, a fratura da agulha é um acidente pouco frequente. Primeiro, pela utilização de agulhas descartáveis; segundo, pela melhora na qualidade do aço utilizado e, por fim, pelo melhor adestramento psicomotor dos cirurgiões (Quadros 54.1 e 54.2).

◀ **Quadro 54.1 – As fraturas de agulha podem causar**

- dor local
- parestesia
- trismo

◀ **Quadro 54.2 – Causas da fratura de agulha**

- excesso de pressão lateral sobre a agulha, principalmente na tentativa de vencer áreas com maior resistência;
- falhas na estrutura do material;
- movimentos bruscos e inesperados feitos pelo paciente;
- quando o profissional "entorta" a agulha procurando alcançar áreas com maior dificuldade de acesso.

Na agulha, o ponto de maior fragilidade, e onde ocorre mais comumente a fratura, é na extremidade do intermediário (Figura 54.1).

Quando a fratura da agulha acontece, existem duas possibilidades:
a. fragmento visível;
b. fragmento não visível.

Capítulo 54 – Acidentes e Complicações em Cirurgias Odontológicas

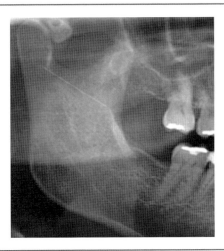

◀ **Figura 54.1** – Raio-x de paciente com agulha fraturada em região de trigonorretromolar (conduta: proservação).

Nos casos em que o fragmento fica visível a olho nu, não existem grandes dificuldades, basta manter a calma, não alarmar o paciente e remover o material com a ajuda de uma pinça de apreensão – uma pinça-mosquito, por exemplo.

Porém, quando o fragmento não fica visível, é necessário usar o bom-senso, pois cirurgias exploratórias, em casos como este, quase sempre estão fadadas ao insucesso, pois as estruturas musculares e os ligamentos visualmente no campo cirúrgico assemelham-se à agulha, além do sangramento abundante e do espaço anatômico pequeno. Portanto, na tentativa de uma cirurgia exploratória, esta não deve ser prolongada. Por ser um acidente de pequena gravidade, deve-se apenas acalmar o paciente, que tende a ficar intensamente preocupado.

Agulhas fraturadas dificilmente se movimentam no tecido conjuntivo subcutâneo, e provocam reações inflamatórias discretas e aceitáveis para a condição presente, que segue com uma neoformação conjuntiva, que encapsula o material com um tecido predominantemente fibroso.

◀ Tratamento

O tratamento compreende os seguintes itens:
- analgésicos;
- anti-inflamatórios;
- orientações ao paciente;
- remoção cirúrgica.

Lesões dos tecidos moles

Lesões dos tecidos moles estão relacionadas ao ato cirúrgico em si, isto é, acontecem no transoperatório (Quadro 54.3).

O trauma acidental em tecidos moles acarreta vários tipos de lesões: cortes, perfurações, esgarçamentos, abrasões e maceração por compressão (Figura 54.2).

◀ **Quadro 54.3** – Principais causas de lesões dos tecidos moles

- força intempestiva;
- uso inadequado de instrumentos cirúrgicos;
- movimentos bruscos e inesperados do paciente;
- descuido do cirurgião.

O tratamento fundamental é conter a hemorragia e suturar com delicadeza, quando possível, evitando ao máximo piorar as condições locais. Em alguns casos, devido ao tipo de lesão e à região, devemos considerar seriamente a reparação por segunda intenção e antibioticoterapia.

Nas abrasões, que geralmente são resultado do contato do tecido com a haste da broca em movimento, deve-se orientar o paciente a manter a área com vaselina ou pomada antibiótica, evitando assim a formação de escaras ou cicatrizes. Este tipo de lesão demora de 7 a 15 dias para uma cicatrização total.

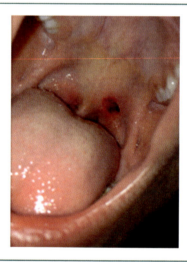

◀ **Figura 54.2** – Foto de perfuração em palato mole por acidente durante o transoperatório, causada por instrumental cirúrgico.

Invasão de estruturas anatômicas circunvizinhas

Em execução de procedimentos cirúrgicos na região oral, possíveis acidentes e complicações são as invasões às estruturas circunvizinhas (Figura 54.3), algo que pode ocorrer em extrações dentárias, instalações de implantes dentários, remoções de tumores ou enxertias ósseas (Quadro 54.4).

Principais causas:
- pouca experiência do operador;
- movimentos intempestivos;
- planejamento cirúrgico mal elaborado;
- posicionamento anatômico das estruturas.

◀ **Quadro 54.4** – Estruturas relacionadas passíveis de acidentes

- seios maxilares;
- fossas nasais;
- espaço anatômico esfeno palatino;
- espaços anatômicos submandibular e latero-faríngeo;

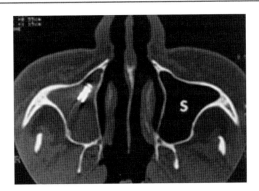

◀ **Figura 54.3** – TC de seios maxilares com implante na cavidade sinusal.

◀ Seios maxilares

Nas cirurgias vizinhas ao seio maxilar devemos sempre considerar as áreas de osteólise e possíveis pneumatizações do seio maxilar. Dois tipos de acidentes se fazem mais presentes nas cirurgias orais envolvendo os seios maxilares: as fístulas bucossinusais e a introdução de corpo estranho no interior do seio maxilar.

Em extrações dentárias podemos exercer uma força mecânica tal que, assim que transferida ao osso subjacente, pode superar sua resistência e fraturá-lo, deste modo introduzindo uma raiz dentária ou um elemento dentário inteiro para o interior da cavidade sinusal. Isto também é passível de acontecer na instalação de um implante dentário na região posterior da maxila. O paciente possivelmente apresentará sensação de pressão na face e cefaleia difusa.

Tratamento

Recomenda-se o seguinte procedimento (Quadro 54.5):
- radiografia e/ou tomografia computadorizada da região para que se veja o aumento de radiopacidade do seio maxilar e o local exato do corpo estranho;
- a remoção cirúrgica se faz necessária através do acesso Caldwel-Luc;
- deve-se executar o fechamento da fístula bucossinusal que resultou na entrada do corpo estranho no mesmo tempo cirúrgico; - deve-se adotar a antibioticoterapia;
- é indicado também o uso de um descongestionante nasal.

Seção VII – Odontologia

◀ **Quadro 54.5 – Orientações ao paciente**

- o paciente deve evitar assoar o nariz;

- caso espirre, deve ser orientado a fazê-lo com a boca aberta, afim de evitar uma pressão positiva dentro da cavidade e possível deiscência de sutura;

- não fumar;

- não beber utilizando-se de canudo;

- importante: avisar o paciente que tal situação pode gerar um quadro de sinusite aguda ou crônica.

◀ Fossas nasais

As condutas em relação às fossas nasais são semelhantes às recomendadas em relação ao seio maxilar.

◀ Espaço anatômico esfenopalatino

Durante exodontias de terceiros molares superiores inclusos, dependendo de sua localização e de possíveis movimentos intempestivos do cirurgião, os mesmos podem ser deslocados para o espaço infratemporal. Geralmente o dente se instala na lâmina pterigoide lateral e inferior ao músculo pterigóideo lateral. O elemento dentário, por ficar medial ao ramo da mandíbula, ocasionalmente pode interferir na abertura de boca do paciente.

Tratamento

Recomenda-se o seguinte procedimento:
- antibioticoterapia;
- radiografia e/ou tomografia computadorizada da região, a fim de localizar o elemento dentário;
- remoção cirúrgica hospitalar de 4 a 6 semanas, quando o processo cicatricial inicial já estabilizou o elemento dentário em uma posição mais firme, com um tecido fibrótico ao redor.

> *Obs: tentativas de sondagens às cegas, no momento da intercorrência, podem resultar em deslocamentos ainda maiores, dificultando ainda mais a resolução final.*

◀ Espaço anatômico submandibular e laterofaríngeo

Em exodontias das raízes de molares inferiores ou mesmo na inserção de implantes dentários com erro de angulação, os mesmos podem ser deslocados através da lâmina cortical-lingual e instalar-se nos espaços faciais submandibulares.

A maneira definitiva de solucionar tal acidente é com a remoção cirúrgica através da incisão de um retalho do lado lingual da mandíbula, dissecando o mucoperiósteo até que o corpo estranho seja localizado. No ato cirúrgico, pode-se pressionar a região submandibular por via extraoral, com ajuda do assistente de baixo para cima com os dedos, a fim de auxiliar na localização e remoção do corpo estranho.

Por se tratar de região muito vascularizada, o sangramento pode dificultar a operação. Além disso, a hemostasia, ao término do procedimento, deve ser executada rigorosamente para evitar a complicação tardia de hemorragia. Antibioticoterapia, analgésicos e anti-inflamatórios devem ser ministrados ao término do procedimento.

Fraturas ósseas

Subdividem-se em:
- fraturas de mandíbula;
- fraturas do túber da maxila;
- fratura alveolares.

◀ Fraturas de mandíbula

A fratura de mandíbula está quase sempre relacionada às exodontias cirúrgicas de terceiros molares inferiores inclusos. No entanto, pode acontecer também em cirurgias para instalação de implantes em mandíbulas atrésicas, em exérese de tumores odontogênicos, além de outros dentes inclusos em demais regiões da mandíbula (que não o ângulo). Geralmente é o resultado da aplicação de uma força excessiva para a remoção cirúrgica do elemento dentário com o uso de alavanca.

O paciente apresentará dor e um edema local. Radiografia e/ou tomografia computadorizada são necessárias para fechamento do diagnóstico (Figura 54.4).

A fratura deve ser devidamente reduzida e fixada com uso de placa e parafusos de titânio, procedimento este que deve ser executado em centro cirúrgico hospitalar sob anestesia geral. Por se tratar de fratura aberta, a antibioticoterapia é recomendada, assim como anti-inflamatório e analgésicos.

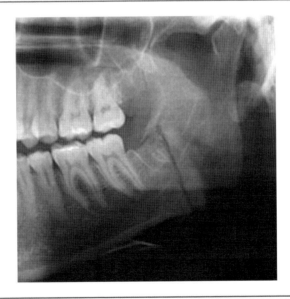

◀ **Figura 54.4** – Radiografia de fratura de mandíbula ocorrida durante exodontia de terceiro molar inferior. Notar alvéolo dentário na linha do traço de fratura.

◀ Fratura do túber da maxila

Esta fratura acontece geralmente no momento da exodontia de terceiros molares superiores, e pode evoluir com fístula bucossinusal. A conduta inicial deve ser uma sutura bem executada e oclusiva, pois caso não evolua com uma fístula bucossinusal não deve ter maiores complicações. O maior problema ficará a cargo de possível dificuldade de utilização futura de prótese total dentária muco-ssuportada.

◀ Fraturas alveolares

Passíveis de acontecerem em exodontias, principalmente quando as raízes do mesmos se encontram anquilosadas ou em inserções de implantes dentários.

Complicações

Edema

É basicamente um mecanismo de causa e efeito, a saber, a resposta individual do organismo ao trauma cirúrgico desencadeado durante o procedimento (indivíduos diferentes, respostas diferentes) (Quadro 54.6).

Como se dilui o pH ácido da área inflamada através do exudato, tem participação positiva na reparação tecidual (Figura 54.5).

◀ **Quadro 54.6** – O edema, quando exacerbado, apresenta aspectos desfavoráveis

- Favorece a deiscência da sutura (pressão intersticial);
- Excelente meio de cultura;
- Interfere na funcionalidade muscular (trismo);
- Negativo no aspecto psicossocial.

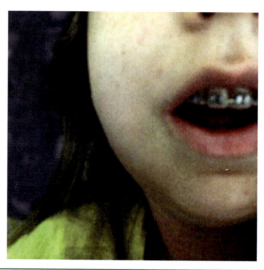

◀ **Figura 54.5** – Edema no pós-operatório, segundo dia.

Pode ser controlado com:
- drogas anti-inflamatórias;
- compressa fria nas primeiras 6 horas (vasoconstrição);
- compressa morna após 48 h (dilatação dos vasos linfáticos).

Dor

Todo ato cirúrgico tem como resposta do organismo, além do edema, a dor. Ela tem origem na ação dos autacoides, que no processo inflamatório acabam por exercer certa pressão sobre as terminações nervosas.

A severidade da dor está diretamente relacionada à amplitude do trauma cirúrgico e ao limiar de tolerância à dor do paciente.

O tratamento se faz com drogas analgésicas.

◖ **Quadro 54.7** – Principais motivos de dor pós-operatória

- Osteíte alveolar;
- Fratura de mandíbula;
- Lesão na articulação temporo-mandibular;
- Infecções;
- Envolvimento de nervos em tecidos cicatricial.

Equimose

É o resultado de um sangramento entre as fáscias musculares. O local fica com uma coloração que vai do roxo ao amarelo-esverdeado, por consequência. Ocorre mais frequentemente em idosos do que jovens, porém estes não estão totalmente livres de serem acometidos. Conquanto seja difícil de evitar, não comporta perigo. Não necessita de drenagem cirúrgica, e desaparece sozinho em alguns dias (Figura 54.6).

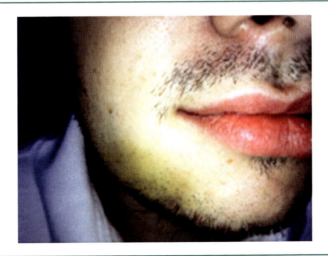

◖ **Figura 54.6** – Equimose no pós-operatório 5 dias após a cirurgia.

Hematoma

É uma coleção de sangue decorrente de sangramento ativo proveniente do transoperatório. Geralmente há abaulamento local, o que pode apresentar dor e variação de coloração entre preto, roxo, vermelho e verde.

Por ser um meio de cultura rico em proteínas, pode facilitar a proliferação de microrganismos originando um processo séptico. Portanto, pode haver necessidade de drenagem cirúrgica, porém é conveniente aguardar até 72 h para certificar-se que o processo não regridirá por si só (Figura 54.7).

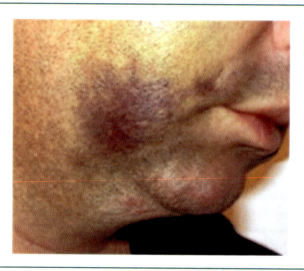

◀ **Figura 54.7** – Hematoma regredindo espontaneamente no pós-operatório de 9 dias.

Hemorragias

As hemorragias podem ser classificadas tanto como acidentes quanto como complicações de cirurgias odontológicas. Podem ser:
  A. primárias, ocorrendo tanto no transoperatório quanto logo após o procedimento (estas são mais fáceis de coibir);
  B. secundárias, ocorrendo horas ou até dias após o procedimento; são mais difíceis de coibir pois, em geral, estão associadas a alguma deficiência dos fatores de coagulação.

É o acidente/complicação mais frequente e caracteriza-se por extravasamento anormal, em que o sangue não se coagula e a contratilidade dos vasos não ocorre. Por ocorrer, geralmente, nos casos de cirurgias orais de baixa intensidade e longa duração, quando não sanada rapidamente acaba por consumir a reserva de fibrinogênio, podendo causar uma hipovolemia alterando a perfusão tecidual, chegando à necessidade de transfusão sanguínea (Figura 54.8).

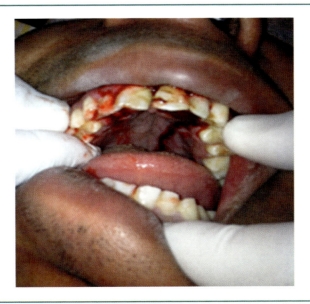

◀ **Figura 54.8** – Hemorragia, segundo dia pós-operatório.

◀ Causas

a. Causas locais:
   — infecções dos tecidos; lesões dilacerantes.
b. causas gerais:
   — diáteses hemorrágicas;
   — enfermidades hemorrágicas.
c. causas sociais:
   — uso de fármacos;
   — vícios.

Temos que lembrar também que os tecidos da boca são muito vascularizados, e que a língua gera um fator traumático para as cirurgias recém-executadas, e ainda que as enzimas salivares podem fazer a lise do coágulo antes que o mesmo se organize.

◀ Sintomas gerais

a. Debilidade orgânica.
b. Palidez.
c. Tontura.
d. Taquicardia.
e. Hipotensão arterial.
f. Dispneia.
g. Extremidades frias.
g. Síncope.
i. Pode levar a uma parada cardíaca.

◀ Sintomas locais

a. Hemorragia arterial – sangue vermelho vivo que flui da artéria lesada com força e, por vezes, em jatos sequenciais, correspondente aos batimentos cardíacos.
b. Hemorragia venosa – apresenta uma cor mais escura e flui pelo vaso de forma contínua, sem jatos.
c. Hemorragia capilar – sangue também vermelho vivo que emana de vários pontos, concomitantemente por toda a superfície da ferida cirúrgica.

◀ Tratamento

a. Compressão.
b. Hemostáticos locais.
c. Hemostasia cirúrgica.
d. Hemostáticos sistêmicos.
e. Transfusões/compensações.

Compressão

É o primeiro e mais imediato método para se obter uma hemostasia, comprime-se fortemente o foco hemorrágico com uma compressa de gaze. É uma manobra que pode ser repetida por diversas vezes. Nos casos de cirurgias orais é interessante também lançar mão de compressa de gelo local, extraoral, na região que por vasoconstrição ajudará a compressa de gaze na hemostasia.

Hemostáticos locais

Outra possibilidade de fazer uma hemostasia é utilizando-se de alguns hemostáticos locais que são comercializados em diversas formas, dependendo apenas da indicação correta pela facilidade de uso em relação ao procedimento.

Incluem:
- esponja de gelatina de colágeno (Gelfoam®);
- celulose oxidada regenerada (Surgicel®);
- solução de trombina tópica (extraída da trombina bovina);
- colágeno microfibrilar (Avitene®);
- colágeno em tampão (Collaplug®);
- colágeno em fita (Collatape®);
- adrenalina em uso tópico (não muito recomendada, pois pode haver uma hemorragia tardia compensatória).

Hemostasia cirúrgica

Por vezes há necessidade de uma intervenção cirúrgica para executar a hemostasia. Neste caso, temos:
- pinçagem – por maceração, alguns vasos finos cessam o sangramento;
- ligadura – após a pinçagem do vaso/artéria mais calibroso, faz-se um nó em sua extremidade utilizando-se de um fio de algodão ou Categute;
- sutura em massa – propicia uma rápida hemostasia e também uma proteção à ferida cirúrgica;
- eletrocautério – faz-se a hemostasia por cauterização dos vasos.

Hemostasia sistêmica

Podem-se usar drogas sistêmicas para auxílio da hemostasia, por exemplo:
- Kanakion (vitamina K);
- Styptanon (succinato de estriol/manitol);
- Transamin (ácido tranexânico).

Existem outras possibilidades que se aplicariam a esta modalidade, e que mereceriam um estudo à parte.

Transfusões/compensações

Quando o processo hemorrágico chega ao ponto de uma hipovolemia é necessário, obrigatoriamente, que se faça uma transfusão sanguínea, com base no hemograma e na tipagem do paciente. Também esse procedimento merece um estudo à parte.

Trismo

O trismo, ou hipomobilidade mandibular, em complicações de cirurgia odontológica está relacionado apenas a problemas musculares, seja por uma contratura resultante do demasiado tempo com a boca aberta, por um hematoma entre as bandas musculares e ligamentos, por um trauma gerado pela agulha na anestesia ou afastamento brusco, por um processo infeccioso, pelo aumento de exudato nas fáscias musculares, ou ainda por complicação no pós-operatório. Em qualquer uma das possibilidades, a limitação de abertura da boca leva a uma dificuldade mastigatória, a uma dor intensa e, naturalmente, a problemas psicossociais.

O tratamento está relacionado à causa do trismo. Ele abrange procedimentos descritos neste e em outros capítulos do livro, no entanto, relaxante muscular e analgésico são imprescindíveis (Figura 54.9).

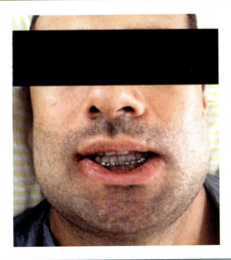

◀ **Figura 54.9** – Paciente com trismo consequente a trauma cirúrgico e edema.

Deiscência da sutura

Deiscência é a abertura da sutura, seu rompimento, ou seja, a separação das bordas dos tecidos que foram unidas por pontos, algo que ocorre durante o período pós-operatório, geralmente nos primeiros dias (Quadro 54.8). Pacientes relatam odor e gosto desagradável na boca.

◀ **Quadro 54.8 – Principais causas de deiscência de sutura**

- Infecções;
- Desnutrição;
- Diabetes;
- Uso continuo de corticoide;
- Hipóxia;
- Suturas com muita tensão;
- Suturas frouxas;
- Grande distâncias entre os pontos;
- Tabagismo;
- Esforço físico precoce;
- Deficiência de vitamina C;
- Degradação de proteínas associada à inflação excessiva.

◀ Tratamento

Quando em tecido mole, é aconselhável a ressutura o quanto antes, levando em consideração as condições locais. Porém quando em gengiva inserida, é contraindicada a ressutura, devendo-se criar pequenas perfurações no tecido ósseo exposto, debridar o tecido necrótico e irrigar abundantemente o local com solução fisiológica. Tal indução de sangramento superficial estimula a migração celular e facilita a regeneração do tecido.

Parestesia

Entre as possibilidades de distúrbios neurossensoriais, a que está relacionada diretamente com as cirurgias odontológicas é a parestesia dos ramos do nervo trigêmeo (quinto par craniano), que na região da boca tem função apenas sensorial e inerva mucosa, pele e dentes (Quadro 54.9).

◀ **Quadro 54.9 – Ramos mais afetados pela parestesia**

- Nervo mentual;
- Nervo lingual;
- Nervo alveolar inferior;
- Nervo bucal;
- Nervo nasopalatino.

Capítulo 54 – Acidentes e Complicações em Cirurgias Odontológicas

Dependendo do grau de injúria nervosa, a parestesia poderá ser temporária (com duração de semanas a meses) ou definitiva (em casos de ruptura) (Quadro 54.10).

◀ Quadro 54.10 – Principais causas da parestesia

- Movimentos intempestivos;
- Técnica cirúrgica inadequada;
- Sangramentos excessivos;
- Posicionamento dentário em relação ao nervo;
- Traumas com agulhas na anestesia;
- Compressão;
- Infecções.

◀ Condutas

São recomendados os seguintes procedimentos:
- expectante;
- medicamentoso
    - vitamina B_1- ação antineurítica;
    - vitamina B_{12} – ação antinevrálgica;
- aplicação de *laser* de baixa potência;
- microneurorrafia.

Disfunção temporomandibular traumática

Outra estrutura que pode ser traumatizada durante cirurgia oral é a articulação temporomandibular. Frequentemente exodontias exigem uma aplicação de força considerável, e caso a mandíbula não seja apoiada de forma adequada, o paciente pode evoluir com uma dor articular pós-cirúrgica. Há ainda a possibilidade de uma luxação de ATM, devido ao longo tempo com a boca aberta.

◀ Tratamento

São recomendados os seguintes procedimentos:
- reposicionar a mandíbula;
- orientar repouso;
- dieta branda;
- analgésicos;
- relaxantes musculares.

Enfisema subcutâneo

O enfisema subcutâneo caracteriza-se por um aumento de volume dos tecidos moles pela presença de ar. Pode causar certa ansiedade no paciente, pois é de evolução rápida, vinculada a uma pressão positiva na cavidade sinusal (p. ex., um espirro).

Em cirurgias odontológicas apresenta-se em procedimentos que invadem o seio maxilar, a saber: remoção de corpo estranho, enxertia óssea para implantes dentários, fraturas da tuberosidade da maxila em exodontia, etc. Nessas situações, a comunicação cirúrgica favorece a passagem de ar que invade o tecido subcutâneo da região e lá se armazena (Figura 54.10).

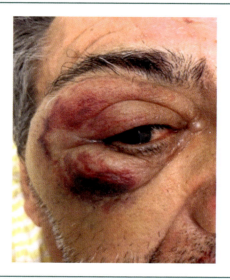

◀ **Figura 54.10** – Enfisema subcutâneo com hematoma pós-cirurgia de levantamento de seio maxilar.

A palpação apresenta aspecto de crepitação, "bolinhas de ar", e pode gerar dor. Em princípio não há um tratamento específico, pois tal situação desaparece em alguns minutos. Deve-se tratar a causa e orientar o paciente, de modo semelhante à orientação de uma fístula bucossinusal.

Aspiração de corpo estranho

O fato de trabalharmos dentro da boca, com o paciente acordado em cirurgias ambulatoriais deixa aberta a possibilidade de que aconteça tal acidente. Ocasionalmente um dente ou parte dele, um implante dentário ou ainda um pequeno instrumental pode cair na orofaringe e ser aspirado ou engolido pelo paciente (Figura 54.11). Caso o paciente tenha um ataque de tosse é bem provável que o corpo estranho tenha sido aspirado para a traqueia (Quadro 54.11).

◀ **Quadro 54.11** – Conduta na aspiração de corpo estranho

- Manter a via aérea e a respiração do paciente, se necessário administrando oxigênio;
- Encaminhar o paciente imediatamente ao hospital;
- Radiografia ou tomografia computadorizada de tórax para determinar a localização especifica;
- Chamar especialista para determinar a possibilidade de remoção do corpo estranho através de um broncoscópio;
- Atenção ao risco de pneumonia.

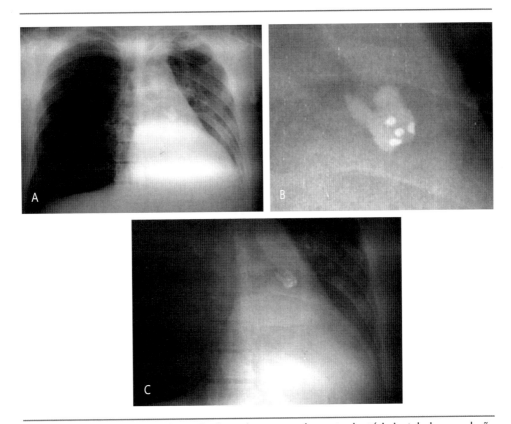

◀ **Figura 54.11** – A, B e C. Radiografia de paciente com elemento dentário instalado no pulmão durante exodontia.

Porém, existe também a possibilidade de o corpo estranho engolido passar pelo trato gastrointestinal dentro de 2 a 4 dias; entretanto, é necessário um exame de imagem para confirmar sua real localização e um acompanhamento de perto se faz prudente.

Osteíte

Pode ser dividida em:
- osteíte alveolar, ou alveolite seca;
- osteíte exudativa ou alveolite úmida;
- osteíte necrosante.

◀ Osteíte alveolar

Osteíte alveolar ou alveolite seca é uma das complicações mais comuns em exodontia. Tem a característica de aparecer no terceiro ou quarto dia pós-operatório (Quadro 54.12).

Clinicamente, o alvéolo se apresenta vazio ou recoberto por camada amarelo-acinzentada, formada por tecidos necróticos e restos alimentares (Figura 54.12).

Seção VII – Odontologia

◀ Quadro 54.12 – Sinais e sintomas de osteíte alveolar

- Dor severa, irradiada e pulsátil;
- Gosto ruim na boca;
- Halitose;
- Gengiva marginal inflamada;
- Hipertermia;
- Linfoadenomegalia;
- Disfagia;
- Perda de sono.

A dor não pode ser controlada por analgésicos comuns. Esta, por haver uma desintegração do coágulo, é proveniente dos filetes nervosos não mielinizados que ficam desprotegidos. Assim, expostos à irritação, portanto a dor só aliviará quando os mesmos forem recobertos novamente. A osteíte alveolar tem predileção por locais onde o osso é mais denso e menos vascularizado. É mais frequente em mulheres, devido ao uso de anticoncepcionais (Quadro 54.13).

◀ Quadro 54.13 – Fatores etiológicos da osteíte alveolar descritos na literatura

- Quebra da cadeia cirúrgica-asséptica;
- Traumatismo excessivo durante o procedimento;
- Suprimento sanguíneo limitado;
- Desrespeito do paciente as recomendações pós-cirúrgicas;
- Liberação excessiva de catecolaminas;
- Menstruação;
- Contraceptivos orais;
- Drogas vasoconstritoras dos anestésicos;
- Radioterapia;
- Atividade do sistema fibrinolítico aumentada.

Vários fatores são descritos na literatura, porém o que é comum a todos é o fato de interferirem, de uma forma ou de outra, na formação do coágulo sanguíneo dentro da cavidade alveolar para que este seja normal e estável.

◀ Tratamento

Recomenda-se o seguinte procedimento:
- anestesia troncular;
- irrigação abundante com soro fisiológico;
- tamponamento (de preferência com pasta específica que é constituída de óxido de zinco e guaiacol).
- Obs: não curetar o alvéolo.

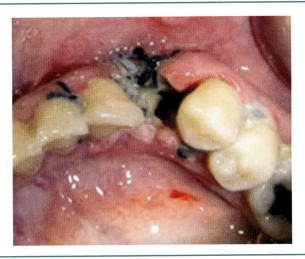

◀ **Figura 54.12** – Paciente pós-operatório, terceiro dia. Quadro de osteíte alveolar.

◀ Osteíte exsudativa

É a que se instala numa fase seguinte, entre o estágio de formação do tecido de granulação e o desenvolvimento do tecido conjuntivo jovem. Nesta osteíte o alvéolo fica recoberto por camada de coloração marrom-escura, que se destaca com facilidade. Existe a presença de um infiltrado inflamatório crônico.

◀ Osteíte necrosante

Como na osteíte exudativa, surge no mesmo estágio, mas considere-se que o tecido de granulação infectado permanece por um tempo maior em estado supurativo e deteriorando-se, o que determina necrose da cortical óssea e produzindo sequestro ósseo.

Quanto aos tratamentos, são similares em ambas:
- anestesia troncular;
- curetagem (remover corpo estranho);
- irrigação com solução salina;
- obtenção e estabilização de um novo coágulo;
- nova sutura;
- antibioticoterapia;
- analgésicos.

Infecções

Há um vasto número de bactérias existentes na flora bucal, portanto não é de causar surpresa que a infecção odontogênica seja a complicação cirúrgica odontológica mais frequente (Quadro 54.14).

A maioria das infecções é causada por uma flora bacteriana mista, mas os estreptococos são os mais presentes.

◀ **Quadro 54.14** – Principais fatores predisponentes da infecção odontogênica relacionados com a cirurgia

- Bolsa periodontal na região
- Pericoronarite
- Raízes dentarias
- Má higienização bucal do paciente
- Condições sistêmicas
- Falha na esterilização do instrumental
- Falhas na assepsia e antissepsia no procedimento

Geralmente, as infecções periapicais agudas formam um abscesso onde, pela ação de bactérias, ocorre necrose tissular que, por intervenção das enzimas proteolíticas dos neutrófilos, forma o pus. A formação de um exudato inflamatório leva ao edema local. Deste ponto em diante, o abscesso não tratado passa a se disseminar através dos espaços fasciais, auxiliado pelo exudato que, por sua vez, cria espaços avasculares entre a musculatura, levando as bactérias para dentro dos planos tissulares. Neste momento temos uma celulite de face (Figuras 54.13A e B, 54.14A e B e Quadro 54.15).

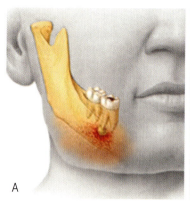
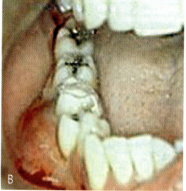

◀ Figura 54.13 – A e B. Abscesso em região de primeiro molar inferior.

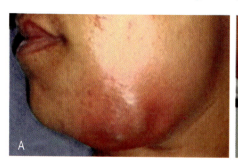
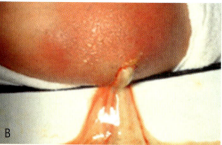

◀ Figuras 54.14 – A e B. Abscesso e drenagem cirúrgica.

◀ **Quadro 54.15** – Diferenças entre celulite de face e abscesso

Características	Celulite	Abscesso
• Duração	• Aguda	• Crônica
• Dor	• Intensa e generalizada	• Localizada
• Volume	• Grande	• Pequeno
• Localização	• Limites difusos	• Bem delimitado
• Palpação	• Pastosa e endurecida	• Flutuante
• Presença de pus	• Não	• Sim
• Gravidade	• Maior	• Menor
• Bactérias	• Aeróbias	• Anaeróbias

Petreson, L. J.; Ellis III, E.; Hupp, J. R.; Tucker, M. R. – cirurgia oral e maxilo facial contemporânea – terceira edição – ed. Guanabara Koogan – cap 16 – P 394

A partir deste momento, a evolução do quadro é a seguinte: caso a infecção seja de origem na mandíbula, por vias descendentes, vai acometer os espaços submandibulares e sublinguais bilateralmente, e assim produzir uma angina de Ludwig que, por sua vez, pode ainda evoluir e acometer o mediastino. Então, teremos uma mediastinite descendente necrosante, que chega a ter mortalidade em 40% dos pacientes (Figura 54.15).

Porém, caso a celulite de face seja de origem maxilar, subsiste uma complicação por via ascendente. Sua evolução, nesse caso, seria um **abscesso cerebral**, atingindo a meninge e sendo também muito letal.

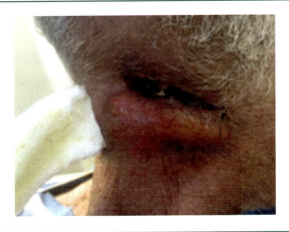

◀ **Figura 54.15** – Pós-operatório de 15 dias de celulite de face (infecção recorrente).

◀ Características

Esse tipo de complicação apresenta as seguintes características:
- inchaço difuso, tenso e dolorido;
- dor;
- febre;
- mal-estar;
- pele suprajacente esticada e brilhante;
- limitação de abertura de boca;
- disfagia;
- toxemia;
- leucocitose;
- linfadenomegalia;
- edema de glote;
- obstrução das vias aéreas.

◀ Tratamento

Recomenda-se o seguinte tratamento:
- hospitalização imediata;
- assegurar respiração com traqueostomia, se necessário;
- cultura e antibiograma;
- antibioticoterapia de amplo espectro;
- drenagem cirúrgica (Figuras 54.16 a 54.18);
- compressa quente na região;
- higiene oral com clorexidina a 0,12%;
- câmara hiperbárica.

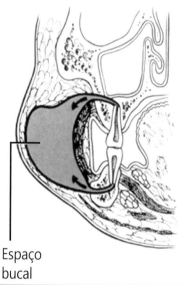

Espaço bucal

◀ **Figura 54.16** – Vias de drenagem de abscessos.

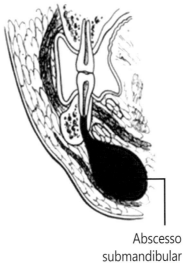

Abscesso submandibular

◀ **Figura 54.17** – Vias de drenagem de abscessos.

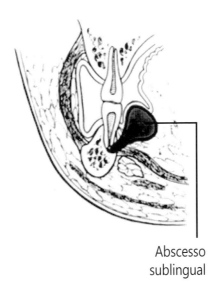

Abscesso sublingual

◀ **Figura 54.18** – Vias de drenagem de abscessos.

Bibliografia consultada

1. Cawson's RA, Odell EW. Fundamentos básicos de patologia e medicina oral. 8ª ed. São Paulo: Gen/Santos editora; ANO. p. 104-8,113-4.

2. Ferreira GR, Faverani LP, Gomes PCM, Assunção WG, Junior IRG. Complicações na reabilitação bucal com implantes ósseo integraveis. RevOdontol Araç. 2010;31(1):54-5.

3. Graziani M. Cirurgia buco-maxilo-facial. 6ª ed. Rio de Janeiro: Guanabara Koogan; 1995. p. 93-101, 105-10, 210-21, 226-7,441-71, 479-502, 656-65.

4. Junior ALV, Pontes AEF, Toledo BEC, Ribeirão FS. Complicações e fatores de risco em implantodontia : uma revisão de literatura. Cien Cult. 2012;8(1):75-85.

5. Kruger GO. Cirurgia bucal e maxilo-facial. 5ª ed. Rio de Janeiro: Guanabara Koogan; 1984. p. 75-76, 109-28, 132-46, 156-74, 222-37.

6. Misch CE. Implantes dentais contemporâneos. 3ª ed. Rio de Janeiro: Elsevier; 2009. p. 217-24, 385-95.

7. Perri de Carvalho AC, Okamoto T. Cirurgia Bucal – Fundamentos experimentais aplicados à clínica. São Paulo: Pan-americana; 1987. p. 18-23, 55-67.

8. Peterson LJ, Ellis IE, Hupp JR, Tucker MR. Cirurgia oral e maxilofacial contemporânea. 3ª ed. Rio de Janeiro: Guanabara Koogan. p. 256-73, 412-25.

9. Sonis ST, Fazio RC, Fang L. Princípios e Prática de medicina oral. 2ª ed. Rio de Janeiro: Guanabara Koogan; 1996. p. 208-24, 415-28.

10. Verri RA, Vergani SA, Lima EAP. Emergências medicas na prática dental – prevenção, reconhecimento e condutas. 2ª ed. São Paulo: CRO-SP; 2009. p. 140-4.

11. Topazian RG, Goldeberg MH, Hupp JR. Infecções orais e maxilofaciais. 4ª ed. São Paulo: Santos; 2006. p. 99-110, 158-212.

Índice Remissivo

A

Abscesso cervical, 469
  anatomia, 469
  diagnóstico, 471
  etiologia, 470
  introdução, 469
  tratamento, 475
Abscesso peritonsilar, 37
  diagnóstico, 40
    diagnóstico diferencial, 42
  fatores de risco, 38
  fisiopatogenia, 39
  incidência e prevalência, 37
  introdução, 37
  microbiologia, 38
  quadro clínico, 39
  tratamento, 43
    analgesia e hidratação, 44
    antibioticoterapia, 43
    corticoterapia, 44
    incisão, 43
    punção, 43
    tonsilectomia à quente, 44
    tonsilectomia, 44
Acidentes e complicações em cirurgia
odontológicas, 553
  acidentes, 554
    fratura da agulha, 554
      tratamento, 555
    fraturas ósseas, 559
      fratura do tuber da maxila, 560
      fraturas alveolares, 560
      fraturas de mandíbula, 559
    invasão de estruturas anatômicas
    circunvizinhas, 556
      espaço anatômico esfenopalatino, 558
        tratamento, 558
      espaço anatômico submandibular e latero
      faríngeo, 558
      fossas nasais, 558

seios maxilares, 557
  tratamento, 557
lesões dos tecidos moles, 555
aspiração de corpo estranho, 568
  infecções, 571
    características, 573
    tratamento, 574
  osteíte, 569
    osteíte alveolar, 569
    osteíte exudativa, 571
    osteíte necrosante, 571
    tratamento, 570
complicações, 560
  deiscência da sutura, 565
    tratamento, 566
  disfunção temporo-mandibular traumática, 567
    tratamento, 567
  dor, 561
  edema, 560
  enfisema subcutâneo, 567
  equimose, 561
  hematoma, 562
  hemorragias, 562
    causas, 562
    sintomas gerais, 563
    sintomas locais, 563
    tratamento, 564
      compressão, 564
      hemostasia cirúrgica, 564
      hemostasia sistêmica, 564
        transfusões/compensações, 565
      hemostáticos locais, 564
  parestesia, 566
    condutas, 567
  trismo, 565
  introdução, 553
Avaliação vestibular, 195
  anamnese vestibular, 195
    etiologia dos transtornos vestibulares, 197
    periférico x central, 197
    síndrome vestibular, 196
  exame físico otoneurológico, 198

Índice Remissivo

avaliação do equilíbrio dinâmico, 201
avaliação do equilíbrio estático, 201
head-impulse test, 199
pesquisa de nistagmo, 198
   nistagmo sugestivo de vestibulopatias periféricas, 199
   nistagmos sugestivos de doenças centrais, 199
provas cerebelares, 200
exames complementares, 201
aferição da função vestibular, 201
diagnóstico de condições agravantes/causais, 202
diagnóstico diferencial, 201
introdução, 195

C

Como diferenciar quadros periféricos de centrais?, 205
achados ao exame vestibular, 210
achados aos exames de imagem, 211
achados clínicos, 208
como diferenciar quadros vestibulares periféricos ecentrais no pronto atendimento, 214
principais síndromes centrais que cursam com tontura, 212
   acidente isquêmico transitório no território vértebro-basilar, 213
   epilepsia vestibular, 213
   esclerose múltipla, 213
   infarto da AICA, 212
   infarto da artéria cerebelar postero-inferior (síndrome de Wallenberg), 212
   lesão de cerebelo
      isolada, 212
      vestibular, 212
   pseudoneurite vestibular, 212
   trauma crânio-encefálico, 213
   vertigem posicional central, 213
síndromes vestibulares periféricas e centrais, 207
tonturas vestibulares e não vestibulares, 205
Complicações das otites, 131
complicações extracraniana, 132
abcessos, 132
   diagnóstico, 133
   quadro clínico, 133
   tratamento, 133
fístula labiríntica, 134
   diagnóstico, 135
   quadro clínico, 134
   tratamento, 136
labirintite, 136
   diagnóstico, 136
   quadro clínico, 136
   tratamento, 137
mastoidite coalescente, 132
   diagnóstico, 132
   quadro clínico, 132
   tratamento, 132
paralisia facial periférica, 133
   diagnóstico, 134
   quadro clínico, 134

tratamento, 134
petrosite (apicite), 137
   diagnóstico, 137
   quadro clínico, 137
   tratamento, 137
complicações intracranianas, 137
abcesso encefálico, 138
   diagnóstico, 138
   quadro clínico, 138
   tratamento, 139
empiema, 140
   diagnóstico, 140
   extradural, 140
   quadro clínico, 140
   subdural, 140
   tratamento, 140
hidrocefalia otítica, 142
   diagnóstico, 142
   quadro clínico, 142
   tratamento, 142
meningite, 137
   diagnóstico, 138
   quadro clínico, 137
   tratamento, 138
trombose do seio sigmoide, 140
   diagnóstico, 141
   quadro clínico, 140
   tratamento, 142
introdução, 131
Complicações das rinossinusites, 325
complicações intracranianas, 333
abcesso cerebral, 335
abcesso extradural, 335
diagnóstico, 334
empiema subdural, 335
meningite, 335
tratamento, 335
complicações orbitárias, 327
classificação, 329
   grupo 1 – edema inflamatório, 329
   grupo 2 – celulite orbitária, 330
   grupo 3 – abscesso subperiosteal, 330
   grupo 4 – abscesso orbitário, 330
   grupo 5 – trombose do seio cavernoso, 330
diagnóstico, 328
tratamento, 332
complicações ósseas, 336
introdução, 325
classificação, 326
diagnóstico, 326
epidemiologia, 325
Corpo estranho em esôfago, 89
complicações, 94
diagnóstico, 91
epidemiologia, 90
história clínica, 91
introdução, 89
tratamento, 92
Corpo estranho em faringe e laringe, 411
avaliação e abordagem, 411
faringe, 412
laringe, 412
introdução, 411
Corpo estranho em ouvidos, 105

Índice Remissivo

complicações, 110
conceito, 105
diagnóstico, 107
etiologia, 105
organograma, 110
quadro clínico, 106
tratamento, 107
Corpo estranho em vias aéreas, 75
complicações, 84
diagnóstico, 82
epidemiologia, 76
histórico, 75
introdução, 75
localização comum, 83
quadro clínico e radiológico, 78
tratamento, 83
Corpo estranho nasal, 361
abordagem terapêutica, 365
adesivos, 368
corpo estranho vivo, 368
ganchos, 367
instrumentos de preensão, 366
irrigação nasal, 367
pressão positiva, 367
sondas com balão, 367
sucção, 367
algoritmos para abordagem do corpo estranho
nasal, 369
cuidados e recomendações de alta, 369
epidemiologia, 361
etiopatogenia, 362
introdução, 361
quadro clínico, 363
Corpos estranhos em crianças: como proceder?, 69
conceito, 69
garganta (faringe, laringe e traqueia), 69
diagnóstico, 70
epidemiologia, 69
quadro clínico, 70
tratamento, 70
nariz (fossas nasais, coana, rinofaringe), 72
diagnóstico, 73
epidemiologia, 72
quadro clínico, 73
tratamento, 73
ouvido (meato acústico externo e orelha média),
71
diagnóstico, 72
epidemiologia, 72
quadro clínico, 72
tratamento, 72

D

Disfagia aguda, 381
conceito, 381
pares cranianos, 382
diagnóstico, 383
quadro clínico, 383
tratamento, 384
Disfonia aguda, 373
avaliação clínica, 375
conduta, 377

introdução e conceitos, 373
prevenção, 378
quadro clínico, 373
Disfunção da articulacão têmporo-mandibular
(ATM), 525
anatomia e fisiologia, 525
disfunção da articulação temporomandibular, 526
diagnóstico, 532
fase diagnóstica, 527
anamnese e aplicação das escalas da dor, 527
exame clínico, 528
inspeção dos movimentos mandibulares,
528
oroscopia, 529
exame físico, 529
auscultação, 529
palpação, 529
imaginologia, 530
radiografia panorâmica ou
ortopantomografia, 530
radiografia em projeção transcraniana, 530
artrografia, 532
artroscopia, 532
cintilografia óssea, 532
eletromiografia de superfície, 532
ressonancia magnética, 530
tomografia compuradorizada, 530
tomografia linear ou planigrafia, 530
tratamento, 533
tratamento cirúrgico, 534
artrocentese, 534
artrotomia, 535
ancoragem do disco, 535
condilectomia, 536
discectomia, 535
reposicionamento discal, 535
tuberculotomia, 536
atroscopia cirúrgica, 534
tratamento clínico, 533
introdução, 525
urgências nas disfunções temporomandibulares,
536
dor aguda com ou sem limitação dos
movimentos mandibulares, 537
luxação da mandíbula, 536
Dor odontogênica, 509
conceito, 509
diagnóstico e classificação das patologias
odontogênicas, 511
diagnóstico e classificação das patologias
periapicais agudas, 514
abscesso periapical agudo, 515
periodontite apica aguda, 514
diagnóstico e classificação das patologias
pulpares agudas, 512
pulpite aguda irreversível, 512
pulpite aguda reversível, 512
dor heterotópica, 516
etiologia, 510
propedêutica, 517
quadro sinóptico das patologias odontogênicas
de urgência, 523
tratamento e prognóstico, 519

Índice Remissivo

tratamento das patologias periapicais agudas, 521
  abscesso periapical agudo, 522
  periodontite apical aguda microbiana, 521
  periodontite apical aguda traumática, 521
tratamento das patologias pulpares agudas, 519
  pulpite aguda
    irreversível, 520
    reversível, 519

E

Epistaxe, 339
  anatomia, 341
  conceito, 339
  diagnóstico, 344
  embolização, 351
  etiologia, 339
  ligadura da artéria etmoidal anterior, 350
  ligadura da artéria maxilar, 351
  prognóstico, 345
  propedêutica, 342
  quadro clínico, 342
  tratamento, 345
    cauterização elétrica, 346
    cauterização química, 345
    ligadura a. esfenopalatina, 349
    tamponamento anterior, 347
    tamponamento posterior, 348
    tratamento cirúrgico, 349
Estomatites, 47
  afta recorrente, 63
    aspectos clínicos, 64
    diagnóstico diferencial, 65
    diagnóstico, 64
    etiologia e patogênese, 63
    terapêutica, 65
  alterações hematológicas, 56
    agranulocitose, 58
      dados clínicos, 58
      diagnóstico, 58
      tratamento, 58
    anemia, 56
      dados clínicos, 56
      diagnóstico, 56
      tratamento, 57
    deficiência plaquetária, 57
      dados clínicos, 57
      diagnóstico, 57
      prognóstico, 57
      tratamento, 57
    neutropenia cíclica, 58
      dados clínicos, 58
      diagnóstico, 58
      prognóstico, 59
      tratamento, 59
    neutropenia, 57
  candídiase ou monilíase oral, 53
    dados clínicos, 53
    diagnóstico, 53
    tratamento, 54
  eritema multiforme (em), 54

    dados clínicos, 54
    diagnóstico, 54
    prognóstico, 55
    tratamento, 55
  estomatites autoimunes, 59
    pênfigo vulgar (PV), 59
      dados clínicos, 59
      diagnóstico, 59
      prognóstico, 60
      tratamento, 60
    penfigoide cicatricial, 60
      dados clínicos, 60
      diagnóstico, 61
      prognóstico, 61
      sistêmico, 61
      tratamento, 61
    pênfigos, 59
  estomatites virais, 47
    doença de pés mãos e boca, 51
      características clínicas, 51
    estomatite alérgica de contato (estomatite venenata), 52
      forma aguda, 52
    estomatite nicotínica, 52
      características clínicas, 52
      diagnóstico, 53
    estomatites induzidas por drogas/medicamentos, 53
      medicamento, 53
    estomatites traumáticas, 51
      quadro clínico, 51
    herpangina, 51
    herpes simples, 47
      diagnóstico: clínico, 49
      infecção primária: gengivo-estomatite herpética, 48
        infecção recorrente, 49
      sinais e sintomas prodrômicos: queimação, prurido, edema e dor, na região onde posteriormente (24-48 horas) aparecerão as vesículas, 49
      tratamento, 49
    varicela zoster, 50
      diagnóstico, 50
      infecção recorrente, 50
      tratamento, 50
  introdução, 47
  LE (Lupus eritematoso), 61
    LE sistêmico, 61
      dados clínicos, 61
      diagnóstico, 62
  liquen plano (LP), 62
    dados clínicos, 63
    diagnóstico, 63
    tratamento, 63
      sistêmico, 63
      tópico, 63
  mucositte oral, 55
    dados clínicos, 56
    prognóstico, 56
    tratamento, 56

Índice Remissivo

F

Faringotonsilites em crianças, 25
  complicações, 33
  diagnóstico, 29
  introdução, 25
  manifestações clínicas, 27
  microbiologia, 25
  tratamento, 33
Fístulas oroantrais, 547
  definição, 548
  diagnóstico, 549
    sinais de alerta, 549
  introdução, 547
  tipos de fístulas, 548
  tratamento, 550

H

Hidropisia endolinfática, 225
  epidemiologia e quadro clínico, 225
  introdução, 225
  tratamento, 229

L

Laringites agudas, 387
  conceito, 387
  crupe espasmódico ou laringite estridulosa ou
  falso crupe, 389
    diagnóstico, 389
    quadro clínico, 389
    tratamento, 390
  doenças sistêmicas com manifestações agudas
  na laringe, 393
    angioedema, 393
    diagnóstico, 393
    quadro clínico, 393
  laringite catarral aguda, 390
    diagnóstico, 390
    quadro clínico, 390
    tratamento, 390
  laringotraqueíte ou laringotraqueobronquite ou
  crupe viral, 388
    diagnóstico, 388
    quadro clínico, 388
    tratamento, 389
  supraglotite ou epiglotite, 391
    diagnóstico, 391
    quadrado clínico, 391
    tratamento, 392

M

Migrânea vestibular, 217
  diagnóstico, 219
    diagnóstico diferencial, 220
  epidemiologia, 217
  fisiopatologia, 219
  introdução, 217
  prognóstico, 220
  quadro clínico, 218
    audiometria, 219
      potencial evocado auditivo de tronco
      encefálico (VEMP), 219
    avaliação metabólica, 219
    exame físico, 218
      fase aguda, 218
      período intercrise, 218
    exames complementares, 218
    fatores precipitantes, 218
    prova calórica, 218
    sintomas, 218
  tratamento, 221
    tratamento específico, 222
    tratamento sintomático, 221

N

Neurite vestibular, 233
  diagnóstico, 235
  fisiopatologia, 233
  introdução, 233
  prognóstico, 239
  quadro clínico, 234
  tratamento, 239
Nódulo cervical, 435
  etiologia do nódulo cervical, 439
    cisto ou fistula branquial, 442
    cisto tireoglosso, 441
    linfadenite reacional viral, 439
    linfadenite supurativa, 440
    processos odontogênicos, 441
    SIDA, 440
    síndromes mononucleose-like, 439
    tuberculose, 441
  exame físico, 437
    exames complementares, 438
  história clínica, 436
    sinal de alerta: idade, 436
    sinal de alerta: local de acometimento da
    região cervical, 437
    sinal de alerta: tempo de evolução, 437
  introdução, 435

O

Otalgia, 99
  algoritmo, 102
  exame físico, 100
  história clínica, 100
  introdução, 99
Otite aguda, 113
  otite externa fúngica (otomicose), 116
    otite média aguda, 118
      epidemiologia, 118
      etiologia, 118
      quadro clínico, 118
      tratamento, 120
    otite externa localizada (furunculose), 115

Índice Remissivo

otite externa, 113
  fisiopatologia, 113
  introdução, 113
  prevenção, 115
  quadro clinico, 114
  tratamento, 115
Otite externa necrotizante, 123
  apresentação clínica, 124
  cura, 128
  diagnóstico, 125
  etiofisiopatologia, 123
  introdução, 123
  sinais de alerta, 129
  tratamento, 126
Otites em crianças, 3
  alguns conceitos iniciais, 4
  aspectos de etiopatogenia na criança, 5
  complicações de otites em crianças, 8
  diferenciando as otites, 6
  importância epidemiológica na criança, 4
  introdução, 3
  tratamento, 9
Otologia, 97
Otorrinolaringologia pediátrica, 1
Ototoxicidade, 185
  associação genética com ototoxicidade, 191
  definição e histórico, 185
  diagnóstico, 188
  fatores de risco, 188
  incidência, 186
  mecanismos de ação das principais drogas ototóxicas, 189
  mecanismos fisiopatológicos da ototoxicidade, 189
  organograma de atendimento a paciente com suspeita de ototoxicidade, 193
  quadro clínico, 186
  tratamento x otoproteção, 191
Outros quadros clínicos vestibulares, 255
  cinetose, 258
  doenças imunomediadas, 260
  mal do desembarque, 258
  paroxismia vestibular, 255
  síndrome da terceira janela, 256
  tontura de origem vascular, 257
  tontura metabólica, 258
  tontura na infância, 259
  tontura no idoso, 260
  trauma, 260
  tumores do ângulo ppntocerebelar (APC), 258
  vestibulotoxicidade, 256

P

Paralisia de pregas vocais, 395
  conceito, 395
  diagnóstico, 397
  etiologia, 395
    nervo laríngeo recorrente, 396
    nervo laríngeo superior, 395
  quadro clínico, 396
  tratamento, 398
Paralisia facial periférica idiopática, 161

introdução, 161
paralisia de Bell, 162
  categorias de lesões e relação com os resultados da eletroneurografia, 167
  epidemiologia, 162
  quadro clínico, 163
  testes eletrofisiológicos e prognóstico, 166
  topodiagnóstico, 165
  tratamento, 168
Paralisia facial periférica traumática, 173
  ferimentos por arma branca e lacerações da face, 180
  ferimentos por projéteis de arma de fogo, 179
  introdução, 173
    classificação, 174
  lesões iatrogênicas, 181
  organograma de atendimento de PFP traumática, 182
  traumas fechados com fratura do osso temporal, 175

R

Resfriado comum, 275
  complicações, 277
  diagnóstico diferencial, 278
  etiologia / transmissão, 276
  medicações com eficácia incerta, 280
  medicações efetivas, 279
  medicações em que os riscos ultrapassam os benefícios, 280
  medicações iineficazes, 280
  medicações possivelmente efetivas, 279
  outras recomendações, 280
  prevenção, 280
  sinais e sintomas, 276
  tratamento, 279
Rinite alérgica e não alérgica, 283
  rinite alérgica, 283
    diagnóstico, 285
    fisiopatologia, 283
    quadro clínico, 284
    tratamento, 285
  rinites não alérgicas, 289
    rinite associada à alimentação, 291
    rinite eosinofílica não alérgica (RENA), 290
    rinite hormonal, 290
    rinite idiopática (antiga rinite vasomotora), 289
    rinite induzida por drogas, 291
    rinite induzida por irritantes, 292
    rinite medicamentosa, 291
    rinite ocupacional, 290
    rinites infecciosas, 289
Rinoliquorreia, 315
  diagnóstico, 317
  fístulas liquóricas rinogênicas não-traumáticas, 316
    fístulas liquóricas rinogênicas paradoxais, 316
  fístulas liquóricas rinogênicas traumáticas, 315
  introdução, 315
  quadro clínico, 316
  tratamento, 319

cirúrgico, 319
clínico, 319
Rinossinusite aguda, 293
diagnóstico diferencial, 300
diagnóstico, 298
epidemiologia, 294
fatores preditivos, 295
alergia, 297
alterações anatômicas, 295
distúrbios do transporte mucociliar, 297
doenças crônicas, 298
doenças inflamatórias e infecciosas, 297
exposição ambiental, 295
tabagismo, 297
introdução, 293
sinais de alerta para complicações de RSA bacteriana, 300
tratamento, 300
Rinossinusite em UTI, 305
diagnóstico, 306
fisiopatologia, 305
introdução, 305
microbiologia, 309
tratamento, 309
Rinossinusites em crianças, 15
bacteriologia, 17
complicações, 19
como proceder frente a uma complicação, 20
complicações intracranianas, 21
complicações orbitárias, 20
fisiopatologia, 19
tratamento das complicações, 20
definição e quadro clínico, 15
diagnóstico, 16
diagnóstico diferencial, 16
exame físico, 16
exames complementares, 17
exames de imagem, 17
introdução, 15
tratamento clínico, 17
antibioticoterapia, 17
corticosteroides nasais, 19
terapia adjuvante, 19

S

Sialoadenites, 445
actínicas, 454
diagnóstico diferencial, 458
doenças autoimunes, 450
exames diagnósticos, 457
exames de imagem, 457
exames laboratoriais, 457
infecções bacterianas, 448
infecções virais, 446
introdução, 445
definição, 445
epidemiologia, 445
etiologia, 446
quadro clínico e tratamento, 446
sialoadenites agudas, 446
sialoadenites crônicas, 446
neoplásicas, 452

obstrutivas, 454
Surdez súbita – perda auditiva neurossensorial súbita, 145
definição, 145
diagnóstico, 148
epidemiologia, 145
fisiopatogenia, 146
introdução, 145
prognóstico, 150
quadro clínico, 148
resumo de dados relevantes, 153
tratamento, 148

T

Tireoidites, 461
introdução, 461
outras formas de tireoidites, 466
tireoidite induzida por fármacos, 466
tireoidite induzida por radiação, 466
tireoidite traumática, 466
tireoidite aguda, 461
diagnóstico, 462
quadro clínico, 462
tratamento, 462
tireoidite gsubaguda ou de Quervain, 463
acompanhamento, 464
diagnóstico diferencial, 464
diagnóstico, 464
quadro clínico, 463
tratamento, 464
tiroidite fibrosa ou de Riedel, 465
diagnóstico diferencial, 465
diagnóstico, 465
quadro clínico, 465
tratamento, 465
Tratamento otoneurológico, 263
Trauma acústico agudo, 155
causas, 155
definição, 155
diagnóstico, 156
introdução, 155
prevenção, 158
prognóstico, 157
quadro clínico, 156
tratamento, 157
Trauma cervical de pescoço, 499
anatomia, 500
mecanismos de trauma, 501
trauma contuso, 502
trauma penetrante, 501
traumas na zona I, 500
traumas na zona II, 500
traumas na zona III, 500
epidemiologia, 499
introdução, 499
manejo tratamento, 503
circulação, 504
respiração, 504
via aérea, 503
quadro clínico, 502
Trauma facial, 479
fratura isolada da parede orbital (blow-out), 488

Índice Remissivo

fratura nasal, 481
  classificação, 482
  exames complementares, 482
  quadro clínico, 482
  tratamento, 482
fratura nasoetmoidal, 488
fraturas da mandíbula, 490
  classificação, 490
  exames complementares, 491
  quadro clínico, 490
fraturas da maxila, 494
  classificação, 494
  exames complementares, 495
  quando clínico, 495
    Le Fort I, 495
    Le Fort II e III, 495
  tratamento, 496
    Le Fort I, 496
    Le Fort II, 496
fraturas da órbita, 484
  classificação, 484
  diagnóstico, 484
  fraturas da margem orbital, 484
    fratura fronto-orbital, 487
    fratura maxilo-orbital, 486
    fratura orbitozigomática (OZ), 484
fraturas do ápice, 490
fraturas do côndilo, 492
fraturas do ramo, ângulo, corpo e sínfise, 493
introdução, 479
  classificação, 480
  diagnóstico, 480
  epidemiologia, 479
  etiologia, 479
  tratamento, 480
    tratamento de urgência/emergência, 480
    tratamento definitivo, 481
    tratamento precoce, 481
Trauma laríngeo, 403
  classificação, 405
  conduta, 405
    diagnóstico por imagem, 405
    tratamento cirúrgico x tratamento não cirúrgico, 407
    tratamento cirúrgico, 408
    tratamento conservador, 407
  exame físico, 405
  introdução, 403
  mecanismos de proteção da laringe, 404
  mecanismos de trauma, 403
  quadro clínico, 404
Trauma nasal, 353
  diagnóstico, 354
  introdução, 353
  tratamento, 356

Traumas dentoalveolares, 539
  diagnóstico, 539
    classificação e tratamento das lesões dentoalveolares, 540
      avulsão dentária, 542
      contenção e imobilização dentárias, 544
      contusão dentária, 540
      deslocamento ou luxação lateral, 541
      extrusão dentária, 542
      fraturas alveolares, 543
      fraturas da coroa dentária, 541
      fraturas radiculares, 541
      intrusão dentária, 541
  introdução, 539

V

Vertigem posicional paroxística benigna, 243
  introdução, 243
    teorias, 243
  VPPB de canal semicircular posterior, 244
    achados característicos, 245
    manobra de "deitar de lado", 245
    manobra de "Dix-Hallpike", 245
    manobra de Semont, 246
    tratamento, 246
  VPPB do canal semicircular anterior, 248
  VPPB do canal semicircular lateral, 249
    cupulolitíase, 251
    ductolitíase, 249
Via aérea cirúrgica, 417
  complicações, 426
    complicações mediatas e imediatas, 426
    complicações tardias, 427
    cuidados com traqueostomia, 428
    tipos de cânulas, 429
  conceitos, 418
  cricotireoidostomia, 431
    complicações, 432
    técnica cirúrgica, 432
  decanulação, 430
  histórico, 417
  indicações, 419
  introdução, 418
  técnica cirúrgica, 421
  traqueostomia convencional, 422
  traqueostomian percutânea, 424
    técnica cirúrgica, 424

Z

Zumbido, 271